Patología del Tracto Genital Inferior

Patología del Tracto Genital Inferior

Directores

Rodrigo Orozco Fernández
Jefe de Servicio de Obstetricia y Ginecología,
Hospital Quirónsalud, Málaga.
Colaborador Docente, Facultad de Medicina,
Universidad de Málaga.

Jessica Martín Orlando
Jefa de la Unidad de Tracto Genital Inferior,
Servicio de Obstetricia y Ginecología,
Hospital Quirónsalud, Málaga.
Colaboradora Honoraria y Tutora de Prácticas Clínicas,
Facultad de Medicina, Universidad de Málaga.

Juan Luis Alcázar Zambrano
Catedrático de Medicina, Facultad de Medicina,
Universidad de Navarra, Pamplona, Navarra.
Médico Especialista, Servicio de Obstetricia y Ginecología,
Hospital Quirónsalud, Málaga.

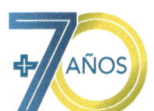 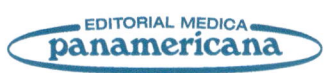

EDITORIAL MEDICA panamericana

Desde 1953 formando Profesionales de la Salud

Buenos Aires - Bogotá - Madrid - México
www.medicapanamericana.com

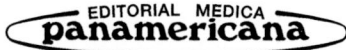

Visite nuestra página web:
http://www.medicapanamericana.com

ARGENTINA
Maipú 1300, piso 3 (C1006ACT)
Ciudad Autónoma de Buenos Aires, Argentina
Tel.: (54-11) 5031-6919
e-mail: cinfo@medicapanamericana.com

COLOMBIA
Carrera 7a A n° 69-19 - Bogotá DC - Colombia
Tel.: (57-1) 235-4068
e-mail: infomp@medicapanamericana.com.co

ESPAÑA
Sauceda, 10, 5ª planta - 28050 Madrid, España
Tel.: (34-91) 131 78 00
e-mail: info@medicapanamericana.es

MÉXICO
Av. Miguel de Cervantes Saavedra, 233, piso 8, oficina 801
Col. Granada, Delegación Miguel Hidalgo
C P 11520, Ciudad de México, México
Tel.: (52-55) 520-0664
e-mail: infomp@medicapanamericana.com.mx

ISBN: 978-84-9110-756-9 (Versión impresa + Versión digital)
ISBN: 978-84-9110-757-6 (Versión digital)

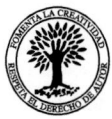
© 2026, EDITORIAL MÉDICA PANAMERICANA, S. A. U.
Sauceda, 10, 5ª planta - 28050 Madrid
Depósito legal: M-14321-2025
Impreso en España

Coordinadores

Gabriel Fiol Ruiz
Facultativo Especialista de Área, Servicio de Ginecología, Hospital Universitario Torrecárdenas, Almería.
Presidente de la Sociedad Andaluza de Ginecología y Obstetricia.

Andrés Carlos López Díaz
Jefe de Docencia, Unidad de Tracto Genital Inferior, Servicio de Obstetricia y Ginecología, Hospital Quirónsalud, Málaga. Profesor Asociado, Facultad de Medicina, Universidad de Málaga.

Jesús Utrilla-Layna Trigo
Jefe de la Unidad de Ginecología Oncológica, Servicio de Ginecología y Obstetricia, Hospital Universitario Fundación Jiménez Díaz, Madrid. Colaborador Docente, Facultad de Medicina, Universidad Autónoma de Madrid.

José Carlos Vilches Jiménez
Facultativo Especialista de Área, Unidad de Tracto Genital Inferior y Oncología, Servicio de Obstetricia y Ginecología, Hospital Quirónsalud, Málaga. Colaborador Docente, Facultad de Medicina, Universidad de Málaga.

Colaboradores

Acosta Bejarano, Sofía
Médica Interna Residente, Servicio de Obstetricia y Ginecología, Hospital Regional Universitario de Málaga.

Álvarez Gil, Carmen
Facultativa Especialista de Área, Servicio de Obstetricia y Ginecología, Hospital Universitario de Jerez de la Frontera, Cádiz. Investigadora, Facultad de Medicina, Universidad de Cádiz.

Amaya Navarro, Fátima
Facultativa Especialista de Área, Servicio de Obstetricia y Ginecología, Hospital Universitario Torrecárdenas, Almería. Coordinadora Docente, Facultad Medicina, Universidad de Granada.

Andeyro García, Mercedes.
Jefa de Servicio de Ginecolgía, Hospital Universitario General de Villalba, Madrid.

Baños Cándenas, Laura
Facultativa Especialista de Área, Servicio de Ginecología y Obstetricia, Hospital Universitario Virgen de la Victoria, Málaga.

Calvo Torres, Javier
Médico Interno Residente, Servicio de Ginecología y Obstetricia, Hospital Clínico San Carlos, Madrid.

Celada Castro, Cristina
Facultativa Especialista de Área, Unidad de Ginecología Oncológica, Hospital Clínic, Barcelona.

Coronado Martín, Pluvio Jesús
Jefe de la Unidad de Ginecología Oncológica, Hospital Clínico San Carlos, Madrid. Profesor Titular, Facultad de Medicina, Universidad Complutense de Madrid.

De Castro Momoitio, Alazne
Facultativa Especialista de Área, Servicio de Ginecología y Obstetricia, Hospital Universitario Marqués de Valdecilla, Santander, Cantabria. Colaboradora Docente, Facultad de Medicina, Universidad de Cantabria.

Del Amo Serrano, Vanesa
Facultativa Especialista de Área, Servicio de Ginecología, Hospital Universitario General de Villalba, Madrid.

Erasun Mora, Diego
Facultativo Especialista de Área, Servicio de Obstetricia y Ginecología, Hospital Universitario Marqués de Valdecilla/Instituto de Investigación Sanitaria Valdecilla (IDIVAL), Santander, Cantabria.

Escudero Villegas, Laura
Facultativa Especialista de Área, Servicio de Ginecología, Hospital Universitario General de Villalba, Madrid.

Fiol Ruiz, Gabriel
Facultativo Especialista de Área, Servicio de Ginecología, Hospital Universitario Torrecárdenas, Almería.
Presidente de la Sociedad Andaluza de Ginecología y Obstetricia.

Gutiérrez Martínez, Mónica
Facultativa Especialista de Área, Servicio de Ginecología y Obstetricia, Clínica Universidad de Navarra, Madrid.
Colaboradora Docente, Facultad de Medicina, Universidad de Navarra, Pamplona, Navarra.

Herráez Moreta, Aránzazu
Facultativa Especialista de Área, Servicio de Ginecología, Hospital Universitario General de Villalba, Madrid.

Hijona Elósegui, Jesús Joaquín
Facultativo Especialista de Área, Servicio de Obstetricia y Ginecología, Hospital Universitario Materno Infantil de Jaén.

Jiménez López, Jesús Salvador
Jefe de Servicio de Obstetricia y Ginecología, Hospital Regional Universitario de Málaga.
Profesor Titular, Facultad de Medicina, Universidad de Málaga.

López Díaz, Andrés Carlos
Jefe de Docencia, Unidad de Tracto Genital Inferior, Servicio de Obstetricia y Ginecología, Hospital Quirónsalud, Málaga.
Profesor Asociado, Facultad de Medicina, Universidad de Málaga.

Lozano Sánchez, Manuel
Jefe de la Unidad de Oncología, Servicio de Obstetricia y Ginecología, Hospital Quirónsalud, Málaga.

Martín Cruz, María
Médica Interna Residente, Servicio de Obstetricia y Ginecología, Hospital Regional Universitario de Málaga.

Martín Orlando, Jessica
Jefa de la Unidad de Tracto Genital Inferior, Servicio de Obstetricia y Ginecología, Hospital Quirónsalud, Málaga.
Colaboradora Honoraria y Tutora de Prácticas Clínicas, Facultad de Medicina, Universidad de Málaga.

Millán Cantero, Helena
Facultativa Especialista de Área, Servicio de Obstetricia y Ginecología, Hospital Universitario Virgen de Valme, Sevilla.

Oliver Pérez, María de los Reyes
Facultativa Especialista de Área, Servicio de Obstetricia y Ginecología, Hospital Universitario 12 de Octubre, Madrid.
Profesora Asociada, Facultad de Medicina, Universidad Complutense de Madrid.

Oña López, María Rosa
Jefa de Sección, Servicio de Obstetricia y Ginecología, Hospital Universitario Virgen de Valme, Sevilla.

Padilla Iserte, Pablo
Facultativa Especialista de Área, Servicio de Obstetricia y Ginecología, Hospital Universitario y Politécnico La Fe, Valencia.
Profesor Asociado Asistencial, Facultad de Medicina y Odontología, Universidad de Valencia.

Pingarrón Santofimia, Carmen
Facultativa Especialista de Área, Servicio de Ginecología y Obstetricia, Hospital Quirónsalud San José, Madrid.
Profesora Asociada, Facultad de Medicina, Universidad Europea de Madrid.

Quílez Conde, José Cruz
Facultativo Especialista de Área, Servicio de Ginecología y Obstetricia, Hospital Universitario de Basurto, Bilbao, Vizcaya.

Rahmouni Samani, Omar
Facultativo Especialista de Área, Servicio de Ginecología y Obstetricia, Hospital Universitario Virgen de la Victoria, Málaga.

Vilches Jiménez, José Carlos
Facultativo Especialista de Área, Unidad de Tracto Genital Inferior y Oncología, Servicio de Obstetricia y Ginecología, Hospital Quirónsalud, Málaga.
Colaborador Docente, Facultad de Medicina, Universidad de Málaga.

Prólogo

La patología del tracto genital inferior ha adquirido un papel fundamental en la ginecología moderna debido a la alta prevalencia de enfermedades relacionadas con el virus del papiloma humano (VPH). Las enfermedades del tracto genital inferior representan un desafío constante en la práctica ginecológica, tanto por su alta prevalencia como por su impacto en la salud de la mujer. Dentro de estas patologías, la infección por el VPH es una de las principales preocupaciones médicas, ya que constituye el factor etiológico fundamental en el desarrollo de lesiones premalignas y malignas del cérvix, la vagina y la vulva. Su asociación con el cáncer cervicouterino ha sido ampliamente documentada, y el estudio de su epidemiología, mecanismos de transmisión y evolución ha permitido avanzar en estrategias de prevención y tratamiento.

El VPH es el agente infeccioso de transmisión sexual más frecuente en el mundo. A pesar de que en la mayoría de los casos la infección es transitoria y es eliminada por el sistema inmunológico, en un porcentaje de mujeres persiste y puede evolucionar a lesiones intraepiteliales de alto grado e incluso cáncer invasivo. En este sentido, la detección temprana de la infección y la identificación de lesiones precursoras son claves en la prevención del cáncer de cérvix. Estrategias como la vacunación contra el VPH, el cribado citológico y la detección de ADN viral han revolucionado el manejo de estas patologías y han logrado reducir la incidencia de cáncer cervicouterino en los países donde han sido implementadas de manera efectiva.

En este contexto, la prevención, el cribado y el diagnóstico temprano de lesiones premalignas del cérvix han sido esenciales para reducir la incidencia del cáncer cervicouterino en la población femenina. El estudio del tracto genital inferior y sus patologías asociadas son un pilar esencial en la práctica ginecológica actual.

Desde el punto de vista clínico, el diagnóstico de las lesiones del tracto genital inferior requiere un conocimiento profundo de la anatomía y fisiología de esta región, así como del comportamiento de las diferentes variantes del VPH. La colposcopia se ha consolidado como una herramienta esencial en la evaluación de lesiones cervicales y en la toma de biopsias dirigidas, permitiendo un diagnóstico más preciso y una mejor planificación terapéutica. Asimismo, el desarrollo de nuevas técnicas de imagen y biomarcadores ha mejorado la capacidad de diferenciación entre lesiones de bajo y alto riesgo.

A pesar de los avances en la prevención y el tratamiento de las enfermedades del tracto genital inferior, sigue siendo fundamental la educación y concienciación tanto de los profesionales de la salud como de la población general. La promoción de la salud sexual, la adherencia a los programas de cribado y la vacunación son herramientas clave para reducir la carga de la enfermedad en la sociedad.

El propósito de este libro es ofrecer una referencia actualizada para todos aquellos profesionales involucrados en el diagnóstico y tratamiento de estas patologías, proporcionando herramientas prácticas y basadas en la evidencia para la toma de decisiones en la consulta diaria. Para ello, se proporcionan conocimientos actualizados sobre las técnicas más avanzadas de colposcopia, biopsia dirigida y estrategias terapéuticas tanto en lesiones precancerosas como malignas del tracto genital inferior.

Confiamos en que esta obra contribuirá a mejorar la calidad de la atención ginecológica y a reforzar la importancia de la prevención y el diagnóstico temprano de las patologías del tracto genital inferior y esperamos que suponga una experiencia enriquecedora y transformadora para su práctica clínica.

Ignacio Cristóbal García
Jefe de Servicio de Obstetricia y Ginecología
Hospital Clínico San Carlos, Madrid

Prefacio

El estudio del tracto genital inferior ha sido abordado a lo largo de los años en múltiples publicaciones médicas, pero rara vez de forma integral. La mayoría de las obras se han centrado en aspectos específicos de la vulva, la vagina o el cérvix, dejando una visión fragmentada del conocimiento. Por ello, como directores de esta obra, sentimos la necesidad de reunir en un solo volumen un enfoque unificado que abarque tanto la normalidad como la patología de esta región anatómica clave en la salud de la mujer.

La ginecología moderna ha avanzado de manera extraordinaria, permitiendo una mayor precisión diagnóstica y terapéutica. Sin embargo, sigue existiendo una brecha entre el conocimiento teórico y su aplicación en la práctica clínica. Este libro busca servir como una referencia completa y actualizada que ayude a los especialistas a consolidar y expandir su comprensión del tracto genital inferior, desde la anatomía normal hasta las patologías más complejas, proporcionando herramientas basadas en la evidencia científica más reciente.

Dividimos esta obra en varias secciones que guían al lector a través de un recorrido estructurado, comenzando por la fisiología y la histología, avanzando hacia las alteraciones benignas y premalignas, hasta llegar a las patologías oncológicas y los avances más novedosos en diagnóstico y tratamiento. Además, hemos procurado que el contenido sea accesible para distintos profesionales, desde residentes en formación hasta especialistas experimentados que buscan actualizar sus conocimientos.

Este libro va dirigido a ginecólogos, patólogos, médicos de atención primaria y otros profesionales de la salud que deseen profundizar en el estudio del tracto genital inferior con una mirada integral y actualizada. Creemos que su lectura les permitirá no solo afianzar conceptos esenciales, sino también mejorar su práctica clínica, optimizando la atención a sus pacientes.

Queremos expresar nuestro profundo agradecimiento a todos los autores que han participado en este proyecto. Su compromiso con la excelencia y su generosidad al compartir su conocimiento han hecho posible esta obra. Esperamos que este libro sea una herramienta valiosa para todos aquellos que, como nosotros, tienen el firme propósito de mejorar la salud de la mujer mediante el conocimiento riguroso y aplicado.

Rodrigo Orozco Fernández
Jessica Martín Orlando
Juan Luis Alcázar Zambrano

Índice

Principios básicos del tracto genital inferior

I

Anatomía y fisiología del tracto genital inferior

1

F. Amaya Navarro y G. Fiol Ruiz

 OBJETIVOS

- Conocer la anatomía, histología y fisiología de la vulva, la vagina y el cuello uterino.
- Diferenciar las implicaciones de la histología diversa del tracto genital inferior.
- Correlacionar el drenaje linfático con las vías de diseminación en lesiones cancerosas del tracto genital inferior.
- Interpretar las alteraciones de la microbiota con la salud o la enfermedad.

INTRODUCCIÓN

La anatomía y la patología son dos pilares fundamentales en el campo de la medicina. Mientras que la anatomía se centra en el estudio de la estructura y la organización del cuerpo humano en su estado normal, la patología se enfoca en el estudio de las enfermedades y las alteraciones que afectan a estos sistemas anatómicos. Sin embargo, la compresión profunda de la anatomía es esencial antes de abordar el complejo mundo de la patología.

La elección del tratamiento en los cánceres del tracto genital inferior se establece teniendo en cuenta las posibles vías de afectación, tanto local como metastásica.

En este capítulo, se estudiará la anatomía y la fisiología del tracto genital inferior como base para comprender y diagnosticar de manera efectiva las enfermedades y las condiciones patológicas.

RECUERDO EMBRIOLÓGICO

El aparato genital se origina embriológicamente del mesodermo intermedio. En el embrión femenino, el sistema de conductos paramesonéfricos se transforman en las trompas uterinas, útero y tercio proximal de la vagina. En ausencia de andrógenos fetales, el sistema de conductos mesonéfricos sufre regresión, y los genitales externos se transforman en labios mayores, labios menores, clítoris y dos tercios distales de la vagina (**Fig. 1-1** y **Fig. 1-2**).

VULVA

Los genitales externos de la mujer reciben el nombre de vulva.

Anatomía

La vulva comprende el monte del pubis, el clítoris, los labios mayores y menores, el vestíbulo, el cuerpo perineal, los tejidos eréctiles y músculos asociados, y los tejidos subcutáneos que les prestan soporte (**Fig. 1-3**).

Las estructuras vulvares están situadas sobre la fascia perineal superficial, que es una continuación caudal de la fascia de Scarpa abdominal.

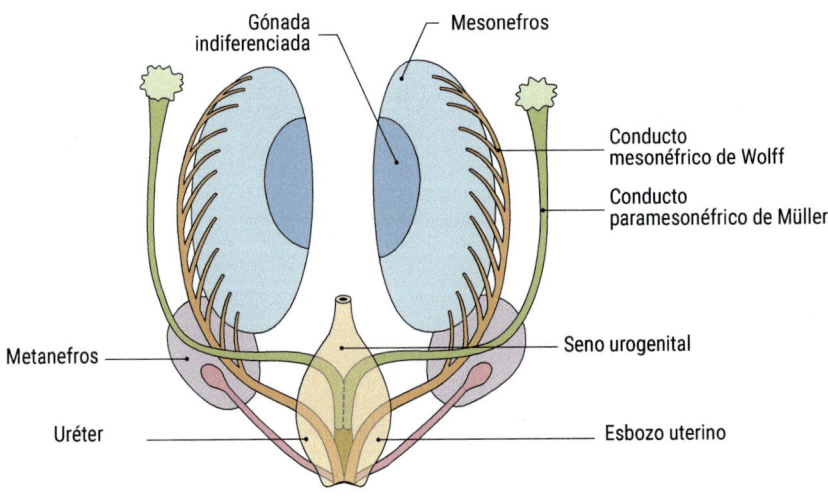

Figura 1-1. Recuerdo embriológico.

> La vulva está limitada en su parte superior por la pared abdominal anterior, lateralmente por los pliegues labiocrurales o inguinales y posteriormente por el ano; se encuentra perforada por la vagina, la uretra y las glándulas vestibulares (**Fig. 1-3**).

El monte del pubis o **monte de Venus** es una almohadilla de grasa cubierta de vello en la mujer adulta. El extremo distal de los ligamentos redondos y sus vainas atraviesan la parte lateral del monte de Venus para finalizar en los labios mayores.

Los **labios mayores** son dos bandas de piel, tejido conectivo y grasa subcutánea que confluyen posteriormente formando la horquilla labial posterior o rafe medio perineal. El rafe perineal representa los vestigios de la fusión labioescrotal fetal. En la mujer adulta, los labios mayores están provistos de vello, glándulas sudoríparas y sebáceas.

Los **labios menores** se encuentran inmediatamente mediales a los labios mayores. Son estructuras delgadas y pigmentadas, compuestas de piel y tejido fibroso con poca grasa. Carecen de vello, tienen escasas glándulas sudoríparas y sí presentan glándulas sebáceas. Los labios menores se unen en su parte superior rodeando el clítoris,

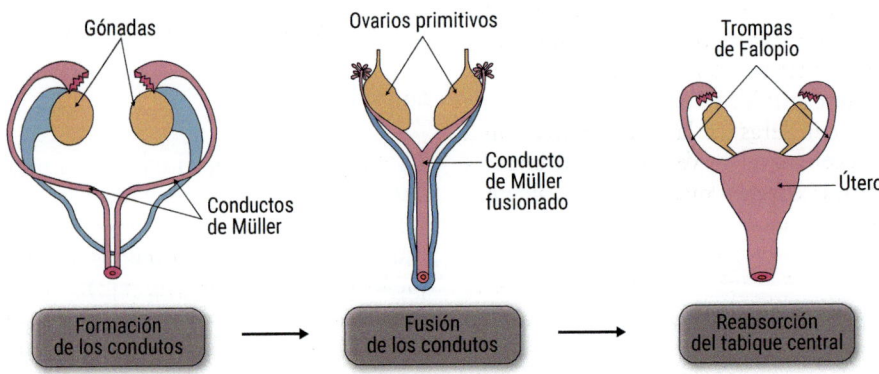

Figura 1-2. Recuerdo embriológico.

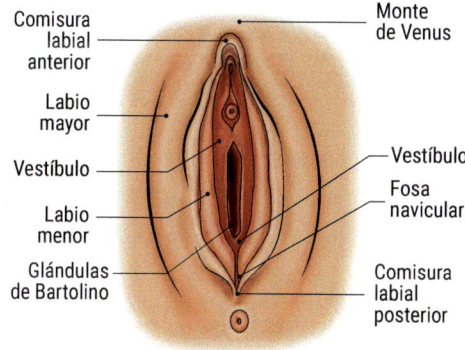

Comisura labial anterior

Monte de Venus

Labio mayor

Vestíbulo

Labio menor

Glándulas de Bartolino

Vestíbulo

Fosa navicular

Comisura labial posterior

Figura 1-3. Anatomía de la vulva.

formando la comisura labial anterior (el frenillo y el prepucio del clítoris), y en su borde inferior, para formar la comisura labial posterior.

Entre la comisura posterior y el orificio vaginal, se encuentra una depresión de escasa profundidad que recibe el nombre de **fosa navicular**.

 La zona situada entre los labios menores y la vagina y meato uretral se llama vestíbulo vulvar. En la unión de los labios menores con el vestíbulo, se encuentran los orificios de salida de las glándulas vestibulares: en el tercio superior o periuretrales, las glándulas vestibulares menores o de Skene; y en el tercio medio inferior, las glándulas vestibulares mayores o de Bartolino.

El **himen** es una membrana en forma de anillo que rodea y cubre el orificio vaginal. Tras la rotura del himen con las relaciones sexuales o con traumatismos, persisten remanentes de himen desflecados denominados carúnculas himeneales.

Las estructuras de la línea media vulvar debajo del monte de Venus son, de anterior a posterior: clítoris, meato uretral, apertura vaginal y periné.

El **clítoris** está constituido por tejido eréctil y terminaciones nerviosas que intervienen en la respuesta sexual. El glande o zona distal del clítoris se encuentra visiblemente escondido entre los pliegues de los labios menores en la comisura labial anterior (prepucio en

su porción anterior y frenillo en su porción posterior). El glande está unido al cuerpo del clítoris que se forma por la fusión de los cuerpos cavernosos. Cada cuerpo cavernoso está cubierto por el músculo isquiocavernoso y adherido al periostio de la rama pubiana inferior.

El **periné** es la estructura más posterior, situado entre la horquilla posterior y el ano. Está constituido por los músculos perineales transverso, bulbocavernoso e isquiocavernoso, tejido subcutáneo y piel.

El aporte **vascular y nervioso** de la vulva se detalla en la **tabla 1-1** y **figura 1-4**.

El **drenaje linfático** de la vulva y del tercio distal de la vagina se dirige a los ganglios inguinales. Estos ganglios se encuentran en el tejido subcutáneo del triángulo femoral, limitado cranealmente por el ligamento inguinal, inferolateralmente por el musculo sartorio y medialmente por el aductor largo.

Se diferencian en ganglios profundos o superficiales, según su relación con la fascia lata, la fascia cribiforme y la fosa oval y los vasos femorales. Los ganglios superficiales se ubican en la fosa oval y la vena safena. Desde aquí, drenan a la cadena profunda en los alrededores de la vena femoral. El ganglio más craneal de la vena femoral se denomina ganglio de Cloquet.

 El drenaje linfático vulvar presenta una peculiaridad: el flujo ipsilateral de la vulva no atraviesa el pliegue labial crural, solo las estructuras de la línea media (clítoris y periné) tienen drenaje bilateral (**Fig. 1-5**).

Histología

La vulva tiene una estructura cutánea similar a la de otras regiones del cuerpo, pero con menor capa epidérmica, dérmica e hipodérmica.

El monte de Venus es una almohadilla de tejido fibroadiposo. Se trata de un epitelio escamoso queratinizado con unidades pilosebaceoapocrinas y glándulas ecrinas. Las fibras

Tabla 1-1. Vascularización e inervación de la vulva

	Vascularización	Inervación
Monte de Venus	Arteria pudenda externa y arteria epigástrica superficial	Ramas cutáneas T12 y L1 (nervio iliohipogástrico e ilioinguinal)
Labios mayores	Arteria pudenda externa e interna y ramas terminales de la arteria del ligamento redondo	Nervio ilioinguinal y rama genital del nervio genitofemoral, rama labial posterior del nervio pudendo
Labios menores	Ramas clitoridianas y labiales de la arteria pudenda interna	Sensibilidad de ramas labiales del nervio femorocutáneo posterior y medial del muslo
Clítoris	Arteria pudenda interna	Ramas del nervio clitoridiano y ramas labiales del nervio pudendo
Vestíbulo	Arteria pudenda interna	Ramas terminales del nervio pudendo interno. Sensibilidad por el nervio dorsal del clítoris

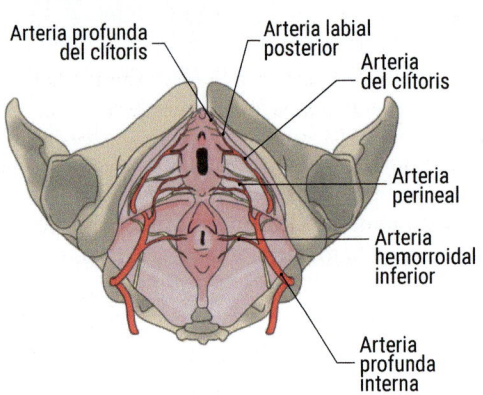

Figura 1-4. Vascularización de la vulva.

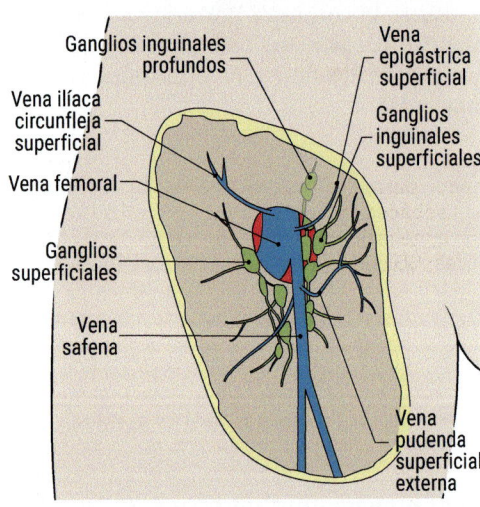

Figura 1-5. Drenaje linfático de la vulva.

subcutáneas de sostén discurren en sentido craneal y medial desde los labios mayores hasta el monte de Venus, y de forma radiada a través de la fascia grasa de Camper para insertarse en la línea alba de la pared abdominal.

Los labios mayores son un epitelio escamoso queratinizado con glándulas sudoríparas y sebáceas. Presentan vello y, con frecuencia, pigmentación, debido a la hiperpigmentación de la capa basal. Los labios mayores son embriológicamente análogos al escroto, por lo que se pueden observar remanentes musculares similares al dartos masculino (**Fig. 1-6**).

Los labios menores y el clítoris están compuestos de tejido conectivo y tejido eréctil muy vascularizado, cubierto por epitelio escamoso queratinizado, pero sin folículos pilosos ni glándulas sudoríparas. Los labios menores continúan con la vagina, cubierta de epitelio escamoso plano poliestratificado no queratinizado y pH ácido.

El vestíbulo presenta una piel fina por un epitelio escamoso queratinizado fino sin estructuras epidérmicas anexas.

Las glándulas mayores son redondeadas y están compuestas de células cuboides, y las glándulas menores son tubulares cilíndricas; ambas son secretoras de mucina.

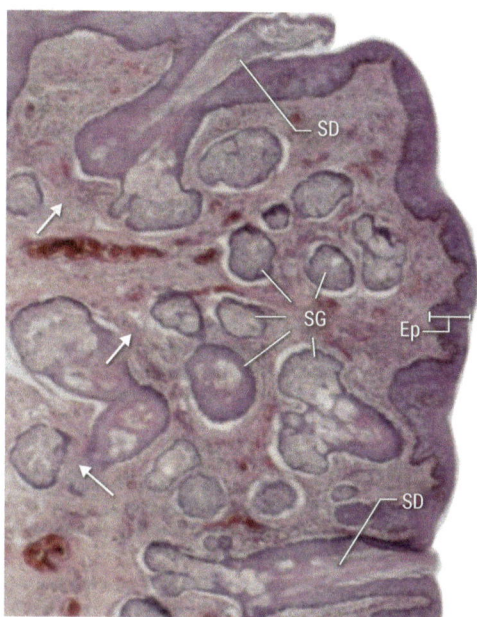

Figura 1-6. Labio mayor. En este corte de labio mayor teñido con hematoxilina y eosina, se muestra el epitelio no queratinizado, glándulas sudoríparas, conductos excretores de glándulas sebáceas y haces de músculo liso (flechas). Ep: epitelio no queratinizado; SD: conductos excretores; SG: glándulas sudoríparas.

> **!** La vulva comprende el monte del pubis, el clítoris, los labios mayores y menores, el vestíbulo, el cuerpo perineal, los tejidos eréctiles y músculos asociados, y los tejidos subcutáneos que les prestan soporte. Su estructura cutánea es similar a la de otras regiones del cuerpo.

VAGINA

A continuación, se detallan las características de la vagina.

Anatomía

La vagina es una víscera hueca flexible, que se encuentra cranealmente unida al cérvix uterino y caudalmente conecta con la vulva. Los espacios entre el cérvix y la vagina se denominan fondos de saco vaginales anterior, posterior o laterales, respectivamente, según sea la relación anatómica que ocupen.

La función de la vagina es permitir el paso del feto desde el útero hasta el exterior, lo que se denomina canal de parto. También permite la expulsión de la menstruación y secreciones uterinas o abdominales. Es fundamental como estructura para las relaciones sexuales.

Embriológicamente la vagina se forma por la fusión de los conductos paramesonéfricos (conductos de Müller) con los bulbos sinovaginales, y su canalización posterior aproximadamente en la semana 18 de la gestación. El tercio proximal se forma junto con el útero procedente de los conductos paramesonéfricos y los dos tercios distales del bulbo sinovaginal durante la regresión de los conductos mesonéfricos (conductos de Wolff) (**Fig. 1-7**).

Las deficiencias en la fusión originan la formación de septos vaginales completos o incompletos. Estos septos pueden ser transversales o longitudinales, dependiendo del lugar donde la fusión y/o la canalización fallaron.

La ausencia de andrógenos provoca la regresión del conducto mesonéfrico. Sin embargo, a veces, existen remanentes o vestigios de este conducto responsables de la formación de quistes, denominados quistes de Gartner. Debido a que los conductos mesonéfricos y paramesonéfricos se diferencian en paralelo, a veces los quistes de Gartner están asociados a otras anormalidades del desarrollo del conducto mesonéfrico, como uréter ectópico, fístulas ureterovaginales o agenesia renal.

> **!** La vagina se forma por la fusión de los conductos paramesonéfricos con los bulbos sinovaginales.

La vagina se encuentra entre la vejiga y el recto. En la cara anterior de la vagina se encuentra la pared posterior de la vejiga en su mitad superior y la uretra en su mitad inferior. En su porción inferior, la cara posterior de la vagina y los bordes laterales, está rodeada por los músculos del suelo pélvico, de especial importancia es la rama pubococcígea del músculo elevador

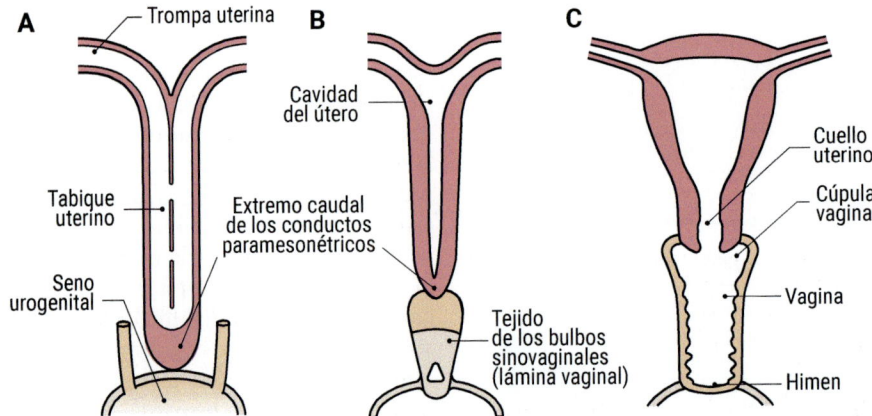

Figura 1-7. Embriología de la vagina: fases de fusión vaginal. **A)** A las 9 semanas, desaparece el tabique uterino. **B)** Al final de las 12 semanas, se advierte el bulbo sinovaginal. **C)** En el neonato, el tercio superior y la cúpula vaginal se forman por la vacuolización del tejido paramesonéfrico y los bulbos sinovaginales.

del ano. En la cara posterior de la vagina, se encuentra el tabique rectovaginal que separa la vagina del recto.

La **vascularización** de la vagina es abundante y anastomótica (**Fig. 1-8**).

La vagina proximal está irrigada por las ramas descendentes de la arteria uterina. La arteria vaginal, que se origina de la arteria ilíaca interna, transcurre por la superficie medial del músculo obturador interno para irrigar la vagina media a través de una red de ramificaciones ascendentes y descendentes. Las ramas terminales de la arteria pudenda interna irrigan la vagina distal y se anastomosan con las ramas descendentes de la arteria vaginal.

Las venas forman un plexo vaginal ascendente para drenar en la vena ilíaca interna.

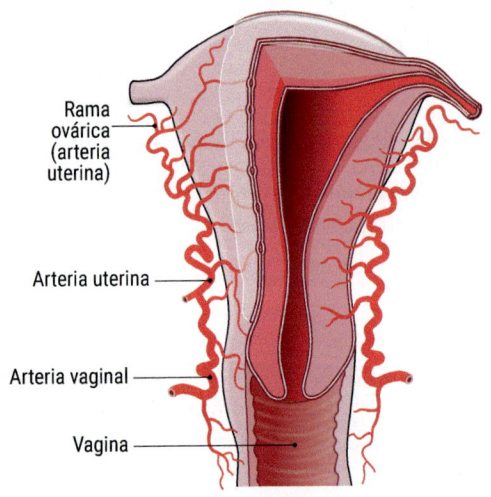

Figura 1-8. Vascularización de la vagina.

> Este rico conglomerado arterial y venoso vaginal permite utilizar la vagina para la administración de fármacos, como es el caso de las hormonas esteroideas en la anticoncepción.

La inervación sensitiva y motora vaginal proviene de dos regiones. La principal inervación de la parte superior y media de la vagina proviene del plexo uterovaginal, procedente de las raíces sacras S2-S4, que se une al plexo hipo-gástrico para inervar el útero, recto y vagina. La vagina distal también recibe inervación de las ramas labial y perineal del nervio pudendo.

El drenaje linfático de la vagina es muy variable y depende de la localización: la mayor parte de la vagina drena hacia la pared pélvica, sin embargo, el tercio distal puede drenar a los ganglios femorales. Además, la localización de los ganglios está influida por el eje longitudinal y transversal: la parte superior drena como el cuello uterino, la inferior como la vulva y la parte media como recto a región presacra.

El drenaje linfático de la vagina es muy variable, depende de la localización y del eje transversal y longitudinal.

Histología

La vagina es un conducto de estructura musculomembranosa, que mide en la recién nacida 4 cm; en la menarquia, 8 cm; y en la mujer adulta, 12 cm aproximadamente.

La vagina no solo cambia de tamaño, sino también en su contenido y flora microbiana. Es capaz de dilatarse y contraerse gracias a las paredes musculares que la forman, de gran elasticidad. La mucosa que la reviste se pliega sobre sí misma, dando lugar a los llamados pliegues vaginales.

La vagina está constituida por tres capas:

- Una capa externa o adventicia, de tejido conectivo muy vascularizado, que la fija a órganos vecinos e irriga las tres capas.
- Una capa media, de tejido muscular liso, con haces longitudinales y circulares.
- Una capa interna o mucosa, compuesta por un epitelio escamoso plano estratificado, tejido conectivo rico en vasos y con papilas que penetran en un estrato epitelial o superficial (**Figs. 1-9** y **1-10**).

La **capa interna o mucosa vaginal** está constituida por un epitelio estratificado plano y el tejido conectivo subyacente. Es característico que el límite conjuntivoepitelial sea muy irregular, con papilas prominentes que empujan la superficie profunda del epitelio (**Fig. 1-11**).

La mucosa se encuentra en continua descamación, y su renovación desde la capa basal es estimulada por los estrógenos (**Fig. 1-12**).

El citoplasma de las células que forman el epitelio escamoso estratificado de la mucosa vaginal generalmente se tiñe mal con hematoxilina y eosina. Este hecho permite observar muy bien los contornos de las células. Es un epitelio con muchas capas de células, las células tienen diferentes formas a diferentes alturas del epitelio y las células superficiales son planas (pavimentadas) (**Fig. 1-13**).

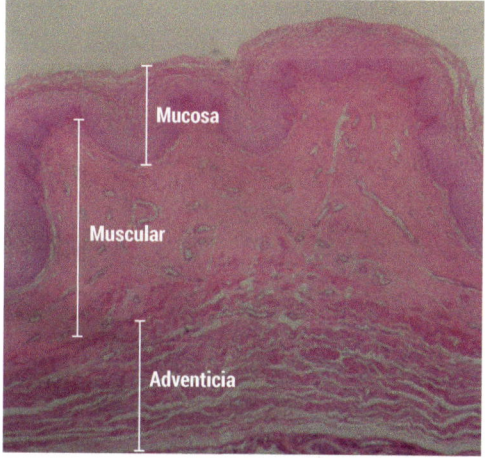

Figura 1-9. Capas de la vagina: mucosa, muscular y adventicia. Estos cortes de vagina teñidos con hematoxilina y eosina muestran las tres capas de la vagina: la capa mucosa es un epitelio estratificado plano y tejido conjuntivo subyacente, el límite conjuntivoepitelial es irregular con papilas; la capa muscular consiste en haces de células musculares lisas de disposición irregular; y la capa adventicia contiene vasos que irrigan las diferentes capas.

En el epitelio estratificado, las células de las capas más superficiales son aplanadas con núcleos más pequeños; las células más profundas son más cúbicas y con núcleos más grandes.

El epitelio vaginal se origina por división de las células del estrato basal, de manera que existe un reemplazo continuo de la capa superficial por las subyacentes, siendo este uno de los mecanismos de defensa frente a infecciones, ya que al descamarse permite eliminar la célula y los patógenos que hubiera en ella.

La mucosa vaginal carece de glándulas. La lubricación de la vagina ocurre sobre todo por trasudación del epitelio, por las secreciones de las glándulas cervicales, de Bartolino y de Skene.

La mucosa vaginal responde a diferentes factores, variando su contenido, madurez y tipo celular (**Tabla 1-2**).

Entre el epitelio y la capa muscular, se encuentra un tejido conectivo denominado lámina propia, ricamente vascularizado y con abundantes capilares que contienen fibroblastos y fibrocitos productores de glucógeno.

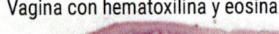
Vagina con hematoxilina y eosina

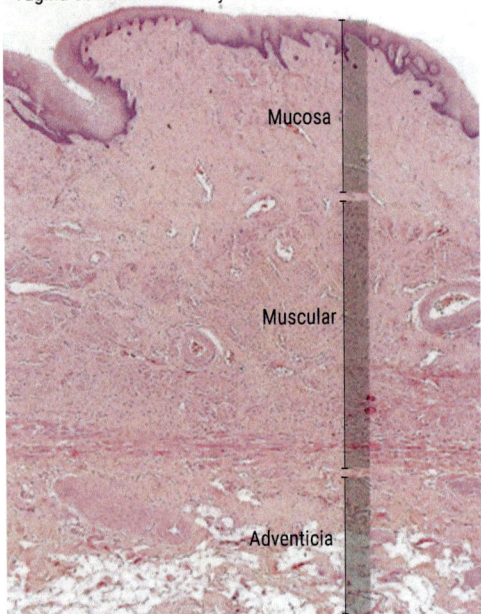

Figura 1-10. Capas de la vagina: mucosa, muscular y adventicia. Estos cortes de vagina teñidos con hematoxilina y eosina muestran las tres capas de la vagina: la capa mucosa es un epitelio estratificado plano y tejido conjuntivo subyacente, el límite conjuntivoepitelial es irregular con papilas; la capa muscular consiste en haces de células musculares lisas de disposición irregular; y la capa adventicia contiene vasos que irrigan las diferentes capas.

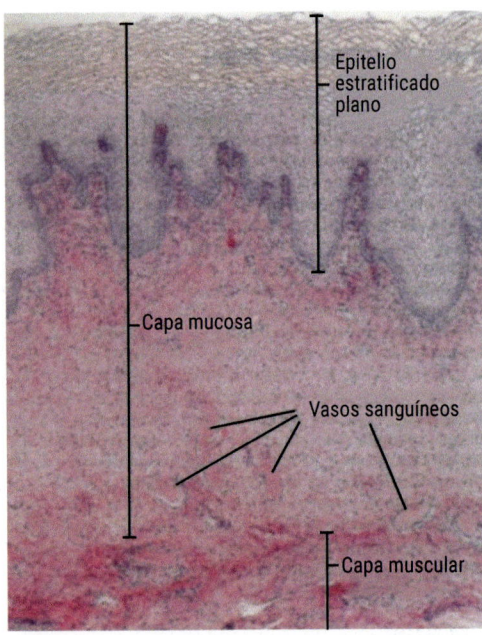

Figura 1-11. Capas de la vagina: mucosa y muscular.

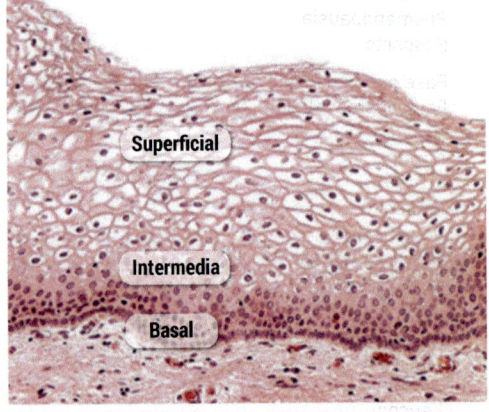

Figura 1-12. Epitelio estratificado vaginal.

La **capa muscular**, profunda a la mucosa, está formada por una capa de fibras musculares lisas de disposición longitudinal externa y otra interna circular, y permite la distensión de la vagina.

En la parte profunda, se identifican venas, ganglios y fibras parasimpáticas que inervan el tejido que, en parte, podría considerarse eréctil.

La capa muscular tiene una inervación autónoma que produce contracciones involuntarias, especialmente en el período perimenstrual, para ayudar a expulsar el contenido menstrual. Las contracciones de las capas musculares provocan un aumento de la presión intravaginal durante el orgasmo.

La **capa adventicia** es la más externa, formada por tejido conectivo denso y fibras elásticas, por lo que es distensible.

Rodeando a la adventicia, se encuentran los músculos estriados isquiocavernoso, bulbocavernoso, transverso y elevador profundo del ano, formando lo que se denomina el diafragma urogenital (**Fig. 1-14**).

Fisiología

A continuación, se explica la fisiología de la vagina.

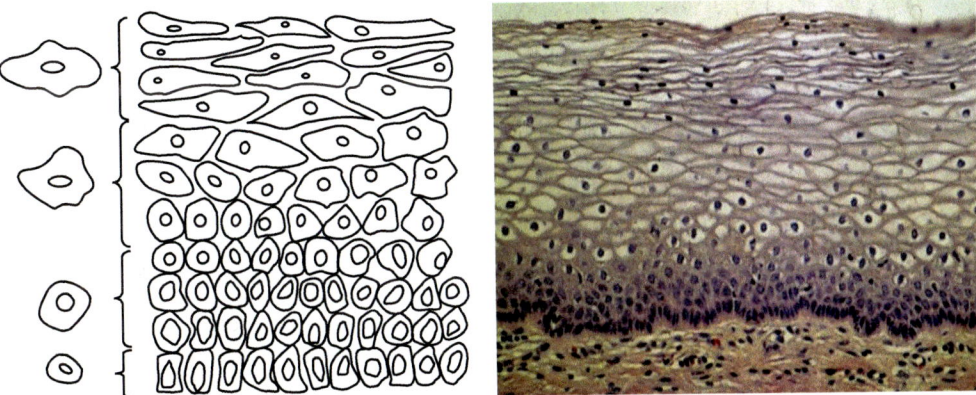

Figura 1-13. Epitelio estratificado vaginal junto con dibujo.

Tabla 1-2. Características del epitelio estratificado vaginal

Factores predisponentes	Estrato	Grado de madurez	Contenido de polisacáridos
Atrofia Zonas erosivas Inflamaciones	Capa basal y parabasal	Inmaduras	No polisacáridos
Niñez Posmenopausia Posparto			
Fase premenstrual Fase posmenstrual Gestación Acción progesterónica Acción androgénica Estado hipoestrogénico Menopausia	Capa intermedia	Semimaduras	Glucógeno
Madurez sexual Pico ovulatorio preovulatorio Hiperestrogenismo	Capa superficial	Maduras	Mucopolisacáridos
Prolapso Leucoplasia			

Secreción vaginal

A pesar de hablar de lubricación vaginal, el epitelio vaginal carece de glándulas, por lo que el fluido no es secretado, sino trasudado desde el plasma sanguíneo a la lámina propia. La capacidad de transferencia del líquido es facilitada por los estrógenos, disminuyendo en la menopausia, y parece ser que es mediada por el óxido nítrico, cuyas enzimas productoras abundan en el epitelio vaginal.

Aparte del líquido de humectación vaginal, se añade la secreción mucosa de las glándulas del canal endocervical.

El líquido de humectación vaginal es rico en hidrógeno, sobre todo en las mujeres premenopáusicas, así el pH vaginal normal se estima entre 4 y 5, salvo en la fase menstrual, que es neutralizado por la sangre. Este ambiente ácido le protege de bacterias y hongos. La producción y el mantenimiento del pH ácido es atribuida a los lactobacilos anaerobios presentes en la

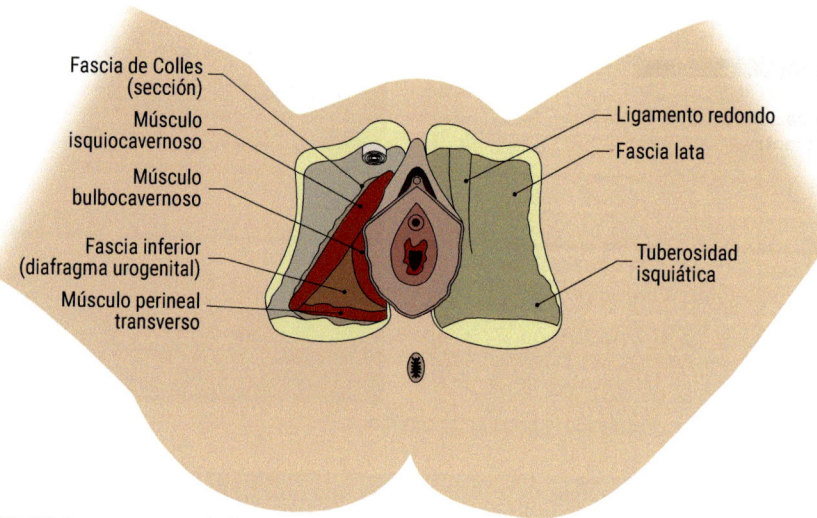

Figura 1-14. Diafragma urogenital.

microbiota vaginal, especialmente los bacilos de Döderlein, que producen ácido láctico al fermentar el glucógeno incluido en las células descamadas y a la actividad de bombeo de protones presente en las células superficiales vaginales y cervicales estimulada por los estrógenos.

Durante la actividad sexual, se produce la dilatación del plexo vascular subepitelial, lo que provoca un aumento del trasudado. Además, la secreción de las glándulas de Skene y Bartolino aumenta durante la excitación sexual, y aunque no contribuyen al aumento total del líquido, sí ayudan a aumentar su viscosidad, por lo que facilita la penetración. Durante la excitación sexual, la composición del líquido vaginal es similar al plasma en pH y electrólitos, por lo que facilita la supervivencia de los posibles espermatozoides. Al finalizar la excitación sexual, disminuye la vasodilatación y, por tanto, disminuye el trasudado, restableciéndose la composición y el pH de la situación de reposo.

Microbiota vaginal

Se denomina microbiota al conjunto de microorganismos que colonizan la vagina y conforman el ecosistema vaginal. La microbiota está constituida por especies aerobias y anaerobias, entre las que destacan los lactobacilos, que son dominantes en la vagina (**Tabla 1-3**).

Se han descrito diferentes especies de lactobacilos; tanto el tipo como la concentración parecen estar relacionados con la salud vaginal. Se ha medido la microbiota vaginal mediante secuenciación de genes y se han identificado cinco tipos de estado comunitario (CST, *community state type*) teniendo en cuenta la abundancia y la composición de especies: cuatro presentan dominancia de lactobacilos (*Lactobacillus iners, Lactobacillus crispatus, Lactobacillus gasseri* o *Lactobacillus jensenii*) y una escasez de lactobacilos y proporciones más altas de micoorganismos estrictamente anaerobios. Los medios por los cuales los microbiomas vaginales ayudan a prevenir enfermedades urogenitales en las mujeres y mantienen la salud son poco conocidos.

> **!** Tipos comunitarios de lactobacilos:
> - CST I: predomina *L. crispatus.*
> - CST II: predomina *L. gasseri.*
> - CST III: predomina *L. iners.*
> - CST IV: pocos *Lactobacillus* y mucha diversidad (CST IV-A: *Anaerococcus, Peptoniphilus, Corynebacterium, Prevotella, Finegoldia* y *Streptococcus* y CST IV-B: *Atopobium, Gardnerella, Sneathia, Mobiluncus, Megasphaer*a y otros taxones del orden *Clostridiales*).
> - CST V: predomina *L. jensenii.*

Tabla 1-3. Microorganismos de la microbiota vaginal	
Cocos y bacilos grampositivos anaerobios aerotolerantes	*Lactobacillus*
	Streptococcus
Cocos y bacilos grampositivos anaerobios facultativos	*Corynebacterium*
	Gardnerella
	Staphylococcus (fundamentalmente *S. epidermidis*)
Bacilos gramnegativos anaerobios facultativos	*Escherichia*
	Klebsiella
	Proteus
Micoplasmas	*Mycoplasma* (sobre todo *M. hominis*)
	Ureaplasma
Bacilos y cocos grampositivos anaerobios estrictos	*Atopobium*
	Peptococcus
	Peptostreptococcus
	Clostridium
	Bifidobacterium
	Propionibacterium
	Eubacterium
Bacilos gramnegativos anaerobios estrictos	*Bacteroides*
	Prevotella

A modo de resumen:

- El CST I es estable, es raro que sufra transición a enfermedad, presenta un pH < 4,0 por la presencia de ácido láctico producido por lactobacilos, y puede pasar al tipo CST-III en el embarazo, la menstruación o en el coito reciente.
- El CST II es dinámico, pero la transición a CST patológicos no se ha descrito, presenta un pH de 4,4. Pasa al CST-I con el embarazo.
- El CST III tiene habitualmente un pH > 4,5, lo que facilita la adquisición de vaginosis bacteriana. Está asociado a metaboloma inflamatorio.

- El CST IV se caracteriza por la diversidad de especies anaerobias, habitual de mujeres africanas, y es frecuente encontrarlo en mujeres con vaginosis bacteriana. Es un tipo con escaso ácido láctico por escasos *Lactobacillus*, y presenta un incremento del riesgo para adquirir infecciones de transmisión sexual, enfermedad inflamatoria pélvica, aborto y amenaza de parto prematuro:
  - El subtipo CST IV-A tiene escasa proporción *L. iners* y dominancia de bacterias anaerobias (*Anaerococcus, Peptoniphilus, Corynebacterium, Prevotella, Finegoldia* y *Streptococcus*).

– El subtipo CST IV-B presenta dominancia de bacterias anaerobias (*Atopobium, Gardnerella, Sneathia, Mobiluncus, Megasphaera* y otros taxones del orden *Clostridiales*).

• El CST V es estable, no se ha publicado transición a otros CST y presenta un pH de 4,2 (**Fig. 1-15**).

El CST IV está relacionado con la persistencia del virus del papiloma humano y, en consecuencia, con mayor frecuencia a estados como lesión intraepitelial escamosa de bajo grado, lesión intraepitelial escamosa de alto grado o cáncer cervical. Aunque el mecanismo de salud vaginal no está claro, parece que el aumento de la gravedad de la enfermedad cervical uterina se asocia con la disminución de la abundancia relativa de *Lactobacillus* spp. El microbioma vaginal en la lesión intraepitelial escamosa de alto grado se caracteriza por niveles más altos de *Sneathia sanguinegens, Anaerococcus tetradius* y *Peptostreptococcus anaerobius* y niveles más bajos de *L. jensenii* en com-

paración con la lesión intraepitelial escamosa de bajo grado. Parece que el avance de la gravedad de la enfermedad cervical uterina está asociado con una mayor diversidad de microbiota vaginal, y puede estar involucrado en la regulación de la persistencia viral y la progresión de la enfermedad. Por otro lado, la microbiota con *L. crispatus* dominante en CST I tiene el pH más ácido, es la más resistente a infecciones bacterianas y virales, y se relaciona de forma inversamente proporcional con lesiones cervicales uterinas.

Se han publicado estudios relacionando el tipo de CST y el riesgo de infección del virus del papiloma humano: en el tipo CST III y IV, la probabilidad de infección del virus del papiloma humano es más del 70 %; y en el tipo CST II, la eliminación del virus del papiloma humano es más rápida.

A pesar de que definir los tipos de CST es prometedor llevado a la clínica, la estructura de la microbiota es dinámica y la composición de CST no es el único indicador de enfermedad.

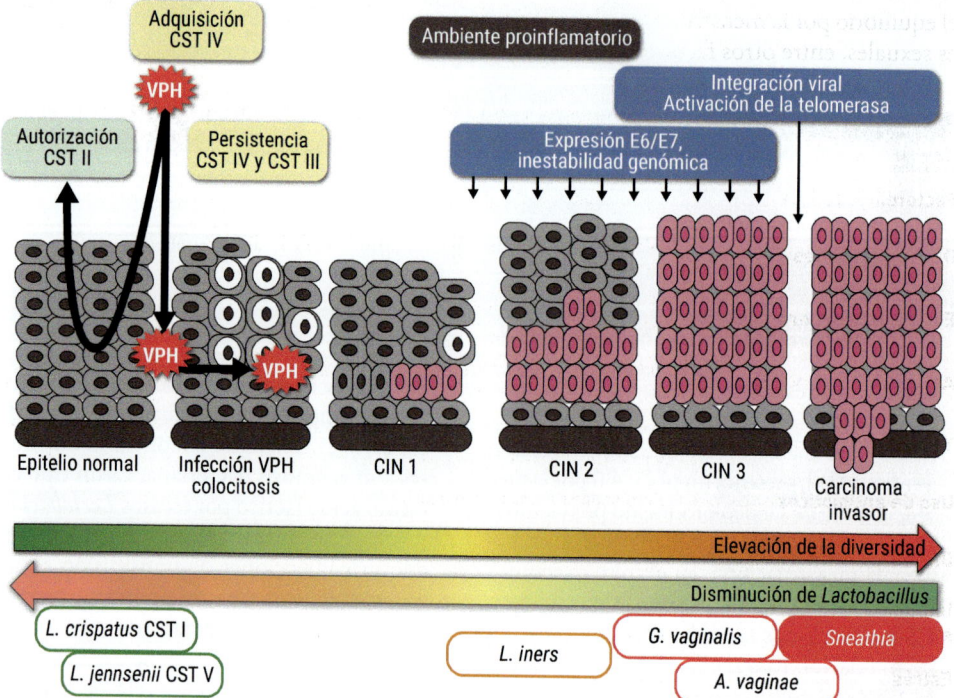

Figura 1-15. Relación de microbiota con patología cervical. CIN: neoplasia intraepitelial cervical (*cervical intraepitelial neoplasm*); CST: tipo de estado comunitario (*community state type*); VPH: virus del papiloma humano.

Los factores que pueden modificar la microbiota se resumen en la **tabla 1-4**.

Cambios histológicos y funcionales en las diferentes etapas de la mujer

La vagina sufre diversas modificaciones, tanto anatómicas como funcionales, a lo largo de las diferentes etapas de la vida de la mujer (**Fig. 1-16**).

La vagina de la recién nacida tiene características similares a la de la mujer en edad fértil, por la influencia de los estrógenos maternos. La microbiota depende de la colonización en el momento del parto, de la microbiota materna, del tipo de parto y de la lactancia materna o mixta.

La vagina prepúber tiene una mucosa fina, con un pH alcalino y ausencia de glucógeno.

Con el estímulo estrogénico de la pubertad, aumenta el grosor epitelial, los nutrientes y la presencia de lactobacilos. Este incremento se hace más llamativo con la madurez sexual, en la que la vagina se somete a cambios frecuentes del equilibrio por la menstruación y las relaciones sexuales, entre otros factores.

Durante el embarazo, se produce una alteración inmunitaria a favor de inmunoglobulina A que está relacionada con la protección de la mucosa frente a patógenos; también, una disminución del pH vaginal que garantiza una protección frente a las infecciones vaginales con consecuencias para la madre y para el feto.

En la menopausia, la privación estrogénica se relaciona con la disminución del grosor epitelial, del volumen del trasudado, aumento del pH vaginal y descenso de lactobacilos. Esta microbiota puede mejorar con el uso de terapia hormonal.

La vagina se forma con la fusión de los conductos paramesonéfricos y los dos tercios distales del bulbo sinovaginal durante la regresión de los conductos mesonéfricos (conductos de Wolff).
El tejido vaginal está constituido por tres capas: la capa mucosa es un epitelio estratificado plano y tejido conjuntivo subyacente, la capa muscular y la capa adventicia.
La microbiota vaginal se ha estudiado mediante secuenciación de genes y se han identificado cinco CST.

Tabla 1-4. Factores que pueden modificar la microbiota vaginal	
Factores genéticos	La microbiota es similar en gemelos
Duchas vaginales	Aumentan el riesgo de vaginosis bacteriana y de infección por VPH de alto riesgo
Edad y estado hormonal	El estradiol puede estimular la transición de CST-I a CST-III o una comunidad mixta de lactobacilos
Anticoncepción hormonal	Reducción del riesgo de incidencia de vaginosis bacteriana, vaginosis bacteriana recurrente y prevalente
Tabaco y actividad sexual	Reducción de la abundancia relativa de *Lactobacillus crispatus* y aumento de la diversidad de especies
Uso de antibióticos	Predisponen a un cambio de CST
Dispositivo intrauterino	Crea un ambiente inflamatorio crónico, pero disminuye riesgo de infección por VPH
Inmunidad local y sistémica	Aumento de antagonistas IL-1 y aumento del factor de crecimiento y respuesta antiviral
Estrés	Como adyuvante para disminuir la inmunidad
Menstruación	Cambio de pH vaginal

CST: tipos de estado comunitario (*community state type*); IL-1: interleucina-1; VPH: virus del papiloma humano.

	Neonata	1 mes	Pubertad	Madurez sexual	Embarazo	Menopausia
Estrógenos	++	-	+	++	+++	-
Epitelio	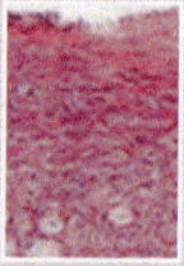	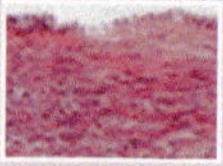	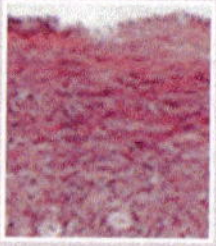	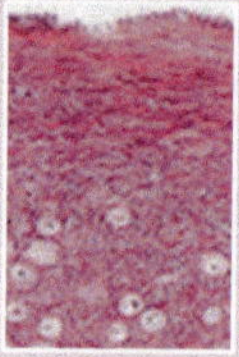	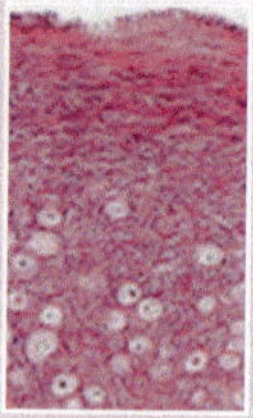	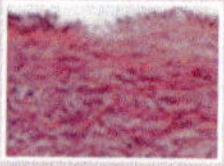
Glucógeno	+	-	- → +	+	++	-
pH	4-5	7	7 → 5	4-5	3,5-4,5	6,7
Microbiota	Estéril Lactobacillus	Escaso	Mixto	Lactobacillus	Lactobacillus	Mixto

Figura 1-16. Modificaciones vaginales en las diferentes etapas de la vida de la mujer.

CUELLO UTERINO

A continuación, se detallan las características del cuello uterino.

Anatomía

El cuello uterino es la región anatómica del útero desde el istmo hasta su terminación vaginal.

Se trata de un tubo de 3 cm de diámetro y 4 cm de longitud, aunque el tamaño puede variar dependiendo de la edad, el estado hormonal y la paridad, entre otros factores.

El cuello uterino ocupa una posición interna y otra externa. Su mitad inferior, o parte intravaginal, se encuentra en el extremo superior de la vagina; y su mitad superior se encuentra por encima de la vagina, en la cavidad pélvica.

Se encuentra entre la vejiga anteriormente y el intestino posteriormente, los uréteres descienden lateralmente muy cerca hasta la inserción en la vejiga, y las arterias uterinas se encuentran en dirección superior y lateralmente.

Anatómicamente, se enumeran las siguientes regiones cervicales:

- Exocérvix: región cervical conectada a la vagina.
- Orificio cervical externo: orificio situado en el centro del exocérvix que comunica con el interior del útero.
- Canal endocervical o endocérvix: porción tubular del cuello uterino que comunica desde el orificio cervical externo hasta el útero.
- Orificio cervical interno: orificio donde finaliza el canal cervical interno, se encuentra en contacto con el útero a través del istmo uterino (**Fig. 1-17**).

El cuello uterino está sujeto por los ligamentos uterosacros que se fijan desde el sacro hasta la curvatura uterina en la zona de la unión vaginal, y por los ligamentos cardinales constituidos por la fascia endopélvica hacia las paredes laterales pélvicas. A través de esta fascia discurren los vasos y nervios del cuello uterino.

La vascularización del cuello uterino depende de las ramas descendentes de las arterias uterinas y las ramas ascendentes de las arterias vaginales. El drenaje venoso transcurre en paralelo al arterial.

> El drenaje linfático confluye en tres troncos dominantes: lateral, posterior y anterior. El tronco lateral está compuesto por tres ramas (superior, media e inferior), que drenan a las localizaciones pélvicas y parametriales. La rama superior drena al grupo ganglionar interilíaco superior, y es la vía principal del drenaje del cérvix; la ramas media e inferior drenan a los grupos ganglionares del parametrio, obturador, glúteo inferior y superior e ilíaco externo.

El tronco posterior se extiende por el ligamento uterosacro para drenar a los ganglios de la cadena rectal superior, presacra y subaórtica; otro grupo discurre por el uréter para drenar en los ganglios ureterales, ilíacos comunes y paraaórticos.

El tronco anterior, poco documentado y conocido, transcurre por la vejiga y, lateralmente, por los vasos umbilicales obliterados, para drenar al grupo ganglionar ilíaco externo distal.

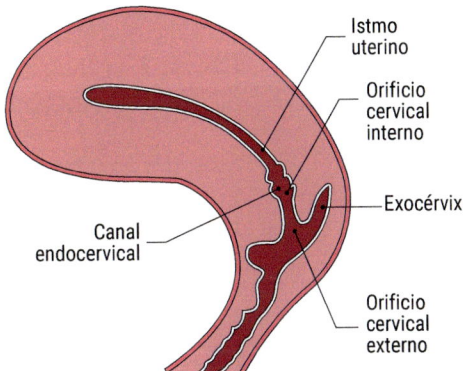

Figura 1-17. Anatomía del cuello uterino.

Histología

El cuello uterino contiene tejido fibroso, elástico y muscular liso. Está cubierto por epitelio cilíndrico y escamoso.

El endocérvix es un epitelio de una sola capa de células cilíndricas (por eso es de color rojizo, porque permite la transparencia vascular al tratarse de una sola hilera) productoras de mucina con invaginaciones que simulan glándulas. En su extremo distal, el epitelio es escamoso estratificado no queratinizante. Este paso abrupto de una única hilera de células a un epitelio estratificado se denomina unión escamocolumnar (UEC). En el extremo superior, el epitelio se convierte en endometrio, que es el revestimiento de la cavidad uterina, que no resulta de interés en este capítulo (**Figs. 1-18** y **1-19**).

En la mujer prepúber, el orificio cervical externo coincide con la UEC (**Fig. 1-20A**). La ubicación de la UEC con relación al orificio cervical externo varía en la vida de una mujer, y depende de factores como: la edad, el momento del ciclo hormonal, los traumatismos del parto, el uso de anticonceptivos orales o el embarazo.

Con la pubertad, la influencia de los estrógenos, las relaciones sexuales, el epitelio glandular «se asoma o sale» del conducto endocervical, es lo que se denomina ectropión o ectopia. Debido a la acidez de la vagina, este epitelio que originariamente es cilíndrico «se incomoda», por lo que inicia un cambio de su epitelio para protegerse del nuevo ambiente ácido vaginal. De esta forma, el epitelio cilíndrico realiza una metaplasia hasta transfor-

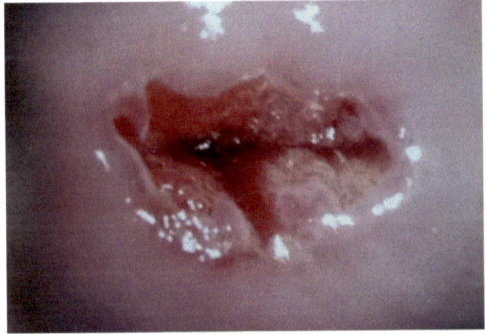

Figura 1-18. Imagen de la unión escamocolumnar en una zona de transformación tipo I.

marse en un epitelio escamoso, un epitelio más acorde al ambiente ácido de la vagina. Esta área de transformación epitelial, de epitelio cilíndrico a epitelio escamoso, determina dos escenarios anatómicos:

• La **zona de transformación** o el área de epitelio cilíndrico que sufre una metaplasia a epitelio escamoso. Como es de suponer, esta metaplasia no se produce ni temporal ni sincrónicamente por igual, por lo que conviven en la misma área, el epitelio escamoso con el epitelio cilíndrico en vías de metaplasia a epitelio escamoso. Esta área de transformación o de metaplasia escamosa, como cualquier transformación, es un área de mayor susceptibilidad, donde pueden ocurrir los errores y desencadenar las displasias si se produce infección por el virus del papiloma humano. La zona de transformación se delimita por un aro externo, que sería la UEC

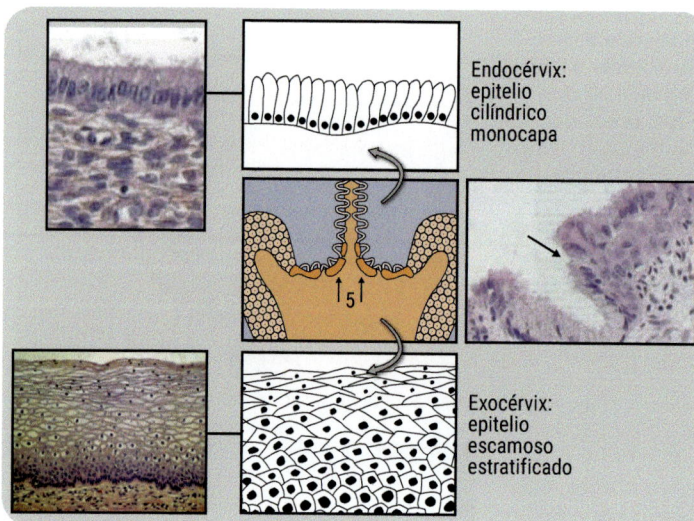

Figura 1-19. Imagen de la unión escamocolumnar y ambos tipos de epitelio.

Endocérvix: epitelio cilíndrico monocapa

Exocérvix: epitelio escamoso estratificado

original ubicada originariamente en el canal endocervical, y un aro interno que coincide con la UEC nueva.

- Con esta metaplasia, la **UEC original** se traslada respecto al orificio cervical externo. En la mujer prepúber coinciden UEC con el orificio cervical externo; en la mujer adulta, se encuentra externamente; y en la mujer menopáusica, debido a la retracción de la zona de transformación, la UEC se encuentra en el canal endocervical (**Figs. 1-20B** y **1-20C**).

> ! La zona de transformación se define como el área de epitelio cilíndrico que sufre una metaplasia a epitelio escamoso. Esta área de transformación o de metaplasia escamosa, como cualquier transformación, es un área de mayor susceptibilidad, donde pueden ocurrir los errores y desencadenar las displasias si se produce infección por el virus del papiloma humano (**Fig. 1-21**).

Este dinamismo histológico define tres tipos de zona de transformación:

- Zona de transformación tipo I: toda la zona de transformación se encuentra en el exocérvix. Este tipo es visible completamente por colposcopia.

- Zona de transformación tipo II: casi toda la zona de transformación se encuentra en el exocérvix y parcialmente en el endocérvix, pero es visible por colposcopia con ayuda de endopinzas o un instrumento similar que permita la apertura del orificio cervical externo.

- Zona de transformación tipo III: casi toda la zona de transformación se encuentra en el endocérvix, por lo que es difícil su valoración colposcópica de forma completa.

> Zonas de transformación:
> - Zona de transformación tipo I: la zona de transformación se encuentra en el exocérvix.
> - Zona de transformación tipo II: casi toda esta zona se encuentra en el exocérvix y, parcialmente, en el endocérvix.
> - Zona de transformación tipo III: casi toda esta zona se encuentra en el endocérvix y, parcialmente, en el exocérvix.

Fisiología

El cérvix es el único órgano capaz de cambiar su epitelio original en función del cambio de microambiente (**Fig. 1-22**).

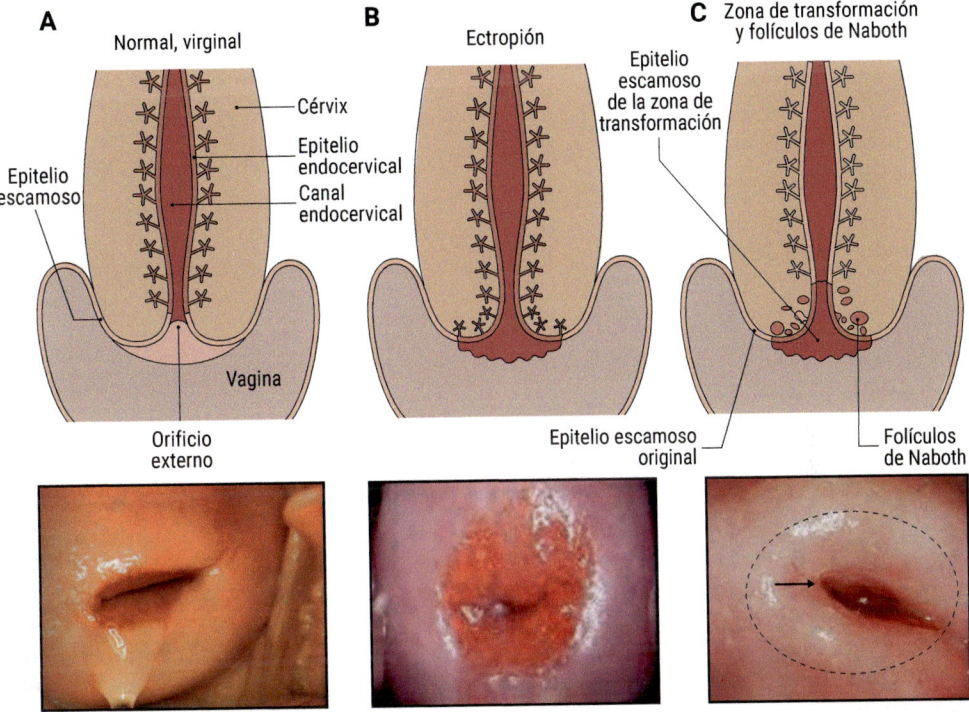

Figura 1-20. Imagen con cambios de la unión escamocolumnar y desarrollo de la zona de transformación.

Este cambio, desde una sola hilera de epitelio cúbico hasta varios estratos de epitelio escamoso, tiene varias fases:

1. Las células basales se dividen y maduran, para formar las siguientes capas de células, llamadas células parabasales.
2. Hiperplasia de células subcilíndricas: las células parabasales tienen un núcleo relativamente grande y un citoplasma más pequeño. Según aumenta la diferenciación y la maduración de estas células, conduce a las células intermedias.
3. Metaplasia escamosa inmadura: las células intermedias tienen un abundante citoplasma y núcleos pequeños y redondos.
4. Metaplasia escamosa madura: con mayor maduración, la capa superficial se transforma en células más grandes y marcadamente aplanadas.

En general, desde la capa basal a la capa superficial, las células experimentan un aumento en tamaño y una reducción del tamaño nuclear. Las células intermedias y las capas superficiales contienen abundante glucógeno en su citoplasma, que tiñe de color marrón caoba o negro después de la aplicación del yodo-solución de Lugol. La presencia del glucógeno de las capas intermedias y superficiales es un signo de maduración y desarrollo normal hacia el epitelio escamoso rico en glucógeno. Cuando la maduración está alterada, se caracteriza por una falta de producción de glucógeno. La captación de la solución de Lugol no se da en el epitelio anormal y cilíndrico, y parcialmente en las áreas atróficas, metaplasias y lesiones displásicas.

> **!** Se denomina prueba de Schiller negativa cuando la célula capta la solución de Lugol.
> La prueba de Schiller es positiva cuando la célula no capta la solución de Lugol.

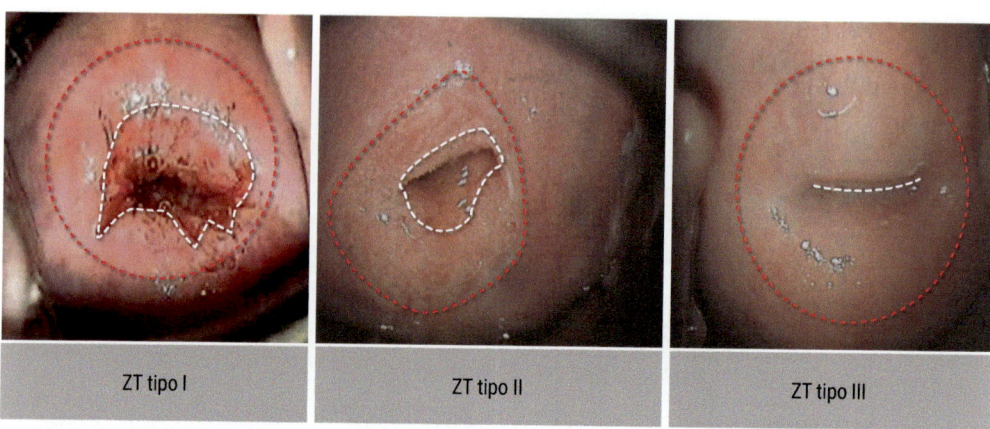

| ZT tipo I | ZT tipo II | ZT tipo III |

Figura 1-21. Clasificación de la zona de transformación. ZT: zona de transformación.

La maduración del epitelio escamoso del cuello uterino depende del estímulo de los estrógenos. Por lo tanto, después de la menopausia, las células no maduran más allá de la capa parabasal, no se estratifican. En consecuencia, el epitelio se vuelve delgado y atrófico. En examen visual, aparece pálido, a veces con petequias subepiteliales, manchas hemorrágicas, porque es propenso a sufrir traumatismos.

El epitelio cilíndrico no tiene glucógeno ni mitosis.

Los quistes de inclusión, también llamados folículos de Naboth o quistes de Naboth, se observan en la zona de transformación del epitelio escamoso metaplásico. Los quistes de Naboth se desarrollan como resultado de la oclusión de una invaginación o cripta de células endocervicales por el suprayacente epitelio escamoso metaplásico. El epitelio columnar enterrado continúa secretando moco, que eventualmente llena y distiende el quiste.

El virus de papiloma humano tiene como diana el epitelio del cuello uterino por el dinamismo y la transformación de sus células. El virus infecta el epitelio metaplásico inmaduro y, si es capaz de integrarse en las células basales, habrá una descontrolada proliferación y expansión de estas células atípicas que pueden conducir a la formación de una displasia anormal en el epitelio y dependiendo de otros cofactores, regresar a la normalidad, o evolucionar a lesiones precancerosas y cáncer. Es

por eso por lo que la zona de transformación es tan susceptible a la infección del virus del papiloma humano.

> **!** Las células anormalmente desarrolladas presentan un citoplasma escaso e inmaduro y un núcleo grande. La aplicación del ácido acético en solución al 5 % determina un aumento de la visibilidad de las áreas normales y anormales, facilita la visión del epitelio cilíndrico evidenciando el característico aspecto de racimo, no penetra en el epitelio escamoso bien diferenciado y blanquea en diferente grado los epitelios anormales.

Durante la vida embrionaria temprana, el epitelio cuboideo de la vagina es reemplazado por el epitelio escamoso, que comienza en el extremo del seno urogenital. Este proceso se completa normalmente antes del nacimiento, y toda la longitud de la vagina y el exocérvix se recubren por epitelio escamoso. Este proceso avanza muy rápidamente a lo largo de las paredes laterales, y posteriormente, en la vagina anterior y posterior. Si la epitelización se realiza con normalidad, la UEC se encuentra en el orificio externo al nacer. Si este proceso se detiene o se realiza de forma incompleta por algún motivo, la UEC se ubicará distal al orificio cervical externo, y rara vez puede localizarse en las paredes vaginales,

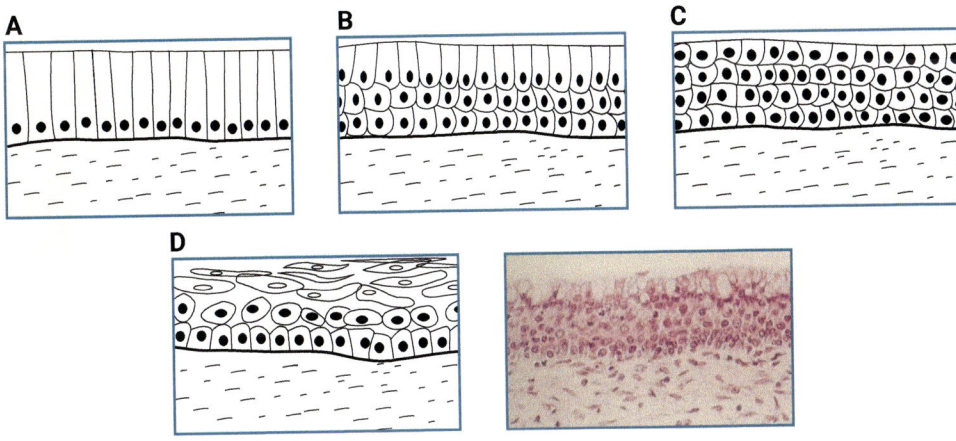

Figura 1-22. Fases de la metaplasia escamosa del epitelio cilíndrico del cérvix. **A)** Epitelio cilíndrico normal. **B)** Hiperplasia de células subcilíndricas. **C)** Metaplasia escamosa inmadura. **D)** Metaplasia escamosa madura.

particularmente involucrando los fondos vaginales anterior y posterior.

El epitelio cúbico restante vaginal iniciará la metaplasia escamosa. Esta conversión tardía a epitelio escamoso en las paredes vaginales anteriores y posteriores, así como el exocérvix, da como resultado la formación de la **zona de transformación congénita**. Clínicamente se puede ver como un extenso color gris blanquecino, un área hiperqueratósica desde los labios anterior y posterior del cuello uterino hasta los fondos de saco vaginales. La maduración del epitelio puede ocurrir a lo largo de varios años. Este tipo de zona de transformación congénita se observa en menos del 5 % de las mujeres y es una variante de la normalidad.

 El cuello uterino contiene tejido fibroso, elástico y muscular liso. Está cubierto por epitelio cilíndrico y escamoso.
El cérvix es el único órgano capaz de cambiar su epitelio original en función del cambio de microambiente.
El estudio colposcópico es una prueba dinámica y un reflejo de la fisiología del cuello uterino. Se explora la totalidad del tracto genital inferior antes y después de la aplicación de los reactivos: ácido acético y solución de Lugol.

PUNTOS CLAVE

- La comprensión de la anatomía y la fisiología del cuello es totalmente esencial para la práctica clínica eficaz.
- La vulva tiene una estructura cutánea similar a la de otras regiones del cuerpo, pero con menor capa epidérmica, dérmica e hipodérmica.
- El drenaje linfático vulvar es ipsilateral, salvo las estructuras de la línea media (clítoris y periné), que tienen drenaje bilateral.
- La vagina es un órgano con funciones fisiológicas limitadas, pero a pesar de ello, está relacionada con la percepción de bienestar y calidad de vida de la mujer. En etapas con privación de estrógenos, aparecen síntomas que interfieren en la salud vaginal.
- La vagina tiene un origen embriológico doble, lo que implica que la dependencia de inervación sea diferente.

(Continúa)

PUNTOS CLAVE *(cont.)*

- La microbiota vaginal predominante son los lactobacilos. Son el principal mecanismo defensivo por su capacidad de producción de ácido láctico.
- La disbiosis microbiana en la vagina conduce al crecimiento excesivo de patógenos oportunistas, infección por el virus del papiloma humano y aparición de la enfermedad.
- La microbiota de un huésped puede aumentar, disminuir o no tener ningún efecto sobre la susceptibilidad al cáncer. Existen factores conductuales, culturales y genéticos, además de otros desconocidos.
- Un mejor conocimiento del mecanismo de la microbiota permitirá desarrollar agentes terapéuticos que: eviten la infección por el virus de papiloma humano, favorezcan su aclaramiento y anulen el riesgo de padecer displasia cervical.
- La UEC es dinámica y responde a estímulos estrogénicos.
- El epitelio columnar evertido expuesto realiza una metaplasia madura con gran contenido en glucógeno, que se tiñe con yodo, o prueba de Schiller negativa.
- La zona de transformación es la region de mayor susceptibilidad para desarrollar cáncer escamoso de cuello uterino.
- La zona de transformación es un área de tejido parcialmente escamoso, parcialmente columnar y parcialmente metaplásico.

BIBLIOGRAFÍA

Basu P, Sankaranarayanan R. Atlas of colposcopy: principles and practice: IARC CancerBase No. 13. Lyon: Agencia Internacional para la Investigación sobre el Cáncer; 2017 [consulta el 20 de mayo de 2024]. Disponible en: https://publications.iarc.fr.

Brotman RM, Shardell MD, Gajer P, Tracy JK, Zenilman JM, Ravel J, et al. Interplay between the temporal dynamics of the vaginal microbiota and human papillomavirus detection. J Infect Dis. 2014;210(11):1723-33.

Edmonds D (ed.). Dewhurst's texbook of obstetrics and gynaecology. 8ª ed. Hoboken: Wiley-Blackwell; 2012.

Eifel P, Levenback C. Cáncer del tracto genital inferior. En: Steele GD Jr., Phillips TL, Chabner BA (eds.). Atlas de oncología clínica. Barcelona: Medicina STM Editores; 2003.

Gajer P, Brotman RM, Bai G, Sakamoto J, Schütte UME, Zhong X, et al. Temporal dynamics of the human vaginal microbiota. Sci Transl Med. 2012;4(132):132ra52.

Guerra Tapia A. Manual y atlas de las enfermedades de la vulva. Barcelona: Editorial Glosa; 2007.

Kalia N, Singh J, Kaur M. Microbiota in vaginal health and pathogenesis of recurrent vulvovaginal infections: a critical review. Ann Clin Microbiol Antimicrob. 2020;19(1):5.

Mitra A, MacIntyre DA, Lee YS, Smith A, Marchesi JR, Lehne B, et al. Cervical intraepithelial neoplasia disease progression is associated with increased vaginal microbiome diversity. Sci Rep. 2015;5:16865.

Mitra A, MacIntyre DA, Marchesi JR, Lee YS, Bennett PR, Kyrgiou M. The vaginal microbiota, human papillomavirus infection and cervical intraepithelial neoplasia: what do we know and where are we going next? Microbiome. 2016;4(1):58.

Netter FH. Sistema reproductor. Tomo II. Colección Netter de Ilustraciones Médicas. Barcelona: Masson; 2001.

Mutter GL, Prat J (eds.). Vagina: histology and pathology. En: Pathology of the female reproductive tract. Filadelfia: Elsevier; 2014.

Parry-Jones E. Lymphatics of the vulva. J Obstet Gynecol Br Emp Commonw. 1963;70:751-65.

Prendiville W, Sankaranarayanan R. Colposcopy and treatment of cervical precancer. Lyon: International Agency for Research on Cancer; 2017.

Ravel J, Gajer P, Abdo Z, Schneider GM, Koenig SSK, McCulle SL, et al. Vaginal microbiome of reproductive-age women. Proc Natl Acad Sci USA. 2011;108 Suppl 1(Suppl 1):4680-7.

Ross P. Histología. 6ª ed. Madrid: Editorial Médica Panamericana; 2012.

Sadler TW. Langman. Embriología médica. 13ª ed. Madrid: Wolters Kluwer; Lippincott Williams And Wilkins; 2016.

So KA, Yang EJ, Kim NR, Hong SR, Lee JH, Hwang CS, et al. Changes of vaginal microbiota during cervical carcinogenesis in women with human papillomavirus infection. PLoS One. 2020;15(9):e0238705.

Stevens A, Lowe J. Anatomía patológica. Barcelona: Harcourt; 2001.

Exploración física del tracto genital inferior

2

C. Pingarrón Santofimia

◎ OBJETIVOS

- Identificar de forma correcta los elementos anatómicos del tracto genital inferior, así como conocer su fisiología y su histología. Poder diferenciar los diferentes tipos de epitelios y mucosas que lo integran.
- Reconocer y relacionar la inspección el aspecto del tracto genital inferior con la edad de la mujer a lo largo de las diferentes etapas de la vida.
- Explicar las diferentes herramientas disponibles para la evaluación del tracto genital inferior, la metodología para la recogida de muestras, la interpretación de los resultados de anatomía patológica y cuáles son las técnicas diagnósticas para la identificación del virus del papiloma humano.
- Aprender a aplicar todos estos conocimientos a la práctica clínica, y así poder analizar y evaluar de forma coherente cada caso.

INSPECCIÓN DEL TRACTO GENITAL INFERIOR

Para poder evaluar de forma correcta el tracto genital inferior (TGI), se debe colocar a la paciente en decúbito supino, en posición ginecológica, con ambas piernas flexionadas, y disponer de una buena iluminación. Los órganos a explorar son: la vulva e introito, la vagina y el cérvix.

Inspección vulvar

En esta primera visualización, lo primero es fijarse en el aspecto del vello púbico, el color, la fortaleza y la distribución. Las mujeres jóvenes tienen una mayor cantidad de vello, que irá disminuyendo en cantidad y fortaleza a medida que pasan los años, con aparición de pelo blanco con la edad.

Un exceso de vello púbico puede hacer pensar en el hirsutismo, y se debe relacionar con un posible exceso de vello en el resto de su anatomía y con las patologías que cursan con el hiperandrogenismo. En la actualidad, está de moda la depilación parcial a total de esta área, con métodos definitivos como el láser, que ocultan la información anterior, pero en contrapeso, dejan al descubierto los genitales externos, permitiendo una mejor evaluación de las características del resto de órganos vulvares.

La vulva está compuesta por los labios mayores y los labios menores, y separándolos, es posible acceder al meato uretral, el clítoris, el introito y el himen.

La inspección de los elementos vulvares debe ser anatómica por un lado e histológica por otro, ya que hay piel y mucosas, que biológicamente irán evolucionando y cambiando de aspecto en las diferentes etapas de la vida de la mujer, desde la infancia, la pubertad y la adolescencia, hasta la edad adulta, el embarazo y la menopausia, todo ello debido a la influencia de los cambios hormonales.

Los labios mayores están cubiertos de piel y de vello, y deben ser simétricos. Los labios menores se encuentran por dentro de los mayo-res, recubiertos con piel, pero con ausencia de vello. En ellos, es preciso valorar la simetría y el tamaño. Los labios «en alas de mariposa» son la expresión de una anomalía en tamaño por exceso. Hay que observar que no haya adheren-cias entre ellos, prestar atención al aspecto de la coloración y la consistencia de la piel que los recubre, ya que así se podrán descartar patolo-gías como el liquen escleroatrófico o el vitíligo.

El clítoris es el órgano que preside craneal-mente los genitales externos. Recubierto de su capuchón, hay que valorar su aspecto y tamaño, ya que es posible encontrar clítoris hipoplásicos en ausencia de hormonas, como en menopausia o hipertróficos en hiperandrogenismos.

El meato uretral cambia fisiológicamente de aspecto a lo largo de la vida, destacando su engrosamiento tras el cese de la actividad hor-monal en la menopausia, que destaca más aún en esta etapa, ya que se acompaña de atrofia de los labios mayores y menores.

En el introito, recubierto de mucosa, hay que observar el himen, su integridad en el caso de mujeres que no han tenido relaciones sexua-les, o la presencia de carúnculas himeneales en el caso de que las hayan tenido. La palpación del himen con un dedo puede ayudar a valorar su elasticidad o rigidez, su permeabilidad, y el estado de las glándulas de Bartolino, que se sitúan internamente en la vagina a ambos lados del introito, y que no son palpables, excepto que estén aumentadas por causa de un quiste, una infección o un absceso.

Por último, hay que prestar atención a la situación del ano, ya que, en ocasiones, se puede encontrar muy cercano al vestíbulo, constituyendo una anomalía anatómica (**Fig. 2-1**).

Inspección vaginal y especuloscopia

Desde la más remota antigüedad (desde el año 1300 a. de C.) se utilizaban diferentes instru-mentos para visualizar el interior de la vagina. En la era moderna, fueron Récamier y después Lambillan los que descubrieron el espéculo como tal.

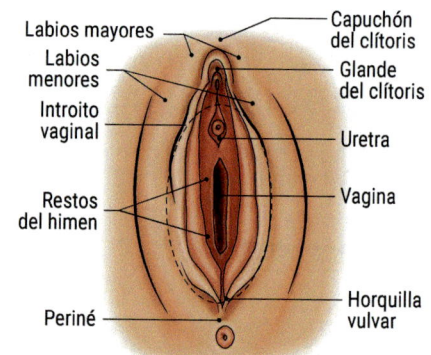

Figura 2-1. Anatomía vulvar.

Para la valoración adecuada de la vagina, es preciso ayudarse de un espéculo, que debe ser el más amable para las características de la vagina, la edad y la situación de cada paciente, para lo cual hay diferentes tamaños; se debe facilitar su inserción, para lo cual hay que separar los labios e introducirlo cuidadosa-mente, abriéndolo despacio, hasta alcanzar el nivel que permita una correcta inspección. La vagina está recubierta de una mucosa poblada de pliegues transversales que le aportan elas-ticidad; el epitelio que la recubre es plano estratificado, y se modifica en función de la concentración hormonal. La mucosa se apoya sobre una lámina propia de tejido conectivo denso rico en fibras elásticas, que alberga algu-nos nódulos linfáticos y contacta con la capa muscular, rica en vascularización. El epitelio vaginal es plano, estratificado, no queratini-zado, grueso y está formado por diferentes capas:

- La capa o estrato basal, formada por células cilíndricas nucleadas.
- La capa parabasal de células poliédricas, que se van aplanando a medida que se asciende.
- La capa más superficial, que contiene gran cantidad de glucógeno en su citoplasma, que se convertirá en acido láctico por acción de los lactobacilos, proporcionando un pH ácido adecuado para mantener el estado de salud vaginal.

En menopausia y debido a la carencia hor-monal, este epitelio se adelgaza y atrofia, desapareciendo la capa superficial y el aporte de glucógeno, predominando las capas basal y parabasal.

El grado de humedad y de secreciones vaginales variará también, por tanto, en función de la situación hormonal (**Figs. 2-2** y **2-3**).

Inspección cervical

El cuello uterino, también llamado cérvix, y antiguamente «hocico de tenca», se sitúa al fondo de la vagina. Su forma varía en mujeres nulíparas y en multíparas, siendo más grande en estas últimas y distinguiéndose además por la forma del orificio cervical, puntiforme en nulíparas y alargado en multíparas. Está constituido por una escasa cantidad de fibras de músculo liso y tejido elástico y por abundante tejido conectivo denso.

En la exploración, se deben descartar las anomalías anatómicas tipo agenesias o duplicidades, erosiones, pólipos, miomas, masas exofíticas o cualquier tipo de lesión visible.

El cérvix está revestido por dos tipos de epitelio: en su porción exocervical, es un epitelio plano estratificado no queratinizado similar al de la vagina; y en su porción endocervical, el epitelio está formado por células cilíndricas mucosecretoras y glándulas.

Los epitelios del cérvix están igualmente sometidos a cambios hormonales. La zona de unión entre ambos epitelios se sitúa en la zona del orificio cervical externo, es la llamada línea escamocolumnar. Es una zona de transformación donde se asientan la mayoría de las lesiones premalignas y malignas. En mujeres adultas, esta es una zona de transición de epitelios donde se observa un epitelio metaplásico. Tras la menopausia, esta línea tiende a invaginarse hacia el endocérvix.

Durante esta inspección, por tanto, se podrá analizar si la mujer es nulípara o multípara, si está en edad hormonalmente activa y, además, será posible visualizar alteraciones como los quistes de Naboth, los pólipos cervicales o cualquier tipo de masa excrecente (**Figs. 2-4** y **2-5**).

HERRAMIENTAS DE EVALUACIÓN DEL CÉRVIX

Para evaluar el cérvix de manera completa, existen diferentes herramientas, como son la citología convencional, la citología líquida, la detección directa del virus del papiloma humano (VPH), la colposcopia, la microcolposcopia y la biopsia. En este capítulo, se abordarán las tres primeras, por ser las que se utilizan en las revisiones y en el cribado poblacional.

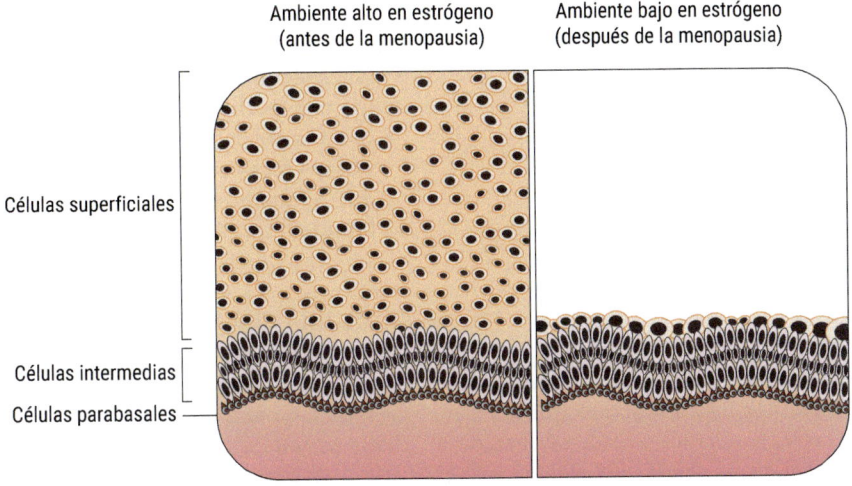

Figura 2-2. Epitelio vulvar antes y después de la menopausia.

	Neonata	1 mes	Pubertad	Madurez sexual	Embarazo	Menopausia
Estrógenos	++	-	+	++	+++	-
Epitelio	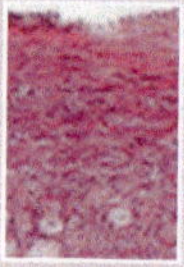	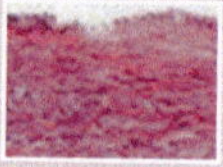	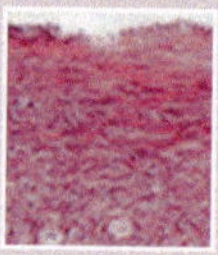	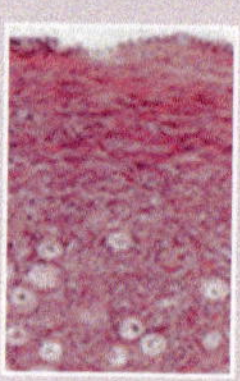	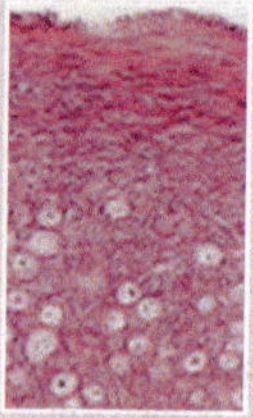	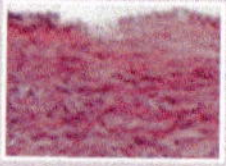
Glucógeno	+	-	- ⟶ +	+	++	-
pH	4-5	7	7 ⟶ 5	4-5	3,5-4,5	6,7
Microbiota	Estéril *Lactobacillus*	Escaso	Mixto	*Lactobacillus*	*Lactobacillus*	Mixto

Figura 2-3. Cambios del epitelio vaginal a lo largo de la vida de la mujer.

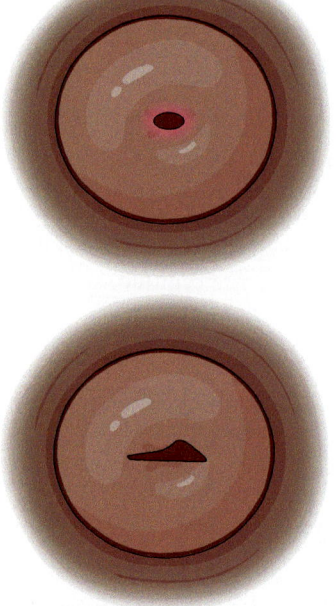

Figura 2-4. Cérvix de nulípara y de multípara.

CITOLOGÍA

La citología se introdujo a mediados del siglo xx, y ha contribuido a la reducción del cáncer de cérvix. La técnica se basa en el análisis morfológico de las células del exocérvix y el endocérvix, que pueden mostrar anomalías secundarias a las infecciones por VPH y por algunos otros agentes patógenos. Tiene dos objetivos principales, que son: por un lado, distinguir los cambios específicos de la infección por VPH, que son las lesiones precursoras de cáncer de cuello de útero (CCU); y por otro, evaluar el grado de daño celular para poder informar si se trata de lesiones de bajo o de alto grado.

Se pueden distinguir dos tipos de citologías:

- La citología de triple o doble toma con espátula de madera para la porción exocervical y con hisopo o cepillo para la porción endocervical. La muestra se extiende sobre un portaobjetos de cristal y se aplica un espray fijador.
- La citología en medio líquido, que se realiza con un dispositivo de toma única para el endocérvix y el exocérvix, girándolo varias veces para barrer el mayor número de muestra que se depositará en un medio líquido.

CITOLOGÍA CERVICOVAGINAL CONVENCIONAL O PAPANICOLÁU

Es el método más utilizado en el ámbito mundial, y la nomenclatura utilizada para describir sus hallazgos es la de Bethesda de 2014. Se debe obtener la muestra de la zona adecuada, extenderla bien y fijarla de forma que se preserve la

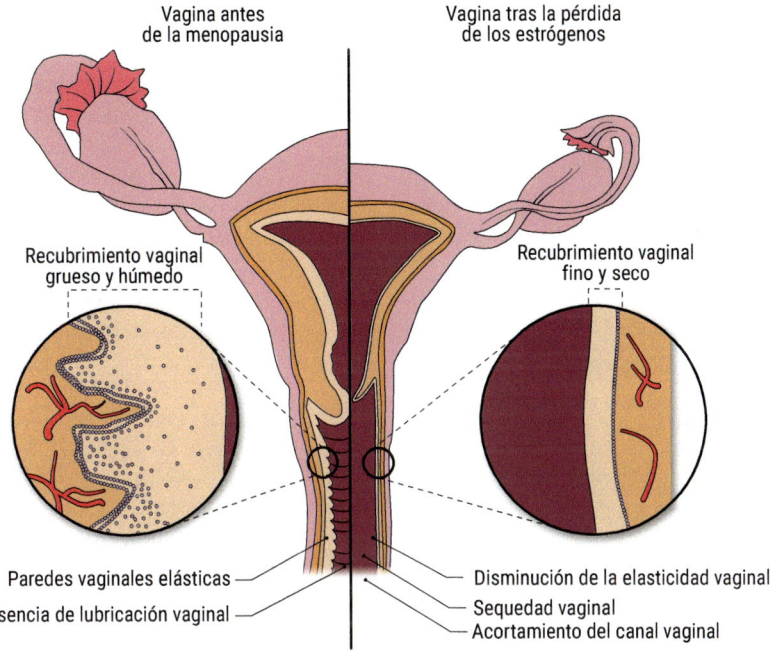

Vagina antes
de la menopausia

Vagina tras la pérdida
de los estrógenos

Recubrimiento vaginal
grueso y húmedo

Recubrimiento vaginal
fino y seco

Paredes vaginales elásticas
Presencia de lubricación vaginal

Disminución de la elasticidad vaginal
Sequedad vaginal
Acortamiento del canal vaginal

Figura 2-5. Aparato genital interno antes y después de la menopausia.

morfología celular. Su lectura está sujeta a la interpretación del citólogo. Actualmente es un método de baja sensibilidad, aproximadamente del 50 %, debido a la variabilidad existente en la obtención, extensión, fijación e interpretación de las muestras, pero de alta especificidad, ya que detecta las alteraciones celulares relacionadas con la lesión (**Fig. 2-6**).

CITOLOGÍA EN MEDIO LÍQUIDO

La citología en medio líquido se plantea ya como alternativa a la convencional por todas las ventajas que aporta. Por un lado, la muestra obtenida queda ya fijada en el líquido de base alcohólica y puede ser extendida en monocapa para su análisis. Además, permite la eliminación de hematíes y detritos que contaminan la citología convencional. Pueden ser evaluadas por anatomopatólogos o de forma automatizada. Además, y como ventaja añadida, se puede utilizar su material para realizar la prueba de detección del VPH en el caso de que sea necesario. Gracias a todas estas

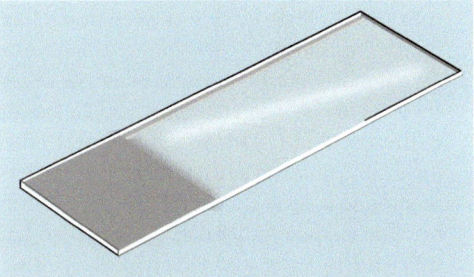

Figura 2-6. Portaobjetos para la toma de la citología convencional.

ventajas, se puede decir que la sensibilidad de la citología líquida es mayor que la de la citología convencional, y actualmente es el método que reconocen y aprueban la mayoría de las sociedades científicas para el cribado poblacional, junto con la detección del VPH (**Fig. 2-7**).

 La citología líquida es recomendada para cribado por parte de todas las sociedades científicas nacionales e internacionales.

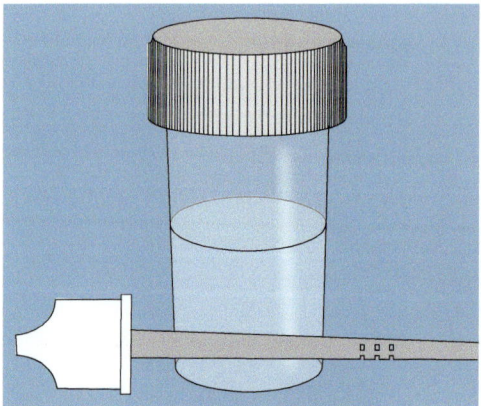

Figura 2-7. Cepillo y medio usados en la toma de citología líquida.

Interpretación anatomopatológica de la citología: nomenclatura de Bethesda

Para una correcta interpretación del informe de la citología, hay que conocer la nomenclatura del sistema de Bethesda de 2014:

1. En primer lugar, se debe informar de si la toma de citología ha sido convencional o en medio líquido.
2. En segundo lugar, es necesario saber si la muestra recogida ha sido adecuada para su lectura e interpretación, para lo cual se leerá en el informe: «muestra satisfactoria», si hay elementos de la zona endocervical y de transformación; y «muestra insatisfactoria», si no hay suficiente muestra adecuada para el análisis.
3. A continuación, se realiza la categorización del resultado, donde se pueden obtener tres tipos:
   • **«Negativo para lesiones intraepiteliales o malignidad».**
   • **«Anomalías celulares epiteliales de células escamosas o glandulares»:**
     – «Anomalías de células escamosas epiteliales»:
       ▪ Células escamosas atípicas de significado indeterminado: atipia de significado incierto.
       ▪ Células escamosas atípicas que no excluyen una lesión intraepitelial escamosa de alto grado (HSIL,

high-grade squamous intraepithelial lesion): atipia, pero no se puede excluir la HSIL.
   ▪ Lesión intraepitelial escamosa de bajo grado: lesión escamosa intraepitelial de bajo grado, neoplasia intraepitelial cervical (CIN) 1, displasia leve.
   ▪ HSIL: lesión escamosa de alto grado, CIN 2-3, displasia moderada/grave.
   ▪ Carcinoma de células escamosas.
     – «Anomalías de células glandulares».
     – Células glandulares atípicas: no especificado de células endocervicales, endometriales, glandulares.
     – Células glandulares con atipia a favor de neoplasia:
       ▪ Células endocervicales.
       ▪ Células glandulares.
     – Adenocarcinoma *in situ*.
     – Adenocarcinoma endocervical, endometrial, extrauterino, no especificado.
   • **«Ver interpretación de resultados»,** como en el caso de mujeres mayores de 45 años en las que se detecta la presencia de células endometriales u otras neoplasias malignas (**Tabla 2-1**).

VIRUS DEL PAPILOMA HUMANO

El VPH es el agente causal de la mayoría de las lesiones precancerosas y de cánceres de cérvix. Solo un número determinado de virus mucosos de alto riesgo (VPH de alto riesgo) están implicados en la génesis del cáncer. Los responsables del 70 % de cánceres son los genotipos 16 y 18, y otros 12 genotipos, como el 31, 33, 35, 39, 45, 51, 52, 56, 58, 59, 66 y 68, serían responsables del 25-30 % restante. También los virus de bajo riesgo, como los genotipos 6 y 11, se implican en la aparición de condilomas o verrugas genitales. La zona de transformación o línea escamocolumnar, donde se unen el epitelio escamoso y el cilíndrico, es la zoma más vulnerable para la penetración del virus.

Para la detección del VPH, existen diferentes pruebas que se detallan a continuación. Cada una

Tabla 2-1. Informe citológico	
Tipo de muestra	Indicar si es citología convencional o citología en medio líquido

Adecuación de la muestra	• Satisfactoria (indicar presencia o ausencia de células endocervicales/zona de transformación y elementos que parcialmente afecten, como sangre o inflamación
	• Insatisfactoria (razonar):
	  – Muestra rechazada/no procesada
	  – Muestra procesada y examinada, pero insatisfactoria para la evaluación de células epiteliales (razonar)

Categorización general (opcional)	• Negativo para lesiones intraepiteliales o malignidad • Anomalías celulares epiteliales: ver interpretación/resultados (específicar células escamosas o glandulares) • Otra: ver interpretación/resultados (p. ej., células endometriales en mujeres ≥ 45 años)
Interpretación/ resultado	1. Negativo para lesiones interepiteliales o malignidad
	2. Anomalías celulares epiteliales

	3. De células escamosas
	• Células escamosas atípicas
	  – Atipia de significado incierto (ASC-US)
	  – Atipia, no se puede excluir HSIL (ASC-H)
	• Lesión escamosa intraepitelial de bajo grado (LSIL): incluye VPH/displasia leve/CIN 1
	• Lesión escamosa de alto grado (HSIL): incluye displasia moderada/grave, CIS; CIN 2 y CIN 3
	  – Con áreas sospechosas de invasión (si sospecha)
	• Carcinoma de células escamosas

	4. De células glandulares
	• Células glandulares atípicas
	  – Células endocervicales (NOS o especificado en comentario)
	  – Células endometriales (NOS o especificado en comentario)
	• Células glandulares (NOS o especificado en comentario)
	  – Células glandulares con atipias a favor de neoplasia
	  – Células endocervicales
	  – Células glandulares
	• Adenocarcinoma *in situ*
	  – Adenocarcinoma
	  – Endocervical
	  – Endometrial
	  – Extrauterino
	  – No especificado (NOS)

Otras neoplasias malignas	

de ellas dará una información que permitirá saber la fase de evolución de la enfermedad que se trata. Es importante utilizar las pruebas validadas por la Food and Drug Administration (FDA). Estas pruebas tienen una alta sensibilidad, mayor que la de la citología para el diagnóstico de HSIL/CIN 2, pero presentan una menor especificidad, lo que significa que informan de que el virus está presente, pero habría que complementar con otras pruebas de triaje, el diagnóstico, para saber realmente si tienen o no lesión en ese momento, de qué tipo, de bajo o alto grado, e incluso el riesgo de evolucionar hacia lesiones de alto grado.

A continuación, se describirá cada una de las pruebas disponibles que están validadas, explicando para qué sirven y como se pueden interpretar.

Pruebas de detección del ácido desoxirribonucleico viral

Las pruebas de ácido desoxirribonucleico (ADN) son las más recomendadas para el cribado, indican «presencia del virus», pero no se puede saber qué actividad tiene y si está produciendo una lesión.

Hay diferentes tipos de pruebas de detección de ADN, y se distinguen porque tienen diferente sensibilidad y especificidad clínica y analítica. En realidad, no se busca una máxima sensibilidad analítica, es decir, que detecte una mínima presencia viral, ya que hay mucha población joven que entrará en contacto con el virus, no padecerá lesiones y terminará eliminándolo de forma espontánea. Lo que de verdad se desea en una prueba es que sea capaz de detectar aquellas lesiones que son de alto grado y los carcinomas, es decir, que su sensibilidad clínica sea la mejor. Ejemplos de estos métodos serían: el de captura de híbridos, prueba Cervista®, la reacción en cadena de la polimerasa. Existe un pequeño porcentaje de falsos negativos, entre un 3 y un 10 %, dependiendo de la prueba que se utilice, al igual hay una proporción baja de CCU, sobre todo adenocarcinomas y algún carcinoma escamoso que realmente son negativos para VPH.

Cuando hay una prueba de ADN positiva, se hace necesario ahondar en el diagnóstico, para así poder identificar a las pacientes de alto riesgo. Para ello, existen diferentes pruebas de triaje, que aumentarán la especificidad e identificarán el tipo de lesión, su riesgo de malignización y la evolución hacia CCU.

Para este triaje, además de la citología, existen una serie de pruebas que se describen a continuación.

Pruebas de detección del ácido ribonucleico mensajero

Estas pruebas detectan el ácido ribonucleico mensajero (ARNm) de los genes del VPH que están relacionados con la trasformación neoplásica. Esta herramienta sirve tanto para el cribado primario como para el triaje de mujeres con alteraciones citológicas, o para el seguimiento postratamiento de las mismas. Tienen menor sensibilidad, pero mayor especificidad que las pruebas de ADN.

Las pruebas de ARNm detectan la presencia de un virus que expresa los oncogenes virales E6 y E7. Estos oncogenes E6 y E7 bloquean P53 y la proteína del retinoblastoma, que son los guardianes del genoma, que impiden que las células tumorales se repliquen de forma indefinida. Si están bloqueados, las células tumorales evitan la apoptosis y pueden continuar replicándose sin freno. Es por ello por lo que las pacientes con pruebas de ARNm positivas tienen un mayor riesgo de evolucionar a lesiones de alto riesgo y cáncer.

> La detección de ADN viral indica la presencia del virus; y la detección de ARNm E6/E7 indica la actividad viral.

Pruebas de genotipado de virus del papiloma humano total o parcial

De los 14 genotipos de VPH de alto riesgo, no todos tienen la misma capacidad de producir lesiones premalignas. De ellos, son los genotipos 16 y 18 los que tienen una mayor persistencia y riesgo oncogénico; entre los dos, son responsables del 70 % de CCU (50 % para el genotipo 16 y 20 % para el 18), proporcionando un riesgo de CCU acumulado a 10 años muy superior al resto de genotipos (20 % frente al 3 %). Los otros 12 genotipos tienen menos riesgo de persistencia y progresión, y entre todos, son responsables de aproximadamente el 25-30 % restantes.

Las pruebas de genotipado pueden: ser parciales, cuando detectan el 16, el 18, y el *pool* de alto riesgo restante sin especificar; o totales, cuando informan de cada genotipo en particular.

La importancia del genotipado total reside, por un lado, en saber cuántos tipos diferentes residen en la mujer, y evolutivamente, en tener mayor certeza de la evolución del aumento o aclaramiento de cada uno de ellos.

Pruebas de tinción dual de p16/Ki-67

La tinción dual para p16/Ki-67 (CINtec PLUS®) tiene la aprobación de la FDA para ser utilizada como triaje en los programas de cribado del CCU basados en la detección de VPH.

Se realiza sobre citología líquida, y permite detectar células en fase de proliferación.

Cuando una infección por VPH de alto riesgo presenta un aumento de la expresión del oncogén viral E7, este se une a la proteína celular del retinoblastoma y, mediante un mecanismo de *feedback* negativo, induce una sobreexpresión de p16 en el núcleo y en el citoplasma de la célula infectada.

Ki-67, por el contrario, se expresa en el núcleo de las células que están proliferando.

La detección conjunta de p16 y Ki-67 se correlaciona con un mayor riesgo de progresión de las lesiones intraepiteliales.

Su utilización en el triaje de las mujeres con prueba de VPH parece que permitiría incrementar la especificidad sin reducir la sensibilidad.

Prueba de metilación

Uno de los mecanismos epigenéticos mejor estudiados es la metilación del ADN, la adición covalente de un grupo metilo (–CH3) a las citosinas que preceden a las guaninas en la secuencia del ADN, llamadas dinucleótidos citosina-fosfato-guanina.

Las ADN-metiltransferasas son las enzimas responsables de la metilación del ADN.

Durante el desarrollo del cáncer, la hipermetilación puede provocar el silenciamiento de los genes supresores de tumores. La metilación ocurre tanto en genes celulares, básicamente genes supresores de tumores, como en genes del VPH (L1, L2).

Son numerosos los estudios que han hallado una correlación entre la hipermetilación génica en células cervicales y el desarrollo o progresión de lesiones intraepiteliales asociadas a la persistencia de una infección por VPH de alto riesgo.

Pruebas de detección negativas. ¿Por qué?

Estudios publicados en nuestro medio mostraron que un 10 % de los carcinomas de CCU y un 3 % de los casos de HSIL fueron negativos con captura de híbridos.

Se ha demostrado que, durante la oncogénesis, puede haber una deleción de la región L1/E1 viral, que puede impedir que las pruebas de ADN que tienen como diana L1/E1 detecten la lesión.

Se ha observado también que el número de partículas virales disminuye durante la integración del ADN del VPH en la célula por roturas genómicas.

En cambio, diferentes estudios muestran que la región E6/E7 se mantiene durante la integración del ADN viral en el ADN del huésped.

Finalmente, evidencia reciente indica que una proporción baja de CCU, principalmente adenocarcinomas, pero también carcinomas escamosos, son casos verdaderamente negativos para VPH.

Por tanto, aunque está claro que las técnicas de detección de VPH (y la vacunación para este virus) van a reducir de forma muy notable la incidencia de CCU, probablemente no conseguirán erradicar de forma absoluta la enfermedad.

Autotoma para la detección del virus del papiloma humano

Habitualmente, todas las pruebas diagnósticas dirigidas al diagnóstico del VPH y sus lesiones derivadas son llevadas a cabo por personal sanitario. Sin embargo, cada vez se contempla más la autotoma de muestras para poder llevar a cabo un buen programa de cribado.

En este caso, es la propia mujer la que obtiene la muestra, mediante la introducción de un cepillo a través de la vagina, lo más profundo posible, que, girándolo varias veces, recogerá las secreciones cervicovaginales, para introducirlas en un medio líquido conservador, que será enviado al laboratorio para su análisis posterior.

La autotoma ha mostrado ser un buen método para el cribado, con un rendimiento bastante similar, independientemente de que la recogida la realice un profesional sanitario o la propia paciente, sobre todo cuando se utiliza la tecnología de reacción en cadena de la polimerasa para su análisis, ya que replica exponencialmente los fragmentos de material genético viral existentes en la muestra.

Si la autotoma es positiva, se localiza a la paciente para que le realice la citología el personal sanitario, ya que los diferentes estudios demuestran que, si se hace la citología de forma correcta e incluye células de la zona de transformación, aumenta la sensibilidad de la prueba.

PUNTOS CLAVE

- Conocer la anatomía vulvar, vaginal y cervical es básico para realizar una adecuada valoración del TGI.
- Los cambios histológicos son consonantes con los cambios hormonales que experimentan las mujeres a lo largo de su vida.
- Es importante conocer las distintas herramientas para la evaluación del cérvix, y cómo indicarlas y combinarlas hasta llegar al diagnóstico correcto.

BIBLIOGRAFÍA

Arbyn M, Simon M, Peeters E, Xu L, Meijer CJLM, Berkhof J, et al. 2020 list of human papillomavirus assays suitable for primary cervical cancer screening. Clin Microbiol Infect. 2021;27(8):1083-95.

Del Pino M, Alonso I, Rodríguez-Trujillo A, Bernal S, Geraets D, Guimerà N, et al. Comparison of the analytical and clinical performance of five tests for the detection of human papillomavirus genital infection. J Virol Methods. 2017;248:238-43.

Ham AW, Cormack DH. Tratado de histología. Madrid: Interamericana; 1984. p. 939-85.

Koliopoulos G, Nyaga VN, Santesso N, Bryant A, Martin-Hirsch PPI, Mustafa RA, et al. Cytology versus HPV testing for cervical cancer screening in the general population. Cochrane Database Syst Rev. 2017;8(8):CD008587.

McCredie MRE, Sharples KJ, Paul C, Baranyai J, Medley G, Jones RW, et al. Natural history of cervical neoplasia and risk of invasive cancer in women with cervical intraepithelial neoplasia 3: a retrospective cohort study. Lancet Oncol. 2008;9(5):425-34.

Nieto Díaz A, Quiñonero Rubio JM, Cascales Campos PA. Obstetricia y ginecología. Barcelona: Elsevier; 2022.

Perkins RB, Guido RS, Castle PE, Chelmow D, Einstein MH, García F, et al.; 2019 ASCCP Risk-Based Management Consensus Guidelines Committee. 2019 ASCCP Risk-Based Management Consensus Guidelines for Abnormal Cervical Cancer Screening Tests and Cancer Precursors. J Low Genit Tract Dis. 2020;24(2):102-31.

Schiffman M, Doorbar J, Wentzensen N, De Sanjosé S, Fakhry C, Monk BJ, et al. Carcinogenic human papillomavirus infection. Nat Rev Dis Primers. 2016;2:16086.

Torné A, Andía D, Bruni L, Centeno C, Coronado P, Cruz Quílez J, et al. AEPCC Guías: Prevención secundaria del cáncer de cuello del útero, 2022. Conducta clínica ante resultados anormales de las pruebas de cribado. Valencia: Asociación Española de Patología Cervical y Colposcopia; 2022.

Waldstrøm M, Christensen RK, Ørnskov D. Evaluation of p16(INK4a)/Ki-67 dual stain in comparison with an mRNA human papillomavirus test on liquid-based cytology samples with low-grade squamous intraepithelial lesion. Cancer Cytopathol. 2013;121(3):136-45.

Wilbur DC, Nayar R. Bethesda 2014: improving on a paradigm shift. Cytopathology. 2015;26(6):339-42.

Infección por el virus del papiloma humano

3

P. J. Coronado Martín y J. Calvo Torres

OBJETIVOS

- Adquirir una visión global acerca de la infección por el virus del papiloma humano (VPH) y la carga de enfermedad que genera.
- Comprender la evolución natural de la infección por VPH, el comportamiento biológico de este agente y la aparición, la progresión y las consecuencias de las lesiones asociadas.
- Conocer las estrategias de prevención recomendadas por las sociedades científicas, así como la aparición y desarrollo de las vacunas terapéuticas.
- Obtener un conocimiento holístico de las diferentes localizaciones corporales donde puede albergarse el VPH y utilizar este conocimiento desde la perspectiva de la práctica clínica diaria.
- Identificar y conformar una visión crítica respecto a los nuevos avances y tendencias relativos a la infección por VPH.

VIRUS DEL PAPILOMA HUMANO

En primer lugar, se abordarán las vías de transmisión, la evolución natural y el comportamiento viral del virus del papiloma humano (VPH).

Virus del papiloma humano: introducción y vías de transmisión

El VPH es la infección viral de transmisión sexual más extendida en el mundo, y se ha demostrado como agente causal del cáncer de cuello uterino, además de estar implicado en otros tumores.

En el tracto genital inferior, clínicamente se asocia al desarrollo de alteraciones en el epitelio escamoso y glandular en ambos sexos.

El contacto personal estrecho es la vía de transmisión del VPH más frecuente. Tanto el coito vaginal como el anal son factores de riesgo importantes para la infección por VPH, si bien ni el coito vaginal con penetración ni el coito

anal son necesarios para la transmisión. Además, otras vías de contacto también podrían desempeñar un papel en la transmisión, como la propagación a través de los dedos o juguetes o de otros órganos genitales infectados por el VPH.

Asimismo, se ha descrito la transmisión vertical maternofetal durante el parto vaginal al aspirar líquido amniótico o secreciones vaginales por abrasiones instrumentales del canal blando del parto en el expulsivo fetal. Los ginecólogos que realizan electrocirugía, como la conización con asa diatérmica o la vaporización láser de lesiones cervicales, vaginales o vulvares, también corren el riesgo de contraer la infección por VPH.

En este último caso, las mascarillas quirúrgicas, especialmente la mascarilla N95, pueden disminuir significativamente el riesgo de transmisión del VPH por el humo generado durante el procedimiento quirúrgico.

Por otro lado, el uso correcto y sistemático del preservativo reduce el riesgo de infección por VPH. Tradicionalmente, se ha defendido que los preservativos ejercen una recomendable barrera frente al contagio. Sin embargo, no evitan por completo la transmisión del VPH, ya que el virus se propaga por contacto piel con piel adyacente a los órganos genitales y no cubierta por el preservativo.

> Existen otras posibles vías de transmisión menos frecuentes de la infección por VPH, como la propagación por fómites o por humo quirúrgico.

Aclaramiento y persistencia viral

En la mayoría de los casos, la aparición de lesiones genitales malignas asociadas al VPH son el resultado de la presencia de VPH en el epitelio durante un largo período de tiempo. Afortunadamente, el VPH tiene capacidad de aclararse del epitelio espontáneamente. Aunque la probabilidad y el tiempo de eliminación del virus pueden variar en función de factores como la edad de la mujer, el subtipo de VPH, el comportamiento sexual y el estado inmunitario, la mayoría de las mujeres infectadas por VPH tienden a eliminar el virus en un plazo de 6 a 12 meses.

> **!** La infección persistente por el VPH representa el requisito previo para el desarrollo de lesiones premalignas, como la neoplasia intraepitelial cervical (CIN) y malignas, como el cáncer de cérvix, a los que la presencia del virus se asocia en más del 99 % de los casos.

Como se ha mencionado, la infección persistente por subtipos oncogénicos del VPH es un factor clave en el desarrollo de lesiones cervicales de alto grado y cáncer cervical. Sin embargo, una vez desarrolladas estas lesiones, la desaparición de la infección por VPH puede predecir la regresión de estas. Esto evidencia la enorme dependencia de la presencia del VPH para el desarrollo y la progresión lesional.

Más del 50 % de las nuevas infecciones por VPH desaparecen en un plazo de 6 a 18 meses, y entre el 80 y el 90 %, se habrán resuelto en un plazo de 2-5 años. Para hacer frente a la infección, se desarrolla una respuesta inmunitaria innata y adaptativa, en la que están implicados distintas células, receptores, factores de transcripción y mediadores inflamatorios. Estos construyen una respuesta inmunitaria antivírica que previene la tumorogénesis.

Los agentes que participan de forma más relevante en la respuesta inmunitaria antivírica innata son las células presentadoras de antígenos, los macrófagos, las células asesinas naturales, los receptores tipo Toll, el factor nuclear kappa B y varias citocinas y quimiocinas, como las interleucinas, el interferón y el factor de necrosis tumoral.

Por otro lado, la respuesta inmunitaria adaptativa a la infección se lleva a cabo por las células de Langerhans, que capturan antígenos para transportarlos a los ganglios linfáticos de drenaje locales y presentarlos a las células T y células accesorias, como los macrófagos.

> Si bien la infección persistente por VPH supone un requisito previo para el desarrollo de lesiones cervicales epiteliales premalignas y malignas, la mayor parte de mujeres aclaran este virus, sin llegar a producir alteraciones histológicas.

No está claro si los pacientes VPH-positivos que se vuelven VPH-negativos realmente eliminan el virus de sus cuerpos o retienen el virus en un estado inactivo o de bajo grado. Tampoco se conoce con precisión por qué el VPH persiste en algunas pacientes y no en otras. El VPH tiene tropismo epitelial. Una vez infectado el epitelio, el virus puede persistir en el citoplasma o integrarse en el genoma del huésped.

> **!** La probabilidad de aparición de lesiones epiteliales asociadas al VPH está relacionada con varios factores, siendo los más importantes:

- Edad: el 50% de las infecciones por VPH de alto riesgo persisten en pacientes mayores de 55 años, en comparación con una tasa de persistencia del 20 % en pacientes menores de 25 años. A mayor persistencia viral, mayor probabilidad de inducir cambios en el epitelio.
- Duración de la infección: cuanto más tiempo se haya reconocido una infección por VPH, más tardará en desaparecer.
- Inmunidad: el sistema inmunitario desempeña un papel fundamental en el resultado de la infección por VPH, y los componentes del sistema inmunitario son importantes tanto en la eliminación del virus como en la tumorogénesis.
- Subtipo de VPH de alto riesgo oncogénico: los subtipos de VPH de alto riesgo oncogénico tienen más probabilidades de persistir que los tipos de bajo riesgo oncogénico y, con ello, de provocar lesiones epiteliales.

La edad, la duración de la infección, la inmunidad y el subtipo de alto riesgo oncogénico son los factores más determinantes para la persistencia viral.

Subtipos oncogénicos y papel de la microbiota vaginal en la infección por el virus del papiloma humano

Se pueden distinguir diferentes genotipos de VPH, que frecuentemente se clasifican en función del riesgo que asocian al cáncer de cuello uterino:

- **Alto riesgo:** incluye los VPH-16, 18, 26, 31, 33, 35, 39, 45, 51, 52, 53, 56, 58, 59, 66 y 68.
- **Bajo riesgo:** incluye los VPH-6, 11, 40, 42, 43, 44, 54, 61, 72, 73 y 81.

Los tipos 16 y 18 son los genotipos de VPH más comúnmente aislados en el cáncer de cuello uterino, encontrándose el genotipo 16 en aproximadamente el 50 % de las pacientes con cáncer de cérvix y el 18 en el 20 %.

Se calcula que los tipos de VPH-31, 33, 45, 52 y 58 causan un 19 % adicional. Sin embargo, no todas las infecciones por genotipos de alto riesgo progresan a cáncer. Además, dentro de un mismo subtipo de VPH oncogénico, existen variantes que se asocian a un potencial oncogénico diferente. Como se ha introducido previamente, el desarrollo del cáncer de cuello uterino (CCU) es un proceso a largo plazo que sigue a la infección persistente del cuello uterino por tipos de VPH de alto riesgo en el que el epitelio cervical va transformándose desde un epitelio sano, lesiones premalignas y finalmente, malignas.

Por otro lado, la microbiota vaginal podría desempeñar un papel clave en la adquisición, persistencia y eliminación del VPH. La literatura médica reciente apunta a que la infección por VPH aumenta la diversidad bacteriana vaginal y reduce la cantidad de moco cervical, lo que conduce a una microbiota vaginal diferencialmente alterada en las mujeres con infección por VPH en comparación con las mujeres sanas.

De hecho, la infección por el VPH podría promover su propia persistencia en el epitelio vaginal, ya que induciría cambios de la microbiota mediante la inhibición molecular de los péptidos necesarios para la supervivencia y el mantenimiento de *Lactobacillus* spp. y la actividad antimicrobiana sobre *Gardnerella vaginalis*, dos microorganismos imprescindibles en la respuesta inmunitaria de la mucosa vaginal frente a la infección.

Otros factores importantes que pueden facilitar la persistencia viral son los estados de inmunodepresión, como la coinfección por el virus de la inmunodeficiencia humana (VIH) o la linfopenia primaria, entre otros.

En un intento de contener la agresión inmunitaria ejercida por el VPH, se han desarrollado terapias que consisten en vacunas intranasales para evitar la colonización de VPH en las mucosas, que desencadenarían respuestas inmunitarias sistémicas y de las mucosas, protegiendo así contra los tumores inducidos por el VPH. También se ha propuesto que el uso de probióticos afecta a varios procesos biológicos asociados a la tumorogénesis.

> ❗ Aunque la transmisión sexual como factor de riesgo para el desarrollo de cáncer de cérvix fue descrita en 1842, no fue hasta 1983 cuando se relacionó al VPH como causa de este tumor.

LESIONES CERVICALES ASOCIADAS A LA INFECCIÓN POR EL VIRUS DEL PAPILOMA HUMANO

A continuación, se abordan las lesiones cervicales asociadas a la infección por VPH.

Virus del papiloma humano y lesiones premalignas

Como ya se ha mencionado, el VPH es un conocido causante de las lesiones premalignas del tipo CIN. Los dos factores principales asociados al desarrollo de CIN de alto grado y cáncer cervicouterino en un epitelio colonizado por VPH son el subtipo y la persistencia viral. Los factores ambientales (p. ej., el tabaquismo) y las influencias inmunitarias también parecen desempeñar un papel.

> ❗ Se estima que los genotipos 16 y 18 son los mayores responsables de la aparición de lesiones de bajo y alto grado y de los cánceres de cuello uterino.

> 💡 La infección persistente por subtipos de alto riesgo determinará a largo plazo la aparición de lesiones cervicales.

En 2013, se publicaron las recomendaciones de la Sociedad Americana de Colposcopia y Patología Cervical (ASCCP, *American Society for Colposcopy and Cervical Pathology*) y del Colegio Americano de Anatomopatólogos (CAP, *College of American Pathologists*) sobre la terminología de las lesiones escamosas del tracto anogenital (LAST, *lower anogenital squamous terminology*) relacionadas con el VPH.

Esta terminología, adoptada por la Organización Mundial de la Salud (OMS) en su clasificación de 2014, se mantiene en la edición actual de 2020, y es una clasificación ampliamente usada por la inmensa mayoría de los anatomopatólogos. La clasificación LAST propone utilizar la misma terminología para el diagnóstico histológico y la citología. Ello incluye dos grados: lesión escamosa intraepitelial de bajo grado (LSIL, *low-grade squamous intraepithelial lesion*) y lesión escamosa intraepitelial de alto grado (HSIL, *high-grade squamous intraepithelial lesion*). La clasificación LAST sustituye a la terminología clásica de Richart de CIN con tres grados diferenciados, CIN 1, equivalente a LSIL, y CIN 2 o CIN 3, ambos englobados dentro del diagnóstico de HSIL.

> ❗ **La LSIL/CIN 1** es una lesión de bajo grado. Se refiere a cambios celulares ligeramente atípicos en el tercio inferior del epitelio. A menudo, está presente el efecto citopático del VPH (atipia coilocítica).
> **En la HSIL/CIN 2**, los cambios CIN 2 se refieren a modificaciones celulares de atipia confinadas a los dos tercios basales del epitelio (anteriormente denominada displasia moderada) con preservación de la maduración epitelial. La lesión CIN 2 se puede considerar una lesión de bajo o de alto grado en función de la inmunotinción p16. Si la inmunotinción es negativa, se considerará una lesión del tipo LSIL. Si es positiva, se tratará de una lesión HSIL.
> **La HSIL/CIN 3** es una lesión de alto grado. Se refiere a cambios celulares gravemente atípicos que abarcan más de dos tercios del espesor epitelial e incluye lesiones de espesor completo.

> 💡 La inmunotinción p16 determinará si una lesión CIN 2 será considerada de bajo o de alto riesgo.

Proceso oncogénico mediado por el virus del papiloma humano

Los VPH son virus de ácido desoxirribonucleico (ADN) de doble cadena, y el ADN viral codifica dos grupos de proteínas: tempranas (E1, E2, E4, E5A, E5B, E6 y E7) y tardías (L1 y L2) (**Fig. 3-1**). También se halla en el genoma la región larga de control o región reguladora ascendente, no codificante, que controla la transcripción viral y la replicación.

Las proteínas tempranas E6 y E7 interactúan con genes supresores de tumores del huésped implicados en mecanismos de proliferación celular, y las proteínas E1 y E2 median la replicación viral. Las proteínas tardías L1 y L2 forman las cápsides virales. El VPH puede causar infecciones productivas o transformantes. La infección productiva causa sobre todo CIN 1 y un pequeño subconjunto de CIN 2, y la mayoría de estas lesiones experimentan una regresión espontánea en el plazo de 1 a 2 años. Por otro lado, las lesiones transformantes representan el resto de las lesiones CIN 2 y las lesiones CIN 3 (**Fig. 3-2**).

El acontecimiento temprano más importante en la carcinogénesis cervical es la integración del ADN del VPH en el genoma del huésped. La integración afecta con mayor frecuencia a los genes E1 y E2, que están físicamente alterados. Dado que E2 tiene la función de controlar negativamente la expresión de las proteínas oncogénicas E6 y E7, la inactivación de E2 provoca un aumento de la expresión de E6 y E7.

Estas oncoproteínas causan la transformación neoplásica a través de varias vías, y como tales, son una fuerza impulsora en la carcinogénesis cervical. E6 ataca a p53, que es el gen supresor de tumores humanos más importante y también participa en el proceso de apoptosis. Esto conduce a la evasión de los puntos de control preventivos del ciclo celular y provoca la división incontrolada de las células. La acción del E7 conduce a la entrada de la célula en la fase S y, por tanto, a una división celular incontrolada.

En los últimos años, se ha propuesto a la metilación del ADN como proceso contribuyente a la carcinogénesis mediada por VPH. Las lesiones epiteliales transformantes o premalignas avanzadas, es decir, aquellas con mayor probabilidad de progresión a cáncer, se caracterizan por altos niveles de metilación, más de 5 años de infección previa por VPH y ausencia de expresión de E4.

En este sentido, la metilación podría utilizarse como marcador de riesgo de las lesiones premalignas para su transformación en carcinoma invasor, si bien aún no ha sido validado y, por tanto, no es una técnica implantada en la práctica clínica habitual.

El ciclo replicativo del virus ocurre a través de abrasiones en el tejido epitelial que exponen las células de la capa basal a la entrada de las partículas virales. Los viriones de VPH infectantes parecen unirse a la célula madre basal a través de proteoglicanos de heparán-sulfato específicos de tejido, y una vez en el interior,

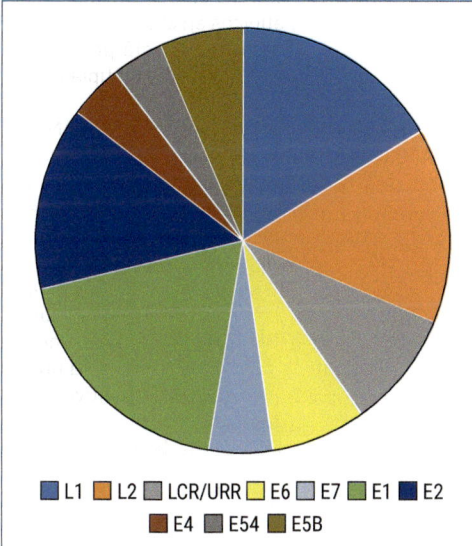

Figura 3-1. Presentación esquemática del genoma del virus del papiloma humano. La región no codificante es la región reguladora ascendente. Las proteínas marcadas con E son las tempranas, y las marcadas con L, las tardías. LCR: región larga de control (*long control region*); URR: región reguladora ascendente (*upstream regulatory region*).

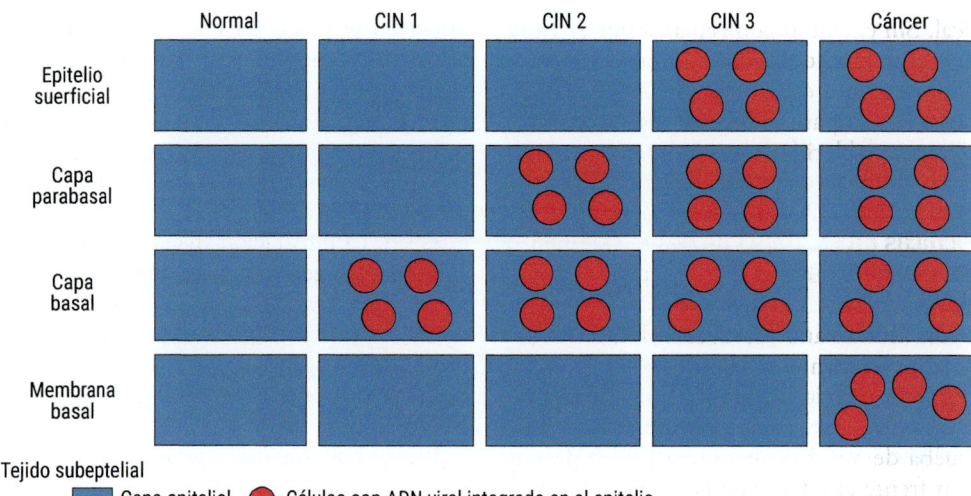

Figura 3-2. Carcinogénesis mediada por virus del papiloma humano en el epitelio cervical. Se puede observar cómo el virus va integrándose en el ácido desoxirribonucleico (ADN) de las células de las diferentes capas del epitelio hasta invadir más allá de la membrana basal, produciendo un carcinoma invasor.

aprovechando la maquinaria celular, el virus se replica y se propaga restringiendo la producción de las proteínas y el ensamblaje viral a las capas superiores del epitelio. En el nivel más superficial, los genes para las proteínas L1, L2 y E4 se transcriben para el ensamblaje de la cápside viral en la que se empaqueta el genoma del VPH. Tras la descamación de esta célula de corta duración, se liberan viriones infecciosos del VPH para la próxima ronda de infección.

 La integración de las proteínas E1 y E2 del VPH en el genoma del huésped aumenta la expresión de las oncoproteínas E6 y E7, mediadoras de la carcinogénesis cervical.
La metilación se ha investigado en los últimos años como marcador temprano de carcinogénesis mediada por VPH.

VIRUS DEL PAPILOMA HUMANO: ESTRUCTURA, COMPORTAMIENTO Y DETECCIÓN

A continuación, se analiza la estructura, el comportamiento y la detección del VPH.

Estructura y comportamiento molecular del virus del papiloma humano

Los VPH son virus de ADN de doble cadena no envueltos. La mayoría codifican ocho proteínas principales, cuyos genes están situados en la región «temprana» y dos en la región «tardía» (v. **Fig. 3-1**) del genoma. Las proteínas generadas por genes en la región «temprana» tienen una función reguladora. Por ejemplo, intervienen en la replicación y la transcripción del genoma del VPH, el ciclo celular, la señalización celular, el control de la apoptosis, la modulación inmunitaria y la modificación estructural de la célula infectada. Las proteínas L1 y L2 forman la cápside del virus necesaria para su transmisión, propagación y supervivencia en el medio ambiente.

Hasta la fecha, los estudios funcionales de las proteínas del virus se han centrado en estas ocho proteínas, principalmente en el VPH de alto riesgo. Como ya se ha introducido, la acción biológica del VPH recae en la alteración de vías de señalización celular que repercuten en una progresión a la oncogénesis. Se ha sugerido que los anticuerpos de la mucosa tienen capacidad neutralizante frente a la infección por VPH-16 y el desarrollo de enfermedad cervical. Sin embargo, a pesar de estos hallazgos en este subtipo oncogénico, la presencia local de anticuerpos específicos frente al VPH no parece eficaz para inducir la regresión de las lesiones establecidas.

Técnicas moleculares de detección del virus del papiloma humano

En los últimos años, se ha cuestionado la citología cervical en el cribado del CCU, ya que múltiples estudios transversales y longitudinales han demostrado consistentemente que la prueba de VPH confiere una mayor protección frente al CCU que la citología, debido a su mayor sensibilidad para detectar lesiones escamosas premalignas y lesiones glandulares.

Las pruebas de detección del VPH se clasifican en función del tipo de ácido nucleico que se detecta (ADN o ácido ribonucleico [ARN]). La prueba de detección de ADN de VPH se ha establecido como la más eficiente para el cribado de CCU.

La mayoría de los estudios sobre pruebas de VPH en cribado utilizan las pruebas de detección del ADN, estableciéndose en función de los intervalos de rondas de cribado y la estratificación del riesgo para derivar a colposcopia. Sin embargo, en los últimos años, múltiples estudios apuntan a la utilidad de la detección del ARN tanto como herramienta de cribado primario como en el triaje de mujeres con alteraciones citológicas o en el seguimiento postratamiento.

Mientras la identificación del ADN indica mera infección por VPH, la detección del ARN informa de integración viral en el genoma de las células epiteliales. La detección del ARN mensajero (ARNm) viral indica la presencia un VPH biológicamente activo, es decir, con mayor probabilidad de generar una lesión premaligna.

Como prueba de cribado primario, la detección de ARNm de los oncogenes virales E6/E7 ha demostrado una sensibilidad para la detección de HSIL/CIN 2 o HSIL/CIN 3 equiparable, o discretamente inferior, a las pruebas de ADN y una mejor especificidad. El principal problema con las pruebas de ARNm radica en la dificultad para establecer qué intervalos de cribado deberían plantearse con esta prueba.

La prueba de ARNm se ha evaluado también como herramienta de triaje de mujeres con anomalías citológicas menores (células escamosas atípicas de significado indeterminado y LSIL). Otras pruebas de detección de VPH son la tinción dual para p16/Ki-67, una técnica inmunocitoquímica que se realiza sobre citología líquida y permite detectar células con expresión simultánea de p16INK4a (p16), una proteína que interviene en el control de ciclo celular, y Ki-67, una proteína de expresión nuclear que se expresa en las células en fase de proliferación.

 El cribado de VPH se puede realizar tanto con pruebas de ADN como de ARN. Los intervalos de rondas de cribado y la estratificación del riesgo para derivar a colposcopia están establecidos de acuerdo con el cribado con ADN.

Estrategias de cribado poblacional de virus del papiloma humano: autotoma

Es fundamental intentar extender el cribado de VPH a la mayor parte de la población. En este sentido, se está implementando la aplicación de cribado mediante muestras de autotoma. Esta forma de despistaje de infección permite a las mujeres participar en los programas de cribado más fácilmente que el muestreo recogido por el profesional sanitario, pues es la propia mujer la que recoge su muestra en su domicilio.

La autotoma es tan efectiva como las muestras obtenidas por el ginecólogo para la detección del VPH, y puede aumentar la participación de la población en el cribado al eliminar las barreras comunes, como el miedo, la vergüenza, las barreras geográficas, las limitaciones de tiempo, las consideraciones culturales o religiosas y la falta de acceso.

Según estudios recientes, la aceptación de la autotoma como método de cribado de infección por VPH es elevada entre las mujeres.

La autotoma de muestra de VPH puede resultar una herramienta para extender el cribado en la población, con igual efectividad que la detección de VPH con muestra tomada por un profesional

SITUACIÓN GLOBAL DE LA INFECCIÓN POR EL VIRUS DEL PAPILOMA HUMANO

Es conveniente conocer la situación global de la infección por el virus del papiloma humano en el mundo y en España.

Epidemiología de la infección por el virus del papiloma humano en el mundo

Aunque la prevalencia del VPH está estrechamente relacionada con la edad, muestra distintos patrones de distribución etaria según el área geográfica. En los estudios coordinados por Bruni y Schiffman, la mayoría de las poblaciones mostraron un gran pico de incidencia del VPH en los primeros años tras el inicio de la actividad sexual (principalmente durante la adolescencia y a los 20

años), que disminuyó y se estabilizó a partir de entonces.

La prevalencia específica por edad y global del VPH está determinada de forma significativa por los patrones de comportamiento sexual a largo plazo de la población, tanto en las mujeres como en sus homólogos masculinos, y por el impacto de las prácticas preventivas del CCU.

Como se ha mencionado, en la mayoría de las regiones, se observaba un pico de infección en edades tempranas (por debajo de los 25 años), que descendía a una meseta en edades medias (**Fig. 3-3**). En algunas regiones, se observó un segundo pico de incidencia más moderado por encima de los 40 años. Este segundo pico se identifica claramente por encima de los 45 años en las regiones de América Central y Sudamérica, y por encima de los 55 años en África Occidental.

En las regiones del sur de Asia, sur de Europa y sur de África, también se observa un segundo pico de incidencia, aunque menos pronunciado. En el resto de las regiones, no se registró un segundo pico de incidencia (v. **Fig. 3-3**).

La gran mayoría de las infecciones por VPH detectadas incluían genotipos de alto riesgo.

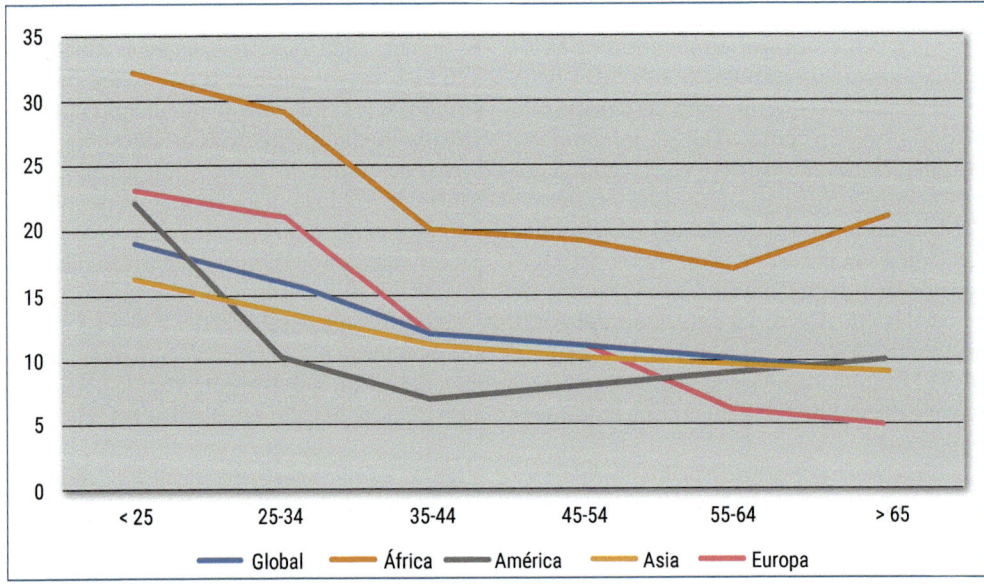

Figura 3-3. Prevalencia estimada del virus del papiloma humano en el mundo según el rango de edad (horizontal) y por millones de personas (vertical).

Los tipos 16 y 18, a los que se dirige la vacuna fueron los más frecuentes en todo el mundo, siendo el VPH-16 el tipo más común globalmente, seguidos de los genotipos 31, 52 y 58. La prevalencia en el varón es más desconocida al no realizarse un cribado oportunista, aunque se estima en un 33 %.

 La prevalencia de cada genotipo viral varía según el área geográfica. Aunque los genotipos de alto riesgo son los más prevalentes, en especial el genotipo 16, la mayoría de las mujeres no desarrollan lesión.

Prevalencia en España de la infección por el virus del papiloma humano

La prevalencia de infección por el VPH en España va decreciendo a medida que aumenta la edad. De esta manera, por debajo de los 25 años supera el 20 %, mientras que entre mujeres por encima de los 65 años no alcanza el 5 % (**Fig. 3-4**).

El genotipo de alto riesgo más prevalente en España es el 16, independientemente del resultado en la citología. En el caso de las biopsias

anales con resultado de neoplasia intraepitelial anal (AIN), también el genotipo 16 resultó ser el más frecuente.

Según datos del estudio CLEOPATRE publicado en 2012, que documentó la prevalencia, incidencia y tendencias respecto al VPH en mujeres en España, existe un aumento de la prevalencia del VPH a medida que se incrementa el número de parejas sexuales.

 Siguiendo las tendencias mundiales, el genotipo de alto riesgo más común en España es el 16.

PREVENCIÓN DE LA INFECCIÓN POR EL VIRUS DEL PAPILOMA HUMANO

La prevención del VPH debe realizarse en diferentes ámbitos.

Prevención primaria

La elevada incidencia actual de la infección genital por VPH sugiere que los enfoques tradicionales, como los métodos barrera durante

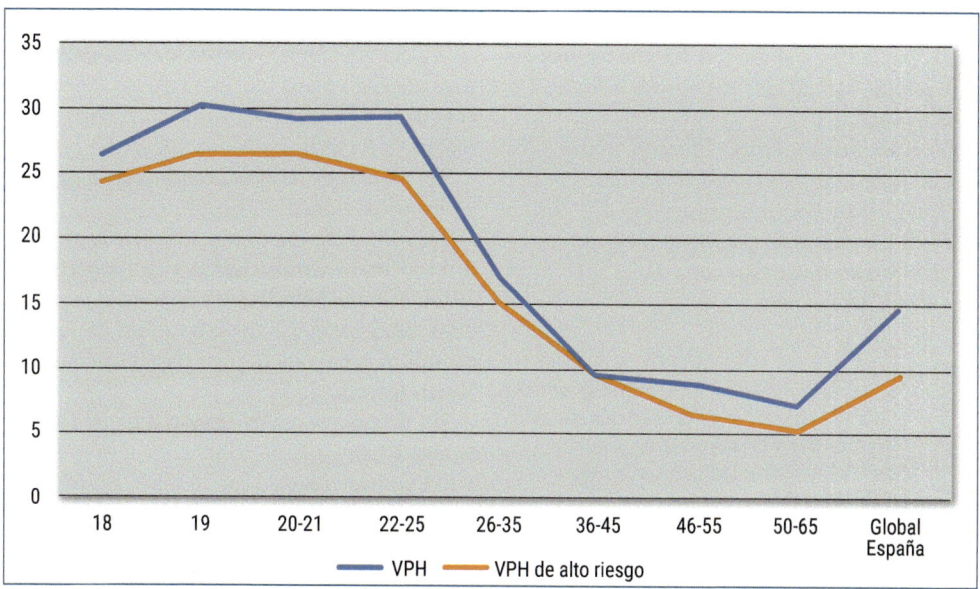

Figura 3-4. Prevalencia estimada del virus del papiloma humano (VPH) en España según el rango de edad (horizontal) y el porcentaje de población infectada (vertical).

las relaciones sexuales para reducir las tasas de infección, han tenido unos resultados limitados.

> ! El preservativo, tal como lo utiliza la mayoría de la población, ofrece una protección limitada contra el VPH, en contraste con su protección relativamente alta contra el embarazo y su eficacia contra varias otras infecciones de transmisión sexual.

Por otro lado, las vacunas constituyen una importante herramienta de prevención primaria cuya eficacia ha sido demostrada en distintos estudios. Además, todas las vacunas han demostrado elevada eficacia (cercana al 100 %) en la prevención de la infección por VPH persistente y lesiones tipo CIN en estudios con pacientes sin infección previa:

- **Vacuna bivalente.** Útil en la prevención de los genotipos 16 y 18. Se recomiendan dos dosis a los 0 y 6 meses en pacientes menores de 14 años y tres en aquellas con edades superiores a los 0, 1 y 6 meses.
- **Vacuna tetravalente.** Efectiva frente a los genotipos de alto riesgo 6, 11, 16 y 18. Se recomiendan dos dosis a los 0 y 6 meses en pacientes menores a 13 años y tres en aquellas con edades superiores a los 0, 2 y 6 meses.
- **Vacuna nonavalente.** Efectiva frente a los genotipos de alto riesgo 6, 11, 16, 18, 31, 33, 45, 52 y 58. Se recomiendan dos dosis a los 0 y 6 meses en pacientes menores de 14 años y tres en aquellas con edades superiores a los 0, 2 y 6 meses.

> Todas las vacunas han demostrado elevada eficacia en la prevención de la infección por VPH persistente y lesiones tipo CIN en estudios con pacientes sin infección previa.

En una comparación directa de la inmunogenicidad de las vacunas tetravalente y bivalente contra el VPH en mujeres de 18 a 45 años, la inmunización con la vacuna bivalente indujo una tasa de generación de anticuerpos superior para el VPH-16 y 18 en todos los estratos de edad en comparación con la vacuna tetravalente.

Las comparaciones de inmunogenicidad directas de las vacunas nonavalente y bivalente contra el VPH han arrojado resultados similares.

En cuanto a la duración de la inmunidad, se estima que la vacuna tetravalente ofrece una inmunidad de 10 años, la bivalente de 11 años y la nonavalente de 6 años.

Los efectos adversos más habituales derivados de las vacunas frente al VPH son cefalea, eritema, edema o dolor en el miembro donde se administró la vacuna, mareo, síncope y náuseas.

En el ámbito mundial, se estima que, en 2019, alrededor del 15 % de las niñas y el 4 % de los niños fueron vacunados con el ciclo completo de la vacuna, y el 20 y el 5 % recibieron al menos una dosis, respectivamente.

En cuanto a las regiones geográficas, Australia y Nueva Zelanda, por un lado, y América Latina, por otro, lograron las coberturas más altas de vacunación por VPH (el 77 y 61%, respectivamente), seguidas de Europa y América del Norte (35 %). Por el contrario, el norte de África, Oceanía (excluyendo Australia y Nueva Zelanda) y Asia tuvieron tasas de cobertura muy bajas.

A pesar de que solo un tercio de los países del África subsahariana han incluido la vacunación contra el VPH en el calendario nacional, esta región ya ha alcanzado una cobertura cercana al 20 %, debido al buen rendimiento general de los programas.

La mitad de los países (55 %) de todo el mundo han introducido la vacuna contra el VPH, aunque debido a los diferentes tamaños de población, el 70 % de las niñas de todo el mundo siguen viviendo en países que aún no la han introducido.

En España, se realizó un estudio que recogió la tasa acumulada de adherencia a vacunas de VPH en mujeres de 15 a 55 años. En relación con las pacientes que habían completado su pauta vacunal, se observó una tasa de vacunación frente al VPH del 4,03 % en la población de estudio en 2020. Por otra parte, la cobertura en pacientes que cumplen las condiciones para incluirse en el calendario vacunal alcanzó el 83,2 % en 2022.

 Aunque la tasa de vacunación entre las mujeres incluidas en el calendario vacunal es alta, la tasa acumulada entre aquellas fuera del calendario vacunal por edad no alcanza el 5 %.

Vacunación en poblaciones especiales

Es importante estudiar las recomendaciones de vacunación en poblaciones especiales, como aquellas portadoras de VIH o inmunodeprimidas.

En España no existen, fuera de los programas de vacunación sistemática, otras recomendaciones de vacunación en el calendario oficial del Consejo Interterritorial del Sistema Nacional de Salud. Sin embargo, en ocho comunidades autónomas (Asturias, Cataluña, Islas Baleares, Islas Canarias, La Rioja, Madrid, Murcia y Navarra) se han hecho recomendaciones específicas sobre la vacunación financiada frente al VPH en poblaciones de riesgo elevado.

Las poblaciones que se incluyen, diferentes según las comunidades, son: mujeres con antecedente de conización; mujeres inmunocomprometidas; mujeres infectadas por el VIH; y mujeres con enfermedad inflamatoria intestinal. Por otro lado, las mujeres tratadas por lesiones escamosas intraepiteliales/CIN constituyen un grupo especialmente susceptible de desarrollar nuevas lesiones e incluso CCU.

La vacunación frente al VPH en estas mujeres reduce el riesgo de segundas lesiones. Se recomienda la vacunación por VPH con pauta de tres dosis (0, 1-2 y 6 meses) y de forma precoz tras el diagnóstico, preferentemente antes del tratamiento de las lesiones por VPH.

! No existen en España indicaciones uniformes a nivel nacional acerca de las recomendaciones de vacunación en poblaciones especiales.

Prevención secundaria de la infección por el virus del papiloma humano

A pesar de la alta eficacia de la vacuna contra los tipos de VPH de alto riesgo que causan la mayor morbilidad y mortalidad, el cribado del CCU seguirá desempeñando un papel fundamental en el control de esta enfermedad. Además, incluso si hoy en día se pudiera lograr una cobertura mundial de la vacuna, sería necesaria la prevención secundaria, ya que la vacuna no parece alterar la evolución natural de las infecciones prevalentes, y algunas infecciones causantes de cáncer no se prevendrán con la vacuna.

No obstante, es importante valorar la vacunación contra el VPH y los programas de cribado cervicouterino conjuntamente, en parte, porque el éxito de los programas de vacunación afectarán a los resultados del cribado mucho antes de que reduzcan las tasas de cáncer. Además, a medida que aumente la cobertura vacunal y se introduzcan presumiblemente más vacunas polivalentes, los programas de cribado tendrán que cambiar para seguir siendo rentables.

Mientras tanto, el uso de métodos de cribado cervical mejorados que reconozcan el papel etiológico central de la infección persistente por VPH podría prevenir lesiones malignas, especialmente en regiones con escasos recursos con cobertura vacunal deficitaria.

Entre las medidas de prevención secundaria de la infección por VPH son destacables:

- El cribado oportunista de cáncer de cérvix. Reducir las relaciones sexuales no seguras. A mayor exposición, mayor riesgo.
- El uso del preservativo. El episodio activo durará menos si se utiliza esta barrera.
- Reducir el hábito tabáquico, pues favorece la capacidad lesiva del virus.
- Llevar una dieta adecuada y practicar ejercicio, porque parecen mejorar la inmunidad. Incluir licopenos, tocoferol, carotenos y vitaminas.

La prevención terciaria se refiere al tratamiento eficaz de las lesiones de alto grado antes de que progresen a enfermedad invasiva, así como un seguimiento adecuado tras el tratamiento. La prevención cuaternaria consiste en identificar a los pacientes en riesgo de sobretratamiento, para protegerlos de nuevas intervenciones médicas. En este escenario, evitar el tratamiento innecesario de la LSIL constituye la mejor forma de prevenir procedimientos potencialmente dañinos.

NUEVAS FRONTERAS INMUNITARIAS FRENTE AL VIRUS DEL PAPILOMA HUMANO

Se están evaluando nuevas estrategias terapéuticas basadas en la expresión de proteínas del VPH con objeto de estimular el sistema inmunitario y generar una respuesta citotóxica celular contra el tejido o el tumor infectado por el VPH. Sin embargo, ninguna de ellas ha demostrado resultados prometedores en cuanto a la generación de respuesta inmunitaria frente al VPH.

EFECTO DEL VIRUS DEL PAPILOMA HUMANO EN EL ANO Y PERIANO

La mayoría de los adultos sexualmente activos adquirirán el VPH anogenital en algún momento de su vida. Aproximadamente un tercio de las mujeres jóvenes sexualmente activas tienen una infección por VPH detectable en un frotis anal, con una prevalencia mayor entre las que mantienen relaciones sexuales anales. El aumento de la infección anorrectal por el VPH está relacionado con las recientes tendencias del comportamiento sexual tanto en grupos de hombres que tienen sexo con hombres como en parejas.

La presentación clínica y la evolución natural dependen del serotipo viral implicado. Clínicamente, los VPH-6 y 11 se encuentran en la verruga benigna, mientras que los VPH-16, 18 y 31 se encuentran en las lesiones displásicas y tienen el potencial de progresar a carcinoma escamoso anal invasivo.

Mientras que las lesiones de bajo grado pueden observarse de cerca, las de alto grado deben erradicarse.

Los preservativos pueden disminuir la transmisión del VPH anogenital, pero no son completamente eficaces, porque el VPH puede infectar la piel más allá de la zona cubierta por el preservativo, como ya se ha mencionado.

Clínicamente, la infección por VPH anorrectal puede presentarse como verrugas benignas (condiloma acuminado), lesiones displásicas (AIN) o una combinación de ambas.

> De forma análoga al proceso carcinogénico mediado por el VPH en la vagina y la vulva, en la región anal, pueden aparecer lesiones de bajo y de alto grado.

> La mayor parte de los carcinomas de células escamosas anales se atribuyen a la infección por VPH de alto riesgo, en especial el genotipo 16.

El ano, al igual que el cuello uterino, tiene una zona de transformación en la que el epitelio escamoso del ano transita al epitelio columnar del recto, que es susceptible a la infección por el VPH y a la posterior transformación.

El cáncer anal se desarrolla a través de precursores epiteliales característicos, como el CCU, lo que sugiere que el modelo de progresión del CCU puede aplicarse de forma similar al cáncer anal. De esta forma, la lesión de tipo AIN de alto grado (AIN 2/3) se considera el precursor del carcinoma de células escamosas anal invasivo.

El cribado del VPH anal y las lesiones anorrectales asociadas a VPH está menos desarrollado que en el caso de la infección genital, a pesar de que diversos estudios observacionales han evaluado la citología anal y las pruebas del VPH para la detección de precánceres anales.

Hay que diferenciar entre el cribado de cáncer anal y el cribado de lesiones escamosas intraepiteliales anales, ya que las recomendaciones para ambos pueden diferir. El cribado de cáncer anal consiste en la indagación sobre síntomas anales, inspección visual y examen anorrectal digital, con el objetivo de diagnosticar el cáncer en estadios precoces.

La mayoría de las guías no especifican la edad de inicio o interrupción del cribado. Por otro lado, el cribado de lesiones premalignas anales consiste en la realización de citología anal, seguida de anoscopia de alta resolución si la citología es anormal, con el objetivo de diagnosticar una posible lesión mediante biopsia guiada por dicha anoscopia.

En cuanto al esquema de cribado de estas lesiones precursoras, existen recomendaciones divergentes condicionadas por las prácticas sexuales, las enfermedades y/o medicaciones concomitantes, la edad o la presencia de otras enfermedades relacionadas con el VPH. Por ello, el cribado de las lesiones escamosas intraepiteliales en el ano no ha sido establecido.

> El cribado de las lesiones escamosas intraepiteliales anales provocadas por VPH no ha sido establecido.

Una advertencia importante es que el bajo grado de evidencia dificulta el establecimiento de programas de cribado. Se necesitan datos que confirmen que el cribado y tratamiento de la HSIL anal tiene un impacto en la reducción del cáncer anal. También se precisan estudios de coste-efectividad para justificar la implementación de programas de cribado, y estos estudios tendrán que ser específicos para cada país.

Los pacientes de alto riesgo y, por tanto, firmes a entrar en hipotéticos programas de cribado, son: las mujeres que tienen infección por VIH, los hombres que tienen sexo con hombres o sujetos inmunodeprimidos.

> Las verrugas benignas (condiloma acuminado) y las lesiones displásicas tipo AIN son frecuentes entre varones y mujeres inmunodeprimidos, incluso en ausencia del antecedente de relaciones sexuales anales receptivas.

EFECTOS DEL VIRUS DEL PAPILOMA HUMANO EN EL TRACTO RESPIRATORIO SUPERIOR

La incidencia del cáncer de orofaringe VPH-positivo es tres veces mayor en varones que en mujeres. Los pacientes suelen ser caucásicos, de unos 40-55 años. Están menos expuestos al tabaco y al alcohol, tienen un nivel socioeconómico y una educación más elevados y están sobreexpuestos a relaciones sexuales sin protección.

Entre los factores de riesgo, se mencionan el sexo oral con múltiples parejas desde una edad más temprana, antecedentes de infección de transmisión sexual previa o cáncer genital asociado al VPH, consumo de marihuana, inmunosupresión persistente (p. ej., VIH positivo) y, quizá, el beso con lengua.

Regularmente, la infección local se elimina en el 90 % de los individuos durante los dos primeros años, a través de una inmunidad específica mediada por células T, y no dará lugar a un proceso maligno. De forma análoga a la infección anogenital, a persistencia de la infección por VPH, especialmente en caso de asociación de múltiples tipos de VPH de alto riesgo, aumenta el riesgo de desarrollar cáncer al cabo de décadas.

> La infección por VPH en orofaringe también tiene habitualmente un origen sexual. Al igual que en la infección anogenital, la mayoría de los individuos aclaran la infección en los 2 primeros años.

La evaluación inicial de los pacientes mediante anamnesis e historia clínica va seguida de una exploración clínica otorrinolaringológica completa, que incluye la palpación de los ganglios linfáticos cervicales. La neoplasia orofaríngea precoz puede manifestarse como una eritroplasia firme o una masa exofítica/hongos o una úlcera persistente.

Tras el examen clínico, los pacientes son evaluados mediante endoscopia, pruebas de imagen y biopsia. En función de la malignidad y del estadio de las lesiones, se han propuesto diferentes tratamientos, como la cirugía por vía robótica o transoral, la quimiorradioterapia y los recientemente incorporados inmunomoduladores.

Las recomendaciones de prevención de vacunación son las mismas a las proporcionadas para la prevención de las lesiones en el tracto genital inferior.

AVANCES Y TENDENCIAS FRENTE A LA INFECCIÓN POR EL VIRUS DEL PAPILOMA HUMANO

Las dos estrategias principales para luchar contra las lesiones precancerosas asociadas al VPH y la aparición del cáncer cervical son la vacunación y el diagnóstico precoz, seguido del tratamiento adecuado.

Sin embargo, dado que las vacunas son profilácticas y solo se limitan a evitar la infección por VPH, estas medidas no pueden garantizar la aparición del cáncer, puesto que la infección ya estaría presente. Las vacunas pueden prevenir nuevas infecciones después de una infección primaria transitoria, una autoinfección o una sobreinfección, y limitar el riesgo de desarrollar un cáncer cervical.

Para mejorar la prevención en general, las vacunas contra el VPH deberían ser asequibles, estar disponibles de forma uniforme e igualitaria para todas las poblaciones, especialmente para las personas y las zonas de alta prevalencia, y aplicarse a una edad temprana.

Sin embargo, en los países en desarrollo, donde la carga asociada al VPH es importante (representa más del 80 % de la carga mundial de carcinoma de cérvix), la accesibilidad a los tratamientos profilácticos es limitada debido al coste, los problemas de transporte en cadena de frío y la deficiente atención sanitaria.

En este sentido, la OMS ha propuesto unos objetivos del milenio destinados a aumentar la cobertura vacunal mundial. Estos son: vacunar contra el VPH al 90 % de las niñas que reúnan los requisitos desde una edad muy temprana; realizar pruebas de cribado al 70 % de las mujeres que reúnan los requisitos al menos dos veces a lo largo de su vida; y tratar eficazmente al 90 % de las que den positivo en las pruebas de cribado o presenten una lesión cervical, incluidos los cuidados paliativos cuando sea necesario.

El objetivo último es acelerar la eliminación del carcinoma de cérvix como problema de salud pública para 2030. Por lo tanto, es necesario reforzar los programas de vacunación aplicados actualmente o diseñar vacunas alternativas contra el VPH con estrategias de desarrollo rentables para obtener productos asequibles que controlen la infección por VPH y prevengan la aparición del CCU.

 La disponibilidad de políticas de cribado y vacunación frente al VPH es muy variable, según el área geográfica.

 PUNTOS CLAVE

- El VPH de alto riesgo, en especial el 16 y el 18, es responsable de lesiones epiteliales potencialmente malignas en el tracto genital inferior, el ano y el tracto respiratorio superior.
- La detección de VPH como prueba primaria es la técnica más eficiente para el cribado de cáncer de cérvix.
- La infección por VPH tiene una distribución global heterogénea, con una prevalencia mayor en mujeres jóvenes.

BIBLIOGRAFÍA

Akaaboune M, Kenfack B, Viviano M, Temogne L, Catarino R, Tincho E, et al. Clearance and persistence of the human papillomavirus infection among Cameroonian women. Womens Health (Lond). 2018;14:1745506518805642.

Ara R, Khatun S, Pervin S, Jahan M, Shahera U, Ferdous J, et al. Role of molecular biomarker human papilloma virus (HPV) E6 oncoprotein in cervical cancer screening. Gynecol Oncol. 2020;158(3):590-6.

Arbyn M, Simon M, De Sanjosé S, Clarke MA, Poljak M, Rezhake R, et al. Accuracy and effectiveness of HPV mRNA testing in cervical cancer screening: a systematic review and meta-analysis. Lancet Oncol. 2022;23(7):950-60.

Basu P, Mittal S, Bhadra Vale D, Chami Kharaji Y. Secondary prevention of cervical cancer. Best Pract Res Clin Obstet Gynaecol. 2018;47:73-85.

Bruni L, Albero G, Rowley J, Alemany L, Arbyn M, Giuliano AR, et al. Global and regional estimates of genital human papillomavirus prevalence among men: a systematic review and meta-analysis. Lancet Glob Health. 2023;11(9):e1345-62.

Bruni L, Albero G, Serrano B, Mena M, Collado JJ, Gómez D, et al. Human Papillomavirus and related diseases report. WORLD. ICO/IARC Information Centre on HPV and Cancer; 2023.

Castellsagué X, Iftner T, Roura E, Vidart JA, Kjaer SK, Bosch FX, et al; CLEOPATRE Spain Study Group. Prevalence and genotype distribution of human papillomavirus infection of the cervix in Spain: the CLEOPATRE study. J Med Virol. 2012;84(6):947-56.

Castro-Eguiluz D, Barquet-Muñoz SA, Arteaga-Gómez AC, Salcedo Hernández RA, Rodríguez-Trejo A, Gallardo-Rincón D, et al. Therapeutic use of human papillomavirus vaccines in cervical lesions. Rev Invest Clin. 2020;72(4):239-49.

Clarke MA, Gradissimo A, Schiffman M, Lam J, Sollecito CC, Fetterman B, et al. Human papillomavirus DNA methylation as a biomarker for cervical precancer: consistency across 12 genotypes and potential impact on management of HPV-positive women. Clin Cancer Res. 2018;24(9):2194-202.

Cox J, Palefsky JM. Human Papillomavirus Vaccination. UpToDate. Waltham, 2024 [consulta el 23 de mayo de 2024]. Disponible en: https://www.uptodate.com.

Darragh TM, Colgan TJ, Cox JT, Heller DS, Henry MR, Luff RD, et al.; Members of LAST Project Work Groups. The Lower Anogenital Squamous Terminology Standardization Project for HPV-Associated Lesions: background and consensus recommendations from the College of American Pathologists and the American Society for Colposcopy and Cervical Pathology. Arch Pathol Lab Med. 2012;136(10):1266-97.

De Sanjosé S, Brotons M, Pavón MA. The natural history of human papillomavirus infection. Best Pract Res Clin Obstet Gynaecol. 2018;47:2-13.

Faber MT, Frederiksen K, Palefsky JM, Kjaer SK. A nationwide longitudinal study on risk factors for progression of anal intraepithelial neoplasia grade 3 to anal cancer. Int J Cancer. 2022;151(8):1240-47.

Gami B, Kubba F, Ziprin P. Human papilloma virus and squamous cell carcinoma of the anus. Clin Med Insights Oncol. 2014;8:113-9.

Harden ME, Munger K. Human papillomavirus molecular biology. Mutat Res Rev Mutat Res. 2017;772:3-12.

Hillman RJ, Cuming T, Darragh T, Nathan M, Berry-Lawthorn M, Goldstone S, et al. 2016 IANS International Guidelines for Practice Standards in the Detection of Anal Cancer Precursors. J Low Genit Tract Dis. 2016;20(4):283-91.

Jeng CJ, Lin H, Wang LR. The effect of HPV infection on a couple's relationship: a qualitative study in Taiwan. Taiwan J Obstet Gynecol. 2010;49(4):407-12.

Kosmidis C, Sevva C, Magra V, Varsamis N, Koulouris C, Charalampous I, et al. HPV-induced anal and peri-anal neoplasia, a surgeon's experience: 5-year case series. Diagnostics. 2023;13(4):702.

Lechner M, Liu J, Masterson L, Fenton TR. HPV-associated oropharyngeal cancer: epidemiology, molecular biology and clinical management. Nat Rev Clin Oncol. 2022;19(5):306-27.

Lee MY, Allen CT. Immunotherapy for HPV malignancies. Semin Radiat Oncol. 2021;31(4):361-70.

McCaffery K, Waller J, Nazroo J, Wardle J. Social and psychological impact of HPV testing in cervical screening: a qualitative study. Sex Transm Infect. 2006;82(2):169-74.

Muñoz N, Castellsagué X, Berrington de González A, Gissmann L. Chapter 1: HPV in the etiology of human cancer. Vaccine. 2006;24 Suppl 3:S3/1-10.

Ntanasis-Stathopoulos I, Kyriazoglou A, Liontos M, A Dimopoulos M, Gavriatopoulou M. Current trends in the management and prevention of human papillomavirus (HPV) infection. J BUON. 2020;25(3):1281-5.

Perkins RB, Guido RS, Castle PE, Chelmow D, Einstein MH, García F, et al. ; 2019 ASCCP Risk-Based Management Consensus Guidelines Committee. 2019 ASCCP Risk-Based Management Consensus Guidelines for Abnormal Cervical Cancer Screening Tests and Cancer Precursors. J Low Genit Tract Dis. 2020;24(2):102-31.

Ramírez M, De la Fuente J, Andía D, José Hernández J, Fiol G, Torné A. HPV vaccination coverage in women between 15 and 55 years old in Spain: temporal trend during the period 2007-2020. Int J Gynaecol Obstet. 2022;158(3):705-13.

Schiffman M, Doorbar J, Wentzensen N, De Sanjo´se S, Fakhry C, Monk BJ, et al. Carcinogenic human papillomavirus infection. Nat Rev Dis Primer. 2016;2:16086.

Torné A, Andía D, Bruni L, Centeno C, Coronado P, Cruz Quílez J, et al. AEPCC Guías: Prevención secundaria del cáncer de cuello del útero, 2022. Conducta clínica ante resultados anormales de las pruebas de cribado. Valencia: Asociación Española de Patología Cervical y Colposcopia; 2022.

Usyk M, Zolnik CP, Castle PE, Porras C, Herrero R, Gradissimo A, et al.; Costa Rica HPV Vaccine Trial (CTV) Group. Cervicovaginal microbiome and natural history of HPV in a longitudinal study. PLoS Pathog. 2020;16(3):e1008376.

Yeo-Teh NSL, Ito Y, Jha S. High-risk human papillomaviral oncogenes E6 and E7 target key cellular pathways to achieve oncogenesis. Int J Mol Sci. 2018;19(6):1706.

Zhang L, Mao Z, Lai Y, Wan T, Zhang K, Zhou B. A review of the research progress in T-lymphocyte immunity and cervical cancer. Transl Cancer Res. 2020;9(3):2026-36.

Lesiones anales

4

A. C. López Díaz y O. Rahmouni Samani

OBJETIVOS

- Concienciar de la importancia que tiene la existencia de las lesiones anales y las posibilidades preventivas y terapéuticas para combatir dichas lesiones.
- Familiarizarse con la exploración del conducto anal y conocer las imágenes anoscópi-
  cas que representan las neoplasias intraepiteliales anales (AIN) como precursoras de
  del cáncer anal.

INTRODUCCIÓN Y ANATOMÍA DEL CANAL ANAL

El virus del papiloma humano (VPH) es la infección de transmisión sexual más común del mundo y la principal causa del cáncer anal. Existen más de 200 serotipos genéticos identificados, de los que 15 serotipos son de alto riesgo oncogénico.

En estudios recientes, han relacionado los VPH con humanos, sobre todo con condilomas genitales, papilomatosis respiratoria, neoplasia anal recurrente, cáncer de pene, cáncer anal, perianal, oral, orofaríngeo, de próstata y de uretra.

El inicio de las primeras relaciones sexuales de forma temprana o un gran número de compañeros sexuales durante la vida de las personas juega un rol muy activo en la transmisión de la infección viral.

Es posible la infección mediante vías no sexuales, como a través del intercambio de ropas, aunque no hay un acuerdo total según los expertos.

El uso de preservativo no prevendría totalmente la infección por VPH, ya que solo cubre el pene, y el VPH se extiende en toda el área genital, incluyendo el periné, la región perianal, el escroto y el pubis, no obstante se ha demos-trado que el uso constante de preservativo en todas las relaciones sexuales ha disminuido en un 50% la probabilidad de contagio.

Como factores de riesgo más importantes, se puede destacar a las personas sexualmente activas con un inicio de vida sexual precoz (< 18 años), también hay que considerar: a los hombres sexualmente activos de menos 30 años de edad, a las mujeres menores de 24 años y tener un número elevado de compañeras(os) activos sexualmente.

Como dato importante, se ha detectado que el patrón de contagio varía con la edad en las mujeres pero no en los hombres, permaneciendo este constante durante toda la vida sexual activa del varón, tanto en las relaciones sexuales con mujeres como con hombres. La prevalencia de afectación del varón se mantiene alrededor del 50-70 % a lo largo de la vida.

El comportamiento homosexual, bisexual, transexual, transgénero o lesbianismo, también se consideran conductas de riesgo.

La tasa de infección por el VPH entre la población asintomática de entre 20 y 29 años reveló un 50 % de casos positivos para VPH, siendo los subtipos como los VPH-16 y 18 los más frecuentemente implicados.

El tiempo de aclaramiento del virus, definido como el tiempo de eliminación del 50 %

de las infecciones, es de 5,9 meses, siendo de 12 meses para el 75 % de las infecciones.

Las tasas más altas en hombres se han reportado en el África subsahariana y en Sudamérica, siendo la frecuencia de VPH en hombres, según las muestras obtenidas en el prepucio, el cuerpo del pene, orina, el glande y el escroto, porcentajes variables entre el 6 y el 88 %.

Durante la actividad sexual se produce un microtraumatismo, lo que permite la entrada de viriones a la capa basal del epitelio, ya que el VPH solo infecta a células del tejido mucoso que puedan proliferar. El tiempo de incubación medio descrito es de 3 meses.

Los tipos oncogénicos más recientemente identificados con cánceres anogenitales en el sexo masculino son los tipos: 16, 18, 31, 33, 45, 51 y 52. El serotipo 68 se considera como probable carcinogénico; y los serotipos 26, 53, 64, 65, 66, 67, 69, 70, 73 y 82 son considerados altamente carcinogénicos en los experimentos hechos en tejido humano y animal. La Organización Mundial de la Salud (OMS) define 12 serotipos como de alto riesgo oncogénico: 16, 18, 31, 33, 35, 39, 45, 51, 52, 56, 58 y 59.

El serotipo del VPH-16 es el tipo predominante presente en los tumores de pene. La circuncisión protege contra el cáncer de pene y probablemente juega un papel importante contra el cáncer de pene a largo plazo. El priapismo también se encuentra asociado a cáncer de pene.

Con respecto al espectro de manifestaciones clínicas del VPH en el hombre, se enumeran las siguientes: lesiones condilomatosas (pene, escroto, bucal), neoplasia escamosa, intraepitelial anal, glande, región inguinal, ano, pene, próstata, conducto anal y cavidad oral y cuello, incluyendo la faringe, la laringe y el esófago. Aunque con frecuencia son asintomáticas, pueden ocasionar incomodidad estética y psicológica; incluyen inflamación, fisuras, prurito y sangrado. Ante toda lesión sospechosa de infección por el VPH en el varón, debe someterse a biopsia.

Las verrugas anogenitales, en su mayoría (90%), serán causadas por los serotipos 6 y 11. En un estudio trasversal europeo realizado en Italia, se detectaron verrugas anogenitales al 33 % de los pacientes de una clínica de enfermedades de transmisión sexual, siendo el 73 % de estos pacientes varones (**Fig. 4-1**).

Las lesiones condilomatosas especiales son:

- **Condilomas gigantes o tumor de Buschke-Löwenstein**: en el que aparecen lesiones genitales exofíticas, vegetantes, carnosas, de crecimiento rápido. Es un tumor benigno, con gran capacidad de destrucción local, pero sin capacidad de malignización, ni de metastatizar, pero tiene un alto índice de recurrencia local y ocasionalmente puede presentar carcinoma por transformación de las células escamosas (**Fig. 4-2**).
- **Papulosis bowenoide**: se trata de lesiones papulosas semiesféricas de color marrón oscuro, pardo o negro, de superficie brillante, que pueden encontrarse aisladas o deconfluyendo, generando placas distinto tamaño. En estos casos, debe descartarse la

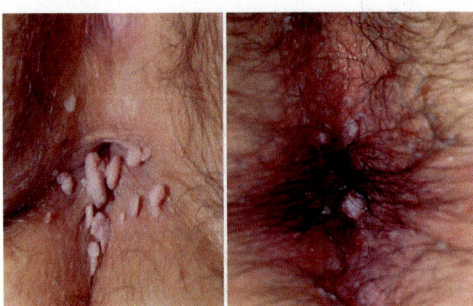

Figura 4-1. Verrugas perianales por el serotipo 6 del virus del papiloma humano (VPH-6).

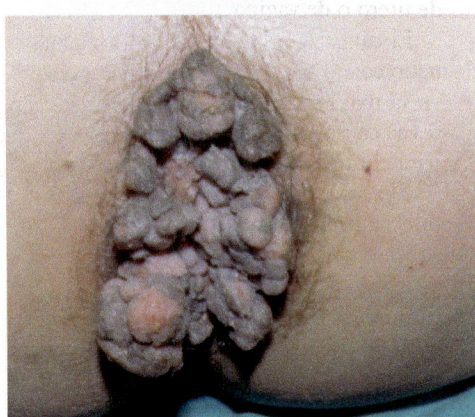

Figura 4-2. Tumor de Buschke-Löwenstein.

existencia de un carcinoma invasor oculto, especialmente en hombres que presentan lesiones extensas y en mujeres de edad avanzada (**Fig. 4-3**).

Actualmente hay un número muy limitado de publicaciones sobre las lesiones anales producidas por el VPH, sin embargo, el área genitoanal es muy accesible al ginecólogo, y cada vez es más frecuente encontrar lesiones en la zona perineal, perianal y anal.

Tal como existen en la zona vulvar, vaginal o cervical, se pueden encontrar patologías similares tanto benignas como precursoras de malignidad o malignas.

Esta área anal es un campo novedoso para los especialistas en ginecología, ya que hasta ahora dichos problemas eran tratados por dermatólogos o proctólogos. La posibilidad de explorar la anatomía genital favorece que los ginecólogos puedan examinar y detectar problemas anales.

Se sabe que la infección por VPH es regional, aunque se pueda manifestar clínicamente en una zona determinada. Una quinta parte de las mujeres con VPH en el tracto genital inferior (cuello o vagina) tenían presencia de VPH en el ano, sin que la práctica del sexo anal sea condición necesaria para ello.

Al igual que en otros territorios, es posible encontrar condilomas, producidos por los tipos 6 y 11, así como lesiones precursoras del cáncer de ano, relacionados con los mismos serotipos que están relacionados con el cáncer de cuello de útero o de vagina.

El cáncer de ano está causalmente relacionado con la infección del VPH, que se detecta en la mayoría de los cánceres de ano, quizás sea su causa necesaria, como ya está establecido para el cáncer de cuello de útero.

El estudio CLEOPATRE demostró que la infección por VPH antes de los 30 años es en su mayoría transitoria, con una regresión del 90 % después de 1 año dada la competencia inmunitaria. Ser VPH+ después de los 30 años es un marcador canceroso, por este motivo, se ha incorporado a los programas de cribado del cáncer de cuello de útero la determinación del VPH como técnica primaria.

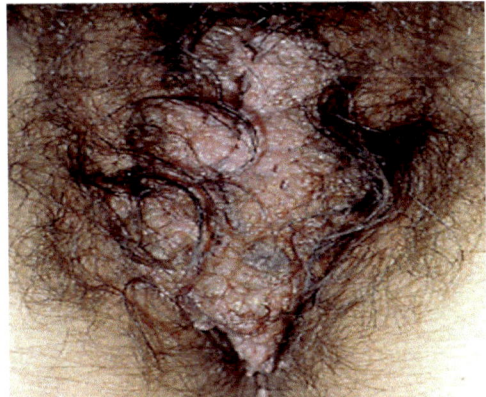

Figura 4-3. Tumor de Buschke-Löwenstein.

La anatomía del canal está constituida por un epitelio similar a la del cérvix, encontrando una mucosa externa formada por epitelio estratificado que se adentra en el conducto anal, transformándose en un epitelio de transición hacia el recto en la zona del esfínter interno.

En la **figura 4-4**, se muestra la transición de la mucosa escamosa queratinizada a la no queratinizada en una anoscopia.

LESIONES ANALES PRODUCIDAS POR EL VIRUS DEL PAPILOMA HUMANO

A continuación, se aborda la neoplasia escamosa intraepitelial anal (AIN). El conducto anal y cervical tienen el mismo origen embriológico, histológico y patológico. Ambos se desarrollan a partir de sitios de fusiones de tejidos de la membrana cloacal embrionaria, y son endodermo y ectodermo para formar una unión epitelial escamosa-cilíndrica. Las consecuencias biológicas de una lesión escamosa intraepitelial de bajo grado (LSIL, *low-grade squamous intraepithelial lesion*) anal son consideradas análogas a las LSIL cervicales. La LSIL anal se corresponde a AIN de grado 1, y se consideran lesiones premalignas, las cuales pueden progresar a cáncer anal. Las lesiones LSIL anales y las manifestaciones histopatológicas de la infección por VPH son más evidentes en la zona de transición anal.

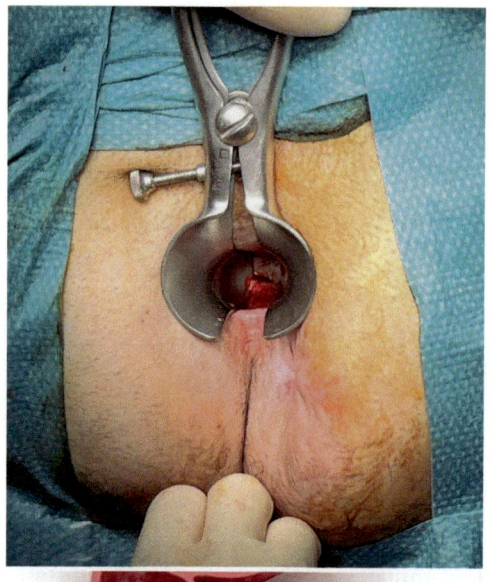

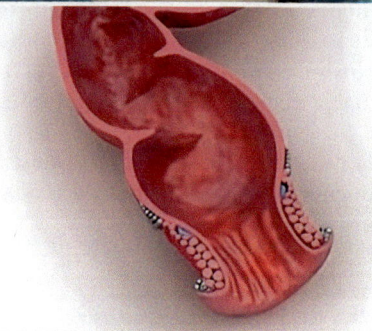

Figura 4-4. Anoscopia en la que se explora la zona de transición (ZT).

La evolución natural del cáncer de ano es muy similar a la del cáncer de cuello uterino, con neoplasias intraepiteliales previas de bajo grado (AIN 1) o alto grado (AIN 2/3) en el proceso histopatológico que conduce al cáncer anal.

Tanto el AIN 1 como el AIN 2/3 son identificables mediante citología obtenida por cepillado anal, existiendo evidencia que respalda su uso. Se trata de una técnica sencilla y fácil de realizar, con pocas molestias para los pacientes y sin requerir un entrenamiento especial del personal sanitario que obtiene la muestra.

Los resultados son apreciables: sensibilidad del 90 % con intervalo de confianza del 95 % y una especificidad del 33 % con intervalo de confianza del 95 %, para el diagnóstico de AIN de alto grado (AIN 2/3).

En cuanto a las lesiones no malignas producidas por el VPH en el ano, destaca la importancia de la aparición de verrugas condilomatosas exactamente iguales que las que se presentan en la vulva, la vagina y el cuello (**Figs. 4-5 y 4-6**).

PREVENCIÓN PRIMARIA

Tal como se realiza para la prevención de la infección por VPH, hay vacunas de alta seguridad y eficacia para nueve serotipos (6, 11, 16, 18, 31, 33, 45, 52 y 58), que actualmente están incluidas en el calendario vacunal para niños y niñas de 11 y 12 años, así como para hombres que tienen sexo con hombres hasta los 25 años y personas inmunodeprimidas. Actualmente se administran solo dos dosis en el calendario vacunal y tres dosis fuera del mismo.

PREVENCIÓN SECUNDARIA

La incidencia del cáncer anal ha aumentado durante la última década, y se estima que irá en aumento en los próximos años, siendo las mujeres las que se ven más afectadas, con mayor frecuencia que los hombres, en la población general.

Se cree que la fisiopatología del cáncer anal es similar a la del cáncer de cuello uterino, pero no se han establecido pautas estandarizadas.

Siguiendo las directrices marcadas, el doctor Joel Palefsky, profesor de la Universidad de California (San Francisco, Estados Unidos), principal experto en prevención del cáncer de cuello de útero, con 763 publicaciones en revistas indexadas, recomienda la determinación del VPH mediante técnica validada a todas las mujeres portadoras de VPH en cuello o vagina, tengan o no lesiones por VPH, y a hombres homosexuales positivos al virus de la inmunodeficiencia humana (VIH, sida).

Al mismo tiempo, no recomienda pruebas rutinarias de cribado de cáncer de ano a todas las personas, aplicándolas únicamente en los dos subgrupos detallados anteriormente.

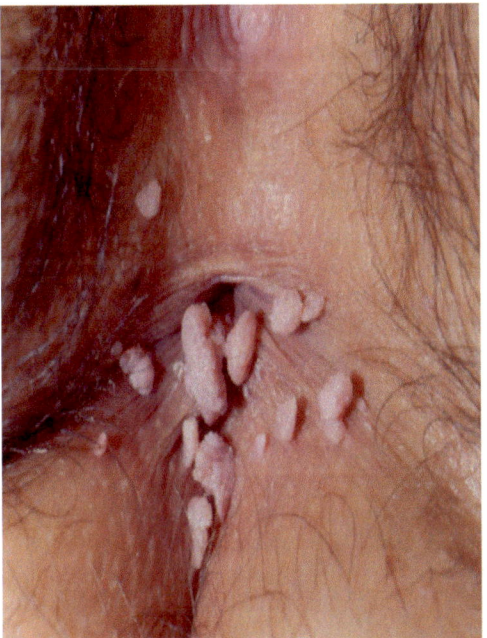

Figura 4-5. Verrugas perianales.

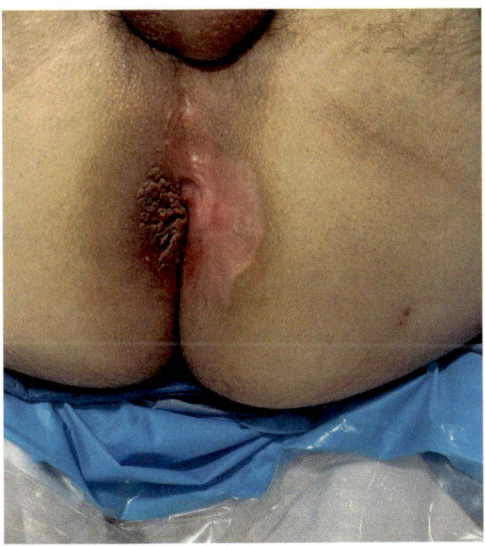

Figura 4-6. Verrugas perianales.

La prevalencia del AIN y la infección por VPH es alta en pacientes anorreceptivos, y la infección por VIH es un factor de riesgo para el desarrollo de AIN de alto grado.

La prevalencia de la infección por VPH y enfermedades relacionadas es muy variable. Los datos dependen de muchas variables, como el grupo estudiado (homosexuales o bisexuales), los métodos diagnósticos utilizados, la especificidad y sensibilidad de los mismos, el estilo de vida analizado y la presencia o no de lesiones cutáneas. Parece presentarse con mayor frecuencia en la población masculina homosexual. Brown *et al.* informaron que del 83 al 90 % de los pacientes estudiados eran homosexuales. Sin embargo, esta enfermedad no es exclusiva de dicha población, ya que existen estudios de pacientes heterosexuales, de mujeres y niños.

En los pacientes inmunocomprometidos, aumenta el número de casos cuando la cantidad de linfocitos CD4 disminuye y la carga viral aumenta. El 33 % de los pacientes infectados por VIH y con recuento de CD4 > 750 células/mL padecen condilomas acuminados anales. En cambio, el 84 % de los pacientes infectados por VIH y con CD4 < 200 células/mL son portadores de condilomas anales acuminados con lesiones vegetantes de tamaño variable.

La entidad preinvasiva descrita recientemente, conocida como AIN, es precursora del carcinoma escamoso epidermoide del ano y comparte muchas características con la neoplasia intraepitelial cervical (CIN). La evolución natural de la CIN es bien conocida. McIndoe *et al.* demostraron que, si se deja sin tratamiento, el 30 % de las lesiones CIN 3 evolucionarán a un carcinoma escamoso invasivo en un lapso de 20 años. Sin embargo, la evolución natural de la AIN está menos definida. Ambas entidades (CIN y AIN) están asociadas a la transmisión sexual de los tipos oncogénicos del VPH, particularmente los tipos 16 y 18. Ambos se replican más comúnmente en la región metaplásica inmadura, que corresponde a la zona de transformación cervical en la unión del epitelio escamoso con el columnar y en el conducto anal a través de la línea anorrectal. La AIN es una entidad multifocal que afecta a la piel perianal y el conducto anal, incluyendo la zona transicional.

La AIN fue originalmente descrita por Fenger y Nielsen, y es graduada por el mismo sistema que se utiliza para las lesiones del cuello uterino.

En el grado 1 (AIN 1) existe buena maduración, con mínimas anomalías nucleares y pocas mitosis. Las células indiferenciadas se encuentran en las capas epiteliales más profundas, en el tercio inferior. Se observan algunas figuras mitóticas. Pueden verse cambios citopáticos debidos a la infección por el VPH en todo el espesor del epitelio.

El grado 2 (AIN 2) se caracteriza por cambios celulares displásicos restringidos sobre todo a la mitad o los dos tercios inferiores del epitelio, con anomalías nucleares más marcadas que en la AIN 1. Pueden verse figuras mitóticas en toda la mitad inferior del epitelio.

En el grado 3 (AIN 3), la diferenciación y la estratificación pueden faltar por completo o existir solo en parte de la superficie del epitelio, con abundantes figuras mitóticas. Las anomalías nucleares aparecen en todo el espesor del epitelio. Muchas figuras mitóticas tienen formas anormales.

En el sistema Bethesda de 2001 (terminología para reportar los resultados de la citología cervical), se incluye la siguiente terminología para la interpretación de los resultados: las LSIL incluyen la infección por VPH, la displasia leve y CIN 1; las lesiones escamosas intraepiteliales de alto grado (HSIL, *high-grade squamous intraepithelial lesion*) están constituidas por displasia moderada; las lesiones graves comprenden CIN 2, CIN 3 y carcinoma *in situ*. El término enfermedad de Bowen del ano se utiliza para describir la AIN 3 de la piel perianal, pero es preferible no utilizarlo, ya que crea confusiones.

Si la infección por virus oncógenos continúa, el tejido anal puede progresar hacia una displasia de alto grado que se ha asociado a un aumento en la angiogénesis y una disminución de la apoptosis. En el cérvix, se ha considerado esta angiogénesis como un paso importante y visible de la progresión de displasia hacia cáncer. La colposcopia (magnificación del cérvix), con la ayuda del ácido acético y la solución de Lugol, permite la visualización directa de los patrones vasculares observados en la neoplasia intraepitelial de alto y bajo grado. Los ginecólogos están entrenados para reconocer estos patrones vasculares, por lo que, al observarlos, pueden encaminar el tratamiento en los sitios específicos de mayor riesgo.

Este tipo de intervención terapéutica, junto con la detección que se logra con la citología cervical, ha llevado a que el cáncer cervicouterino sea una entidad altamente prevenible. Afortunadamente, los cambios vasculares asociados al desarrollo de displasia de alto y bajo grado también son observados con la ayuda del ácido acético y solución de Lugol en la piel perianal y el conducto anal, por lo que se puede aplicar como se realiza en el cérvix.

El beneficio de la detección oportuna en hombres que tienen sexo con hombres se ha demostrado en términos de coste-beneficio, realizando pruebas de detección oportuna anual para pacientes VIH+ y cada 2-3 años para el resto de la población. En los enfermos que resulten con displasia de alto grado, se puede implementar el tratamiento.

La aparición de cáncer anal en hombres que practican el coito anal con hombres ha sido establecida, pero la asociación del VIH al desarrollo y la progresión del cáncer es difícil hasta fechas recientes.

El VPH es una infección asintomática que lleva al desarrollo de cáncer en una minoría de los pacientes que sufren esta infección por largo tiempo. Existen informes recientes que indican que los pacientes con VIH+ viven mayor tiempo gracias a la terapia antirretroviral y tienen un aumento en la incidencia del cáncer anal.

Asimismo, este incremento de displasia y cáncer anal se ha observado en los pacientes VIH+ que tienen relaciones hombre con hombre, en los pacientes VIH+ heterosexuales y en las mujeres VIH+ que niegan relaciones anales, por lo que no es condición para la infección.

Los pacientes VIH+ son más susceptibles de presentar displasia de bajo o alto grado y de progresar a alto grado en un período de 2 años. Estos dos hallazgos se presentan más frecuentemente cuando el recuento de CD4 es < 200 células/mL. Lo anterior sugiere una correlación estrecha de VIH y cáncer anal.

Se sigue acumulando evidencia de que mientras los hombres y las mujeres VIH+ vivan un tiempo mayor gracias a la terapia antirretroviral, la infección por VPH resultará en displasia o cáncer anal, y los pacientes más susceptibles serán los que estén más inmunocomprometidos.

Cuando se comparan los resultados de la citología anal con los obtenidos mediante la biopsia, se encuentra una sensibilidad aceptable para el diagnóstico de lesiones de bajo y alto grado, así como de alteraciones inflamatorias. Pero la citología podría ser buen método de detección oportuna, ya que es eficaz para la identificación de este tipo de patología, es muy barata y de fácil acceso para la población.

Sin embargo, cuando se comparan los resultados de la biopsia con los de la anoscopia de alta definición, se pueden observar diferencias para el diagnóstico de la lesión de bajo grado y de las alteraciones inflamatorias. Se sabe que la anoscopia de alta definición es dependiente del operador, al igual que la citología y la interpretación de la biopsia también depende de la experiencia del observador.

Hay que tener en cuenta que los coloproctólogos están poco familiarizados con los equipos de exploración y que los ginecólogos no están acostumbrados a la exploración del conducto anal, por lo que se produce esta disparidad de resultados e informes.

Es reseñable que las lesiones de alto grado son las que tienen más probabilidad de progresión a carcinoma epidermoide y, por lo tanto, son donde se focalizarán los esfuerzos terapéuticos.

Se ha de concluir que la prevalencia de AIN e infección por VPH es alta (68 % para ambas entidades) en pacientes anorreceptivos, y la infección por VIH es un factor de riesgo para el desarrollo de AIN de alto grado. La citología anal y la anoscopia de alta definición con toma de biopsia podrían ser métodos útiles para la detección de lesiones intraepiteliales en los pacientes que practican relaciones sexuales anorreceptivas.

PRUEBAS DIAGNÓSTICAS

Las pruebas diagnósticas para determinar la presencia de lesiones anales serían:

- Determinación de VPH con una plataforma validada de las siete que existen en la actualidad. El genotipado para diferenciar el VPH-16 y el 18 del resto es de especial importancia para valorar el pronóstico.
- La citología convencional o en medio líquido cuando la prueba de VPH sea positiva. Se sigue la misma terminología según el sistema de Bethesda, aunque existen algunas limitaciones, como subestimar el grado de displasia, especialmente en las preparaciones líquidas.
- La anoscopia, que se desarrollará a continuación.

Estudios realizados en el Hospital Federal de Ipanema de Río de Janeiro, en Brasil, concluyeron que la citología convencional demostró ser eficaz para la detección de las lesiones precursoras del canal anal.

La citología anal o exfoliativa se debe realizar utilizando una fibra de poliéster humedecido con agua y un hisopo para recoger células antes de realizar la anoscopia o el examen digital anal. Asimismo, los pacientes deben ser instruidos para evitar el sexo anal, las duchas vaginales y el uso de enemas antes de este procedimiento, ya que estas prácticas pueden disminuir el rendimiento celular.

La sensibilidad de la citología anal para detectar la displasia confirmada por biopsia en pacientes infectados y no infectados por el VIH y HSIL fue del 81 y el 50 %, respectivamente, similar a la que la citología cervical posee para la detección del cáncer cervical.

ANOSCOPIA

Se trata de un procedimiento similar a la colposcopia, consiste en introducir un espéculo especial en el ano para localizar la zona de transición de los epitelios, ya que son similares a lo que ocurre en el cuello, pudiendo examinar los epitelios de la mucosa anal y del trayecto hacia el exterior, pudiéndose teñir con ácido acético al 3 % así como aplicar la prueba de Schiller con solución de Lugol, procedimiento similar a la colposcopia.

Existen muchos tipos de anoscopios, según sean en forma de espéculo lateral o «en media luna». Para poder apreciar el canal completo, han de ser transparentes, porque los metálicos requieren retrocederlo lentamente, girándolo a la vez (**Figs. 4-7** y **4-8**).

Las imágenes obtenidas guardan paralelismo con las que se consiguen en las colposcopias convencionales, pudiendo obtener muestras de las zonas sospechosas para biopsia bajo anestesia local (**Fig. 4-9**).

Si la citología anal es anormal, el siguiente paso en la evaluación diagnóstica es la anoscopia de alta resolución. Se trata de un procedimiento que permite al médico visualizar lesiones que representan la fuente de las células anormales y obtener muestras de biopsia para la evaluación histopatológica.

La incidencia de cáncer anal en la población en general se ha incrementado en los últimos 25 años alrededor de un 50 %, pero aún continúa siendo un cáncer poco común, el cual tiene una incidencia anual reportada entre 0,8 y 1,8 casos por cada 100.000 habitantes, siendo VPH-dependiente en el 80% de los casos y el VPH 16 presente en el 87% de estos. En Europa se estima una incidencia de 2.000 casos al año.

En la mayoría de los países desarrollados, la incidencia de cáncer anal es mayor en las mujeres en comparación con los hombres, aunque el crecimiento es más rápido en los hombres.

La incidencia anal en adultos infectados por el VIH es aproximadamente 30 veces más alta que en la población general. En los hombres que tienen sexo con hombres, la incidencia de cáncer anal en los infectados por el VIH es aproximadamente cinco veces mayor que en la población no VIH.

Se recomienda una nomenclatura de dos niveles que consta de HSIL o LSIL.

Para las lesiones anales, estas entidades se pueden subclasificar adicionalmente en los

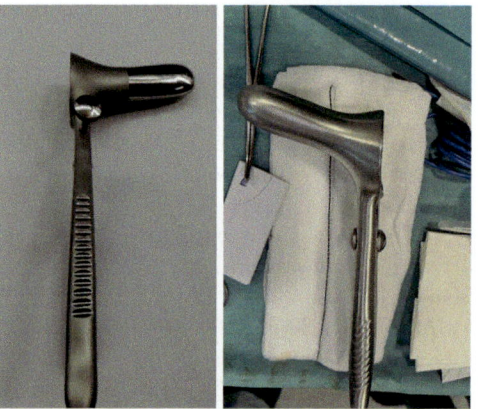

Figura 4-7. Distintos anoscopios.

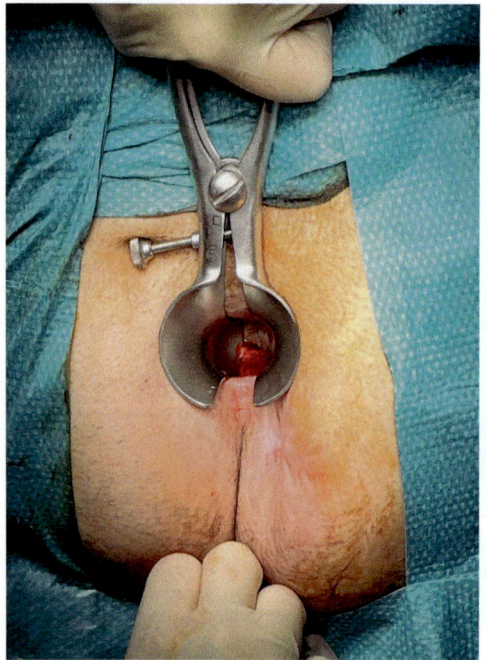

Figura 4-8. Ténica anoscópica.

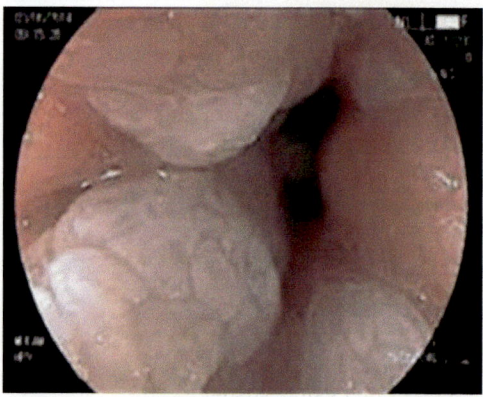

Figura 4-9. Imagen en detalle de colposcopia tras aplicación de ácido acético al 3%.

niveles correspondientes de la AIN. AIN I se correspondería con LSIL anal y AIN II/III correspondería a HSIL anal.

Entre los factores de riesgo para el cáncer anal se encuentran:

- La edad: la media para el cáncer anal es de 60 años.
- La raza: es más frecuente en la raza negra (2,0 casos por cada 100.000) y en la raza blanca (1,5 casos por cada 100.000); y es menor en la raza asiática (0,5 casos por cada 100.000). En mujeres, es mayor en la raza blanca (1,6 casos por cada 100.000) y es menor en la raza asiática (0,6 casos por cada 100.000).

La infección por VPH es más frecuente en los infectados por VIH o en aquellos hombres que son receptivos cuando tienen sexo anal (**Fig. 4-10**).

TRATAMIENTO

Las lesiones condilomatosas se pueden tratar exactamente igual que los condilomas vulvovaginales, siendo las terapias con mejores resultados las tratadas con láser de dióxido de carbono, aunque se puede utilizar resina de podofilino, así como el imiquimod.

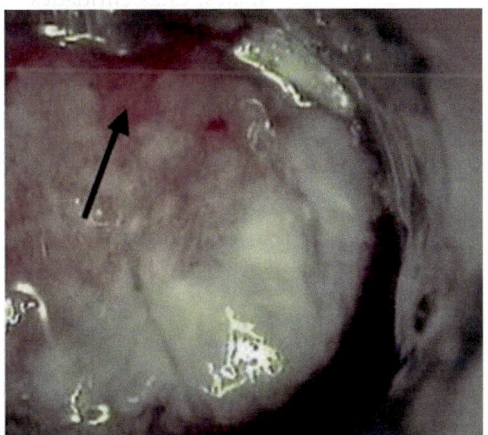

Figura 4-10. Lesión sospechosa de neoplasia intraepitelial anal de bajo grado, en la cual se utilizó un filtro para resaltar la lesión.

Las tasas de recidivas son muy similares a las verrugas que aparecen en cualquier otro territorio. Para evitar las recidivas, se puede utilizar un gel anal con un hongo llamado *Coriolus versicolor,* con propiedades antiinflamatorias, antineoplásicas y que refuerza el aspecto inmunitario del sujeto. Es muy utilizado en China, con buenos resultados.

La Sociedad Estadounidense de Colposcopia y Patología Cervical (ASCCP) no tiene aún pautas establecidas para el cáncer anal, sin embargo, estudios como el ensayo Anal Cancer HSIL Outcomes Research (ANCHOR) han logrado avances significativos al demostrar éxitos en el seguimiento y tratamiento de las lesiones anales, hallazgos que son cruciales para establecer pautas de prevención y manejo en el futuro.

Las lesiones AIN 1 se observan y/o se tratan con vaporización láser, sin embargo, las lesiones AIN 2/3 requieren una terapia en la que se puede obtener una pieza para análisis histopatológico, lo que dificulta enormemente el tratamiento, ya que no se puede realizar una conización, como se hace en el cérvix con las lesiones de neoplasias intraepiteliales cervicales de grado 2/3.

De forma experimental, se trata con 5-flurouracilo, imiquimod o sinecatequinas, no obstante, se requiere el concurso del cirujano proctólogo para evitar lesionar el esfínter anal.

En las **figuras 4-11** y **4-12**, se muestran diferentes anoscopias:

- Anoscopia de alta resolución que muestra un patrón acetoblanco difuso. Se observa la línea de transición anorrectal. Por encima de

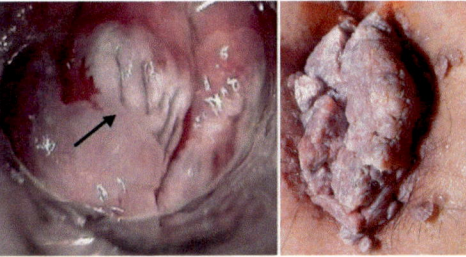

Figura 4-11. Cáncer en canal anal en diferentes estadios.

ella, se observa el epitelio columnar; y por debajo, el epitelio escamoso (v. Fig. 4-11).

- Anoscopia de alta resolución que muestra un patrón acetoblanco difuso con puntilleo vascular y ulceración. Lesión sospechosa de AIN de bajo grado, en la cual se utilizó un filtro para resaltar la lesión (v. Fig. 4-12).

No obstante, el tratamiento definitivo en los casos de carcinoma anal es la resección completa con márgenes, requiriendo en algunos casos tratamiento adyuvante posterior o ampliación de los mismos (v. Figs. 4-11 y 4-12).

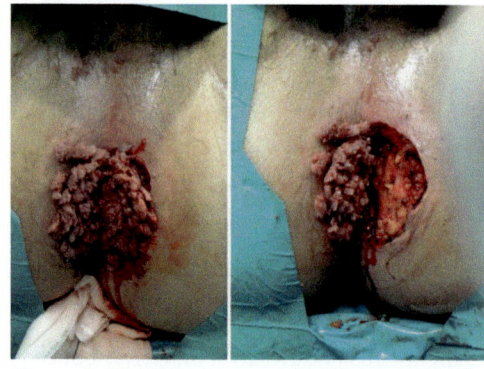

Figura 4-12. Cáncer en canal anal con resección.

PUNTOS CLAVE

- El VPH es la principal causa del cáncer anal, siendo los tipos 16, 18, 31, 33, 45, 51 y 52 los más oncogénicos.
- El VPH puede afectar la región anogenital sin necesidad de práctica sexual anal, por su transmisión regional y multifocal.
- Las lesiones intraepiteliales anales (AIN) son precursoras del carcinoma anal, análogas a las NIC del cuello uterino.
- La citología anal y la anoscopia de alta resolución son métodos útiles para detectar AIN, especialmente en pacientes de riesgo (HSH, VIH+).
- La prevención primaria con vacuna nonavalente y el cribado selectivo en grupos de riesgo son estrategias claves frente al cáncer anal.

BIBLIOGRAFÍA

Castellsagué X, Ifner T, Roura E, et al. Prevalence and genotype distribution of human papillomavirus infection of the cervix in Spain: the Cleopatre study. J Med Virol. 2012;84(6):947-56.

Cortés J. Carga de enfermedad asociada a la infección por virus de papiloma humano (VPH) en la población femenina española. En: XX Congreso Anual de la Asociación Española de Patología Cervical y Colposcopia. Madrid: AEPCC. 27-29 Nov 2008.

De Barcellos LP, Coutinho JRH, Cytryn A, Russomano FB. Conventional cytologic diagnosis of human papillomavirus-induced anal intraepithelial neoplasia: the experience of a referral center in Rio de Janeiro, Brazil. Diagn Cytopathol. 2023;51(3):166-73.

Gooi Z, Chan JY, Fakhry C. The epidemiology of the human papillomavirus related to oropharyngeal head and neck cancer. Laryngoscope. 2016;126(4):894-900.

Hopp AM, Puzyrenko A, Giorgadze T. Comprehensive review of anal cytology. Acta Cytol. 2023;67(2):185-94.

Leeds IL, Fang SH. Anal cancer and intraepithelial neoplasia screening: A review. World J Gastrointest Surg. 2016;8(1):41-51.

Liu Y, Weiss K, Ramírez Zamudio A, Prasad Hayes M Saleh M, Gaisa MM, et al. Primary anal cancer screening results from 381 women with human immunodeficiency virus. J Infect Dis. 2023;227(8):932-8.

Palefsky J. Personal communication. 2023.

Saville M, Sultana F, Malloy MJ, Valentzis LS, Caruana M, Ip ELO, et al. Clinical validation of the cobas VPH test on the cobas 6800 System for the purpose of cervical screening. J Clin Microbiol. 2019;57(2):e01239-18.

Las imágenes han sido cedidas por la unidad de TGI del hospital clínico universitario Virgen de la Victoria de Málaga y de la unidad de coloproctología del Complejo Hospitalario Carlos Haya de Málaga.

Infecciones de tracto genital inferior (no enfermedades de transmisión sexual)

5

J. C. Quílez Conde

 OBJETIVOS

- Conocer las principales infecciones que no son infecciones de transmisión sexual del tracto genital inferior.
- Identificar claramente sus factores de riesgo.
- Diferenciar las manifestaciones clínicas que produce cada entidad.
- Diagnosticar estas entidades comprendiendo el valor de cada prueba.
- Aprender sus regímenes de tratamiento y cómo varían en distintas circunstancias.

CANDIDIASIS

A continuación, se explican las características de la candidiasis vulvovaginal (CVV).

Microbiología, etiopatogenia y epidemiología

La infección vulvovaginal por *Candida* es la segunda causa más frecuente de vulvovaginitis, después de la vaginosis bacteriana, siendo responsable aproximadamente de ⅓ de las vaginitis. Su prevalencia es variable, dado que entre un 10 y un 50 % de las mujeres en edad reproductiva son portadoras de *Candida* como germen saprófito en el área vulvovaginal, sin que esto constituya una enfermedad sintomática.

Los agentes del género *Candida* habitan en prácticamente todos los humanos y colonizan prácticamente todas las mucosas.

El paso de colonización asintomática a enfermedad sintomática se produce por sobrecrecimiento y penetración en el epitelio de las cándidas, aunque no se conoce con exactitud los mecanismos por los cuales *Candida* se con-

vierte en un microorganismo patógeno capaz de desarrollar una vulvovaginitis. Se relaciona con:

- Factores de virulencia de la levadura (capacidad de formación de micelios, creación de *biofilms* o secreción de enzimas proteolíticas).
- La respuesta inflamatoria del huésped.

Dentro del género *Candida,* la especie más frecuente es *C. albicans,* responsable del 85-95 % de las CVV, seguida de lejos por *C. glabrata* y *C. tropicalis.* Otras especies, como *C. pseudotropicalis* y *C. krusei,* se aíslan con menor frecuencia.

Entre los factores predisponentes o de riesgo para el desarrollo de una enfermedad sintomática, se describen algunos como:

- Embarazo: el elevado nivel de estrógenos, progesterona y glucógeno disponibles constituyen un medio ambiente favorable para *Candida,* aumentando el riesgo de CVV con el tiempo de gestación.
- El uso de anticonceptivos que contienen estrógenos y algunas terapias hormonales.

- Actividad sexual.
- El uso de antibióticos de amplio espectro parece favorecer la enfermedad sintomática siempre que exista colonización vaginal previa por *Candida*.
- Las alteraciones metabólicas como la diabetes *mellitus* y otras enfermedades se asocian a un mayor riesgo de infecciones, incluida la CVV, bien sea *per se* o por alguna de las terapias utilizadas como tratamiento (el uso de inhibidores del cotransportador sodio-glucosa 2 para controlar la enfermedad si promueven la CVV [canaglifocina, dapaglifocina, empaglifocina]).
- Las personas bajo condición de inmunosupresión yatrógena o espontánea ven aumentada la incidencia de CVV de forma proporcional al grado de inmunosupresión.
- Predisposición genética y/o individual: un historial de episodios de CVV parece poner a las mujeres en mayor riesgo de tener otros nuevos.

Sin embargo, en la práctica clínica, en la mayoría de CVV, no se identifica ninguno de estos factores.

Clínica

Los síntomas más frecuentemente descritos de la CVV son:

- El prurito vulvar: es el síntoma más frecuente (aparece en el 90 % de las mujeres), siendo el motivo de consulta más característico. Su intensidad es variable, desde leve a intolerable, incluso puede impedir la actividad y el descanso diario.
- Sensación urente o de quemazón, más característica tras la micción, que suele deberse a la presencia de excoriaciones y fisuras.
- La dispareunia puede ser importante sobre todo en nulíparas. En determinados casos, plantea el diagnóstico diferencial con la vulvodinia.
- La leucorrea no es un síntoma frecuente y rara vez constituye el motivo de consulta. Cuando aparece, lo hace como una secreción con grumos blancos o de color blan-

co-amarillento (semejantes al yogur o al requesón). Sin embargo, este flujo característico no siempre es evidente y su ausencia no descarta que se trate de una CVV. De hecho, algunas pacientes pueden incluso referir sequedad.

> **!** En la exploración, suele evidenciarse inflamación del área vulvar y vaginal, con eritema genital de intensidad variable.

De manera añadida, se pueden ver excoriaciones, fisuras y lesiones por rascado secundarias al prurito.

La especuloscopia puede objetivar las características grumosas de la leucorrea cuando está presente.

Diagnóstico

Ninguno de los signos y síntomas de CVV son patognomónicos de la enfermedad, por lo que el diagnóstico no puede basarse exclusivamente en la clínica.

A su vez, la presencia de *Candida* en la zona genital puede deberse a que esta forma parte de la microbiota vaginal.

> **!** El diagnóstico de una CW debe basarse en la **presencia de sintomatología sugestiva** asociada a la detección de una levadura por alguna modalidad de prueba.

El diagnóstico exclusivamente clínico no parece fiable (su sensibilidad y especificidad no superan el 30-50 %). Sin embargo, diferentes pruebas de laboratorio, como las que se describen a continuación, son útiles para el diagnóstico:

- El pH vaginal: permanece inalterado en la CVV.
- La observación al microscopio de una extensión en fresco permite detectar espo-

ras y seudohifas en un 30-50 % de casos, y hasta en dos tercios de los casos si se añade a la preparación una gota de hidróxido de potasio. *C. glabrata* no forma seudohifas, lo que dificulta su reconocimiento por este método. La combinación de ambas pruebas (microscopio y pH vaginal) permite confirmar el diagnóstico y evaluar el resto de la flora vaginal y el grado de inflamación.

En general, se recomienda realizar las pruebas anteriores a todas las mujeres con síntomas vulvovaginales.

- Cultivo vaginal: es el estándar de oro para el diagnóstico, solo está indicado cuando existe una elevada sospecha de CVV, pero la observación al microscopio es negativa para la presencia de hongos u otras causas de vaginitis. El resultado se obtiene al cabo de 3 o 4 días, por lo que ante la sospecha de CVV, se debe iniciar el tratamiento de forma empírica.

Tratamiento

El tratamiento de la CVV depende en gran medida de las características del cuadro clínico (intensidad de los síntomas, frecuencia de los episodios), la presencia de factores de riesgo difícilmente corregibles (inmunodepresión, déficits congénitos, diabetes *mellitus*, etc.) y el tipo de *Candida* responsable de la infección (especies no *albicans*) (**Tabla 5-1**).

> ! Es fundamental clasificar correctamente el tipo de CVV del que se trata.

Tratamiento de la candidiasis vulvovaginal no complicada

Se considera CVV no complicada a aquella que cursa con síntomas moderados/leves, no recurrente, en una paciente sin factores de riesgo asociados y causada por *C. albicans*.

En este tipo de CVV, se contemplan dos pautas de tratamiento, sin que ninguna de ellas haya demostrado superioridad frente a la otra. Los porcentajes de curación para los azoles tópicos se sitúan entre el 80 y el 90 %, independientemente del azol utilizado:

- Tratamiento con imidazoles tópicos: no se ha demostrado superioridad de ninguno de ellos sobre el resto, ni tampoco que sean superiores a la vía oral. En nuestro medio, habitualmente se encuentra clotrimazol y miconazol, existiendo formulaciones para la administración intravaginal. En general, se opta por el tratamiento combinado vaginal y vulvar.
- Empleo de triazoles orales, como fluconazol, en una única dosis o itraconazol en dos dosis repartidas en un solo día. El ketoconazol oral se ha abandonado por su posible toxicidad sistémica. El tratamiento oral es igualmente efectivo y constituye una alternativa al tratamiento tópico, aunque no se ha demostrado superioridad respecto a este último.

Tabla 5-1. Infección e implicaciones clínicas	
Tipo de infección	**Implicaciones clínicas**
CVV no complicada	Similar eficacia de los tratamientos
CVV complicada: • Recurrente • Grave o con factores predisponentes • No *albicans*	Más probabilidades de fracasar en el tratamiento de corta duración 50 % idiopático Generalmente requiere terapia de mantenimiento Más probabilidades de fracasar en el tratamiento con azoles

CVV: candidiasis vulvovaginal.

Tratamiento de la candidiasis vulvovaginal complicada

Existen diferentes cuadros que podrían ser considerados como CVV complicada.

Candidiasis vulvovaginal recurrente

La CVV recurrente se define como la aparición de cuatro o más episodios de CVV en 1 año.

Ante un cuadro de este tipo, es necesario descartar y tratar los factores predisponentes siempre que sea posible.

> **!** Además, se recomienda realizar un cultivo vaginal para determinar la especie de *Candida* responsable del cuadro clínico, pudiéndose realizar un fungigrama para mejorar la precisión de la terapia a utilizar.

En la mayoría de los casos se halla *C. albicans* o *C. glabrata*. Otros géneros de *C. no albicans* se observan en el 10-20 % de los casos.

Inicialmente debe realizarse un tratamiento de inducción para conseguir la remisión clínica y micológica, y posteriormente realizar un tratamiento de mantenimiento o supresor, durante un período largo de tiempo.

El tratamiento de inducción puede ser:

- Fluconazol oral 150 mg cada 72 horas, tres dosis. Como alternativa, se puede utilizar itraconazol oral, 200 mg cada 12 horas, durante 3 días.
- Azol tópico, como el clotrimazol 500 mg semanal durante 2 semanas.

El tratamiento de mantenimiento de elección es el fluconazol oral 150 mg semanal, 6 meses (tiene una eficacia superior al 90 %) o azoles tópicos semanales, durante el mismo plazo de 6 meses.

Candidiasis vulvovaginal grave

Puede definirse en presencia de un cuadro con sintomatología muy intensa (eritema, edema, fisuras, excoriaciones). Este tipo de CVV grave se asocia a un menor porcentaje de respuesta clínica con los tratamientos tópicos u orales de duración corta. Por ello, deben utilizarse pautas de tratamiento más prolongadas.

Se contemplan diferentes pautas de tratamiento de similar eficacia: tratamiento tópico con azoles durante 7 a 14 días; o tratamiento oral con fluconazol (150 mg/día) administrando una segunda dosis a las 72 horas de la primera.

En los casos de sintomatología muy florida, pueden asociarse corticoides tópicos de baja potencia durante 48 horas.

Candidiasis vulvovaginal por *Candida* no *albicans*

No se dispone de ensayos clínicos que aporten evidencia sobre el tratamiento de la CVV por *C. no albicans*. Las recomendaciones se basan únicamente en series retrospectivas, sin grupo de control.

C. glabrata es, en general, una especie menos agresiva. El 50 % de los cultivos positivos para *C. glabrata* se observan en mujeres asintomáticas u oligosintomáticas. La dificultad en el tratamiento radica en las frecuentes resistencias al fluconazol y a cualquier otro azol.

Así, para su tratamiento, están indicados los azoles tópicos u orales, distintos a fluconazol, en tandas de mayor duración.

En caso de resistencia a los azoles, se recomienda:

- Óvulos intravaginales de nistatina (100.000 UI/día).
- Ciclopirox olamina en crema.
- Ácido bórico en cápsulas de gelatina (600 mg/día), 14 días.
- Cloruro de decualinio.
- Flucitosina en crema.

En España, no existen formas comercializadas de estas alternativas terapéuticas, por lo que, en caso necesario, deben ser formuladas en farmacia.

C. krusei también es resistente a fluconazol e itraconazol oral. Por ello, en estos casos, se recomienda utilizar otros fármacos como primera opción de tratamiento, como el clotrimazol o miconazol.

Con respecto al resto de especies de *Candida*, se tratan de la misma forma que *C. albicans*.

En lo referente al empleo de probióticos, no hay evidencia de que su empleo sea efectivo para disminuir la tasa de colonización por *Candida* y la recaída sintomática, y el valor de administrar lactobacilos vivos a pacientes con infección recurrente ha sido refutado en otros estudios. La Food and Drug Administration (FDA) de Estados Unidos ha advertido sobre el uso de probióticos con bacterias o levaduras en pacientes inmunocomprometidos.

Tratamiento en situaciones especiales

Hay diversas situaciones especiales que se deben tener en cuenta en el tratamiento.

Candidiasis vulvovaginal durante el embarazo, el puerperio y la lactancia

El embarazo es un factor de riesgo conocido para el desarrollo de CVV, probablemente debido a factores relacionados con el embarazo, incluido el aumento de los niveles de estrógeno, el aumento del glucógeno vaginal y las alteraciones en el sistema inmunitario.

> **!** El uso de fluconazol durante el curso de la gestación puede aumentar el riesgo de malformaciones congénitas (trasposición de grandes vasos, fisura palatina, aborto, etc.), por lo que no se recomienda su uso durante el embarazo.

El grupo terapéutico de azoles tópicos es efectivo, aunque en tandas más prolongadas de tratamiento.

Debido a lo anterior, el tratamiento de la CVV no complicada durante el embarazo se realizará con imidazoles tópicos, como clotri-mazol y miconazol, considerando un curso más largo de 7-14 días.

En caso de CVV recurrente, debe realizarse el tratamiento de cada episodio individualmente y valorar en el posparto la necesidad de tratamiento supresor, dado que el objetivo de la terapia es tratar la sintomatología materna minimizando la exposición a fármacos por parte del feto, hasta que exista mayor evidencia de la seguridad del tratamiento supresor.

La colonización asintomática de *Candida* spp. es más frecuente durante el embarazo (especialmente en los últimos dos trimestres), y hay trabajos que sugieren una asociación con el parto prematuro. No obstante, no hay evidencia de que su tratamiento disminuya este riesgo, con lo que no está indicado ni el cribado ni el tratamiento de la colonización, de forma similar a la paciente no gestante.

En general, las mujeres con CVV sintomáticas durante el puerperio o en la lactancia pueden ser tratadas de manera similar a otras mujeres sanas. Se considera que el fluconazol es seguro para el uso de mujeres en lactancia.

Tratamiento de candidiasis vulvovaginal en pacientes inmunosuprimidas

Las mujeres con inmunodeficiencias tienen más probabilidades de ser colonizadas por levaduras y son menos propensas a eliminar la infección. No obstante, el tratamiento de la CVV en este grupo de personas no difiere del aconsejado en mujeres sin inmunosupresión, aunque se debe considerar el uso de regímenes que tengan una duración más larga que los de la infección sin complicaciones, y recomendar el seguimiento para asegurar el éxito del tratamiento.

DIAGNÓSTICO Y TRATAMIENTO DE PAREJAS

Candida forma parte de la microbiota vaginal y la CVV no se considera una enfermedad de transmisión sexual, por ello, no está justificada la evaluación y el tratamiento sistemático de la pareja de la mujer con CVV.

Solo se considerará el tratamiento en el caso de que la pareja presente sintomatología y en el caso de resistencia al tratamiento, a pesar de que los estudios no sugieren una disminución del número de recurrencias en mujeres con CVV.

VAGINOSIS BACTERIANA

A continuación se detallan las características de la vaginosis bacteriana.

Microbiología, etiopatogenia y epidemiología

La vaginosis bacteriana es una entidad compleja, cuya relevancia radica en que constituye la causa más común de flujo vaginal anormal entre las mujeres en edad fértil en los países desarrollados, pudiendo representar aproximadamente el 40-50 % de los casos.

El término «vaginosis bacteriana» se emplea en la clínica, desde la década de los 80, en sustitución de otras denominaciones, como «vaginitis no específica» o «vaginitis por *Gardnerella*». La base que sustenta este cambio en el nombre, y una de las características más importantes en la clínica de esta entidad, es la ausencia de fenómenos inflamatorios locales, lo que justifica el empleo del término «vaginosis» en lugar de «vaginitis».

La vaginosis bacteriana representa un cambio complejo en la microbiota vaginal. Básicamente, se puede afirmar que se produce una sustitución de la microbiota normal (constituida principalmente por *Lactobacillus* spp.) por concentraciones elevadas (por 100 o 1.000 veces la concentración fisiológica) de bacterias anaeróbicas estrictas o facultativas.

Los lactobacilos son gérmenes saprófitos presentes en la vagina desde los cambios epiteliales ocurridos tras la menarquia, momento en el que los epitelios genitales comienzan a generar glucógeno. Estos gérmenes descomponen el glucógeno, generando ácido láctico, responsable del pH ácido habitual del medio vaginal, y peróxido de hidrógeno, importante para prevenir el crecimiento excesivo de los anaerobios normalmente presentes en la flora.

Con la pérdida de lactobacilos tiene lugar no solo un aumento del pH vaginal, sino también una disminución en la producción del peróxido de hidrógeno, lo que favorece un crecimiento masivo de los gérmenes anaerobios de la microbiota. Estos gérmenes generan grandes cantidades de enzimas proteolíticas de la carboxilasa, que descomponen los péptidos vaginales en una variedad de aminas, que son volátiles, malolientes y se asocian a un incremento de la trasudación vaginal y la exfoliación de células epiteliales escamosas, dando lugar a las principales características clínicas típicas observadas en pacientes con vaginosis bacteriana. El aumento del pH también facilita la adherencia, sobre todo de *Gardnerella vaginalis*, a las células epiteliales exfoliantes, generando una biopelícula responsable del fracaso terapéutico y de un considerable número de recidivas de esta entidad.

Las principales bacterias implicadas en el desarrollo de esta entidad son *G. vaginalis*, ciertas especies de *Prevotella*, especies de *Porphyromonas*, *Bacteroides*, *Peptostreptococcus*, *Mycoplasma hominis*, *Ureaplasma urealyticum*, distintas cepas de *Fusobacterium*, *Atopobium vaginae* y algunas especies de *Mobiluncus*. El germen más relevante parece ser *G. vaginalis*, capaz de generar un *biofilm* que favorece el crecimiento de la flora anaeróbica residente, dando lugar al origen del cuadro.

Desde el punto de vista epidemiológico, la vaginosis bacteriana es la infección vaginal más prevalente en las mujeres de países desarrollados en edad reproductiva. Representa la causa de leucorrea maloliente más frecuente y uno de los principales motivos de consulta médica.

Se ha descrito una asociación entre la vaginosis bacteriana y los eventos adversos durante el embarazo, principalmente prematuridad, así como con el riesgo de infección pélvica, especialmente después de ciertos procedimientos quirúrgicos ginecoobstétricos. Incluso hay trabajos que refieren que la vaginosis bacteriana favorece la adquisición de la infección por virus de la inmunodeficiencia humana y de infecciones urinarias. No queda clara la asociación de vaginosis bacteriana con la infección del virus del papiloma humano y la neoplasia cervical intraepitelial.

Entre los factores de riesgo para padecer vaginosis bacteriana, se pueden encontrar:

- La actividad sexual: a pesar de que no se considera la vaginosis bacteriana como una enfermedad de transmisión sexual, el contacto sexual con nuevas y múltiples parejas está asociado a un aumento del riesgo, mientras que el uso de preservativo y el empleo de anticonceptivos que contienen estrógenos se asocian a una disminución del riesgo, por lo que se consideran factores de protección.
- La susceptibilidad genética.
- La presencia de otras infecciones de transmisión sexual (ITS) parece estar ligada a un aumento de la prevalencia de vaginosis bacteriana.
- El hábito tabáquico.

Clínica

En la mayor parte de los casos (del 50 al 75 %), la vaginosis bacteriana es asintomática.

La principal manifestación clínica de la vaginosis bacteriana es la leucorrea blanquecina o grisácea, que se adhiere fácilmente a las paredes vaginales y se acompaña de un olor desagradable, que se describe como «olor a pescado», que puede ser más intenso después de las relaciones sexuales y durante la menstruación, y es consecuencia de la volatilización de ciertas aminas provenientes del metabolismo anaeróbico, en un ambiente de pH elevado.

> **!** En la vaginosis bacteriana, debido a su patogenia, apenas hay reacción inflamatoria, motivo por el cual son raros síntomas como el prurito, ardor o inflamación vaginal (eritema, edema), la dispareunia o la disuria. La presencia de estos síntomas sugiere una vaginitis de otra naturaleza.

Diagnóstico

En ciertas ocasiones, el diagnóstico de la vaginosis bacteriana no es sencillo, dado que no existe un método único simple y plenamente satisfactorio. Se apoya principalmente en dos pilares básicos: los criterios clínicos o de Amsel; y los criterios microbiológicos, basados generalmente en la tinción de Gram.

Criterios clínicos

Para diagnosticar una vaginosis bacteriana, se requiere la presencia de al menos tres de los cuatro criterios clínicos propuestos por Amsel (1983):

- Presencia de leucorrea blanquecina no inflamatoria, homogénea, ligera y adherida a las paredes vaginales.
- Visualización de células clave (*clue cell*) en el examen microscópico. Las células clave son células epiteliales «envueltas» por los microorganismos patógenos, lo que les confiere un aspecto característico. Es el signo con mayor capacidad predictiva (valor pronóstico positivo de alrededor del 85 %) cuando se toma como signo único, aunque es poco sensible.
- Olor característico a pescado, antes o después de añadir un 10 % de hidróxido de potasio (prueba de aminas). Este signo tiene una alta especificidad (del 90 % aproximadamente), por lo que puede resultar útil para catalogar leucorreas de causa no aclarada.
- Presencia de un pH vaginal > 4,5. Es un signo muy sensible (elevado valor pronóstico negativo), pero poco específico cuando se utiliza de forma aislada, ya que puede estar alterado en muchas otras circunstancias (p. ej., ante un sangrado vaginal, en presencia de semen, tras duchas o lavados vaginales recientes, en la tricomoniasis, etcétera).

Criterios microbiológicos

Entre estos criterios, la tinción de Gram es el método de referencia para el diagnóstico de la vaginosis bacteriana. Permite observar la sustitución de lactobacilos por diferentes morfotipos bacterianos. Para homogeneizar esta práctica, se han propuesto de forma clásica distintos sistemas de puntuación, siendo el de Nugent el más ampliamente empleado (**Tabla 5-2**).

> **!** El cultivo de la secreción vaginal carece de valor en la práctica clínica. *G. vaginalis* se objetiva en al menos el 90 % de los casos de vaginosis bacteriana, pero también se halla en hasta la mitad (30-50 %) de las mujeres sanas, sin ningún síntoma ni signos de vaginosis bacteriana. Así pues, aislar *G. vaginalis* en un cultivo, sin otros signos de vaginosis bacteriana, no permite realizar el diagnóstico de vaginosis bacteriana ni justifica el tratamiento.

Tampoco se justifica el cultivo para valorar la eficacia del tratamiento, ya que aproximadamente la mitad de los cultivos permanecen positivos, a pesar de la remisión de la sintomatología y signos claros de curación clínica.

En las últimas dos décadas, la investigación del microbioma vaginal y la vaginosis bacteriana ha producido un marcado desarrollo de técnicas de caracterización molecular. Es probable que las técnicas moleculares modifiquen en el futuro el diagnóstico actual de la vaginosis bacteriana. Actualmente los estudios de diagnóstico molecular se pueden dividir en ensayos de sonda directa y técnicas de amplificación de ácidos nucleicos. Su uso, actualmente residual, se recomienda solo en mujeres sintomáticas.

Tratamiento

Los objetivos del tratamiento en pacientes afectas de vaginosis bacteriana son: el alivio de los síntomas, la prevención de infecciones relacionadas con la cirugía y la reducción de ITS.

> **!** Todas las pacientes sintomáticas deben tratarse, pero actualmente no existe evidencia para recomendar el tratamiento para mujeres asintomáticas, salvo en ciertas ocasiones excepcionales (antes de ciertos procedimientos invasivos diagnósticos y/o quirúrgicos, o para reducir el riesgo de enfermedad inflamatoria pélvica).

Tabla 5-2. Sistema de puntuación para el frotis vaginal teñido con tinción de Gram

Puntuación	Morfotipos de *Lactobacillus*	Morfotipos de *Gardnerella* y *Bacteroides* spp.	Bastones curvos diversos gramnegativos
0	4+	0	0
1	3+	1+	1+/2+
2	2+	2+	3+/4+
3	1+	3+	–
4	0	4+	–

Puntuación total		Interpretación	
0-3		Normal	
4-6		Intermedio	
7-10		Vaginosis bacteriana	

Adaptada de: Nugent *et al.*

El tratamiento de la pareja no influye en la prevención de recurrencias.

Con respecto a la alternativa terapéutica, la prescripción debe basarse en la rentabilidad, la disponibilidad de alternativas, los efectos adversos y los factores de la paciente (solicitud, historial de respuesta previa). El tratamiento recomendado de la vaginosis bacteriana se basa en dos antimicrobianos anaerobicidas (metronidazol y clindamicina), que pueden utilizarse por vía oral o tópica. Las formulaciones tópicas son igual de eficaces que las orales y con mejor tolerancia, por lo que suelen ser las preferidas por las mujeres.

Ambos fármacos recomendados muestran buenos niveles de curación (60-90 % al mes de finalizado el tratamiento) sin existir estudios comparativos aleatorizados entre las pautas. A pesar de la eficacia del tratamiento, las recidivas son frecuentes.

Las diferentes pautas tienen eficacia similar, pero la dosis única tiene la ventaja de mejor cumplimentación (indicada en casos con baja adherencia al tratamiento o en profilaxis preoperatoria); no obstante, se considera un régimen alternativo por su menor eficacia.

De forma alternativa, se puede utilizar tinidazol.

> ❗ Si se opta por el tratamiento mediante metronidazol oral, ha de tenerse en cuenta que se debe evitar el consumo de alcohol hasta 24 horas después de finalizar el tratamiento, para evitar el efecto tipo disulfiram (*disulfiram-like*).

Durante el tratamiento, se recomienda la abstención de la actividad sexual o alternativamente el uso de preservativos, aunque se debe advertir que la administración de fármacos intravaginales puede alterar la integridad de los mismos.

Regímenes primarios recomendados para el tratamiento de vaginosis bacteriana por los Centros para el Control y la Prevención de Enfermedades (CDC, Centers for Disease Control and Prevention) de 2021:

- Metronidazol 500 mg oral dos veces/día durante 7 días.

- Metronidazol gel 0,75 % 5 g intravaginal, cada noche, durante 5 noches.
- Clindamicina crema vaginal al 2 % 5 g intravaginal al acostarse, durante 7 noches.

Regímenes alternativos (CDC de 2021):

- Tinidazol 2.000 mg vía oral (v.o.)/24 horas, durante 2 días.
- Tinidazol 1.000 mg v.o./24 horas, durante 5 días.
- Clindamicina 300 mg v.o./12 horas, durante 7 días.
- Clindamicina óvulos 100 mg; un óvulo/día, durante 3 días
- Secnidazol 2.000 mg v.o., dosis única.

Otros tratamientos posibles son:

- El cloruro de decualinio, comercializado en España a finales de 2015 para el tratamiento de vaginosis bacteriana, es un agente antiinfeccioso y antiséptico que pertenece a la clase de los compuestos de amonio cuaternario, y tiene una actividad antimicrobiana de amplio espectro, tanto bactericida como fungicida (pauta: 10 mg, un comprimido vaginal/día durante 6 días). Está indicado en mujeres de 18 a 55 años. Apenas hay absorción sistémica, por lo que parece que se puede administrar durante la lactancia, aunque la experiencia es limitada. No hay datos suficientes de seguridad en el embarazo. No se sabe si es capaz de disminuir las recidivas de vaginosis bacteriana.
- Otros tratamientos, como antisépticos, suplementos de lactobacilos vaginales u orales o diferentes preparados acidificantes vaginales (ácido bórico, vitamina C, entre otros), se han mostrado útiles en estudios limitados de series de casos, pero deben ser investigados en ensayos aleatorizados de mayor alcance. Los datos disponibles actualmente no apoyan el uso sistemático de este tipo de productos para el tratamiento de la vaginosis bacteriana.
- La adición de *Lactobacillus* (terapia probiótica, principalmente *L. crispatus*) a metroni-

dazol como terapia adyuvante es una posibilidad que hay que estudiar en ensayos adecuados. Estudios clínicos aleatorizados parecen revelar menor tasa de recurrencia de vaginosis bacteriana, aunque este medicamento aún no ha sido aprobado por la FDA.

Tratamiento en situaciones especiales

Existen determinadas situaciones especiales a tener en cuenta en el tratamiento de la vaginosis bacteriana.

Embarazo

Durante la gestación, está indicado el tratamiento de mujeres sintomáticas, porque la vaginosis bacteriana sintomática se ha asociado a resultados obstétricos adversos, como la rotura prematura de membranas, parto prematuro, corioamnionitis y/o endometritis posparto e infección poscesárea.

Teniendo en cuenta lo anterior, hay un interesante debate sobre el cribado rutinario de vaginosis bacteriana durante la gestación en mujeres asintomáticas, dado que su relación con la patología obstétrica cifra la aparición de complicaciones antes mencionadas entre dos y siete veces más frecuentes que en gestantes sin vaginosis bacteriana.

> **!** No obstante, la evidencia actual es insuficiente para recomendar el cribado rutinario de la vaginosis bacteriana en pacientes embarazadas asintomáticas con alto o bajo riesgo de parto pretérmino para prevenirlo.

El metronidazol y la clindamicina están incluidos en el grupo B de la clasificación de uso y seguridad de fármacos durante el embarazo, por lo que pueden utilizarse con relativa seguridad en mujeres embarazadas.

Los regímenes primarios recomendados durante el embarazo son similares a las mujeres no gestantes:

- Metronidazol:
  - Oral 500 mg/12 horas (7 días).
  - Oral 250 mg/8 horas (7 días).
  - Se secreta en la leche materna, por lo que se debe distanciar la toma de 12-24 horas tras administrar 2 g de metronidazol; con dosis más bajas es compatible con la lactancia.
- Clindamicina:
  - Oral 300 mg/12 horas (7 días).
  - Crema vaginal al 2 %; 5 g/24 horas (7 noches).

El tinidazol debe evitarse en el embarazo.

Recidivas

Aunque el tratamiento de la vaginosis bacteriana suele ser eficaz en el 60-90 % de los casos, las recidivas de vaginosis bacteriana son frecuentes. Hay datos limitados sobre el tratamiento de las recurrencias (escasos trabajos realizados en pequeñas series de mujeres que valoran las pautas más apropiadas para estas pacientes), y aunque la lógica lleva a utilizar una pauta alternativa, puede también utilizarse la misma pauta que se utilizó previamente.

En caso de desaparición de la sintomatología, no es necesaria la comprobación clínico-microbiológica de curación ni el seguimiento posterior.

Diagnóstico y tratamiento de parejas

El tratamiento de la pareja masculina no parece disminuir las tasas de recidiva ni su intervalo en la mujer. Así, no parece estar indicado el **tratamiento sistemático** de las parejas sexuales.

No obstante, excepcionalmente puede plantearse el tratamiento de las parejas sexuales de mujeres con vaginosis bacteriana con fallo terapéutico o con tasas muy altas de recidiva.

> **PUNTOS CLAVE**
>
> - La vaginosis bacteriana es la principal causa de flujo genital anómalo en las mujeres en edad fértil de los países desarrollados. Este flujo característico (grisáceo y maloliente, más tras relaciones sexuales o perimenstrual) es su principal síntoma y motivo de consulta.
> - Debido a su etiopatogenia, no existen síntomas en la vaginosis bacteriana como picor, ardor, edema o dispareunia.
> - La CVV es la segunda causa de leucorrea/vulvovaginitis tras la vaginosis bacteriana.
> - En este caso y por su etiopatogenia, es más característico el prurito genital que puede asociar ardor, edema, dispareunia, etcétera.
> - El flujo de la CVV es característico (leucorrea grumosa como «leche cortada»), pero no es el principal motivo de consulta ni tiene por qué estar presente para el diagnóstico de CVV.
> - En ambas entidades, se puede aislar el germen responsable de forma saprófita en la microbiota genital, con lo que, para poder ser diagnosticadas, la presencia de síntomas es fundamental.
> - Para tratar adecuadamente a una paciente con CVV, es clave clasificar correctamente la entidad que padece.
> - Para tratar ambas entidades, pueden elegirse pautas orales o tópicas, con similares tasas de curación.
> - En ambas entidades, las recidivas son frecuentes.
> - Habitualmente, no se recomienda el tratamiento de las parejas sexuales en ambas entidades.

BIBLIOGRAFÍA

Alsina M, Arencibia O, Centeno C, De la Cueva P, Fuertes I, Fusté P, et al. AEPCC Guías: Infecciones del tracto genital inferior. Valencia: Asociación Española de Patología Cervical y Colposcopia; 2016.

Amsel R, Totten P, Spiegel C, Chen K, Eschenbach D, Holmes K. Non specific vaginitis: diagnostic criteria and microbial and epidemiologic associations. Am J Med. 1983;74(1)14-22.

Bradshaw CS, Vodstrcil LA, Hocking JS, Law M, Pirotta M, Garland SM, et al. Recurrence of bacterial vaginosis is significantly associated with posttreatment sexual activities and hormonal contraceptive use. Clin Infect Dis. 2013;56(6):777-86.

Foxman B, Muraglia R, Dietz JP, Sobel JD, Wagner J. Prevalence of recurrent vulvovaginal candidiasis in 5 European countries and the United States: results from an internet panel survey. J Low Genit Tract Dis. 2013;17(3):340-5.

Gupta AK, Daigle D, Foley KA. Drug safety assessment of oral formulations of ketoconazole. Expert Opin Drug Saf. 2015;14(2):325-34.

Klebanoff MA, Schwebke JR, Zhang J, Nansel TR, Yu KF, Andrews WW. Vulvovaginal symptoms in women with bacterial vaginosis. Obstet Gynecol. 2004;104(2):267-72.

Mehta SD. Systematic review of randomized trials of treatment of male sexual partners for improved bacterial vaginosis outcomes in women. Sex Transm Dis. 2012;39(10):822-30.

Mendling W, Weissenbacher ER, Gerber S, Prasauskas V, Grob P. Use of locally delivered dequalinium chloride in the treatment of vaginal infections: a review. Arch Gynecol Obstet. 2016;293(3):469-84.

Morris M, Nicoll A, Simms I, Wilson J, Catchpole M. Bacterial vaginosis: a public health review. BJOG. 2001;108(5):439-50.

Nugent RP, Krohn MA, Hillier SL. Reliability of diagnosing bacterial vaginosis is improved by a standardized method of gram-stain interpretation. J Clin Microbiol. 1991;29(2):297-301.

Quílez JC, Correa M, Cruz S, Obiol MA. Vaginosis bacteriana y cloruro de decualinio. En: Folia clínica en obstetricia y ginecología. Barcelona: Grupo Mayo; 2010.

Sha BE, Zariffard MR, Wang QJ, Chen HY, Bremer J, Cohen MH, et al. Female genital-tract HIV load correlates inversely with Lactobacillus species but positively with bacterial vaginosis and Mycoplasma hominis. J Infect Dis. 2005;191(1):25-32.

Smart S, Singal A, Mindel A. Social and sexual risk factors for bacterial vaginosis. Sex Transm Infect. 2004;80(1):58-62.

Sobel JD. Candida vulvovaginitis in adults: recurrent infection. UpToDate. 2024 [consulta el 27 de mayo de 2024]. Disponible en: https://www.uptodate.com.

Sobel JD. Vulvovaginal candidosis. Lancet. 2007;369 (9577):1961-71.

Sobel JD, Wiesenfeld HC, Martens M, Danna P, Hooton TM, Rompalo A, et al. Maintenance fluconazole therapy for recurrent vulvovaginal candidiasis. N Engl J Med. 2004;351(9):876-8.

Spence D. Candidiasis (vulvovaginal). BMJ Clin Evid. 2010; 20210;0815.

Tolosa JE, Chaithongwongwatthana S, Daly S, Maw WW, Gaitán H, Lumbiganon P, et al. The International Infections in Pregnancy (IIP) study: variations in the prevalence of bacterial vaginosis and distribution of morphotypes in vaginal smears among pregnant women. Am J Obstet Gynecol. 2006;195(5):1198-204.

Vieira-Baptista P, Stockdale CK, Sobel J (eds.). International Society for the Study of Vulvovaginal Disease recommendations for the diagnosis and treatment of vaginitis. Lisboa: Admedic; 2023.

Workowski KA, Bachmann LH, Chang PA, Johnston CM, Muzny CA, Park I, et al. Sexually Transmitted Infections Treatment Guidelines, 2021. MMWR Recomm Rep. 2021;70(4):1-187.

Workowski KA, Bolan GA; Centers for Disease Control and Prevention. Sexually transmitted diseases treatment guidelines, 2015. MMWR Recomm Rep. 2015;64(RR-03):1-137.

Enfermedades de transmisión sexual 6

R. Oña López y H. Millán Cantero

OBJETIVOS

- Identificar los diferentes síndromes que caracterizan a las infecciones de transmisión sexual (ITS).
- Conocer las pruebas diagnósticas indicadas en cada uno de los síndromes que caracterizan a las ITS.
- Familiarizarse con el tratamiento de cada una de las ITS y las opciones de tratamiento empírico.
- Establecer la estrategia de diagnóstico y de tratamiento de las parejas.
- Conocer aspectos específicos para el abordaje de las ITS en las mujeres gestantes.

INTRODUCCIÓN

Las infecciones de transmisión sexual (ITS) constituyen un problema de salud pública mundial. Según datos de la Organización Mundial de la Salud (OMS), cada día se infectan más de un millón de personas en todo el mundo, y cada año, más de 350 millones adquieren clamidias, gonorrea, sífilis o tricomonas.

Más de 500 millones de personas son portadoras del virus del herpes simple (VHS) y 290 millones de mujeres están infectadas por el virus del papiloma humano. La relación del virus del papiloma humano con el desarrollo del cáncer anogenital y con otras lesiones vulvares y vaginales no serán abordadas en este capítulo, porque son objeto de estudio en otros capítulos.

> **!** No todas las ITS son infecciones del tracto reproductivo (ITR), y no todas las ITR se transmiten por vía sexual.

Así ocurre en las mujeres, especialmente en el caso de las infecciones vaginales, debidas en su mayoría a sobrecrecimiento de la flora habitual o a candidiasis. La ITS alude a la forma de transmisión, en tanto que la ITR se refiere al lugar afectado. Este capítulo se centra en las ITS transmitidas por contacto genital o anal y que producen síntomas locales anogenitales, aunque también tiene en cuenta la posibilidad de la trasmisión oral.

La presentación clínica de las distintas ITS e ITR con síntomas locales tiene elementos comunes particularmente en las mujeres. Los síntomas que advierten las pacientes y hasta los signos clínicos que detectan los profesionales sanitarios frecuentemente son similares, dificultando la distinción entre ITR por transmisión sexual y no sexual.

> **!** Las infecciones por *Chlamydia trachomatis*, *Neisseria gonorrhoeae*, *Treponema pallidum*, virus de la hepatitis, virus del herpes y virus de la inmunodeficiencia humana (VIH) deben declararse en el sistema de enfermedades de declaración obligatoria a través de la Red Nacional de Vigilancia Epidemiológica (RENAVE).

Evaluación de riesgos

La valoración de los riesgos de padecer una ITS se debe llevar a cabo ante cualquier persona sexualmente activa, que consulta por un motivo relacionado con sus prácticas sexuales, con la anticoncepción o con el embarazo, incorporando preguntas sobre la actividad sexual y conductas de riesgo.

Intervención preventiva

La existencia de determinadas ITS es un factor predisponente para adquirir otras, como la infección por VIH, por lo que se ha de considerar el cribado múltiple de estas.

Ante situaciones de aumento del riesgo de contagio de una ITS, se debe recomendar la vacunación: contra la hepatitis A, si se trata de un hombre que mantiene sexo con hombres (HSH); y contra la hepatitis B, si nació antes de 1995 o no se vacunó por algún motivo. La vacunación contra papilomavirus está incluida en el calendario vacunal.

El cribado oportunista de ITS, la valoración y el tratamiento de las parejas sexuales de personas con ITS y de los recién nacidos de madres con ITS, son también medidas de prevención primaria y secundaria. La OMS y la Organización Panamericana de la Salud (OPS) han elaborado guías para el manejo sindrómico de las ITS que permiten tratar a toda persona que consulta por signos y síntomas de ITS, reduciendo el riesgo de transmisión de las mismas y la prevención del VIH/sida.

CERVICITIS

El término implica la inflamación del cérvix uterino secundaria a una infección de este, suele ir acompañada de vaginitis y, en ocasiones, por vía ascendente, puede afectar al útero y los anejos, produciendo la enfermedad pélvica inflamatoria (EPI). Los gérmenes que más frecuentemente producen cervicitis son: *C. trachomatis, N. gonorrhoeae, Mycoplasma genitalium* y *Trichomonas vaginalis*.

Chlamydia trachomatis

Es la más prevalente de todas las ITS, se producen más de 100 millones de nuevos casos anuales en todo el mundo. Dado su carácter asintomático (hasta el 80 % de los casos), tiene tendencia a la cronicidad. Es más frecuente en mujeres heterosexuales jóvenes, con una mediana de edad de 25 años.

El período de incubación ronda entre 3 y 6 semanas, menos en pacientes sintomáticas. Se desconoce cuánto tiempo puede durar una infección asintomática, pero se aconseja avisar a los contactos sexuales de los últimos 6 meses de una paciente positiva.

Clínica

Cuando es sintomática, la clínica más frecuente es el exudado vaginal mucopurulento y cérvix friable y el dolor abdominal, en la exploración en pacientes con cervicitis por *Chlamydia*, es menos frecuente y oscila entre el 10 y el 20 % de los casos. En el 50 % de las pacientes no tratadas se produce una EPI, entidad clínica de la que se hablará más adelante. En gestantes, la infección por *C. trachomatis* puede incrementar el riesgo de rotura prematura de membranas (RPM), amenaza de parto pretérmino (APP) y bajo peso al nacer.

Aparte de la cervicitis, es importante saber que existen otros síndromes producidos por *C. trachomatis*, además de EPI, conjuntivitis, uretritis, faringitis y proctitis. En el varón, también puede producir epididimitis y prostatitis. Aproximadamente el 50 % de las pacientes con cervicitis tienen también *C. trachomatis* en la uretra; aunque generalmente son asintomáticas, puede producir disuria con piuria en sedimentos y urocultivos negativos, lo que debe hacer sospechar en estas mujeres, especialmente si tienen factores de riesgo para ITS.

Diagnóstico

El diagnóstico de elección es la técnica de amplificación de ácidos nucleicos (NAAT) mediante la reacción en cadena de la polimerasa (PCR) de la toma endocervical o vaginal, que es muy sensible y específica. La toma se puede hacer endocervical si se coloca un espéculo en la consulta o mediante toma vaginal. La muestra de orina en mujeres tiene una sensibilidad más baja, por lo que no se recomienda. Ya existen pruebas rápidas comercializadas que tardan unos 90 minutos, y otras, 30 minutos, ambas con una sensibilidad y especificidad de más del 90 %.

En pacientes sintomáticas con sospecha de *Chlamydia,* se ha de tratar empíricamente sin esperar a los resultados de la PCR. También se debe ofrecer terapia empírica a las mujeres que consulten por una posible exposición.

No se recomienda la serología como método diagnóstico, porque no suele estar estandarizada y el análisis de los resultados requiere un elevado grado de experiencia para interpretarlos. Los cultivos no se suelen realizar, por su elevado precio y la dificultad técnica para llevarlos a cabo.

Tratamiento

El tratamiento de elección es la doxicilina oral 100 mg cada 12 horas durante 7 días. Se ha de recomendar abstinencia sexual al menos 1 semana, y siempre se debe tratar a las parejas. En gestantes, el antibiótico de elección es la acitromicina en dosis única oral de 1 g, las tetraciclinas están contraindicadas. Otra alternativa en gestantes es la amoxicilina oral 500 mg cada 8 horas o eritromicina oral 500 mg cada 8 horas, ambas durante una semana.

Aunque en España no está establecido un cribado (*screening*) poblacional, se recomienda en pacientes de riesgo que incluye a mujeres menores de 25 años sexualmente activas con múltiples parejas sexuales, que no usan o usan de manera incorrecta el preservativo, con antecedentes de ITS previa. Algunas guías recomiendan el *screening* en gestantes del primer trimestre.

En menores de 25 años, la guía americana recomienda una nueva prueba en 6-12 meses, dada la elevada tasa de reinfección, hasta del

13,9 % en algunos estudios. En caso de reinfección, se recomienda el mismo régimen de tratamiento inicial. En pacientes gestantes, se aconseja una prueba de curación pasadas cuatro semanas.

Neisseria gonorrhoeae

Ha sufrido un incremento creciente desde 2001. Es la segunda enfermedad de transmisión sexual en prevalencia en el ámbito mundial. Los factores de riesgo son HSH, promiscuidad, prostitución, consumo de drogas, estatus socioeconómico bajo e historia previa de gonorrea.

Es muy importante saber que la infección por gonococo facilita la transmisión y el contagio de VIH, ya que parece incrementar la expresión del VIH y la producción viral mediante la activación de CD4 infectadas.

El período de incubación es más corto: de 2 a 8 días.

Clínica

El 70 % de las infecciones cervicales por gonococo son asintomáticas. Cuando produce síntomas, la clínica es muy florida, con secreción vaginal abundante y purulenta, y se suele desarrollar en los primeros 10 días desde la exposición. En el 90 % de mujeres con cervicitis, existe una uretritis concomitante, aunque típicamente asintomática. En un 10-20 % de pacientes con cervicitis, se desarrolla una EPI, que suele ser más sintomática y cursar con más fiebre que la EPI no gonocócica.

En gestantes, puede producir corioamnionitis, RPM, APP, bajo peso al nacer y aborto espontáneo. El riesgo de estas complicaciones se ha estimado hasta cinco veces mayor que en pacientes no infectadas. Además, los recién nacidos de madres afectadas pueden presentar conjuntivitis en un 30-50 % de los casos. También está descrita una conjuntivitis en adultos muy contagiosa que puede transmitirse sin contacto sexual.

Diagnóstico

El diagnóstico es por NAAT, mediante PCR de secreciones cervicovaginales, con una sensibilidad y especificidad casi del 100 % aunque se aconseja también un cultivo para valorar resistencias a antimicrobianos. Se debe tratar empíricamente ante la sospecha clínica o si ha habido un contacto sexual con una persona infectada en las últimas dos semanas, sin esperar el resultado de la PCR.

La sensibilidad del cultivo oscila entre el 72 y el 95 %, aunque disminuye en pacientes asintomáticas hasta un 65-85 %.

Tratamiento

El tratamiento de elección es la ceftriaxona 1 g, es una sola dosis, se tolera bien y tiene tasas bajas de resistencia. Un problema en auge es el incremento alarmante en los últimos años de resistencia a antibióticos, como penicilinas, tetraciclinas, macrólidos y fluoroquinolonas, todavía más evidente en HSH sobre todo con la acitromicina. En caso de alergia a cefalosporinas, se puede tratar con gentamicina 240 mg intramuscular y acitromicina 2 g oral monodosis.

Las mujeres embarazadas deben tratarse con la misma pauta que en no gestantes, y se debe realizar una PCR de control. Si sigue siendo positiva y no se sospecha una reinfección, es muy importante tomar un cultivo para valorar la sensibilidad a antimicrobianos.

> **!** Se han de tratar, o al menos cribar, a los contactos sexuales de los últimos 3 meses. A todas las pacientes tratadas, se les debe aconsejar la abstinencia sexual al menos una semana postratamiento.

El *screening* se recomienda en población de riesgo.

Mycoplasma genitalium

La prevalencia del *M. genitalium* es aproximadamente del 1 % entre adultos jóvenes, entre

N. gonorrhoeae y *C. trachomatis*. Los factores de riesgo son similares a los de *Chlamydia*, sobre todo el número elevado de parejas sexuales y, por lo tanto, la coexistencia de ambas infecciones es frecuente.

Otros micoplasmas, como *Mycoplasma hominis*, *Ureaplasma parvum* o *Ureaplasma urealyticum*, se consideran patógenos comensales. En hombres, *M. genitalium* es causa de uretritis, que suele ser más sintomática.

Clínica

En mujeres, la cervicitis suele ser asintomática o, si presenta síntomas, estos son muy inespecíficos: prurito, disuria y molestias pélvicas. La leucorrea puede ser purulenta o mucopurulenta y presentar friabilidad del cérvix. El riesgo de desarrollar una EPI no es tan elevado como con otros patógenos y, cuando esto ocurre, suele ser menos sintomática y presentar parámetros sanguíneos de infección menos elevados. No está claro que sea causa de proctitis.

> **!** El período de incubación no está definido, pero se aconseja contactar con las parejas sexuales de los últimos 60 días. El aclaramiento de *Mycoplasma* en pacientes no tratadas asintomáticas es de 6 a 12 meses, aunque puede tardar hasta 15 meses.

También se ha asociado con malos resultados obstétricos, como el aborto espontáneo y el parto pretérmino.

Diagnóstico

El cribado solo se debe hacer en pacientes sintomáticas y en HSH, porque incrementa el riesgo de transmisión de VIH, ya que activa los linfocitos susceptibles e incrementa la liberación viral en el cérvix y la mucosa anal.

El diagnóstico, como los anteriores, es por PCR de toma endocervical o, en su defecto, de autotoma vaginal.

Tratamiento

El tratamiento de elección es la doxicilina 100 mg cada 12 horas, por su elevada resistencia a macrólidos (5-35 %). La alternativa es el moxifloxacino 400 mg/24 horas durante 7-10 días. Incluso se recomienda un régimen de tratamiento mixto que incluya 7 días de doxicilina seguidos de 7 días de moxifloxacino. La acitromicina se reserva para las pacientes que no pueden usar quinolonas también después de una semana de doxicilina, a dosis de 1 g seguido de 500 mg cada 24 horas 3 días más. En gestantes, no se deben usar tetraciclinas ni quinolonas, por lo que se aconseja 1 g de acitromicina seguido de 500 mg 3 días más.

> **!** Se recomienda una prueba de curación en 3-6 semanas en gestantes, en pacientes con dudoso cumplimiento o ante la persistencia de síntomas. También es aconsejable un control a los 3 meses por la elevada tasa de reinfección.

Trichomonas vaginalis

Es una de las tres causas más frecuentes de molestias vaginales en mujeres en edad reproductiva, junto con la vaginosis bacteriana y la cándida, aunque a menudo es asintomática. Es la infección «no viral» más frecuente transmitida en el ámbito mundial. Siempre es transmitida por vía sexual. Es frecuente su coexistencia con la vaginosis bacteriana.

> **!** El período de incubación es desconocido y tampoco se conoce la duración de la infección asintomática. La tasa de infección es mayor en mujeres y en las que son de mayor edad que otras ITS, con una distribución bimodal en mujeres de 21-22 años y 48-51 años.

Clínica

Entre el 70 y el 85 % son asintomáticas. Los síntomas, cuando están presentes, suelen ser leucorrea espumosa con mal olor, prurito, disuria, dolor con relaciones sexuales y sangrado poscoital. En hombres, puede producir uretritis, así como epididimitis y prostatitis.

También parece que podría ser responsable en gestantes de APP, RPM, corioamnionitis y recién nacidos con bajo peso.

Diagnóstico

El diagnóstico es clínico, siendo patognomónico el cérvix «en fresa». Se puede visualizar el protozoo con microscopio en gota con una sensibilidad entre el 60 y el 70 % y una especificidad de casi el 100 %. El método diagnóstico más sensible y específico es la NAAT mediante PCR, con una sensibilidad cercana al 100 %.

Tratamiento

El tratamiento es sistémico con metronidazol 2 g monodosis o tinidazol en la misma pauta. Como alternativa, se puede pautar el metronidazol 500 mg cada 12 horas durante 7 días. El tratamiento vaginal no está indicado, porque no alcanza niveles terapéuticos en la uretra y las glándulas paravaginales que son reservorios endógenos. El tratamiento multidosis es de elección en mujeres VIH-positivas. Los efectos secundarios son leves y suelen estar relacionados con la dosis.

En gestantes afectadas se indica tratamiento para evitar la transmisión a través del canal del parto, que podría producir infección respiratoria en el recién nacido, sin evidencia de eficacia entre monodosis y multidosis.

Durante la lactancia, se recomienda la pauta de 1 semana, algunos autores recomiendan 400 mg tres veces al día, porque así parece que la concentración en la leche es menor. Aunque el metronidazol atraviesa la barrera placentaria, no hay evidencia de teratogenicidad.

El tinidazol oral administrando 2 g en monodosis o 500 mg cada 12 horas durante 5 días es una alternativa, parece tener menos efectos secundarios, pero es más caro.

> Se deben tratar pacientes sintomáticas y asintomáticas y a las parejas sexuales, y aconsejar evitar relaciones sexuales en al menos 7 días tras el tratamiento monodosis. La tasa de reinfección es alta, de hasta el 17 %, por lo que se recomienda repetir la prueba diagnóstica entre 3 semanas y 3 meses. La infección persistente puede tratarse con dosis altas de metronidazol o tinidazol 2 g orales al día durante 7 días (**Tabla 6-1**).

ÚLCERAS GENITALES

A continuación, se explican las características de las úlceras genitales.

Sífilis

La distribución de la sífilis es universal, aunque la incidencia difiere según las condiciones sociosanitarias y económicas del país. Actualmente la sífilis es una infección frecuente en España; en 2019, la tasa fue de 13,29/100.000 habitantes). El 88,7 % fueron hombres, con mayor incidencia en HSH, y la razón hombre/mujer fue de 7,4.

La sífilis es causada por *T. pallidum*, espiroqueta que afecta exclusivamente a humanos. La vía más frecuente de transmisión es el contacto sexual con una persona infectada, pero también la transmisión por transfusión sanguínea y la vía intrauterina (transmisión vertical).

Penetra a través de mucosas intactas y de heridas de la piel, produciendo una respuesta inflamatoria local llamada chancro sifilítico (lesión primaria), y se disemina por vasos linfáticos y sanguíneos, pudiendo afectar a cualquier órgano (sífilis secundaria). También puede permanecer en fase latente con posibilidad de reactivarse posteriormente (sífilis terciaria o tardía).

Esta infección se transmite durante el estadio primario, secundario y la latencia, pero no durante el período de sífilis terciaria.

Clínica

La sífilis es una infección crónica con diferentes expresiones clínicas que suceden con un ritmo cronológico determinado, definiendo períodos o fases, si no se realiza tratamiento.

- Sífilis primaria (**Fig. 6-1**): tras el período de incubación (3 a 4 semanas), aparece una pápula en el lugar de inoculación, que se ulcera y da lugar al chancro sifilítico (lesión indurada, no exudativa y poco o nada dolorosa) que, habitualmente, cura de forma espontánea en 3-6 semanas, sin dejar lesión residual. En general, son únicos, pero pueden ser múltiples, especialmente en inmunodeprimidos. La localización más frecuente son los genitales externos, seguidos del cuello uterino, la boca y el área perianal.
- Sífilis secundaria: comienza a las 2-8 semanas desde la aparición del chancro, y puede afectar a cualquier órgano, debido a la diseminación hematógena de *T. pallidum*. La piel es el tejido más afectado, a menudo en forma de exantema maculopapuloso generalizado (roséola sifilítica), que se localiza también en las palmas de las manos y las

Tabla 6-1. Tratamiento de las cervicitis		
	No gestantes	**Gestantes**
Chlamydia trachomatis	Doxiclina 100 mg/12 h oral 7 días	Acitromicina 1 g oral monodosis
Neisseria gonorrhoeae	Ceftriaxona 1 g monodosis intramuscular	Ceftriaxona 1 g monodosis
Mycoplasma genitalium	Doxiclina 100 mg/12 h oral 1 semana	Acitromicina 1 g oral monodosis
Trichomonas vaginalis	Metronidazol 2 g monodosis oral o metronidazol 500 mg/12 h 7 días oral	Metronidazol 2 g monodosis o metronidazol 500 mg/12 h

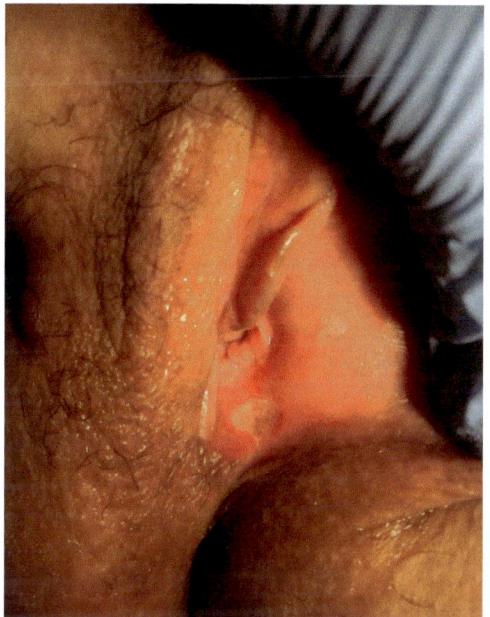

Figura 6-1. Chancro.

plantas de los pies (sifílides palmoplantares). Cuando se localizan en zonas intertriginosas, las pápulas producen placas (condilomas planos) que pueden desarrollarse en mucosas. La sintomatología sistémica típica de la sífilis secundaria es la de un síndrome seudogripal con febrícula, anorexia, artralgias y linfadenopatías generalizadas.

- Sífilis latente: la clínica de la sífilis secundaria remite en 2-6 semanas, y entra en una fase latente en la que solo las pruebas serológicas permiten detectar la infección. La paciente puede permanecer asintomática de por vida o progresar de nuevo a una fase sintomática, la sífilis terciaria.
- Sífilis terciaria: aproximadamente un tercio de los pacientes acabarán desarrollándola. Se manifiesta por la posible afectación de cualquier órgano. Tras una o varias décadas de la infección, después de un período variable de latencia, la infección puede manifestarse afectando al sistema nervioso central (neurosífilis), grandes vasos (sífilis cardiovascular) globo ocular, piel (sifílides tuberosas), produciendo gomas o nódulos asintomáticos que con el tiempo se ulceran, drenan material necrótico, caseoso y curan.

Diagnóstico

Se realiza mediante la identificación de *T. pallidum* o su ácido desoxirribonucleico en las lesiones o la presencia de anticuerpos en suero o líquido cefalorraquídeo. Para ello existen diferentes técnicas diagnósticas, por métodos directos o indirectos:

- Diagnóstico directo:
  - Examen en fresco con microscopia de campo oscuro: es el método más rápido y directo en las fases primaria, secundaria y en sífilis congénita. La muestra examinada es el exudado de las lesiones, aunque también puede utilizarse el material aspirado de los ganglios linfáticos. Para excluir el diagnóstico, se requieren tres exámenes negativos.
  - Inmunofluorescencia directa (DFA-TP): tinción con anticuerpos monoclonales o policlonales fluorescentes dirigidos frente a *T. pallidum* en los frotis de lesiones sospechosas.
  - Demostración del germen en tejidos: se utiliza en muestras de lesiones cutáneas de sífilis secundaria o de estadios sifilíticos tardíos (goma), así como en los tejidos afectados en la sífilis congénita. Se lleva a cabo una impregnación argéntica, o una tinción inmunofluorescente (DFAT-TP) o inmunoenzimática específica.
  - Cultivo de *T. pallidum*: técnica considerada de referencia, difícil y peligrosa. Solo se realiza en laboratorios de referencia muy específicos y de investigación.
  - Técnicas de biología molecular: los métodos de NAAT son muy sensibles y resultan útiles en casos de alta sospecha, en los que el resto de pruebas son negativas.
- Diagnóstico indirecto: pruebas serológicas que se basan en la detección de anticuerpos en el suero del paciente. Se detectan dos tipos de anticuerpos:
  - Pruebas reagínicas (no específicas o no treponémicas): los anticuerpos reagínicos son inmunoglobulina (Ig) G e IgM dirigidos frente a un antígeno resultado de la interacción de *T. pallidum* con los tejidos

del huésped, son poco específicas, con frecuentes falsos positivos. Las más utilizadas son: la reagina plasmática rápida; el laboratorio de investigación de enfermedades venéreas, por ser buenos marcadores de la actividad de la infección y como control a los 6 y 12 meses de respuesta al tratamiento; y el análisis por inmunoabsorción ligado a enzimas, de más utilidad en el cribado poblacional.

- Pruebas treponémicas (específicas): utilizan un antígeno treponémico específico. Confirma los resultados positivos de los métodos no treponémicos. En general, una prueba treponémica negativa indica ausencia de infección, pasada o presente. Sin embargo, una vez que se positivizan, se mantienen positivas, aunque hayan sido tratadas adecuadamente, por tanto, no son útiles para demostrar la actividad de la infección ni para el control terapéutico.

Las pruebas específicas también pueden presentar falsos positivos, aunque en mucha menor medida. Las pruebas treponémicas más conocidas son la inmunofluorescencia de anticuerpos absorbidos fluorescentes antitreponema (FTA-Abs) o la prueba FTA-Abs DS (variante de la anterior), la hemaglutinación (TP-HA, *Treponema pallidum haemagglutination*), el el análisis por inmunoabsorción ligado a enzimas de anticuerpos treponémicos, el enzimoinmunoensayo de membrana (*Western-blot*) treponémico y la prueba de inmovilización de *T. pallidum* (TP-I).

Tratamiento

Las pautas del tratamiento que se deben seguir para la sífilis son:

- Tratamiento recomendado:
  - Sífilis primaria, secundaria o latente temprana o precoz. Es de elección penicilina G benzatina 2,4 × 106 intramuscular (i.m.) en dosis única. Alérgicos a penicilina, doxiciclina 100 mg/12 horas/14 días; vía oral (v.o.) o ceftriaxona

500 mg-1 g/10 días i.m. o acitromicina 2 g v.o. en dosis única o eritromicina 500 mg/6 horas durante 14 días.
  - Sífilis latente tardía o indeterminada. Es de elección penicilina G benzatina 2,4 × 106 i.m. semanal en tres dosis. Alérgicos a penicilina, doxiciclina 100 mg/12 horas/de 21 a 28 días v.o., o eritromicina 500 mg/6 horas durante 28 días.

El seguimiento y control de la efectividad del tratamiento se realiza con pruebas serológicas no treponémicas (laboratorio de investigación de enfermedades venéreas/reagina plasmática rápida). Un título mayor o igual 1/16 indica una infección activa. Se consideran variaciones significativas una disminución de al menos dos diluciones.

- Tratamiento de las parejas: las parejas sexuales de los últimos 90 días de las personas diagnosticadas de sífilis primaria, secundaria y latente precoz deben ser tratadas, incluso si son seronegativas.
- Tratamiento en el embarazo: la penicilina es el único tratamiento recomendado. En caso de alergia a la penicilina, confirmada mediante prueba cutánea, se debería realizar la desensibilización y tratamiento con penicilina en un centro médico. Después del tratamiento, se repetirá mensualmente una prueba reagínica cuantitativa durante todo el embarazo, por si fuese necesario repetir el tratamiento. A pesar de un tratamiento apropiado, el 14 % de las pacientes pueden presentar muerte fetal o contagiar al feto.

Chancroide

El chancroide o chancro blando está causado por *Haemophilus ducreyi*. La infección se produce por el paso del germen a través de microabrasiones de la piel o la mucosa.

Se considera la causa más frecuente de úlcera genital en África. Es una ITS poco frecuente en Europa y Estados Unidos.

> El chancroide se observa con mayor frecuencia en el hombre que en la mujer (10:1). Se considera un factor de riesgo de transmisión y adquisición de VIH.

Clínica

La principal manifestación es una úlcera genital dolorosa. Entre los 3 y 7 días tras la relación sexual, aparecen pápulas eritematosas blandas en la zona genital (vulva, vagina y cérvix, en la mujer), zona perianal y/o parte interna de los muslos con rápida progresión a pústulas que, al romperse, dejan úlceras no induradas dolorosas, superficiales, con bordes irregulares, mal definidos y a veces congestivos, y base granulomatosa con exudado purulento de color blanco-grisáceo. Pueden aparecer adenopatías inguinales dolorosas, unilaterales en el 50 % de los casos, con posible evolución a bubones que pueden drenar espontáneamente.

Diagnóstico

En muchas ocasiones, se establece un diagnóstico de presunción únicamente basado en la clínica y los datos epidemiológicos de la anamnesis. Esto basta para indicar el tratamiento inicial. Posteriormente, las pruebas de laboratorio establecerán el diagnóstico microbiológico. Es importante el diagnóstico diferencial con otras ITS que cursan con úlceras vulvares, como la lúes y el VHS, así como con patología no infecciosa.

Los criterios diagnósticos clínicos, avalados por las distintas guías clínicas son:

- Presencia de una o más úlceras genitales dolorosas.
- Características de la úlcera, típicas de chancroide y presencia de linfadenopatía.
- Exclusión de infección por *T. pallidum*.
- Pruebas negativas para la detección del VHS en el exudado.

Las pruebas de elección son pruebas de NAAT. No requiere un medio específico de transporte. Su principal limitación es la disponibilidad. Existen técnicas comerciales de PCR múltiple que detectan simultáneamente *H. ducreyi*, *T. pallidum* y serotipos L de *C. trachomatis* (agente causal del linfogranuloma venéreo). El cultivo es difícil y la detección de anticuerpos frente *H. ducreyi* no es adecuada para el diagnóstico.

Tratamiento

Es preciso iniciar tratamiento ante la sospecha diagnóstica, basada en la anamnesis y la exploración clínica, sin esperar la confirmación microbiológica, pues se conseguirá el control precoz de la sintomatología y disminuir la transmisión.

- Tratamiento recomendado: es de elección ceftriaxona 250 mg i.m. en dosis única o, como alternativa, acitromicina 1 g v.o. en dosis única. También es aceptable ciprofloxacino 500 mg/8 horas v.o. durante 3 días, o eritromicina 500 mg/6 horas/3 días.
- Tratamiento de las gestantes: se recomienda la misma pauta de acitromicina, ceftriaxona y eritromicina (fármacos del grupo B de la Food and Drug Administration [FDA]).
- Tratamiento de las parejas: se recomienda la evaluación y el tratamiento de todas las personas que mantuvieron relaciones sexuales con el/la paciente en los 10 días previos al inicio de los síntomas, aunque estén asintomáticos.

Donovanosis (granuloma inguinal)

El granuloma inguinal o donovanosis está causado por *Calymmatobacterium granulomatis*, que ha sido recientemente reclasificada como *Klebsiella granulomatis*.

> ! El granuloma inguinal es una ITS poco frecuente. Se observan casos aislados principalmente en países de clima tropical o subtropical y mayoritariamente en poblaciones marginales. En países desarrollados, son poco frecuentes.

La transmisión de la infección ha sido motivo de controversia, aunque se considera un germen de transmisión sexual, la vía fecal y la autoinoculación también son posibles. La trasmisión al compañero sexual es rara, y la transvaginal durante el parto resulta muy infrecuente.

El período de incubación se sitúa alrededor de los 50 días, aunque puede oscilar desde pocos días a varias semanas.

Clínica

El granuloma inguinal consiste en una úlcera que aparece en la zona genital en el 90 % de los casos y en la zona inguinal en el 10 %. Es una patología más frecuente en hombres que en mujeres.

Tras el período de incubación, se observan pápulas o nódulos inguinales o genitales indoloros, de crecimiento lento, que se ulceran progresivamente, incrementando su tamaño y extendiéndose a tejidos adyacentes. Se han descrito úlceras cervicales, simulando su aspecto un cáncer de cuello de útero. Solo en el 6 % de los casos, se ven afectados los ganglios y las áreas extragenitales.

Diagnóstico

El diagnóstico de sospecha es clínico. Su confirmación requiere la observación al microscopio de muestras que se obtienen al presionar con una torunda sobre la úlcera. La microscopia directa es el método más rápido y fiable. La tinción de Giemsa es de elección para observar los «cuerpos de Donovan» (*K. granulomatis* encapsuladas) en el interior de células mononucleares. El uso de antibióticos previamente a la toma dificulta la identificación de estos signos celulares. Las pruebas serológicas no están validadas y los métodos de PCR no están disponibles en la práctica clínica.

Tratamiento

El tratamiento para la donovanosis es el siguiente:

- Tratamiento recomendado: es de elección la acitromicina 1 g/día durante 7 días v.o. o 500 mg/día hasta la curación. Por la experiencia clínica acumulada, ha sido recomendado como tratamiento de elección para la OMS, y los Centros para el Control y la Prevención de Enfermedades (CDC, Centers for Disease Control and Prevention) también recomiendan doxiciclina: 100 mg/12 horas v.o.
- Tratamiento en el embarazo: se recomienda eritromicina: 500 mg/6 horas v.o. Actualmente la acitromicina se ha postulado también como alternativa terapéutica durante el embarazo. Los recién nacidos de madre con donovanosis deben recibir profilaxis con acitromicina a razón de 20 mg/kg al día, durante 3 días.
- Tratamiento de las parejas: actualmente, las guías europeas recomiendan que los contactos sexuales de los últimos 6 meses de un caso afecto sean evaluados mediante examen clínico.

Herpes genital (virus del herpes simple)

El herpes genital es una ITS causada por los VHS tipo 1 y tipo 2. Los humanos son los únicos reservorios conocidos, pudiendo permanecer en sus huéspedes y ser responsables de infecciones latentes y de reactivaciones, a menudo asintomáticas.

Tanto el VHS-1 como el VHS-2 pueden provocar herpes genital inicial y recurrente, aunque el VHS-2 es el agente causal más frecuente de la infección genital, la infección por VHS-1 recurre con menor frecuencia en la región genital.

> **!** La lesión por VHS es la causa más frecuente de úlcera vulvar en la población sexualmente activa en los países desarrollados. En los últimos años, ha aumentado la infección por VHS, debido a cambios socioculturales, pero también a que la mayoría de las infecciones son asintomáticas, lo que favorece la transmisión. Solo en el 37 % de los casos las infecciones por VHS son sintomáticas.

Según datos de la OMS, se estima que, en todo el mundo, hay 417 millones de personas de 15 a 49 años de edad (11 %) infectadas por VHS-2. Es una importante causa de morbilidad en el neonato por el riesgo de transmisión durante el embarazo, y un cofactor para la transmisión del VIH en pacientes expuestos.

El ciclo infeccioso del virus se inicia cuando, tras entrar en contacto con la mucosa oral o genital, penetra a través de abrasiones o microfisuras de la piel. Se replica en la epidermis y penetra en las terminaciones cutáneas de los nervios sensitivos de la epidermis. Tras la primoinfección, el virus permanece latente en los ganglios sensitivos sacros. El VHS se replica dentro de las neuronas ganglionares sensitivas o permanece en latencia.

El virus latente dentro de las neuronas se reactiva espontáneamente o en respuesta a diversos estímulos (radiación solar, estrés, fiebre, determinados medicamentos, enfermedades agudas o procesos inmunosupresores). La reactivación del virus latente determina enfermedad recurrente. El virus desciende a través del nervio sensorial hasta la superficie del cuerpo correspondiente a los dermatomas inicialmente infectados (especialmente orolabial y vulvar). Se replica en las células epidérmicas, y ocasiona su excreción asintomática en las secreciones orales o genitales, o bien recurrencias clínicas manifiestas.

Clínica

Los síntomas y signos clínicos del herpes genital varían en función del tipo de VHS, sexo del paciente, estado de inmunidad y exposición previa al VHS. Se puede presentar inicialmente en forma grave con úlcera genital muy dolorosa, disuria, fiebre, adenopatía inguinal y cefalea, pero en muchos casos, la infección es leve, subclínica o completamente asintomática. Sin tratamiento, las lesiones se curan en menos de 4 semanas, y es contagiosa hasta la curación completa de las lesiones.

La infección genital por el VHS tiene tres presentaciones clínicas, y cada una de ellas a su vez puede catalogarse de sintomática, asinto-

mática o subclínica (esta solo puede ser detectada mediante cultivo o PCR):

- Primoinfección (**Fig. 6-2**): es el primer episodio de la enfermedad sin evidencia de infección previa por VHS-2 o por VHS-1. Aparecen vesículas que se erosionan, se ulceran y confluyen, son múltiples y bilaterales, con halo eritematoso que se acompañan de intenso dolor, prurito y escozor. Adenopatía dolorosa a la exploración. Se resuelven en unos 19 días. Aparecen síntomas generales como fiebre, cefalea, malestar, mialgias.
- Primer episodio no primario: cuando es el primer episodio de la enfermedad con evidencia de infección previa por VHS-2 o por VHS-1. Se caracteriza por menor número de lesiones y menos síntomas sistémicos que en la infección primaria. La evolución de la enfermedad se acorta. Hay mejor cicatrización.
- Recurrente: consiste en la reactivación de la infección latente. La recurrencia de la infección por VHS es frecuente y suele ser de menor gravedad que la primoinfección o infección no primaria. Las lesiones pueden ser pequeñas vesículas unilaterales o lesiones ulceradas, o presentarse como lesiones atí-

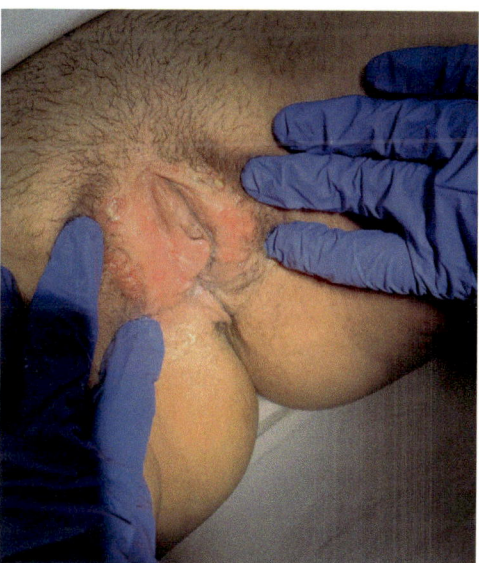

Figura 6-2. Herpes.

picas en forma de fisuras, irritación vulvar o costras. Los síntomas generales son raros y, en un 25 % de los casos, son asintomáticos. La duración de las lesiones es más corta que en la primoinfección. La media de recurrencias es de 4-5 episodios al año los dos primeros años de adquisición del VHS-2. La frecuencia y gravedad disminuyen con el tiempo. Las recurrencias son más frecuentes en pacientes inmunodeprimidas. Los días de excreción viral durante la recurrencia son menores, 2-5 días de media frente a 19 días en la infección primaria.

Las recurrencias del herpes genital son algo más frecuentes durante el embarazo, pero tienen una evolución y duración similares. La tasa de infección neonatal en la primoinfección materna durante el parto es del 20-50 %; en la recurrencia, de un 5 %; y durante una excreción asintomática, de un 1%.

Diagnóstico

La OMS recomienda que, ante pacientes con sospecha clínica de herpes genital, se establezca tratamiento, ya que se consigue una curación más rápida de las lesiones y se atenúan los síntomas, además de acortar el tiempo de excreción viral y el riesgo de contagio; pues los resultados de las pruebas que se deben cursar para confirmación del diagnóstico no están disponibles en el momento de la primera visita:

- PCR: ha desplazado al cultivo como método de diagnóstico. La mayor objeción es el coste económico y el requerimiento de laboratorios y personal especializado. Su aplicación, hasta hace poco tiempo, era el diagnóstico de la encefalitis por VHS, su utilidad para detectar la excreción viral en pacientes asintomáticos y para diagnosticar las lesiones negativas en el cultivo.
- Cultivo viral: el aislamiento del VHS en cultivo celular es sensible y específico. El rendimiento es mayor ante la presencia de las típicas vesículas (80 %) y menor en la fase de costra o en las recurrencias (25-50 %).

- Inmunofluorescencia directa: el antígeno del VHS puede ser detectado con rapidez, estando disponible los resultados en pocas horas, pero es menos sensible que el cultivo.
- Serología específica de tipo: no se recomienda en pacientes asintomáticos, por la alta tasa de falsos positivos en la población de bajo riesgo. La serología para los anticuerpos IgG anti-VHS específicos de tipo es útil en pacientes con historia de lesión genital atípica no diagnosticada y para determinar la susceptibilidad de la pareja de un sujeto con herpes o seleccionar a las gestantes con riesgo de transmisión al recién nacido. Tiene una alta sensibilidad (93-96 %) y especificidad (80-98 %). Un resultado serológico (detección de IgG) negativo indicará la ausencia de contacto previo con VHS o una infección en fase inicial. La presencia de esos anticuerpos será evidencia de infección herpética en fecha no precisada. Una IgM negativa indicará una infección no activa en el momento del estudio. La IgM no debe utilizarse para diferenciar la infección primaria de las reactivaciones.

Tratamiento

No se deben dar tratamientos tópicos, porque maceran la lesión. Los máximos beneficios se obtienen cuando se administra la terapia antivírica en las primeras 72 horas. Desafortunadamente, no se consigue erradicar el virus latente y, por tanto, las recidivas.

Se deben seguir los siguientes tratamientos:

- Tratamiento recomendado: existen tres fármacos aprobados para el herpes genital: aciclovir, famciclovir y valaciclovir. Aciclovir 400 mg cada 8 horas/7 días o valaciclovir 500 mg cada 12 horas/7 días son las pautas más utilizadas.
- En cuanto al tratamiento del herpes genital recurrente, existen dos pautas:
  - Terapia episódica: en pacientes con escasos brotes. Se administra el fármaco antivírico por vía oral, entre 3 y 5 días, cuando presenta los síntomas prodrómicos.

– Terapia supresora: en pacientes con más de seis episodios al año, consiguiendo reducir los brotes hasta en un 70-80 %. Se administra un fármaco antiviral de forma diaria.

• Tratamiento en embarazadas: al menos un 2 % de las nuevas infecciones por herpes genital en la mujer se producen durante el embarazo. Si el contagio del VHS es próximo al parto, la transmisión fetal se da en el 30-50 % de los casos, mientras que dicho riesgo es del 1 % en mujeres con antecedentes de herpes genital o infección en la primera mitad de la gestación, debido a la protección pasiva fetal de anticuerpos IgG anti-VHS que la madre transfiere al feto. La historia previa de VHS materno no confiere una protección absoluta al feto, y está indicada la terapia supresora (especialmente si presenta VHS recurrente) desde la semana 36, para minimizar el riesgo de transmisión vertical y de tener que realizar un parto mediante cesárea.

No hay datos suficientes sobre la seguridad de emplear antiherpéticos en el tercer trimestre de gestación, aunque tampoco se han detectado problemas relacionados con su uso en este período con las pautas con aciclovir 400 mg cada 8 horas o valaciclovir 500 mg cada 12 horas.

• Tratamiento de las parejas: la transmisión sexual puede ocurrir durante episodios asintomáticos, y la utilización correcta del preservativo disminuye, pero no elimina el riesgo de transmisión. Su tratamiento contribuirá a disminuir el contagio de las futuras parejas.

Linfogranuloma venéreo

El linfogranuloma venéreo (LGV) es una ITS endémica en Asia, África, Caribe y Sudamérica, y rara en Europa y Norteamérica. En España, se reportan solo unos pocos casos anualmente.

> ! *Chlamydia trachomatis* (los serotipos causantes del LGV son L1, L2 y L3) es un germen intracelular obligado que infecta solo a humanos. El LGV se transmite de forma prácticamente exclusiva por contacto sexual.

La infección está favorecida por la presencia de erosiones o microabrasiones en el epitelio de las mucosas. Los serotipos de *C. trachomatis* responsables del LGV puede infectar la faringe, a menudo de forma asintomática o paucisintomática, por lo que es posible su transmisión en relaciones orogenitales u oroanales. El uso compartido de juguetes sexuales con una persona infectada es también una vía de infección.

Clínica

Hay que diferenciar tres fases en el LGV:

• La primera fase se caracteriza por la aparición de una úlcera genital en la zona de inoculación, dolorosa, poco evidente y autolimitada, que se acompaña de adenopatía inguinal o femoral, generalmente unilateral. Esta fase inicial pasa frecuentemente inadvertida.

• La segunda fase está caracterizada por la afectación linfática en forma de adenopatías persistentes dolorosas que pueden fistulizar.

• La tercera fase se denomina «síndrome anogenitorrectal», y consiste en una afectación crónica que se manifiesta como una inflamación de tejidos profundos y linfáticos, causante de secuelas cicatriciales (estenosis rectal, edema organizado genital, fístulas, abscesos, etcétera).

La mayoría de los pacientes con LGV diagnosticados en la última década en Occidente presentan proctitis o proctocolitis. Los síntomas son: dolor con la defecación, sangrado o mucosidad rectal, a menudo acompañado de malestar general. La exploración puede evidenciar lesiones ulceradas anales o perianales y/o adenopatías en el área de drenaje urogenital y simular un cuadro de enfermedad inflamatoria intestinal.

Diagnóstico

El diagnóstico del LGV requiere una alta sospecha clínica basada en la información epidemiológica y la conducta sexual del paciente.

Actualmente se recomienda el uso de técnicas moleculares (NAAT) debido a su mayor sensibilidad, especificidad y rapidez, tanto en infecciones sintomáticas como asintomáticas, aunque la confirmación diagnóstica también puede realizarse mediante cultivo del aspirado de una adenopatía, inmunofluorescencia directa o detección de ácido desoxirribonucleico o ácido ribonucleico de tipos específicos de *C. trachomatis* en las lesiones ulceradas, el exudado rectal o el aspirado de una adenopatía.

Tratamiento

Las pautas a seguir para tratar el LGV son (**Tabla 6-2**):

- Tratamiento recomendado: doxiciclina 100 mg/12 horas v.o. durante 21 días (contraindicado en gestantes). Existen dos opciones terapéuticas alternativas: eritromicina 500 mg/6 horas v.o. durante 21 días y acitromicina 1 g v.o. en monodosis o 1 g/semana durante tres semanas.
- Tratamiento en gestantes y lactantes: se recomienda una pauta larga de acitromicina, pues la doxiciclina está contraindicada.
- Tratamiento de las parejas: ante la confirmación diagnóstica de LGV, se recomienda estudiar los contactos sexuales de los 6 meses previos al inicio de los síntomas. Si se confirma la infección, debe realizarse tratamiento con doxiciclina 100 mg/12 horas durante 3 semanas, o una pauta alternativa de al menos igual duración, así como descartar otras ITS.

OTROS SÍNDROMES

Existen otros síndromes cuyas características se deben conocer.

Proctitis

La proctitis es la inflamación de la mucosa rectal distal. Ocurre sobre todo en HSH y se relaciona con el sexo anal. En las mujeres, es menos sintomática y puede ocurrir incluso sin la práctica de sexo anal receptivo, simplemente por la proximidad de la vagina. Tanto *N. gonorrhoeae* como *C. trachomatis* pueden ser causa de proctitis.

Clínica

La proctitis por *N. gonorrhoeae* es más frecuente en HSH, siendo la única localización de la infección en el 40 % de ellos. Suele ser asintomática; cuando los síntomas están presentes, son muy similares a la proctitis por *C. trachomatis*.

En la proctitis por *C. trachomatis*, en HSH, la clínica depende mucho de la variante que se trate. La producida por las variantes L1, L2 y L3 es la causante del LGV, y suele ser muy sintomático, cursando con dolor anorrectal, secreción rectal, tenesmo, rectorragia y estreñimiento. Puede asociarse con síntomas sistémicos, como fiebre o mal estado general. Las variantes de la D a la K pueden producir proctitis, pero son generalmente asintomáticas y son las serovariantes más frecuentes en las mujeres.

Diagnóstico

El diagnóstico de la proctitis se hace por PCR tras la toma con torunda anal, aunque normalmente los reactivos habituales no diferencian entre las variantes serológicas.

Tratamiento

En caso de LGV, el tratamiento de elección es la doxiclina 100 mg cada 12 horas durante 1 semana y durante 21 días. En caso de *N. gonorrhoeae* el tratamiento de elección es la ceftriaxona 1 g, en una sola dosis.

Faringitis

La mayoría de las que está causadas por *N. gonorrhoeae* son asintomáticas, más frecuente-

Tabla 6-2. Tratamiento de las úlceras genitales

	No gestantes	Gestantes
Chancro sifilítico	Penicilina G benzatina: $2,4 \times 10^6$ i.m. en dosis única	Penicilina G benzatina: $2,4 \times 10^6$ i.m. en dosis única
Chancroide	Ceftriaxona 250 mg i.m. en dosis única	Ceftriaxona 250 mg i.m. en dosis única
Donovanosis (granuloma inguinal)	Acitromicina 1 g/día durante 7 días v.o. o 500 mg/día hasta la curación	Eritromicina: 500 mg/6 h
Herpes genital	Aciclovir 400 mg/8 h 5-10 días	Aciclovir 400 mg/8 h 5-10 días
Linfogranuloma venéreo	Doxiciclina 100 mg/12 h v.o. 21 días	Acitromicina 1 g v.o. en monodosis o 1 g/semana durante 3 semanas

i.m.: intramuscular; v.o.: vía oral.

mente por sexo oral, sobre todo por felación. Cuando dan síntomas, suele ser dolor de garganta, exudado faríngeo y/o linfadenitis cervical. El tratamiento es el mismo que para otras localizaciones.

La significación clínica de *C. trachomatis* en la orofaringe no es concluyente, la duración es menor que en otras localizaciones y, por lo tanto, no está clara la transmisión. La opción terapéutica es la doxicilina.

Conjuntivitis

C. trachomatis puede producir conjuntivitis a través de secreciones infectadas; suele cursar como una conjuntivitis no purulenta con un eritema en la superficie. *N. gonorrhoeae* es más frecuente en recién nacidos con madres afec-

tas no tratadas; aunque en adolescentes, puede haber casos esporádicos de autoinoculación que produzcan brotes de conjuntivitis que no se transmiten por vía sexual. El tratamiento es el mismo que para otras localizaciones.

Tríada reactiva

En una minoría de pacientes con gonococo y *C. trachomatis* también se puede producir queratoconjuntivitis en adultos e infección diseminada con fiebre, poliartralgias, sinovitis y vasculitis.

Otras infecciones diseminadas, como la endocarditis, la meningitis o la osteomielitis, son raras. Normalmente, un tratamiento efectivo precoz disminuye el riesgo de que se produzca.

PUNTOS CLAVE

- Se ha de realizar siempre una batería completa de ITS: coexistencia por factores de riesgo.
- Debido al elevado riesgo de reinfección, se debe tratar siempre a la pareja o parejas sexuales.
- Hay que identificar factores de riesgo: múltiples parejas sexuales, inicio precoz de relaciones sexuales, adicciones, etcétera.
- Es preciso comprobar el cribado citológico de cérvix correcto en mayores de 25 años.
- El tratamiento ha de ser precoz, empírico, para cortar la cadena de transmisión y evitar complicaciones a corto y largo plazo.

BIBLIOGRAFÍA

Alsina M, Arencibia O, Centeno C, De la Cueva P, Fuertes I, Fusté P, et al. AEPCC Guías: Infecciones del tracto genital inferior. Valencia: Asociación Española de Patología Cervical y Colposcopia; 2016.

Centers for Disease Control and Prevention. Sexually Transmitted Disease Surveillance, 2018. Atlanta: US CDC, Department of Health and Human Services; 2019.

Fernández Urrusuno R (coord.). Guía de terapéutica antimicrobiana del Área Aljarafe. 3ª ed. Sevilla: Distrito Sanitario Aljarafe y Hospital san Juan de Dios del Aljarafe; 2018.

García Cervera X. Trichomoniasis. En: Curso en Infecciones de Transmisión Sexual. Sociedad Española de Contracepción y Fundación Española de Contracepción (SECFEC); 2022.

González Navarro JV. Sífilis. En: Curso en Infecciones de Transmisión Sexual. Sociedad Española de Contracepción y Fundación Española de Contracepción (SECFEC); 2022.

Hernando V, Simón L, Ruiz-Algueró M, Díaz A. Vigilancia epidemiológica de las infecciones de transmisión sexual en España, 2021. Madrid: Centro Nacional de Epidemiología del Instituto de Salud Carlos III; 2023.

James C, Harfouche M, Welton NJ, Me Turner K, Abu-Raddad LJ, Gottleb SL, et al. Herpes simplex virus: global infection prevalence and incidence estimates, 2016. Bull World Health Organ. 2020;98(5):315-29.

Mitchell CM, Anyalechi GE, Cohen CR, Haggerty CL, Manhart LE, Hillier SL. Etiology and diagnosis of pelvic inflammatory disease: looking beyond gonorrhea and chlamydia. J Infect Dis. 2021;224(12 Suppl 2):S29-35.

Organización Mundial de la Salud (OMS). Infecciones de transmisión sexual. Ginebra: OMS; [consulta el 31 de mayo de 2024]. Disponible en: https://www.who.int/es.

Padilla España L. Cervicitis por chlamydia trachomatis, Neisseria Gonohorrea y Mycoplasma Genitalum. En: Curso en Infecciones de Transmisión Sexual. Sociedad Española de Contracepción y Fundación Española de Contracepción (SECFEC); 2022.

Silva Reus IM. Herpes genital. En: Curso en Infecciones de Transmisión Sexual. Sociedad Española de Contracepción y Fundación Española de Contracepción (SECFEC); 2022.

Tubal infertility: serological relationship to past chlamydial and gonococcal infection. World Health Organization Task Force on the Prevention and Management of Infertilty. Sex Transm Dis. 1995;22(2):71-7.

Workowski KA, Bachmann LH, Chan PA, Johnston CM, Muzny CA, Park I, et al. Sexually Transmitted Infections Treatment Guidelines, 2021. MMWR Recomm Rep. 2021;70(4):1-187.

Patología vulvar y vaginal

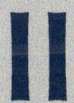

Epidemiología de lesiones vulvares y vaginales

7

M. Andeyro García, V. del Amo Serrano, L. Escudero Villegas y A. Herráez Moreta

---

 OBJETIVOS

- Conocer de forma general las características epidemiológicas de las principales patologías benignas, premalignas y malignas de la vulva y la vagina.

DERMATOSIS INFLAMATORIAS

Las dermatosis inflamatorias vulvares constituyen una patología dermatológica que afecta a un elevado porcentaje de mujeres, convirtiéndose en una razón frecuente de consulta, debido a la sintomatología, en ocasiones incapacitante, que presentan.

Existe una amplia y compleja variedad de dermatosis inflamatorias, las cuales se han clasificado atendiendo a su patrón histológico (**Tabla 7-1**) a pesar de que el diagnóstico de la mayoría es clínico. En este capítulo, se expondrán las más importantes.

Liquen escleroso

El liquen escleroso es una enfermedad inflamatoria crónica, progresiva y autoinmunitaria, que afecta a una de cada 30 mujeres, aunque se cree que se trata de una enfermedad infradiagnosticada, debido a que un porcentaje de los casos son asintomáticos (15-40 %).

> **!** Afecta principalmente a mujeres caucásicas en edad perimenopáusica y posmenopáusica (edad media de 52,6 años), aunque también se da un pico de incidencia en la edad prepuberal (edad media de 7,6 años) (**Fig. 7-1**).

La etiología es desconocida, aunque se sabe que factores autoinmunitarios, hormonales, genéticos, infecciosos y traumatismos frecuentes están relacionados con su desarrollo.

Los síntomas que produce son principalmente prurito intenso vulvar, dolor y dispareunia. Estos síntomas irán acompañados de hallazgos en la exploración (**Figs. 7-2, 7-3** y **7-4**; **Tabla 7-2**).

> **!** Es importante recalcar que el liquen escleroso se asocia a un aumento del riesgo de cáncer epidermoide de vulva de hasta un 5 %.

Para disminuir este riesgo, es fundamental el control de la enfermedad con corticoides tópicos de alta potencia (p. ej., clobetasol) como primera línea de tratamiento o inhibidores de la calcineurina tópicos (p. ej., tacrólimus o pimecrólimus) en segunda línea.

Liquen simple crónico

Es una de las causas más frecuentes de prurito vulvar. Afecta con mayor frecuencia a mujeres entre 30 y 50 años, pero puede aparecer a cualquier edad. Factores irritantes como la

Tabla 7-1. Clasificación histológica de las dermatosis vulvares de la ISSVD de 2006

Liquenoide	Liquen escleroso
	Liquen plano
Espongiótico	Liquen simple crónico/eccema atópico
Vesículo-ampolloso	Penfigoide ampolloso
	Penfigoide de mucosas
	Penfigoide vulvar
	Enfermedad IgA lineal
	Penfigoide gestacional
Acantósico	Liquen simple crónico
	Psoriasis
	Síndrome de Reiter
Ancantolítico	Enfermedad de Hailey-Hailey
Granulomatoso	Enfermdad de Crohn
Vasculopático	Aftas
	Enfermedad de Behçet
	Vulvitis de células plasmáticas

IgA: inmunoglobulina A; ISSVD: International Society for the Study of Vulvovaginal Disease.

humedad persistente, el exceso de higiene o el uso de ropa muy ajustada, pueden desencadenar esta patología.

Denominada comúnmente como el «ciclo de picazón-rascado», esta patología se caracteriza por el alivio temporal de los síntomas mediante el acto de rascarse. Por consiguiente, muchas de las lesiones que se identifican son consecuencia de este rascado, manifestándose en forma de eritema, liquenificación o hiperpigmentación, principalmente en los labios mayores (**Fig. 7-5**). La aplicación de corticoides tópicos, antihistamínicos y una buena hidratación vulvovaginal para mejorar la barrera de la piel son las bases de su tratamiento.

Eccema

Se trata de una dermatosis inflamatoria que afecta al 0,5-10 % de la población y que puede aparecer a cualquier edad, salvo la variante dermatitis atópica, que es más frecuente en la etapa infantil.

> **!** Se divide en dos categorías principales: endógeno, que abarca el liquen simple crónico y la dermatitis atópica; y exógeno, que se subdivide en: irritativo, causado por factores como la higiene excesiva y la incontinencia urinaria sin necesidad de una sensibilización previa; y alérgico, desencadenado al entrar en contacto con una sustancia tras una sensibilización previa.

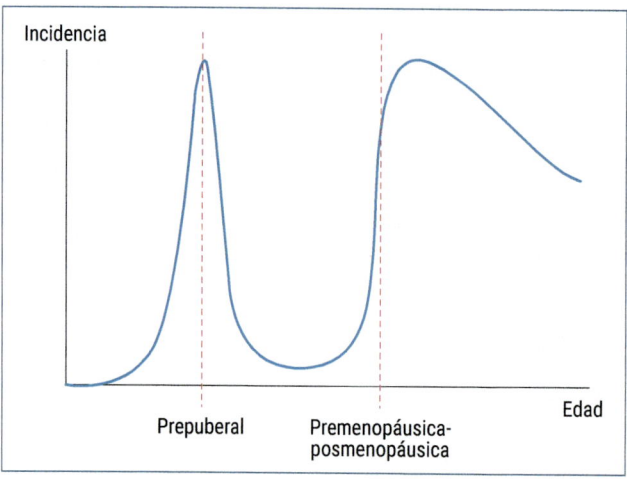

Figura 7-1. Incidencia del liquen escleroso por grupos de edad. Adaptada de: Cooper, 2020.

El síntoma predominante es el prurito vulvar. Desde un punto de vista fenotípico, se presenta inicialmente con pequeñas vesículas intraepidérmicas durante su fase aguda, que posteriormente evolucionan a placas eritemato-sas, parcheadas, con límites difusos y signos de liquenificación secundarios al rascado en labios mayores, monte de Venus y periné principalmente (**Fig. 7-6**).

El enfoque terapéutico es comparable al utilizado para el liquen simple crónico, si bien es crucial evitar los irritantes que desencadenan el cuadro clínico.

Liquen plano (erosivo)

Es una dermatosis inflamatoria autoinmunitaria mediada por linfocitos T, que afecta a mucosas.

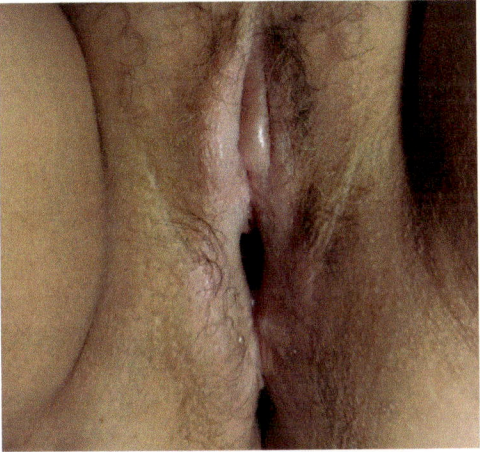

Figura 7-2. Liquen escleroso. Se puede observar un área de adelgazamiento/atrófica e hipopigmentación en forma de alas de mariposa, fusión de labios menores en línea media y capuchón clitoroideo.

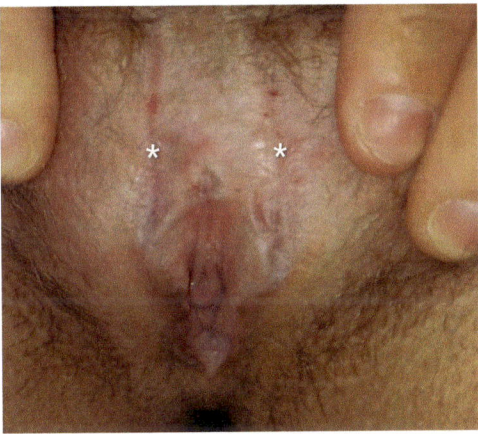

Figura 7-4. Liquen escleroso. Desaparición prácticamente total de la morfología vulvar, con borramiento completo de los labios menores y fusión en la línea media, capuchón del clítoris, fisuras interlabiales (asterisco), áreas liquenificadas y estrechamiento del introito vaginal.

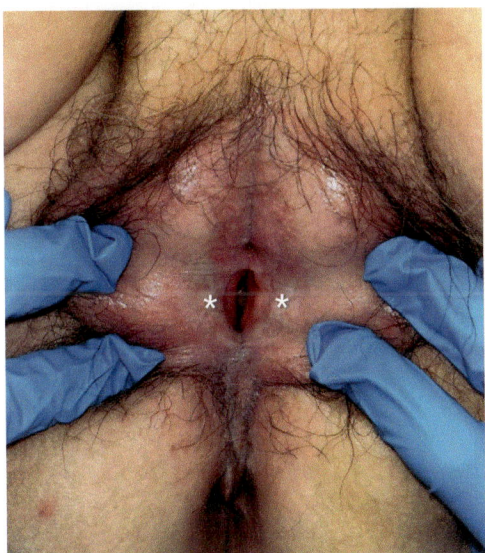

Figura 7-3. Liquen escleroso. Eritema generalizado en labios mayores, menores, periné y zona perianal. Se objetiva borramiento de labios menores y fusión central de los mismos con desaparición de clítoris. Además, se observan lesiones leucoplásicas en la cara interna de los labios mayores (asterisco) y estrechamiento del introito vaginal.

Tabla 7-2. Hallazgos exploratorios frecuentes que pueden visualizarse en pacientes con liquen escleroso

Lesiones atróficas/piel adelgazada	Borramiento o fusión de labios menores
Erosiones eritematosas	Capuchón de clítoris
Fisuras interlabiales, perineales o rafe posterior	Estrechamiento de introito vaginal
Hiperqueratosis/placas leucoplásicas	Púrpura/equimosis
Hipopigmentación	Liquenificación

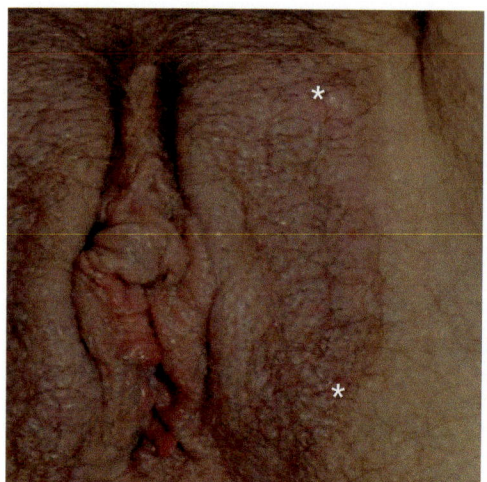

Figura 7-5. Liquen simple crónico en el que se observan ambos labios mayores de aspecto liquenificado, ligeramente hiperpigmentados y con pequeñas y punteadas zonas de eritema/escoriaciones secundarias a rascado (asterisco). Tomada de: Barchino-Ortiz *et al.*, 2012.

La forma de presentación más común es la oral, con una prevalencia estimada del 0,5-3 %, mientras que la afectación vulvar se ha observado en el 3,7 % de las mujeres biopsiadas en centros ginecológicos.

> **!** Además, se estima que dos de cada tres pacientes que presentan lesiones vulvares, también las tienen en la zona vaginal y oral (gingival), dando lugar a lo que se conoce como el síndrome vulvovaginal-gingival.

La edad media del diagnóstico está entre los 50 y 60 años, aunque puede aparecer a cualquier edad.

Las pacientes refieren escozor, dispareunia, disuria e incluso coitorragia. En la exploración, se encuentran placas eritematosas, brillantes, con estrías blanquecinas características (estrías de Wickham) y erosiones cicatriciales con cambios morfológicos vulvares asociados (**Figs.** 7-7 y 7-8).

El tratamiento con corticoides tópicos potentes (incluidos los supositorios de hidrocortisona vaginal) para el control de la enfermedad es crucial, ya que esta entidad conlleva un aumento de riesgo de cáncer epidermoide de un 2-3 %. (**Tabla 7-3**).

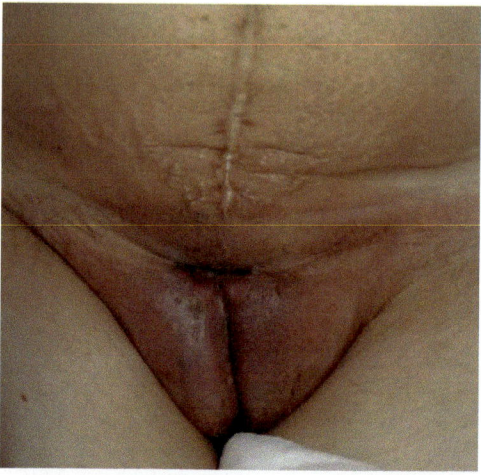

Figura 7-6. Eccema de contacto irritativo por incontinencia urinaria.
Tomada de: Barchino-Ortiz *et al.*, 2012.

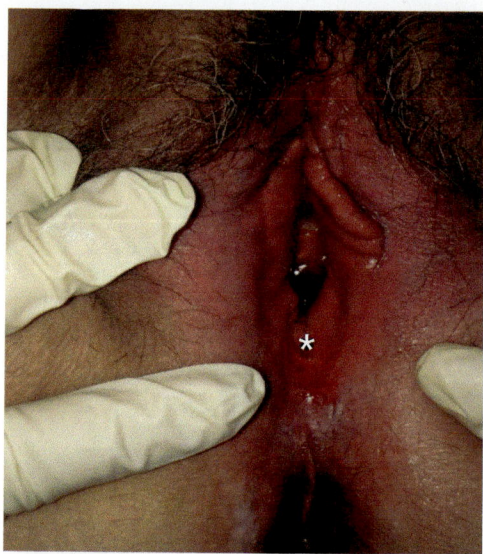

Figura 7-7. Liquen plano erosivo. Eritema predominante en los labios menores y en la zona del vestíbulo con una marcada erosión, brillante en introito vaginal (asterisco).

Otras dermatosis inflamatorias vulvares

Psoriasis

La psoriasis es una dermatosis que afecta aproximadamente al 2 % de la población, de los cuales, entre el 29 y el 46 % presentan afectación vulvar.

Tabla 7-3. Tabla resumen de las dermatosis inflamatorias vulvares tipo liquen

	Liquen escleroso	Liquen plano	Liquen simple crónico	Eccema
Prevalencia	3 %	0,1-0,8 %	ND	0,5-10 %
Población diana	Prepuberal y perimenopausia/ posmenopausia	Cualquier edad (+ de 50-60 años)	Cualquier edad (+ de 30-50 años)	Cualquier edad DA inicio en infancia
Hallazgos morfológicos (signos)	• Erosiones • Fisuras • Placas leucoplásicas • Lesiones cicatriciales	• Erosiones eritematosas brillantes con estrías blancas (estrías de Wickham) • Lesiones cicatriciales	• Eritema • Liquenificación • Hiperpigmentación • Hiperqueratosis	• Placas de eritema mal definidas • Edema/ vesículas (fase aguda) • Liquenificación (fase crónica)
Área vulvovaginal afecta	• Labios mayores y menores • Vestíbulo/ introito • Periné	• Labios menores • Vestíbulo/introito • Vagina	• Labios mayores y menores • Monte de Venus • Periné	Labios mayores, periné y monte de Venus
Manejo terapéutico	CE tópico de alta potencia/inhibidor de calcineurina	CE tópico de alta potencia e hidrocortisona vaginal	• CE tópico + hidratación + antihistamínicos • Evitar factor irritante	CE tópico + hidratación Evitar factor irritante

CE: corticoesteroide; DA: dermatitis atópica; ND: no disponible.

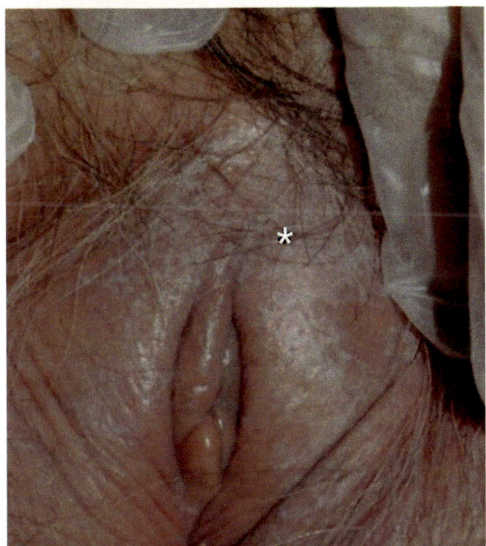

Figura 7-8. Liquen plano. Eritema leve en labios menores con características estrías blanquecinas (estrías de Wickham) (asterisco).
Tomada de: Barchino-Ortiz *et al.*, 2012.

! Presenta dos picos de actividad, uno en la década de los 30 y otro en la década de los 60, aunque puede aparecer a cualquier edad, provocando prurito local y/o dolor.
Entre los signos destacables, figura la aparición de lesiones o placas eritematosas predominantes en zonas pilosas (monte de Venus, periné y labios mayores), y el fenómeno de Koebner (aparición de lesiones psoriásicas en zonas afectadas por un traumatismo o lesión de la piel) (**Fig. 7-9**).

El uso de corticoides o inhibidores de la calcineurina tópicos suelen mejorar los signos y síntomas de la enfermedad.

Enfermedad de Crohn

Se trata de una enfermedad sistémica, autoinmunitaria, cuya afectación mucocutánea es atípica (20 %), siendo la vulva una de las zonas

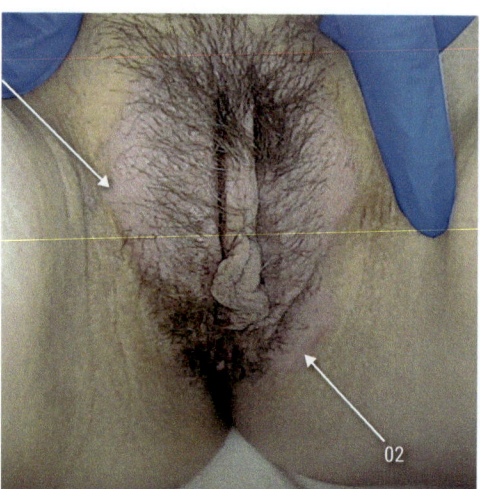

Figura 7-9. Psoriasis. Eritema descamativo con predominio en zonas pilosas (labios mayores, monte de Venus, zona perineal).

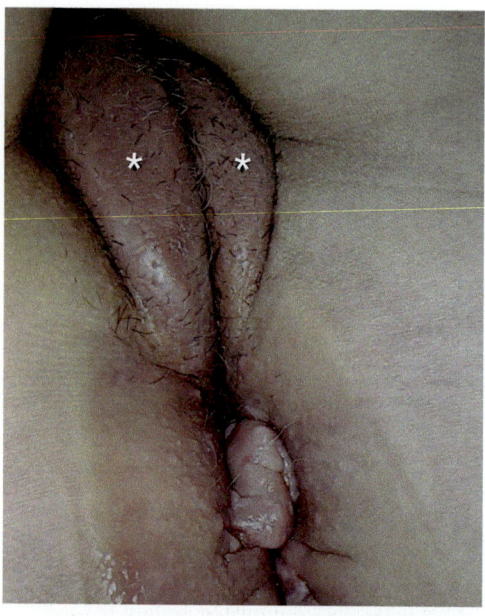

Figura 7-10. Enfermedad de Crohn vulvar en la que se puede apreciar el característico edema asimétrico de ambos labios mayores (asterisco) asociado a eritema.

más frecuentemente afectas en estos casos (70 %).

Entre las lesiones características de esta enfermedad, se incluyen: fístulas, abscesos y, de manera distintiva, edema genital asimétrico y úlceras lineales en forma de «corte de cuchillo» en áreas como el periné, los labios mayores, el monte de Venus y la cara interna de muslos (**Fig. 7-10**).

El tratamiento antibiótico con metronidazol o ciprofloxacino forman parte de la primera línea de tratamiento, así como con inmunosupresores en caso de lesiones de mayor gravedad.

ÚLCERAS GENITALES

En Europa y los Estados Unidos (EE. UU.), el herpes genital y la sífilis son las causas más frecuentes de úlceras genitales.

En el año 2011, se notificaron en España 3.522 casos de sífilis, muchos de ellos a partir de un diagnóstico de úlcera genital. Con gran diferencia, la tercera causa en frecuencia es el chancro blando o chancroide. El linfogranuloma venéreo y el granuloma inguinal son entidades muy poco frecuentes en países desarrollados. En países en vías de desarrollo, el herpes y la sífilis también son las principales causas

de úlceras genitales, aunque el chancroide y el linfogranuloma son más frecuentes que en los países desarrollados.

Además de úlceras genitales producidas por enfermedades de transmisión sexual (ETS), existen úlceras de causas no infecciosas, como la enfermedad de Behçet, causas físicas, medicamentos o por enfermedad de Crohn, además de úlceras de causa infecciosa, pero no de transmisión sexual, como puede ser la úlcera de Lipschütz.

Las ETS son infecciones de notificación obligatoria, con un número estimado de un millón de infecciones adquiridas al día en todo el mundo.

En 2015, se calcularon unos 6 millones de nuevas infecciones por sífilis, 417 millones de infecciones por virus del herpes simple tipo 2 (VHS-2) y, aproximadamente, 291 millones de mujeres portadoras de virus del papiloma humano (VPH).

En 2017, se diagnosticaron y notificaron en la Unión Europea unos 33.000 casos de sífilis. En España, en el año 2017, se notificaron 4.941 casos de sífilis, muchos de estos casos se observaron en hombres VIH-positivos.

En 2022, se notificaron en España 8.141 casos de sífilis, donde el 89 % fueron hombres, la razón hombre/mujer fue de 8,1 y la mediana de edad fue de 37 años. Se notificaron 912 casos de linfogranuloma venéreo, de los cuales solo 14 casos fueron mujeres y la mediana de edad al diagnóstico fue de 36 años.

Virus del herpes simple

El herpes genital sigue siendo la segunda ETS más frecuente en el mundo, por detrás del condiloma acuminado, y la primera causa de úlcera genital en España en la población sexualmente activa.

Se podría hablar de pandemia de VHS-2 en las dos últimas décadas. Se estima que, en el ámbito mundial, hay 417 millones de personas entre los 15 y 49 años de edad infectadas por VHS-2.

En algunos estudios serológicos, se estima que un 80 % de los pacientes pueden ser asintomáticos.

Se trata de una ETS, pero la gran mayoría de los contagios se producen a partir de personas que no saben que están infectadas o se encuentran en períodos asintomáticos.

Clásicamente, el VHS-1 se ha asociado a la enfermedad mucocutánea oral y el VHS-2 a la infección genital. Sin embargo, estudios recientes evidencian un cambio en la epidemiología del herpes genital, aumentando la prevalencia del VHS-1 en España como causa del herpes genital especialmente en mujeres jóvenes, lo que puede ser debido a una mayor frecuencia de las prácticas sexuales orogenitales.

Clásicamente, entre el 60 y el 80 % de los herpes genitales (primoinfección y recurrencias) se debían a VHS-2, pero en algunos estudios europeos, se ha demostrado que aproximadamente un 50 % de las primoinfecciones de herpes genital se deben a VHS-1.

La infección por VHS-1 recurre con menor frecuencia que la infección por VHS-2 en el ámbito genital.

El VHS-2 suele transmitirse en parejas estables, en lugar de en relaciones sexuales casuales. Se calcula una tasa de transmisión en parejas estables de entre el 3 y el 12 % al año.

En los países desarrollados, el 20 % de los niños menores de 5 años y el 40-60 % de los adultos de entre 20 y 40 años están infectados por VHS-1. Esta prevalencia es más alta en países en vías de desarrollo y en población americana de raza negra. Entre el 20 y el 30 % de las personas de entre 15 y 29 años tienen VHS-2, y entre el 35 y el 60 %, a los 60 años. Más del 90 % de los adultos tienen anticuerpos frente al VHS-1 en la quinta década de la vida.

Datos de países desarrollados ponen de manifiesto una progresión de la enfermedad desde principios de los años 80, calculándose unos 107 millones de personas infectadas en todo el mundo. En Europa, el herpes genital afecta a aproximadamente 6,3 millones de personas.

El herpes neonatal es una enfermedad muy poco frecuente, predomina la infección por VHS-2 (aproximadamente el 75 % casos), y en el 70 % de los casos, se produce por contagio en el canal del parto.

Los estudios serológicos demuestran una disminución de la incidencia por grupos de edad de VHS-1 en Europa y EE. UU., sin embargo, en Asia y África, es casi universal y se adquiere en la primera infancia.

Se calcula actualmente una incidencia de unos 140 millones de casos de herpes genital por VHS-1.

Hay niveles muy altos de prevalencia de VHS-2 en África, con menor seroprevalencia en Europa, Australia, Latinoamérica y Asia.

La mayor prevalencia de VHS-2 se observa en mujeres, en personas infectadas por VIH, en mujeres que ejercen la prostitución y en hombres que tiene sexo con hombres.

Sífilis

Causada por *Treponema pallidum,* se transmite generalmente por vía sexual, aunque también se puede transmitir mediante sangre contaminada, vía transplacentaria o a través del canal del parto.

La sífilis es una causa importante de morbimortalidad en todo el mundo. Según la Organización Mundial de la Salud (OMS), en 2012, unos 17,7 millones de personas de entre 15 y 49 años tenían sífilis venérea con una media de 5,6 millones de casos nuevos.

En los últimos años, ha habido un aumento de casos de sífilis en Europa y EE. UU., aunque sigue afectando más a países en vías de desarrollo.

El aumento de casos a finales de los años 80 se relacionó sobre todo con la transmisión heterosexual, y produjo además un aumento de casos de sífilis gestacional y congénita. La reaparición de la sífilis en este período se asoció epidemiológicamente con el intercambio de sexo por drogas.

El aumento de casos más recientes se ha dado sobre todo en hombres homosexuales y bisexuales, un grupo de riesgo que supera el 58 % de todos los casos de sífilis primaria y secundaria declarada por los Centros para el Control y la Prevención de Enfermedades (CDC, Centers for Disease Control and Prevention) de EE. UU. en 2016.

En 2022, en España la tasa de incidencia de sífilis fue de 17,10/100.000 habitantes. Las comunidades autónomas que notificaron tasas más altas fueron: Canarias (33,47), Madrid (25,93), Cataluña (24,75) y Baleares (24,67). Las de menor incidencia fueron Aragón (2,58), La Rioja (3,16) y Castilla-La Mancha (4,57). Melilla no notificó ningún caso.

El aumento de sífilis en países europeos se relaciona con el cambio de comportamiento sexual entre hombres, una mayor declaración de casos y una mejoría en las técnicas de diagnóstico.

En Rusia y los países de Europa del Este, las tasas son más altas que en la zona occidental. En China, la sífilis prácticamente se erradicó en la década de 1950, sin embargo, ha aumentado en los últimos años de forma excepcional, probablemente en relación con mayor población en zonas urbanas, inicio precoz de las relaciones sexuales, mayor número de parejas y limitaciones tanto para el diagnóstico como para la notificación de casos.

En Latinoamérica y Caribe, hay tasas endémicas en áreas de recursos limitados

Se estima que casi 1,5 millones de embarazadas se infectan cada año con sífilis y, aproximadamente, la mitad de las que no se tratan sufrirán complicaciones durante la gestación.

Chancroide o chancro blando

Producido por *Haemophilus ducreyi,* es más frecuente en países en vías de desarrollo, siendo endémico en áreas de bajos recursos de África y Asia. En la década de los 90, la OMS estimó una prevalencia anual global de 4-6 millones/año. Está prácticamente en desaparición en Europa.

Está muy ligado a la prostitución. Es más frecuente en varones que en mujeres (10:1).

Linfogranuloma venéreo

Producido por *Chlamydia trachomatis* subtipos L1, L2 o L3, es típico del Sudeste Asiático, África y Caribe. En EE. UU. y Europa, se comunican en forma de epidemias, sobre todo en varones homosexuales infectados de VIH.

En España, en el año 2016, se declararon 249 casos en cinco comunidades autónomas, con una tasa de incidencia para las comunidades con sistemas de vigilancia de 0,73/100.000 habitantes.

Granuloma inguinal

Producido por *Klebsiella granulomatis,* es extremadamente infrecuente en nuestro medio. Se conocen casos aislados en poblaciones tropicales, mayoritariamente en poblaciones pobres marginales.

CONDILOMAS

La infección por VPH es la ETS vírica más frecuente.

En una sola relación sin protección, la probabilidad de infección es de hasta el 70 %, aunque la mayoría de las infecciones serán transitorias.

> **!** Los condilomas son producidos por el VPH tipo 6 y tipo 11 en un alto porcentaje de los casos (**Fig. 7-11**).

El período de incubación se estima entre 3 semanas y 8 meses, con una media de 2 meses.

Se calcula que aproximadamente un 5-10 % de la población sufrirá al menos un episodio de condilomas en su vida. El 1 % de la población sexualmente activa de EE. UU. y Europa tienen verrugas genitales, y su prevalencia está aumentando en las últimas décadas.

> **!** La afectación es más frecuente en gente joven (20-40 % de adultos jóvenes), disminuye hasta el 5-10 % en edad adulta y tiene un repunte de incidencia (10-15 %) en los primeros años de la menopausia.

Se dispone de datos limitados en España, dado que no es una enfermedad de declaración obligatoria, salvo en Cataluña. Se calcula una incidencia de nuevos casos entre 158-205/100.000 habitantes, con una incidencia

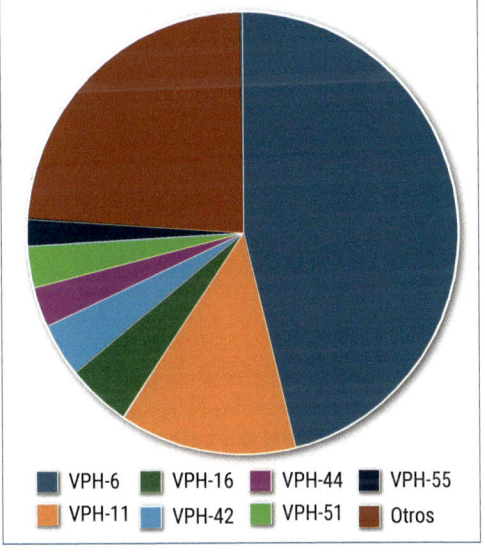

Figura 7-11. Tipos de VPH detectados en condilomas genitales.
Adaptada de: Magdaleno-Tapial, 2022.
VPH: virus del papiloma humano.

anual total (incluyendo casos nuevos y recurrentes) de entre 160 y 289/100.000 habitantes (**Fig. 7-12**).

La tasa de incidencia máxima en mujeres es entre los 20 y 24 años, y en varones, entre los 25 y 29 años. En más frecuente en perso-

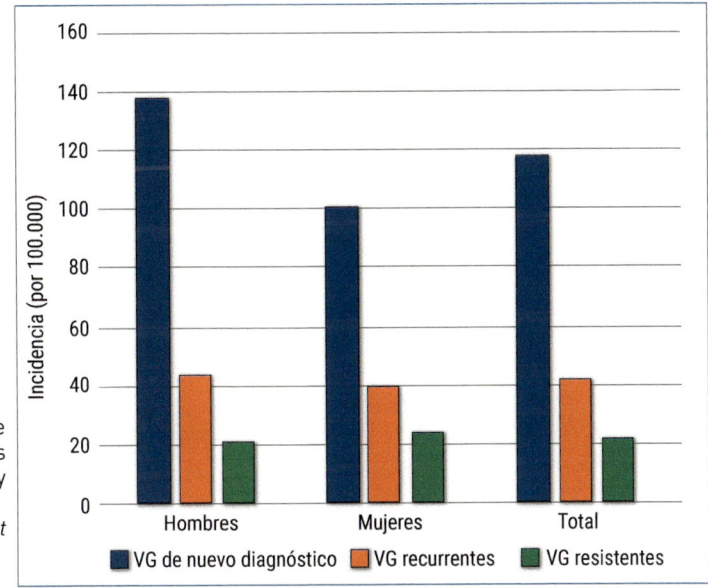

Figura 7-12. Incidencia de casos nuevos y recurrentes de condilomas en hombres y mujeres.
Adaptada de: Castellsagué *et al.*, 2010.
VG: verrugas genitales.

nas heterosexuales y en mujeres en estados de inmunodepresión (**Fig. 7-13**).

Las mujeres con condilomas tienen un riesgo mayor de tumores en el área anogenital, la cabeza y el cuello relacionados con el VPH, ya que es frecuente la coinfección con subtipos de alto riesgo.

> **!** La vía de transmisión habitual es la vía sexual.

La transmisión vertical es poco habitual, y cuando se produce, suele ser intraútero, y no a través del canal del parto, por lo que en la actualidad, la condilomatosis genital no se considera una indicación de cesárea, salvo en los casos en los que los condilomas produzcan una obstrucción del canal del parto. El riesgo de transmisión oral y digital es mínimo, y la transmisión por fómites es dudosa. La transmisión del VPH desde zonas infectadas hacia otras localizaciones en una misma persona también es posible.

La vacunación frente al VPH ha demostrado su eficacia en la prevención primaria de los con-dilomas, aunque aún queda por demostrar su papel en el tratamiento y la profilaxis de las recurrencias.

PATOLOGÍA PREMALIGNA Y MALIGNA DE VULVA

A continuación, se detallan las características de la patología premaligna y maligna de la vulva.

Patología premaligna

El término neoplasia intraepitelial vulvar (VIN) representa una adaptación a las lesiones preinvasivas de la vulva de la terminología utilizada para la neoplasia cervical intraepitelial (CIN) del útero, mucho más frecuente y mejor conocida, y con la que presenta una gran similitud clínica, etiológica, patogénica e histológica.

La terminología utilizada para describir y clasificar estas lesiones ha ido variando, hasta llegar a la más utilizada a día de hoy, la establecida por la OMS en el año 2020. En 1986, la Sociedad Internacional para el Estudio de las

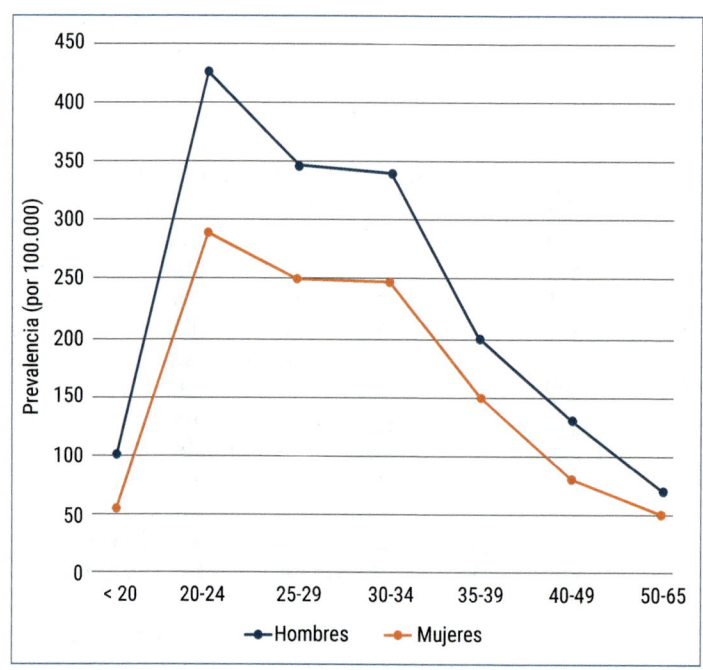

Figura 7-13. Prevalencia de condilomas según rangos de edad.
Adaptada de: Castellsagué *et al.*, 2010.

Enfermedades de la Vulva y la Vagina (ISSVD, International Society for the Study of the Vulvovaginal Disease) estableció tres grados crecientes de gravedad de VIN: VIN 1, VIN 2 y VIN 3, en función del grado de alteración de la maduración epitelial, en analogía a los criterios utilizados para las lesiones cervicales. En esta primera clasificación, se reconoció, además, la existencia de una forma distinta de VIN que se denominó VIN diferenciado.

En el año 2012, el Colegio Americano de Anatomopatólogos (CAP, College of American Pathologists) y la Sociedad Americana de Colposcopia y Patología Cervical (ASCCP, American Society for Colposcopy and Cervical Pathology) publicaron las conclusiones alcanzadas por un comité de consenso (The Lower Anogenital Squamous Terminology [LAST] Standardization Project for HPV-Associated Lesions) con el objetivo de estandarizar la terminología utilizada para denominar las lesiones relacionadas con la infección por VPH. Solo hace referencia a las lesiones escamosas asociadas a la infección por VPH y, por lo tanto, no incluye a las lesiones independientes de VPH o a las lesiones no escamosas.

Además, diferencia entre infección por VPH productiva con alta tendencia a la regresión y mínimo riesgo de transformación oncogénica, y la infección transformante, con mayor capacidad de progresión a cáncer.

La terminología de las lesiones escamosas del tracto anogenital (LAST, *lower anogenital squamous terminology*) propone utilizar para el diagnóstico histológico los mismos términos que se utilizan para la citología cervical (sistema de Bethesda). Recomienda los términos «lesión escamosa intraepitelial de bajo grado» (LSIL, *low-grade squamous intraepithelial lesion*) y «lesión escamosa intraepitelial de alto grado» (HSIL, *high-grade squamous intraepithelial lesion*), anotando entre paréntesis la localización anatómica a la que se refiere la lesión intraepitelial (VIN en la vulva, VaIN en la vagina, AIN en el ano, etc.) y diferenciar entre grado 2 (CIN 2, VaIN 2, etc.) y grado 3 (CIN 3, VaIN 3, etcétera).

La OMS, en su clasificación de los tumores ginecológicos de 2014, incorporó la terminología LAST para designar las lesiones intraepiteliales escamosas de la vulva asociadas a la infección por VPH, y recomendó el uso de LSIL y HSIL, especificando entre paréntesis el término «VIN tipo común». Se mantiene el término «VIN diferenciado» con el mismo uso y criterios que los establecidos en la clasificación de 2004, ya que la terminología LAST no incluye las lesiones no relacionadas con VPH.

En 2015, la ISSVD establece que la LSIL (VIN 1) no debe ser considerada propiamente como lesión precursora, sino como una reacción cutánea secundaria a la infección por VPH sin potencial oncogénico. Se basan en el hecho de que la vulva carece de zona de transformación, a diferencia del cuello del útero y ano, por lo que el efecto de la infección no es equivalente. Proponen modificar LSIL (VIN 1) por «condiloma» o «cambios por VPH» y, por tanto, no está justificado su tratamiento como prevención de cáncer de vulva, solo requieren tratamiento sintomático. Únicamente consideran verdaderas lesiones escamosas precursoras HSIL (VIN tipo común) y VIN diferenciado.

En los últimos años, se ha propuesto abandonar la clasificación histológica que aporta escasa información clínica y pronóstica y hacer hincapié en la presencia o no de VPH, debido a las diferencias etiopatogénicas entre los carcinomas asociados a VPH y los VPH independientes.

La OMS, en su quinta edición de la clasificación de los tumores ginecológicos de 2020, recomienda la utilización de marcadores moleculares para caracterizar correctamente estas entidades. Recomiendan la utilización de forma sistemática de la tinción inmunohistoquímica para p16, prácticamente sobreexpresada en todas las lesiones asociadas a VPH y negativa en el resto, o como alternativa, la detección molecular de VPH. Además, ratifica el uso de la terminología LAST en las lesiones intraepiteliales asociadas al VPH (lesiones escamosas intraepiteliales). Estas se clasifican en LSIL, que suelen presentarse como lesiones verrucosas, es decir, condilomas acuminados, y HSIL.

Para les lesiones independientes de VPH, se utiliza el término VIN, donde se incluye la

«VIN diferenciado» y aparecen por primera vez los precursores llamados lesión intraepitelial vulvar exofítica diferenciada (DEVIL, *differentiated exophytic vulvar intraepithelial lesion*) y acantosis vulvar con diferenciación alterada (VAAD, *vulvar acanthosis with altered differentiation*).

La **tabla 7-4** muestra un resumen de cómo ha ido variando la terminología en los últimos años.

A continuación, se aborda la epidemiología de las lesiones escamosas preinvasivas de la vulva, tanto de las HSIL asociadas a VPH (HSIL vulvar) como de las VIN independientes de VPH.

Lesión escamosa intraepitelial de alto grado vulvar

En los últimos años, se está viendo un incremento en la incidencia de HSIL vulvar, especialmente en edades jóvenes, como consecuen-cia probablemente tanto de un aumento real de la incidencia como de una mayor detección derivada de un mejor conocimiento de la infección por VPH y su patología asociada.

En un estudio basado en datos de una base de datos nacional de cáncer de EE. UU., la incidencia de VIN 3 fue de 2,86 por 100.000 mujeres en el año 2000.

La incidencia de HSIL vulvar reportada en diferentes estudios se sitúa entre 2,5 y 8,8 por 100.000 mujeres/año.

En una base de datos de los Países Bajos, incluyendo 1.148 pacientes con lesiones y neoplasias intraepiteliales escamosas de la vulva se encontró una tasa estandarizada de HSIL vulvar en Europa de 2,95 por 100.000 mujeres/año, y encontró un aumento de la incidencia de HSIL vulvar pasando de 2,39 a 3,26 por 100.000 mujeres/año entre los años 1991 y 2011.

En un análisis conjunto de tres ensayos clínicos sobre vacunas profilácticas frente al VPH, se identificó en el grupo placebo (7.785 mujeres) una incidencia de HSIL vulvar aso-

Tabla 7-4. Evolución de la terminología de las lesiones escamosas preinvasivas de la vulva

ISSVD 1986	OMS 2003	ISSVD 2004	LAST 2012	OMS 2014 = ISSVD 2015	OMS 2020
VIN 1	–	–	LSIL (VIN de tipo común, VIN 1)	LSIL (condiloma)	Lesiones escamosas intraepiteliales asociadas a VPH: LSIL vulvar, HSIL vulvar (patrón condilomatoso, patrón basaloide, patrón mixto)
VIN 2 VIN 3 (condilomatoso, basaloide, mixto, diferenciado)	VIN 3	VIN tipo común (patrón condilomatoso, patrón basaloide, patrón mixto)	HSIL (VIN de tipo común, VIN 2-3) (patrón condilomatoso, patrón basaloide, patrón mixto)	HSIL (VIN de tipo común, VIN 2-3) (patrón condilomatoso, patrón basaloide, patrón mixto)	
–	–	VIN diferenciado	–	VIN diferenciado	VIN independiente de VPH (VIN diferenciado, DEVIL, VAAD)

Adaptada de: AEPCC Guías: Lesiones preinvasivas de la vulva, 2024.
DEVIL: lesión intraepitelial vulvar exofítica diferenciada (*differentiated exophytic vulvar intraepithelial lesion*); HSIL: lesión escamosa intraepitelial de alto grado (*high-grade squamous intraepithelial lesion*); ISSVD: International Society for the Study of the Vulvovaginal Disease; LAST: terminología de las lesiones escamosas del tracto anogenital (*lower anogenital squamous terminology*); LSIL: lesión escamosa intraepitelial de bajo grado (*low-grade squamous intraepithelial lesion*); OMS: Organización Mundial de la Salud; VAAD: acantosis vulvar con diferenciación alterada (*vulvar acanthosis with altered differentiation*); VIN: neoplasia intraepitelial vulvar (*vulvar intraepithelial neoplasia*); VPH: virus del papiloma humano.

ciada al VPH-16/18 del 0,04 por 100.000 personas/año.

> ❗ La prevalencia de HSIL vulvar es mayor en pacientes premenopáusicas que en posmenopáusicas. La edad media en el momento del diagnóstico es de 46 años, según los datos de una revisión sistemática de 97 estudios que incluyeron a más de 3.300 mujeres con HSIL vulvar. Las mujeres menores de 50 años representan el 75 % de los casos.

En el estudio realizado por Thuijs *et al.*, se observa un pico de incidencia del HSIL vulvar hasta del 5,1 por 100.000 mujeres/año entre los 35 y 40 años.

En España, se realizó un estudio multicéntrico en 2011 con el objetivo de analizar la patología del tracto genital inferior asociada al VPH en mujeres españolas. Se incluyó una población de estudio de 5.665 mujeres, con una mediana de edad de 32 años, atendidas por 385 ginecólogos, con un total de 6.500 diagnósticos (*de novo*: 82,5 %).

Hallaron que el diagnóstico de HSIL vulvar suponía el 2 % de toda la patología del tracto genital inferior asociada al VPH. La mayoría de los casos presentó un diagnóstico de CIN (71,6 %), seguido de verrugas genitales (20,8 %), adenocarcinoma *in situ* (3,6 %), VIN (2,0 %) y VaIN (1,9 %). Las lesiones de grado 1 fueron las más frecuentes entre los casos de CIN y VaIN. La mayoría de las pacientes con CIN, independientemente del grado, tenían entre 30 y 44 años (el 90 % era < 45 años).

La mayoría de las mujeres con VaIN 1 (71 %), adenocarcinoma *in situ* (77,2 %) y verrugas genitales (96 %) eran también < 45 años. Por el contrario, la mayoría de los diagnósticos de VaIN 2/3 se efectuaron en pacientes > 45 años (63,6 %). No hubo diferencias respecto a la edad en las mujeres con diagnóstico de VIN.

La incidencia de HSIL vulvar va ligada a los factores de riesgo para la infección por VPH como la promiscuidad sexual, el uso o no de preservativo, el tabaquismo o todo tipo

de inmunodeficiencias, incluida la infección por el VIH.

Gracias a la creciente vacunación en las últimas décadas frente al VPH, se espera que la incidencia de HSIL vulvar disminuya.

Neoplasia intraepitelial vulvar independiente del virus del papiloma humano

Dentro del VIN independiente del VPH se incluye el VIN diferenciado, DEVIL y VAAD, como se ha indicado previamente.

> ❗ El VIN diferenciado representa menos del 10 % de todas las lesiones escamosas preinvasivas de la vulva.

Sin embargo, es difícil conocer la incidencia real, ya que, en muchas ocasiones, se trata de lesiones asintomáticas y pueden pasar desapercibidas si no se presta especial atención a la exploración de la vulva.

El principal factor de riesgo para presentar VIN diferenciado es tener una dermatosis vulvar asociada, como el liquen escleroso.

Por tanto, la edad media al diagnóstico es mayor que en el caso de HSIL vulvar, y se sitúa entre los 67 y 78 años.

La incidencia acumulada de carcinoma vulvar escamoso en pacientes con liquen escleroso es del 6,7 %. El riesgo es más alto en pacientes con liquen escleroso y VIN comparado con aquellas con liquen escleroso solo (18,8 % frente a 2,8 % de incidencia acumulada en 10 años, respectivamente).

En el caso de VIN diferenciado, la asociación con carcinoma escamoso de vulva en el momento del diagnóstico es mayor que en el caso de HSIL vulvar asociado a VPH, con un incremento en la incidencia a partir de la 6ª década de la vida.

Existen pruebas prospectivas de que la detección precoz y el tratamiento proactivo del liquen escleroso pueden conducir a una reducción del riesgo de desarrollo de carcinoma de células escamosas.

Es importante destacar que, aunque actualmente las lesiones intraepiteliales VPH-independientes se subdividen en relación con parámetros moleculares e histopatológicos en VIN diferenciado, DEVIL y VAAD, todavía no se dispone de datos epidemiológicos diferenciales entre las diferentes entidades. Probablemente, gracias a esta nueva clasificación y a su mayor conocimiento, en los próximos años, haya más datos sobre su incidencia real.

Enfermedad de Paget vulvar

La enfermedad de Paget extramamaria (EPEM) es una neoplasia cutánea infrecuente. Se trata de un adenocarcinoma intraepitelial que se presenta en áreas ricas en glándulas apocrinas como una lesión eccematiforme de crecimiento lento. La mayoría de las veces, la EPEM se localiza en la vulva (83 %), seguida en orden de frecuencia por el escroto, la región perianal y la axila. Exige un estudio de extensión, debido a su asociación con neoplasias malignas en otras localizaciones.

En Europa, se estima que la incidencia global de la EPEM es del 0,7 por 100.000 personas por año.

La EPEM afecta con más frecuencia a mujeres caucásicas de entre 50 y 80 años de edad, y debido a que presenta una clínica variada e inespecífica, a menudo se confunde con una dermatitis, retrasando el diagnóstico y, por lo tanto, el tratamiento. Se considera la gran imitadora de la patología vulvar.

Van der Linden *et al.* informaron de que el 23 % de los pacientes presentaban enfermedad de Paget vulvar invasiva en el momento del diagnóstico y que el 2,7 % de ellos ya eran metastásicos. Se estima que la enfermedad de Paget vulvar es invasora en el 16-19 % de los casos, asociándose a otras neoplasias primarias en cérvix, vagina, recto, hígado, vejiga y mama en un 11-20 % de las ocasiones.

Cáncer de vulva

El cáncer de vulva supone menos del 1 % de todos los tumores malignos de la mujer, un 4-5 % de todos los cánceres ginecológicos y constituye la cuarta causa de neoplasia del tracto genital femenino, tras endometrio, ovario y cérvix.

El carcinoma escamoso es el tipo histológico más frecuente, comprendiendo el 75 % de los casos. Otros son el melanoma, el carcinoma de células basales, el adenocarcinoma de la glándula de Bartolino, el sarcoma y la enfermedad de Paget. Lo muestra la clasificación histológica de los tumores epiteliales de la vulva, según la OMS. La mayoría de los datos sobre incidencia y prevalencia hacen referencia a cáncer de vulva en general, no solamente a carcinoma escamoso.

La incidencia global es de 1-2/100.000 mujeres por año. Esta incidencia aumenta con la edad, objetivándose la máxima en la 7ª década de la vida (edad media global de 68 años).

> ❗ Tradicionalmente se ha considerado una enfermedad poco frecuente y de presentación en edades avanzadas, sin embargo, en las últimas décadas, se ha observado un aumento en la incidencia de VIN y carcinomas escamosos en mujeres más jóvenes (en los grupos etarios entre 45 y 60 años), debido principalmente a cambios en la conducta sexual, al creciente hábito tabáquico femenino, a un mejor conocimiento médico de la enfermedad, así como a la utilización de medios diagnósticos cada vez más específicos que permiten un diagnóstico precoz.

En EE. UU., hay aproximadamente 6.900 nuevos casos y 1.630 muertes por cáncer de vulva al año, siendo la edad media de diagnóstico los 68 años. En España, se describieron 372 muertes anuales por esta patología en 2020.

La mayoría de los casos se diagnostican en un estadio precoz. La distribución según el estadio al diagnóstico es: limitado en la vulva (59 %), extensión a órganos regionales y ganglios linfáticos (30 %) y metástasis a distancia (6 %). En EE. UU., la supervivencia tras 5 años del diagnóstico es del 72,1 %.

> **!** Los factores de riesgo conocidos son: infección por VPH, edad avanzada, tabaco, patología inflamatoria vulvar, VIN, antecedente de cáncer de cérvix e inmunosupresión.

Tras la actualización en la clasificación de los tumores de la vulva por parte de la OMS en 2020, la infección por VPH ha ganado más importancia como factor de riesgo para el desarrollo de cáncer de vulva. Aproximadamente dos terceras partes no tienen relación con dicha infección, los cuales presentan peor pronóstico que aquellos carcinomas que se asocian a VPH.

PATOLOGÍA PREMALIGNA Y MALIGNA DE VAGINA

Las lesiones premalignas y malignas en la vagina son muy poco frecuentes. Están producidos en su mayoría por infección por VPH, siendo mejor el pronóstico en estos casos con respecto a casos VPH-independientes.

En 2020, la OMS clasificó estas lesiones de la siguiente forma:

- Carcinoma invasor:
  - Carcinoma de células escamosas asociado a VPH.
  - Carcinoma de células escamosas VPH-independiente.
  - Carcinoma de células escamosas no especificado.
- Lesiones precursoras:
  - Lesiones escamosas intraepiteliales (HSIL/LSIL).
  - Precursores de VPH-independientes no definidos.

Neoplasia vaginal intraepitelial

La VaIN se considera la lesión precursora del cáncer de vagina. Es una entidad muy poco frecuente y que, a menudo, pasa desapercibida. Se desconoce su prevalencia exacta, aunque ha aumentado en los últimos años en probable relación con el mejor cribado citológico y mejo-

ras en la valoración colposcópica en unidades de patología del tracto genital inferior.

> **!** Se clasifican en función del grado de afectación en: HSIL (VaIN) y LSIL (VaIN), siendo el HSIL (VaIN) el verdadero precursor del cáncer de vagina.
> La infección por el VPH está implicada en aproximadamente el 90 % de los casos de VaIN. El subtipo más frecuente es el VPH tipo 16.
> Las lesiones VaIN habitualmente tienen una asociación con otras lesiones del tracto anogenital como CIN, VIN o AIN.

Se consideran factores de riesgo haber tenido previamente una neoplasia de cérvix o vulva y la persistencia de la infección por VPH. Otros cofactores son: el elevado número de parejas sexuales, el tabaco, la inmunosupresión, etcétera.

La asociación entre VaIN y CIN es de hasta un 40 %, y se calcula que entre el 20 el 30 % de mujeres con VaIN fueron tratadas previamente por cáncer de cérvix. Se ha observado una incidencia del 1 % de VaIN en mujeres histerectomizadas por patología benigna frente a un 40 % en mujeres histerectomizadas por CIN a los 10 años de seguimiento.

La prevalencia de VaIN en el ámbito nacional e internacional es bastante desconocida por tener datos escasos. Se estima una incidencia de 0,2-0,3/100.000 habitantes, con una media de edad entre 43 y 60 años. En España, un estudio multicéntrico sobre 5.665 mujeres mostró una incidencia de VaIN del 2 % de toda la patología de tracto genital inferior asociada a VPH. Se vio también que el 63 % de casos de HSIL (VaIN) fueron mujeres mayores de 45 años frente a un 29 % de los LSIL (VaIN) (**Fig. 7-14**).

La localización más frecuente del VaIN es el tercio superior de la vagina, y la mayoría de las veces se trata de lesiones multifocales y sincrónicas con CIN.

El riesgo de progresión de HSIL (VaIN) a cáncer de vagina es del 2-5 %, y el porcentaje de recurrencia tras tratamiento de VaIN es de aproximadamente un 30 %.

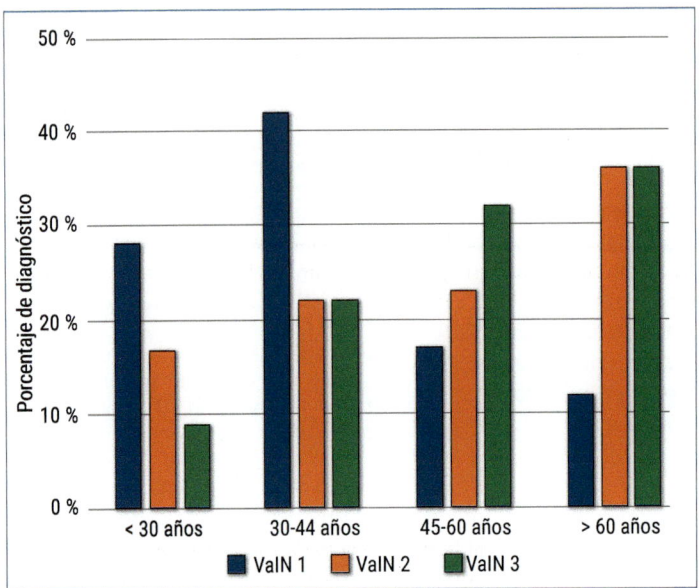

Figura 7-14. Porcentaje de casos de grados de neoplasia vaginal intraepitelial según el rango de edad.
Adaptada de: Cortés *et al.*, 2011.
VaIN: neoplasia vaginal intraepitelial.

Cáncer de vagina

El cáncer de vagina es un tumor raro, representa el 1-3 % de los tumores ginecológicos, con una incidencia de 1/100.000 habitantes.

Por cada carcinoma primario de vagina, se observan 30 carcinomas de cérvix uterino.

> ! Es difícil de diagnosticar por su cercanía al cérvix, y solo se puede hacer un diagnóstico de tumor invasivo vaginal si se descarta un tumor de origen cervical.

Si la paciente se ha sometido a una histerectomía en los 5 años previos, la histología del tumor debe ser diferente. La Federación Internacional de Ginecología y Obstetricia (FIGO) considera indispensable realizar biopsias cervicales en un cuello de aspecto normal con útero presente para confirmar un origen primario vaginal.

La edad media al diagnóstico son los 60 años.

En mujeres jóvenes, la etiología se relaciona con la infección por VPH (siendo la causa del 70 % de los casos) y el desarrollo y progresión de lesiones precursoras de VaIN. En mujeres de mayor edad, es probable que exista mayor relación con factores hormonales y traumatismos crónicos. Los principales factores de riesgo de forma general son: edad avanzada, infección por VPH, tabaco, antecedentes de neoplasia del tracto genital inferior sobre todo en la zona cervical, uso prolongado de pesario, elevado número de parejas sexuales, inicio temprano de relaciones sexuales, tratamiento previo con radioterapia y exposición intraútero a dietilestilbestrol.

Un 71 % de los casos de carcinoma de vagina estaría asociado a los genotipos de la vacuna tetravalente, y un 85 %, a los genotipos de la vacuna nonavalente, de ahí la importancia de la recomendación de vacunación.

> El tipo histológico más frecuente es el carcinoma escamoso o epidermoide (85-90 %), seguido del adenocarcinoma (8-10 %).

Otros tipos histológicos, como sarcomas, melanomas, linfomas, etc., son mucho más raros.

El principal factor etiológico del carcinoma escamoso es el VPH tipo 16, más de un 30 % de estas mujeres habrán padecido un carcinoma *in situ* o invasivo de cérvix al menos 5 años antes, siendo la media de intervalo de aparición entre patología cervical y vaginal unos 10-15 años, de ahí la importancia del seguimiento de estas pacientes.

Los adenocarcinomas se relacionan con la exposición intrauterina al dietilestilbestrol. Se suelen diagnosticar entre los 14 y 22 años, con un segundo pico de incidencia a los 42 años.

El rabdomiosarcoma de la vagina se produce en niñas y adolescentes, y supone un 2,2-3 % de todos los tumores.

El carcinoma microcítico es un tipo histológico muy raro, solo se han descrito 23 casos y tiene una alta mortalidad.

Los melanomas vaginales son muy raros, se suelen dar en pacientes de edad avanzada, con una incidencia de 3/10 millones de pacientes al año.

PUNTOS CLAVE

- Las dermatosis inflamatorias son una patología dermatológica común que constituye una razón frecuente de consulta médica, debido a la sintomatología, a veces incapacitante, que presentan.
- El liquen escleroso es una patología crónica, progresiva y autoinmunitaria, que tiene dos picos de incidencia, prepuberal y perimenopáusico/posmenopáusico. Se cree que está infra-diagnosticado, en parte, porque existe un porcentaje de casos que son asintomáticos.
- Tanto el liquen escleroso como el liquen plano tienen un riesgo de cáncer epidermoide de vulva asociado.
- La sífilis y el VHS son las causas más frecuentes de úlceras genitales, siendo el VHS la causa más frecuente en España.
- La infección por VPH es la ETS vírica más frecuente, producida en la mayoría de los casos por VPH-6 y 11.
- Dentro de las lesiones escamosas preinvasivas de la vulva, se incluyen las HSIL asociadas a VPH (HSIL vulvar), más frecuentes en mujeres más jóvenes (menores de 50 años), así como las VIN independientes de VPH que se asocian a dermatosis de la vulva y, por tanto, son más frecuentes en mujeres de mayor edad.
- El cáncer de vulva supone un 4-5 % de todos los cánceres ginecológicos, y su incidencia aumenta con la edad, llegando a un máximo en la 7ª década de la vida.
- Tanto la VaIN como el cáncer de vagina son entidades muy poco frecuentes y están causadas en su mayor parte por el VPH-16. Habitualmente se asocian con otras lesiones del tracto anogenital, como CIN, VIN o AIN.
- El subtipo más frecuente de cáncer de vagina es el carcinoma escamoso o epidermoide.

BIBLIOGRAFÍA

Adams TS, Cuello MA. Cancer of the vagina. Int J Gynaecol Obstet. 2018;143 Suppl 2:14-21.

AEPCC-Guías: Condilomas acuminados. Valencia: Asociación Española de Patología Cervical y Colposcopia; 2015.

AEPCC-Guías: Neoplasia vaginal intraepitelial (VaIN). Valencia: Asociación Española de Patología Cervical y Colposcopia; 2015.

Alsina M, Arencibia O, Centeno C, De la Cueva P, Fuertes I, Fusté P, et al. AEPCC-Guías: Infecciones del tracto genital inferior. Valencia: Asociación Española de Patología Cervical y Colposcopia; 2016.

Barchino-Ortiz L, Suárez-Fernández R, Lázaro-Ochaita P. Dermatosis inflamatorias vulvares. Actas Dermosifiliogr. 2012;103(4):260-75.

Berek JS, Karam A. Vulvar cancer: epidemiology, diagnosis, histopathology, and treatmentUpToDate. 2024 consulta el 5 de junio de 2024]. Disponible en: https://www.uptodate.com.

Bleeker MC, Visser PJ, Overbeek LI, Van Beurden M, Berkhof J. Lichen sclerosus: incidence and risk of vulvar squamous cell carcinoma. Cancer Epidemiol Biomarkers Prev. 2016;25(8):1224-30.

Cararach M, Castro M, García A, Juliá M, Mascaró JM, Quíez JC, et al. AEPCC-Guías: Dermatosis inflamatorias de la vulva (liquen escleroso, liquen plano y liquen simple crónico). Valencia: Asociación Española de Patología Cervical y Colposcopia; 2016.

Castellsagué X, San Martín M, González A, Casado MA.

Epidemiología de las lesiones precancerosas y verrugas genitales asociadas a infección por virus del papiloma humano en España. Prog Obstet Gynecol. 2010;53(3):81-7.

Cortés J, Castellsagué X, Torné A, Gil Á, San-Martín M. Patología del tracto genital inferior asociada al virus del papiloma humano en mujeres españolas. Prog Obstet Ginecol. 2011;54(7):351-7.

Day T, Marzol A, Pagano R, Jaaback K, Scurry J. Clinicopathologic diagnosis of vulvar intraepitelial neoplasia and vulvar aberrant maturation. J Lower Genit Tract Dis. 2020;24(4):392-8.

De Luca DA, Papara C, Vorobyev A, Staiger H, Bieber K, Thaçi D, et al. Lichen sclerosus: the 2023 update. Front Med (Lausanne). 2023;10:1106318.

Eva LJ, Sadler L, Fong KL, Sahota S, Jones RW, Bigby SM. Trends in HPV-dependent and HPV-independent vulvar cancers: the changing face of vulvar squamous cell carcinoma. Gynecol Oncol. 2020;157(2):450-5.

Floerchinger P, Thibouw D, Romanah R. Tumores de la vagina intraepiteliales e invasivos. EMC Ginecología-Obstetricia. 2023;59(3):1-8.

Gest R, Body G, Ouldamer L. Tumores de la vagina. EMC Ginecología-Obstetricia. 2021;57(2):1-9.

Godoy P. Epidemiología y prevención de las infecciones de transmisión sexual. FMC. 2020;27(3):1-5.

Lebreton M, Carton I, Brousse S, Lavoué V, Body G, Levêque J, et al. Vulvar intraepithelial neoplasia: classification, epidemiology, diagnosis, and management. J Gynecol Obstet Hum Reprod. 2020;49(9):101801.

Lee A, Bradford J, Fischer G. Long-term management of adult vulvar lichen sclerosus: a prospective cohort study of 507 women. JAMA Dermatol. 2015;151(10):10617.

Logue TC, Wright R. FACOG. Condyloma acuminatum. Clinical Overview; 2024.

Meeuwis KA, De Hullu JA, Inthout J, Hendriks IMP, Sparreboom EE, Massuger LFAG, et al. Genital psoriasis awareness program: physical and psychological care for patients with genital psoriasis. Acta Derm Venereol. 2015;95(2):211-6.

Pérez-López FR, Vieira-Baptista P. Lichen sclerosus in women: a review. Climacteric. 2017;20(4):339-47.

Plotzker RE, Vaidya A, Pokharel U, Stier EA. Sexualli transmitted human papillomavirus, update in epidemiology, prevention and management. Infect Dis Clin N Am. 2023(2);289-310.

Rakislova N, Alemany L, Clavero O, Del Pino M, Saco A, Marimon L, et al.; VVAP Study Group. HPV-independent precursors mimicking high-grade squamous intraepithelial lesions (HSIL) of the vulva. Am J Surg Pathol. 2020;44(11):1506-14.

Sánchez I, Raffi J, Kraus CN. Inflammatory vulvar dermatoses (Part I). Urology. 2022;165:23-30.

Schlosser BJ, Mirowski GW. Lichen sclerosus and lichen planus in women and girls. Clin Obstet Gynecol. 2015;58(1):125-42.

Singh N, Ghatage P. Etiology, clinical features, and diagnosis of vulvar lichen sclerosus: a scoping review. Obstet Gynecol Int. 2020;2020:7480754.

The Global Cancer Observatory – Population Spain. March, 2021. International Agency for Research on Cancer; 2021 [consulta el 5 de junio de 2024]. Disponible en: https://gco.iarc.fr.

Thuijs NB, Van Beurden M, Bruggink AH, Steenbergen RDM, Berkhof J, Bleeker MCG. Vulvar intraepithelial neoplasia: incidence and long-term risk of vulvar squamous cell carcinoma. Int J Cancer. 2021;148(1):90-8.

Vieira-Baptista P, Lima-Silva J, Cavaco-Gomes J, Beires J, Martinez-de-Oliveira J. What differentiates symptomatic from asymptomatic women with lichen sclerosus? Gynecol Obstet Invest. 2015;79(4):263-8.

Woelber L, Prieske K, Mendling W, Schmalfeldt B, Tietz HJ, Jaeger A. Vulvar pruritus-causes, diagnosis and therapeutic approach. Dtsch Arztebl Int. 2020;116(8):126-33.

Vulvoscopia y vaginoscopia

8

C. Álvarez Gil

 OBJETIVOS

- Conocer las indicaciones de la vulvoscopia y la vaginoscopia.
- Memorizar la técnica para la realización de una vulvoscopia y una vaginoscopia.
- Saber interpretar los hallazgos vulvoscópicos y vaginoscópicos.
- Unificar la terminología vulvar y vaginal según lo propuesto por la Federación Internacional de Patología Cervical y Colposcopia (IFCPC, *International Federation of Cervical Pathology and Colposcopy*).
- Reconocer las indicaciones de biopsia en la vagina y la vulva.

INTRODUCCIÓN A LA VULVOSCOPIA Y LA VAGINOSCOPIA

El examen clínico sistemático y minucioso del tracto genital inferior es fundamental en la visita ginecológica. Debe realizarse con una adecuada iluminación. Tiene que incluir la inspección detallada de la vulva, la vagina, el cérvix y la región perianal y perineal en busca de lesiones, cambios de color, tumoraciones, áreas ulceradas, etcétera.

Un colposcopio es un microscopio de campo estereoscópico, binocular, de baja resolución, con una fuente de iluminación potente, que se empleó inicialmente para el examen del cuello uterino. El colposcopio fue diseñado por Hans Hisselmann, en 1925, con la finalidad de detectar de forma precoz los cambios cervicales que preceden al desarrollo del cáncer de cérvix.

En los últimos años, los colposcopios se han perfeccionado mejorando la resolución y adaptando accesorios que tienen la capacidad de obtener, almacenar y exportar vídeos e imágenes digitales (Fig. 8-1).

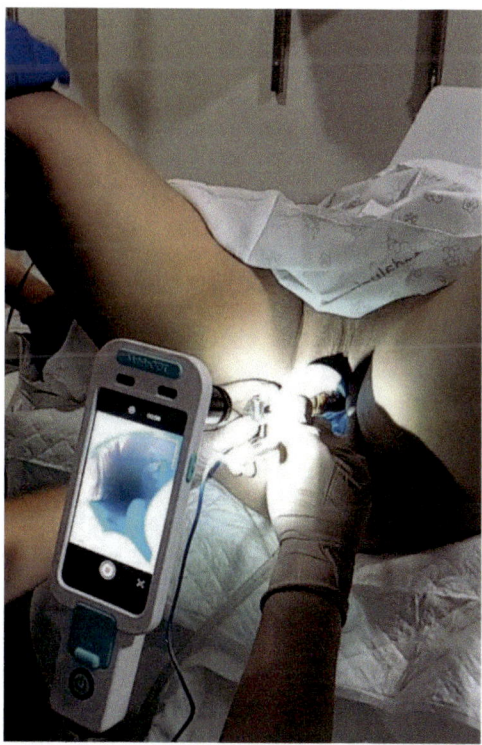

Figura 8-1. Colposcopio digital portátil.

La variante de esta técnica para el estudio de la vagina se denomina vaginoscopia, y para el estudio de la vulva, vulvoscopia. En el cérvix uterino, suele asentar la patología displásica y maligna con mucha más frecuencia que en la vagina y la vulva. Sin embargo, la incidencia de displasias de vagina y vulva está aumentando. Por esto, la vulvoscopia y la vaginoscopia están adquiriendo un papel cada vez más relevante en el estudio de la patología del tracto genital inferior.

Sin embargo, no se debe extrapolar de manera literal los conocimientos y la técnica de la colposcopia cervical a la vulva y la vagina, ya que son áreas anatómicas distintas que poseen epitelios con características diferentes que no se comportan de la misma forma.

VULVOSCOPIA

A continuación, se detalla la técnica de la vulvoscopia.

Principios generales

Es importante incluir un examen cuidadoso de la vulva en la exploración ginecológica. Una inspección detallada bien iluminada suele ser suficiente. Hay que estar familiarizado con la anatomía vulvar normal para saber interpretar los hallazgos de la exploración. Variantes de la normalidad, como la papilomatosis o el eritema vestibulares, pueden ser malinterpretados como hallazgos patológicos si la exploración es realizada por un profesional poco experimentado.

Si se identifica algún cambio de color, textura, etc., está indicado un examen más completo utilizando las lentes de aumento.

En la década de los 80, una vez que se definió el papel causal del virus del papiloma humano (VPH) en las lesiones cervicales, la colposcopia ganó mucha importancia en el diagnóstico de este tipo de alteraciones. Por extensión, se entendió que el papel del colposcopio sería igualmente importante en la vulva, entendiendo como vulvoscopia la exploración de la vulva con lentes de aumento y tinciones. De hecho, este enfoque ha sido ampliamente aceptado hasta la actualidad.

Sin embargo, existen también voces en contra de la vulvoscopia, que consideran que las características del epitelio vulvar (con un alto grado de queratinización) dificultan la visualización de patrones propios de la colposcopia, como punteados o mosaicos.

En el cuello del útero, el ácido acético induce alteraciones en la estructura de las proteínas que causan la opacidad del epitelio. Debido a esta opacidad, la luz no penetra hasta la zona de los vasos subyacentes, y, por esta razón, el epitelio aparece en color blanco. Este efecto es más pronunciado en las regiones cervicales displásicas, presumiblemente, debido a que estas regiones tienen mayor densidad nuclear y, en consecuencia, una mayor concentración de proteínas. En el epitelio vulvar, escamoso estratificado y más grueso que el cervical, los efectos del ácido acético son mucho menos evidentes.

Por otro lado, los cambios acetoblancos en la vulva son muy inespecíficos y no siempre se corresponden con áreas patológicas. El epitelio vulvar, fundamentalmente en la zona de introito, reacciona frecuentemente ante el ácido acético de forma difusa en ausencia de patología. Esta falta de especificidad quedó de manifiesto en un estudio que realizó vulvoscopia a mujeres asintomáticas sin patología vulvar. El 30 % de ellas presentaban cambios acetoblancos en el epitelio del vestíbulo, y todas ellas, en el introito.

Por eso, a diferencia de la colposcopia, donde el ácido acético es imprescindible; en la vulvoscopia, se desaconseja el uso de ácido acético de manera rutinaria. Puede ser útil cuando se observan signos sugestivos de afectación por el VPH: condilomas acuminados, o cambios compatibles con displasias de alto grado o carcinoma invasivo, tanto en la zona vulvar como en la anal.

Por todo ello, la vulvoscopia debe usarse solo en manos experimentadas. En manos no expertas, la alta tasa de falsos positivos puede suponer la realización de un número importante de biopsias innecesarias.

Si se decide emplear ácido acético en la vulva, hay que escoger una preparación con una concentración de entre el 3 y el 5 % y aplicarla de 2 a 3 minutos para que las lesiones se hagan evidentes en las áreas de epitelio queratinizado. Es importante inspeccionar cuidadosamente la vulva antes de aplicar ácido acético para delinear las áreas preexistentes de leucoplasia.

El epitelio acetoblanco difuso y plano puede representar un hallazgo normal que probablemente se deba a un aumento del recambio celular secundario a estímulos mecánicos o condiciones inflamatorias de la vulva. Por lo tanto, el epitelio acetoblanco plano debe considerarse inespecífico. Por el contrario, las lesiones acetoblancas sobreelevadas y bien delimitadas suelen corresponderse con displasias vulvares de alto grado.

Inicialmente, se propuso también el uso de azul de toluidina (prueba de Collins) en la vulvoscopia. Consiste en la aplicación de una solución con azul de toluidina al 1 % durante 2-3 minutos y, luego, lavado con ácido acético al 1 %. Además de para el diagnóstico, la prueba de Collins se empleaba en la cirugía para evidenciar los márgenes de la lesión. Sin embargo, esta exploración ha quedado obsoleta con el aumento del uso de la colposcopia con ácido acético, que proporciona muchos más detalles.

En cuanto a la solución de Lugol, es escasa la bibliografía que aporte datos de su uso en la vulvoscopia. La solución de Schiller al 2 % (yodo metálico, yoduro potásico y agua destilada) es la más recomendada para evitar la irritación de la vulva. El epitelio del vestíbulo es un epitelio escamoso no queratinizado y rico en glucógeno. El glucógeno del epitelio normal se combina con el yodo de la solución de Lugol, produciendo un color pardo rojizo, caoba o marrón oscuro. Existen muchas circunstancias que determinan la ausencia de glucógeno en este epitelio: atrofia, atipia, hiperqueratosis, infecciones, procesos inflamatorios crónicos, etcétera.

La infección subclínica por VPH se manifiesta con cambios como acantosis, papilomatosis, células multinucleadas, paraqueratosis y coilocitosis. Estos cambios podrían ser sospechados con la aplicación de solución de Lugol, debido a que, en estas células, el citoplasma es carente de glucógeno. De este modo, la infección subclínica por VPH sería mejor valorada en función de la respuesta a la solución yodada de Lugol. Existe literatura que apoya el uso de la solución de Lugol como un recurso útil para diferenciar las papilas fisiológicas (papilomatosis vestibular) de las lesiones papilares patológicas vinculadas al VPH.

> A diferencia de la colposcopia, en la vulvoscopia no es imprescindible la visión magnificada ni el uso de tinciones. Un examen detallado de la vulva con una buena iluminación es suficiente para el diagnóstico de la mayoría de las lesiones que asientan en este territorio.
> El uso de ácido acético puede ser útil cuando se observan signos sugestivos de afectación por el VPH.

Indicaciones

Hay que realizar una exploración sistemática de la vulva a todas las mujeres que acudan a la consulta de ginecología. Especialmente si presentan lesiones causadas por el VPH en otras localizaciones, dermatosis vulvares o si mencionan algún tipo de síntoma (prurito vulvar, vulvodinia, etcétera).

> Indicaciones para realizar una vulvoscopia son:
> • Paciente con lesiones dependientes del VPH en otras áreas del tracto genital inferior.
> • Dermatosis inflamatorias vulvares (liquen escleroatrófico, etcétera).
> • Síntomas vulvares (prurito, dolor, etcétera).

Técnica

La técnica de la vulvoscopia se realiza en cuatro pasos:

1. Exploración sistemática y ordenada de la vulva y la región perianal utilizando una iluminación adecuada (sin magnificación). Se recomienda hacerlo de manera sistemática y seguir un orden ascendente o descendente, revisando todas las estructuras: monte de Venus, meato uretral, clítoris, labios mayores y menores, surcos interlabiales, vestíbulo, himen, horquilla, periné y región perianal. Es importante, antes de aplicar ácido acético, delinear las áreas preexistentes de leucoplasia.

2. Se puede completar la inspección general con el colposcopio a bajo aumento. En el caso de identificar alguna lesión en el examen macroscópico o magnificado a bajo aumento, se aplicará mayor aumento para el examen detallado de pequeñas lesiones. De esta manera, es posible:
   • Definir la extensión de las lesiones.
   • Dirigir las biopsias a la zona de mayor afectación.
   • Identificar signos de invasión.
   • Dirigir el tratamiento.

3. En el caso de que se decida utilizar ácido acético, se aplicará sobre toda la superficie vulvar con una compresa empapada, durante 2-3 minutos. Se evitará aplicar ácido acético en piel no íntegra por el dolor que pudiese generar en la paciente.

4. Una vez descritos los hallazgos, si existen lesiones con indicación de biopsia, se realizará la biopsia vulvar bajo anestesia local según la técnica que se explicará más adelante.

5. Una vez finalizada la exploración, se puede enjuagar la superficie vulvar con suero fisiológico para reducir las molestias a la paciente.

Nomenclatura

Todos los hallazgos de la exploración deben describirse detalladamente (tamaño, superficie, coloración, vascularización, etc.). Hay que definir también su localización exacta. La descripción puede acompañarse de dibujos, fotografías o vídeos. Para realizar el informe de la vulvoscopia, se ha de utilizar la terminología clínica/colposcópica propuesta por la IFCPC en 2011 (Tabla 8-1).

La primera parte es la sección sobre definiciones básicas. Describe las diversas estructuras de la vulva y el ano y su composición. Distingue entre áreas cutáneas y áreas mucosas. Además, divide la piel en pilosa (p. ej., labios mayores) y no pilosa (p. ej., clítoris), ya que la piel pilosa alberga apéndices cutáneos que pueden estar involucrados en algunas enfermedades y condicionar el tipo de tratamiento. Por ejemplo, en la lesión escamosa intraepitelial de alto grado (HSIL, *high-grade squamous intraepithelial lesion*) (neoplasia intraepitelial vulvar [VIN]) que afecta a zonas pilosas, se considera la escisión por encima de la vaporización con láser de dióxido de carbono (que se reservaría para áreas sin pelo).

La sección de hallazgos normales incluye micropapilomatosis, glándulas sebáceas (gránulos de Fordyce) y enrojecimiento vestibular. El enrojecimiento vestibular por sí solo no es un signo de dermatitis o inflamación.

Los hallazgos anormales de la terminología vulvar incluyen varias variables que caracterizan a cada lesión por su tamaño, localización, tipo, color y morfología (Tabla 8-2).

La sección de miscelánea incluye lesiones traumáticas, como hematomas. En el apartado «sospecha de malignidad», se describen patrones que deben examinarse mediante biopsia para descartar el cáncer de vulva, como ulceraciones, lesiones exofíticas, etcétera.

La última sección de la terminología describe los hallazgos colposcópicos anormales (epitelio acetoblanco, punteado, vascularización atípica, etcétera).

Diagnóstico histológico

La vulvoscopia no es diagnóstica por sí sola, ya que no existen hallazgos vulvoscópicos patognomónicos de lesión. La confirmación del diagnóstico ha de realizarse mediante el estudio histológico de la biopsia.

El diagnóstico histológico de la patología vulvar es muy complejo. Las dermatosis vulvares y las lesiones preinvasivas suponen un

Tabla 8-1. Terminología clínica y colposcópica de la vulva y región perianal (IFCPC 2011)

Sección	Patrón		
Definiciones básicas	Estructuras: uretra, glándulas de Skene, clítoris, prepucio, frenillo, pubis, labios mayores, labios menores, pliegue interlabial, vestíbulo, glándulas vestibulares, glándulas de Bartolino, himen, periné, horquilla		
	Composición: epitelio escamoso: velloso/no velloso, mucosa		
Hallazgos normales	Micropapilomatosis, glándulas sebáceas (gránulos de Fordyce), enrojecimiento vestibular		
Hallazgos anormales	Principios generales: medida en centímetros, localización		
	Tipo de lesión	**Color de la lesión**	**Morfología secundaria**
	• Mácula	• Del tono de la piel	• Eccema
	• Parche	• Roja	• Liquenificación
	• Pápula	• Blanca	• Excoriación
	• Placa	• Oscura	• Púrpura
	• Nódulo		• Cicatriz
	• Quiste		• Úlcera
	• Vesícula		• Erosión
	• Bulla		• Fisura
	• Pústula		• Verruga
Miscelánea	Traumatismo, malformación, etcétera		
Sospecha de malignidad	• Neoplasia macroscópica, ulceración, necrosis, sangrado, lesión exofítica, hiperqueratosis • Con o sin decoloración blanca, gris, roja o marrón		
Hallazgos colposcópicos anormales	• Epitelio acetoblanco, punteado, vasos atípicos, superficie irregular • Alteraciones de la unión escamocolumnar anal		

IFCPC: Federación Internacional de Patología Cervical y Colposcopia (International Federation of Cervical Pathology and Colposcopy).

reto diagnóstico que requiere anatomopatólogos expertos. Las manifestaciones clínicas y macroscópicas de estas entidades son muy variadas, lo que complica la identificación de aquellas con probabilidad de invasión oculta.

Un estudio de 1998 analizó el aspecto de las lesiones y su relación con la progresión, y concluyó que las lesiones sobreelevadas e irregulares en pacientes de edad avanzada tenían un mayor riesgo de carcinoma oculto.

Preti, en 2017, identificó características lesionales asociadas a un mayor riesgo de carcinoma oculto (tamaño mayor o igual a 2 cm, afectación del clítoris, lesiones nodulares). En pacientes inmunosuprimidas, especialmente aquellas con infección por el virus de la inmunodeficiencia humana (VIH) o trasplante de órgano sólido, se debe considerar la biopsia incluso ante un bajo nivel de sospecha de invasión.

Indicaciones para realizar una biopsia de vulva:

- Lesiones pigmentadas.
- Lesiones verrucosas en mujeres menopáusicas o que no responden a tratamiento.
- Lesión vulvar no filiada y con duda diagnóstica.
- Lesión vulvar aparentemente filiada, pero que no responde a tratamiento habitual.
- Sospecha de invasión.
- Previamente a tratamiento médico o destructivo.
- Lesión con patrón vascular atípico.
- Lesión conocida con cambios rápidos en color, contorno o tamaño.
- Liquen escleroso vulvar:

Tabla 8-2. Tipos de lesiones primarias

Término	Definición
Mácula	Área pequeña (< 1,5 cm) de cambio de color; no sobreelevada, no palpable
Parche	Área grande (> 1,5 cm) de cambio de color; no sobreelevada, no palpable
Pápula	Lesión pequeña (< 1,5 cm), sobreelevada y palpable
Placa	Lesión grande (> 1,5 cm), sobreelevada, palpable y de superficie plana
Nódulo	Pápula grande (> 1,5 cm); a menudo mal delimitada; puede estar localizada en la superficie, dentro o debajo de la piel. Puede ser quístico o sólido
Vesícula	Ampolla pequeña (< 0,5 cm) llena de líquido; el líquido es transparente (ampolla: elevación compartimentada y llena de líquido de la piel o la mucosa)
Bulla	Ampolla grande (> 0,5 cm) llena de líquido; el líquido es transparente
Pústula	Ampolla llena de pus; el líquido es blanco o amarillo

– Mal control de la clínica a pesar de un adecuado tratamiento (corticoides de alta potencia al menos tres veces por semana durante 3-6 meses).
– Lesión nodular, sangrante o roja (**Fig. 8-2**).
– Áreas sugestivas de VIN independiente de VPH.

La biopsia se realiza infiltrando anestesia local (mepivacaína, bupivacaína, etc.) debajo de la lesión. Se pueden utilizar diferentes instrumentos como el *punch* dermatológico de Keyes, pinza de biopsia cervical, bisturí o

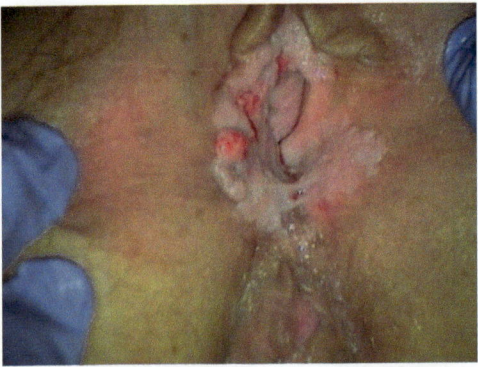

Figura 8-2. Lesión escamosa intraepitelial de alto grado (neoplasia intraepitelial vulvar). Lesión leucoplásica sobre la que asientan áreas nodulares y ulceradas sangrantes.

tijera. La muestra debe incluir tejido subcutáneo o estroma y estar correctamente orientada.

Para un diagnóstico óptimo, la muestra ha de tener una extensión de 4 mm y una profundidad de 5 mm en áreas pilosas, o de 3 mm en áreas no pilosas. En úlceras o fisuras, se biopsia donde el epitelio esté intacto; en erosiones, se obtiene la muestra dentro de la zona rojiza-rosácea.

En ocasiones, se pueden necesitar biopsias de mapeo para delimitar los bordes y guiar el tratamiento. Para muestras pequeñas, se puede considerar la tinción de la superficie cutánea con tinta para facilitar la manipulación e interpretación posterior.

Después de la biopsia, el sangrado suele ser muy escaso y se controla fácilmente con nitrato de plata, solución de percloruro de hierro, Monsel (subsulfato férrico) o, en casos excepcionales, electrocoagulación o puntos de sutura.

A la hora de identificar la muestra, se recomienda describir con precisión la ubicación de la lesión utilizando términos anatómicos, prestando especial atención a la lateralidad. Es aconsejable, también, obtener fotografías clínicas (previo consentimiento de la paciente). Es preciso describir las dermatosis subyacentes y los posibles diagnósticos diferenciales o sospecha de neoplasia.

No existen síntomas ni signos patognomónicos de las lesiones preinvasivas de la vulva, por lo que la anamnesis detallada y la exploración del área anogenital son fundamentales para el diagnóstico. La inspección vulvar con visualización magnificada y la vulvoscopia son un pilar fundamental en la identificación y caracterización de las lesiones sospechosas, si bien la confirmación del diagnóstico requiere el estudio histológico de la biopsia.

VAGINOSCOPIA

A continuación, se detalla la técnica de la vaginoscopia.

Principios generales

El objetivo principal de la vaginoscopia es el diagnóstico de la displasia vaginal HSIL (neoplasia vaginal intraepitelial [VaIN]). En muchos casos, este tipo de lesiones no pueden identificarse únicamente mediante una inspección macroscópica, y su diagnóstico requiere una exploración cuidadosa de la vagina bajo visión colposcópica.

Hay que tener en cuenta que existen procesos benignos que pueden modificar la apariencia colposcópica de la vagina: relaciones vaginales, uso de tampones, diafragmas, espermicida vaginal, pesarios, anillos vaginales liberadores de hormonas, etc. Por eso, es importante una anamnesis detallada previa a la exploración.

Indicaciones

Aunque sería ideal realizar una vaginoscopia en todas las pacientes con indicación de colposcopia, la baja prevalencia de lesiones vaginales y la dificultad y laboriosidad asociadas a la vaginoscopia explican por qué, en la práctica, no se lleva a cabo en muchas ocasiones. No obstante, hay situaciones clínicas específicas que obligan a realizar esta exploración.

Indicaciones para realizar la vaginoscopia:
- Citología vaginal anormal tras una histerectomía.
- Citología cervical anormal no explicada tras colposcopia y estudio endocervical.
- Presencia de lesión vaginal palpable o visible a simple vista.
- Coitorragia de causa desconocida.
- Paciente inmunodeprimida con displasia cervical de alto grado.
- Antecedente de exposición a dietilestilbestrol.
- Leucorrea o sangrado vaginal de causa inexplicable.
- Previa a una histerectomía por persistencia de HSIL (neoplasia cervical intraepitelial de grado 2-3).

Técnica

La vaginoscopia debe ser realizada de manera muy exhaustiva y ordenada, para que ninguna lesión pase desapercibida. La gran superficie de esta cavidad anatómica, sus pliegues, la presencia del cérvix que dificulta el acceso a los fondos de saco vaginales, las propias valvas del espéculo que ocultan una parte importante de la vagina, y la visión tangencial de la mucosa hacen que la exploración en general sea dificultosa. Los pliegues vaginales pueden dificultar el examen vaginal, porque bajo ellos pueden ocultarse lesiones de pequeño tamaño. La presencia de flujo vaginal abundante puede interferir en la valoración del epitelio vaginal.

Por todo ello, es importante seguir una sistemática rigurosa que puede resumirse en los siguientes pasos:

1. Antes de la introducción del espéculo, hay que realizar una inspección directa del meato uretral, himen, introito y mucosa proximal de la vagina.
2. Introducir cuidadosamente el espéculo.

3. Valorar el flujo vaginal (toma de muestra para cultivos si está indicado), la mucosa y su vascularización. La colpitis provoca congestión, eritema y cambios vasculares difusos, a diferencia de los cambios asociados a la displasia vaginal, que son más localizados.

4. Limpiar el flujo con un algodón o gasa empapada en solución salina.

5. Aplicar ácido acético en el cérvix y la superficie expuesta de la vagina durante 1 minuto. Examen colposcópico para identificar lesiones en la zona del cuello del útero. Posteriormente, exploración de caras laterales y fondos de saco de vagina mediante la movilización lateral del cérvix. En la paciente con histerectomía previa, examinar cuidadosamente los ángulos de la colporrafia, puesto que es el área más frecuente de recidiva. Puede ser útil ayudarse de instrumental como el espéculo de Kogan o la pinza de pólipo para acceder a esta zona.

6. Explorar los tercios medio y externo de la vagina. Posteriormente, tras la rotación cuidadosa del espéculo, aplicar nuevamente ácido acético sobre las paredes anterior y posterior de la vagina y examinarlas cuidadosamente con el fin de identificar posibles cambios acetoblancos.

7. Aplicar solución de Lugol en la cara anterior y posterior de la vagina y hacer un examen colposcópico de ambas caras.

8. Retornar el espéculo a su posición inicial y aplicar la solución de Lugol en las caras laterales de vagina y el cérvix, y repetir la exploración del cuello uterino y la vagina.

> ❗ La tinción con solución de Lugol durante la vaginoscopia es especialmente importante, ya que permite detectar pequeñas lesiones que pasan desapercibidas con el ácido acético.

Hay que tomar nota de cualquier área de epitelio con cambio de textura, lesiones, quistes, cambios acetoblancos, áreas yodonegativas, etcétera.

La presencia de áreas de Lugol débil o negativas de bordes definidos es muy sugestiva de la presencia de VaIN. El color amarillo mostaza homogéneo es característico de las HSIL (VaIN), y su clara diferenciación del color caoba de la mucosa sana circundante permite realizar una biopsia dirigida y localizar la lesión para el tratamiento.

La interpretación de la prueba de Schiller puede ser difícil en pacientes posmenopáusicas con atrofia y en pacientes en tratamiento con gestágenos, ya que el déficit de estrógenos disminuye el glucógeno de las células escamosas y, con ello, reduce la captación de la solución de Lugol. En estos casos, la administración de estrógenos tópicos durante 3-4 semanas mejora el trofismo y puede ser útil para facilitar la visualización de las áreas anormales.

Nomenclatura

Al igual que en la vulva, las imágenes colposcópicas obtenidas mediante vaginoscopia deben describirse de acuerdo con la clasificación de la IFCPC de 2011.

En primer lugar, hay que determinar si la vaginoscopia es adecuada o si existen factores que dificulten la visualización de todo el territorio vaginal (sangrado, flujo, etcétera).

Se distinguirá, entre los hallazgos normales, si se trata de un epitelio escamoso maduro o atrófico.

Las imágenes anormales en la vagina, al igual que en el cuello, serán clasificadas en grado 1 y 2, existiendo cierta correlación entre las características de las lesiones observadas con vaginoscopia y el grado de la lesión histológica. Sin embargo, el objetivo de esta exploración es dirigir la toma de biopsia al área lesional más alterada.

Los cambios de grado 1 suelen corresponderse con un lesión escamosa intraepitelial de bajo grado (LSIL, *low-grade squamous intraepithelial lesion*) (VaIN) y son:

• Epitelio acetoblanco plano o levemente sobreelevado con superficie lisa o micropapilar de bordes netos o indefinidos y de tamaño variable, desde unos milímetros a varios centímetros. El escaso blanqueamiento con acético dificulta su distinción respecto al de la mucosa vaginal normal.

- El patrón vascular es infrecuente y suele tratarse de un punteado fino, uniforme y con distancia intercapilar pequeña. La ausencia o débil captación de yodo permite su fácil detección con este procedimiento. Suele aparecer en las displasias vaginales, atrofia o inflamación. Para el diagnóstico diferencial, se ha de tener en cuenta que suele presentarse de manera difusa en entidades benignas y, más localizado, en las displasias.

- El patrón de tinción con solución de Lugol heterogéneo es típico de las LSIL (VaIN), mientras que el color amarillo mostaza homogéneo se asocia tanto a lesiones de bajo como de alto grado (**Fig. 8-3**). Las lesiones de LSIL (VaIN) son generalmente multifocales y pueden ser difusas por toda la vagina.

- Las características colposcópicas de la HSIL (VaIN) son similares a las observadas en las HSIL cervicales, excepto que raramente se hallan áreas de mosaico en la vagina. El patrón de mosaico también es más infrecuente en la vagina que en el cérvix, y su presencia suele relacionarse con metaplasia de una zona de transformación congénita, adenosis vaginal o con la extensión vaginal de una lesión cervical.

- Las áreas de HSIL (VaIN) suelen ser sobreelevadas, con una superficie plana o rugosa, o con hiperqueratosis o áreas erosivas. Sus bordes tienden a ser netos. La característica más destacada de la HSIL (VaIN) es su coloración acetoblanca, que se hace más opaca y densa cuanto más grave es la lesión (**Fig. 8-4**). Esta característica impide la visualización de la vascularización subyacente. A mayor magnificación y cuando se desvanece el efecto del acético, a veces, es posible ver un punteado más o menos grueso localizado en la zona de la lesión que sugiere la existencia de cambios vasculares. Estos aparecen tarde en el proceso de la carcinogénesis, y si son muy aparentes, son sospechosos de invasión. A diferencia de las lesiones de bajo grado, que suelen ser multifocales, la HSIL (VaIN) suele ser unifocal.

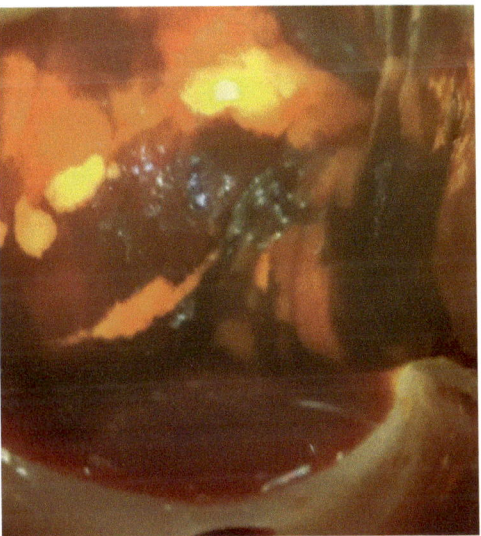

Figura 8-3. Imagen vaginoscópica tras aplicación de Lugol de una lesión escamosa intraepitelial de alto grado (neoplasia vaginal intraepitelial) en paciente histerectomizada. Lesiones amarillo mostaza, homogéneas.

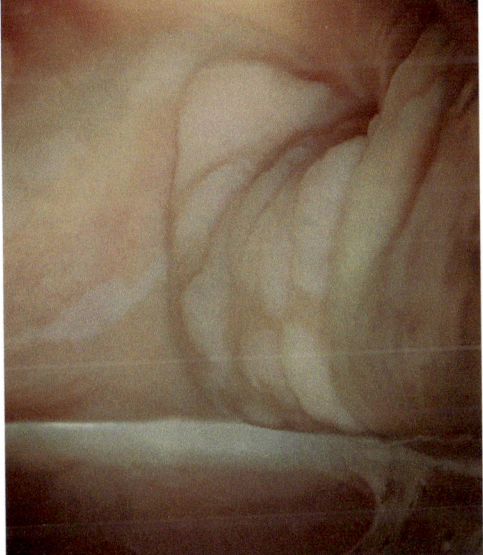

Figura 8-4. Imagen vaginoscópica tras aplicación de ácido acético de una lesión escamosa intraepitelial de alto grado (neoplasia vaginal intraepitelial) en paciente histerectomizada. Lesiones acetoblancas densas.

- Características colposcópicas de sospecha de invasión: la presencia de vasos atípicos es el signo principal de sospecha de invasión. La ulceración, la existencia de áreas de necrosis, o muy exofíticas, la presencia de nódulos y la friabilidad son otros signos que sugieren la presencia de una lesión invasiva. Cualquiera de estos signos obliga a realizar una biopsia o una exéresis completa de la lesión con el fin de excluir la invasión, y contraindica cualquier tratamiento destructivo.

Diagnóstico histológico

La biopsia vaginal dirigida mediante vaginoscopia es el único método que permite la confirmación diagnóstica de las lesiones vaginales. Las displasias vaginales suelen ser lesiones muy inespecíficas (en comparación con las que asientan sobre el cérvix), que requieren un diagnóstico anatomopatológico para su confirmación.

La biopsia se realiza mediante una pinza sacabocados, incidiendo sobre la mucosa de la forma más perpendicular posible. La mayoría de las veces este procedimiento se puede realizar sin anestesia, especialmente, en los dos tercios superiores de la vagina, donde hay menor sensibilidad.

Previamente a la biopsia, se puede probar la sensibilidad de la zona pinchando con unas pinzas de punta fina, y así determinar si se requiere anestesia. Es esencial que las pinzas de biopsia estén afiladas. Reducir la tensión de las valvas del espéculo, a veces, puede ayudar a la toma de la muestra, haciendo que la pared lateral vaginal sobresalga a la vista, permitiendo la aplicación de la pinza de biopsia en perpendicular. La profundidad de 1,5-3 mm es suficiente, puesto que en la vagina no hay tejido glandular. El sangrado es muy escaso y se soluciona fácilmente con solución de Monsel, nitrato de plata o percloruro de hierro. En algunos casos de atrofia vaginal importante, puede ser necesaria la exploración y biopsia bajo anestesia.

Las biopsias vaginales deben estar correctamente etiquetadas, identificando la distancia del lugar de biopsia hasta el cérvix o el introito, y especificando su ubicación horaria. Si se toman varias biopsias, deben ser enviadas en contenedores separados para su estudio histológico.

 Para describir los hallazgos de la exploración vulvoscópica y vaginoscópica, es preciso emplear la nomenclatura propuesta por la IFCCP de 2011.

ASISTENCIA COLPOSCÓPICA EN LOS TRATAMIENTOS SOBRE VULVA Y VAGINA

Además de para el diagnóstico, el colposcopio es un gran aliado en el tratamiento de la patología del tracto genital inferior.

Existe evidencia acerca de los beneficios de realizar la conización cervical bajo control colposcópico (mejor tasa de márgenes libres, menor afectación de tejido sano, etcétera).

De la misma manera, se recomienda contar con la asistencia del colposcopio en todos los tratamientos destructivos a realizar sobre la vulva y la vagina. Con el control colposcópico, se localizará mejor la lesión, definiendo con más precisión sus límites. Es una manera de asegurarse de que el tratamiento ha sido eficaz (eliminando la lesión completa), siendo lo más respetuosos posible con el tejido sano circundante.

PUNTOS CLAVE

- El examen clínico sistemático y minucioso del tracto genital inferior es fundamental en la visita ginecológica. Tiene que incluir la inspección detallada de la vulva, la vagina, el cérvix y la región perianal y perineal.
- No hay que extrapolar de manera literal los conocimientos y la técnica de la colposcopia cervical a la vulva y la vagina, ya que son áreas anatómicas distintas que poseen epitelios con características diferentes que no se comportan de la misma forma.

(Continúa)

PUNTOS CLAVE (*cont.*)

- No se ha de emplear ácido acético de manera rutinaria en la vulvoscopia, ya que el epitelio vulvar reacciona frecuentemente ante el ácido acético de forma difusa en ausencia de patología y, en manos no expertas, puede suponer la realización de un número importante de biopsias innecesarias.
- Se debe realizar una vaginoscopia en todas las pacientes con alteración en la citología cervical no explicable en colposcopia ni legrado endocervical.
- La tinción con solución de Lugol durante la vaginoscopia es especialmente importante, ya que permite detectar pequeñas lesiones que pasan desapercibidas con ácido acético.
- Tanto en la vulva como en la vagina, los hallazgos deben describirse de acuerdo con la clasificación de la IFCCP de 2011.

BIBLIOGRAFÍA

AEPCC-Guías: Neoplasia vaginal intraepitelial (VaIN). Valencia: Asociación Española de Patología Cervical y Colposcopia; 2015.

Andía D, Bosch JM, Cararach M, Coronado P, De Sanjosé S, López JA, et al. AEPCC- Guías: Neoplasia vulvar intraepitelial (VIN). Valencia: Asociación Española de Patología Cervical y Colposcopia; 2015.

Audisio T. Test de Lugol en la vulva. Archivos Médicos de Actualización en Tracto Genital Inferior. 2012;7.

Bornstein J, Bentley J, Bösze P, Girardi F, Haefner H, Menton M, et al. 2011 colposcopic terminology of the International Federation for Cervical Pathology and Colposcopy. Obstet Gynecol. 2012;120(1):166-72.

Bornstein J, Sideri M, Tatti S, Walker P, Prendiville W, Haefner HK; Nomenclature Committee of International Federation for Cervical Pathology and Colposcopy. 2011 terminology of the vulva of the International Federation for Cervical Pathology and Colposcopy. J Low Genit Tract Dis. 2012;16(3):290-5.

Broen EM, Ostergard DR. Toluidine blue and colposcopy for screening and delineating vulvar neoplasia. Obstet Gynecol. 1971;38(5):775-8.

Cararach M, Dexeus D. Preinvasive lesions of the vulva. CME J Gynecol Oncol. 2007;12:66-73.

Collins CG, Hansen LH, Theriot E. A clinical stain for use in selecting biopsy sites in patients with vulvar disease. Clin Obstet Gynecol. 1966;28(2):158-63.

Gagné HM. Colposcopy of the vagina and vulva. Obstet Gynecol Clin North Am. 2008;35(4):659-69.

Jones RW, Sadler L, Grant S, Whineray J, Exeter M, Rowan D. Clinically identifying women with vulvar lichen sclerosus at increased risk of squamous cell carcinoma: a case-control study. J Reprod Med. 2004;49(10):808-11.

Jonsson M, Karlsson R, Evander M, Gustavsson A, Rylander E, Wadell G. Acetowhitening of the cervix and vulva as a predictor of subclinical human papillomavirus infection: sensitivity and specificity in a population-based study. Obstet Gynecol. 1997;90(5):744-7.

Joura EA, Zeisler H, Lösch A, Sator MO, Müllauer-Ertl S. Differentiating vulvar intraepithelial neoplasia from nonneoplastic epithelial disorders. The toluidine blue test. J Reprod Med. 1998;43(8):671-4.

Lebreton M, Carton I, Brousse S, Lavaoué V, Body G, Lévêque J, et al. Vulvar intraepithelial neoplasia: classification, epidemiology, diagnosis, and management. J Gynecol Obstet Hum Reprod. 2020;49(9):101801.

Micheletti L, Barbero M, Trivelli MR, Chiara G, Preti M, Borgno G. Unreliability of toluidine blue test in the early diagnosis of vulvar neoplasia. Cervix LFGT. 1985;2:171-4.

Preti M, Joura E, Vieira-Baptista P, Van Beurden M, Bevilacqua F, Bleeker MCG, et al. The European Society of Gynaecological Oncology (ESGO), the International Society for the Study of Vulvovaginal Disease (ISSVD), the European College for the Study of Vulval Disease (ECSVD) and the European Federation for Colposcopy (EFC) consensus statements on pre-invasive vulvar lesions. Int J Gynecol Cancer. 2022;32(7):830-45.

Ramírez M, Del Pino M, De la Fuente J, Bosch JM, Buendía J, Cano MP, et al. AEPCC-Guías: Lesiones preinvasivas de la vulva. Valencia: Asociación Española de Patología Cervical y Colposcopia; 2024.

Richart RM. A clinical staining test for the in vivo delineation of dysplasia and carcinoma in situ. Am J Obstet Gynecol. 1963;86(6):703-12.

Santoso JT, Likes W. Colposcopic acetowhitening of vulvar lesion: a validity study. Arch Gynecol Obstet. 2015;292(2):387-90.

Van Beurden M, Van der Vange N, De Craen AJ, Tjong-A-Hung SP, Ten Kate FJ, Ter Schegget J, et al. Normal findings in vulvar examination and vulvoscopy. Br J Obstet Gynaecol. 1997;104(3):320-4.

Van Seters M, Van Beurden M, De Craen AJ. Is the assumed natural history of vulvar intraepithelial neoplasia III based on enough evidence? A systematic review of 3322 published patients. Gynecol Oncol. 2005;97(2):645-51.

Wilkinson E, Teixeira MR. Tumors of the vulva. En: Tavassoli FA, Deville T (eds.). Pathology and genetics: tumours of the breast and female genital organs. Ginebra: World Health Organization Classification of Tumours; 2003.

Patología vulvar benigna

9

D. Erasun Mora y A. de Castro Momoitio

OBJETIVOS

- Diferenciar los hallazgos normales, en las diferentes etapas de la vida (infancia, madurez, menopausia), que es necesario reconocer y que no precisen tratamiento.
- Diagnosticar y manejar los hallazgos patológicos benignos de la vulva y el periné.
- Reconocer la patología infecciosa del tracto genital inferior más frecuente, así como su terapéutica.
- Detectar y manejar los hallazgos inflamatorios no infecciosos más frecuentes y la capacidad de su manejo, así como el diagnóstico diferencial ante la patología preinvasiva y neoplásica.

INTRODUCCIÓN

La patología de la vulva engloba un grupo de cuadros clínicos de diferentes etiologías y fisiopatologías. Esto, unido a las diferentes edades en las que pueden ocurrir, hace que la patología vulvar sea una de las áreas más transversales de consulta en la mujer.

Sus síntomas suelen ser valorados de manera inicial por médicos de atención primaria y ginecólogos, pero la mayoría de las veces es el ginecólogo es quien asume el reto de los cuadros difíciles, requiriendo muchas veces el apoyo de un anatomopatólogo, dermatólogo, reumatólogo o cirujano plástico.

La patología vulvar es una de las consultas más frecuentes, aunque también es una patología infradiagnosticada. Esto a veces se da tanto por razones sociales, ya que las pacientes no lo consultan, como por desconocimiento desde atención primaria y por resignación por falta de rendimiento terapéutico o fallos en la resolución del cuadro.

Hay que ser cautos, realizar una anamnesis dirigida y amplia, no solo de las características de los síntomas (generalmente, hallazgo casual, prurito, dolor o sangrado), sino también de sus potenciales causantes (p. ej., toma de antibióticos o corticoides, cambios de detergentes o ropa interior, conductas sexuales de riesgo, etc.), así como la valoración de otros sistemas, como el digestivo y su asociación en patología orofaríngea (el caso de algunas dermatosis) o anal, como el caso de los condilomas. También se han de conocer aquellos síntomas o hallazgos de alarma, y saber descartar la patología neoplásica o preneoplásica, aunque no sea el objetivo de este capítulo.

La gran ventaja es que es una patología de fácil exploración, ya que la mayoría de las veces la clínica, una exploración visual y pruebas complementarias sencillas, como puedan ser la recogida de cultivos o la biopsia mediante *punch*, van a aportar la información complementaria para orientar el caso e iniciar una terapéutica adecuada, que suele ser resolutiva y gratificante para las pacientes.

También es posible encontrase con consultas de hallazgos anatómicos normales, de anatomía normal o hallazgos asintomáticos, que han sido detectados por la paciente al realizar una autoexploración, y es preciso reconocer, informar y tranquilizar, sin necesidad de estudios complementarios, consumo de recursos, pruebas diagnósticas innecesarias y, por supuesto, tratamientos no indicados.

HALLAZGOS NORMALES

Es fundamental conocer los cambios y estructuras normales, no patológicos. Estos pueden ser consultados como hallazgos al autoexplorarse, generando preocupación:

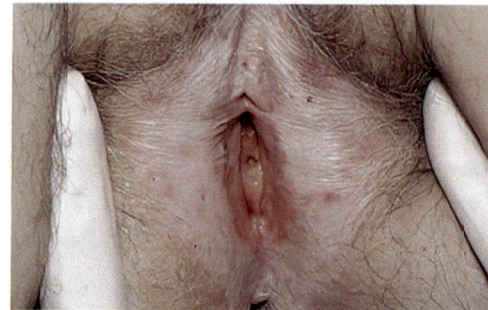

Figura 9-1. Atrofia vulvar.

- **Atrofia**: hallazgo secundario al estado de hipoestrogenismo, generalmente durante, la menopausia. El hallazgo suele ser una pérdida de turgencia, elasticidad. La piel tiene una pérdida de brillo e incluso puede presentar un aumento de la fragilidad. Puede llevar asociado una pérdida de anatomía normal, con disminución del volumen de los labios mayores, y una pérdida de funcionalidad, generalmente generando malestar por sensación de acartonamiento, prurito y, sobre todo, dispareunia (**Fig. 9-1**). El tratamiento más habitual suele ser la hidratación y los estrógenos de dosis ultrabaja tópica, requiriendo en muy raras ocasiones llegar a una terapia hormonal sustitutiva oral.

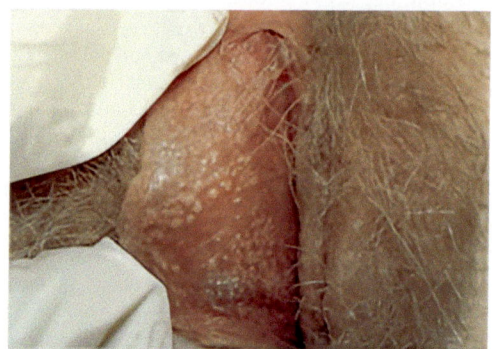

Figura 9-2. Granulos de Fordyce.

- **Gránulos de Fordyce**: son glándulas heterotópicas con acumulaciones de secreción sebosa en labios, de tamaño de 1-3 mm, con forma perlada. Son asintomáticos y no precisan tratamiento (**Fig. 9-2**).
- **Papilomatosis vestibula**r: son formaciones digitiformes, en forma de crestas de gallo, papilariformes, en la cara interna de los labios menores y el introito. No está relacionada con la infección por virus del papiloma humano, aunque hay que hacer diagnóstico diferencial con los condilomas. No requiere tratamiento, salvo en un contexto de vulvitis, cuadro que requerirá tratamiento (**Fig. 9-3**).
- **Anillo himeneal**: los restos del himen, en el introito, deben ser reconocidos como estructura fisiológica, residual en caso de dehiscencia por inicio de relaciones, como anillo íntegro en caso de ausencia de relaciones (**Fig. 9-4**).
- **Hipertrofia/asimetría de labios**: es frecuente la consulta por asimetría de los labios mayores. Es importante conocer que la simetría exacta no existe y que cada mujer tiene sus características diferenciales, por tanto, la asimetría no debe ser considerada como patológica. El criterio de hipertrofia es subjetivo, y más allá del manejo estético, se ha de considerar la sintomatología asociada a su día a día o la actividad deportiva, por ejemplo.

PATOLOGÍA ASINTOMÁTICA/ OLIGOSINTOMÁTICA

A continuación, se detallan las distintas patologías asintomáticas/oligosintomáticas.

Quistes vulvares

Los quistes vulvares son acumulaciones macroscópicas de secreción glandular por obstrucción de los conductos secretores. En la zona vulvar, los más frecuentes son los quistes pilosebáceos y el quiste de la glándula de Bartolino. Aunque es vaginal, por su proximidad, también se podría considerar el quiste de glándula de Skene.

Son formaciones abombadas, de tamaño variable entre 5 mm y 5 cm, de localización variable en: áreas pilosas en los quistes pilosebáceos, el tercio inferior del labio mayor, el quiste de glándula de Bartolino y parauretral en el caso de la glándula de Skene.

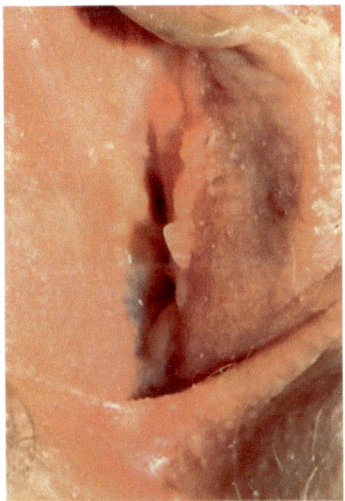

Figura 9-3. Papilomatosis vestibular.

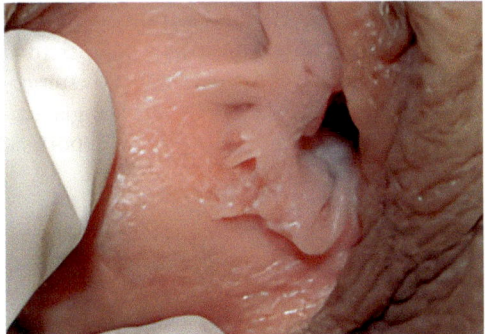

Figura 9-4. Anillo himeneal. Estructura anular en introito con digitaciones irregulares.

Pueden ser asintomáticos y ser hallazgos exploratorios. Los síntomas asociados son: molestias, dolor, presión o dispareunia asociada; y la principal complicación es la infección/abscesificación.

El manejo depende de los síntomas y de la sospecha infecciosa o no. Si no hay sospecha infecciosa y si es asintomática, la observación sin tratamiento es válida. En caso de sintomatología, el tratamiento local antiinflamatorio es una opción, pero lo más habitual es el drenaje.

Lipoma

Es un tumor benigno de partes blandas, de grasa subcutánea, que aparece en cualquier parte del cuerpo, incluida la piel del periné y la vulva. Aparece como un nódulo, de dureza intermedia, móvil, indoloro de tamaño variable. No requiere tratamiento, salvo clínica, en cuyo caso habría que extirparlo.

Queratosis seborreica

Es de aspecto verrucoso y coloración parda o grisácea. Por lo general, son lesiones redondeadas u ovaladas, con una superficie elevada y áspera (**Fig. 9-5**).

Cicatrices

Las cicatrices son un hallazgo muy frecuente, sobre todo en mujeres con antecedentes obstétricos, aunque también se pueden encontrar en pacientes con antecedentes quirúrgicos, como drenajes de abscesos, o secundario a procesos inflamatorios, como la hidrosadenitis de repetición. Se caracterizan por modificaciones anatómicas y cambios tisulares por fibrosis.

El manejo es complejo, dependiente sobre todo de la sintomatología, planteando tratamientos conservadores, como analgésicos tópicos o rehabilitación con técnica de INDIBA, y se deja el manejo quirúrgico como última opción.

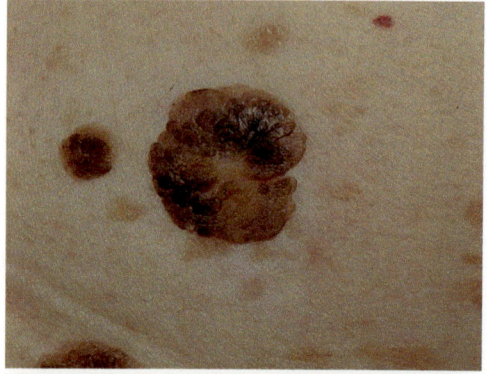

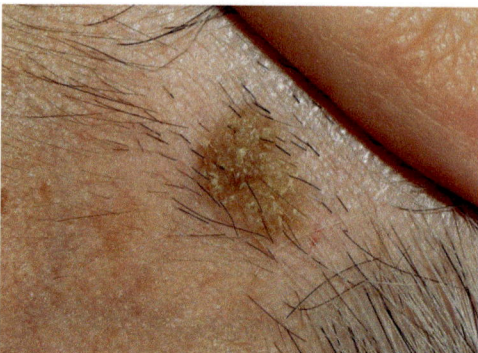

Figura 9-6. Angioqueratoma.

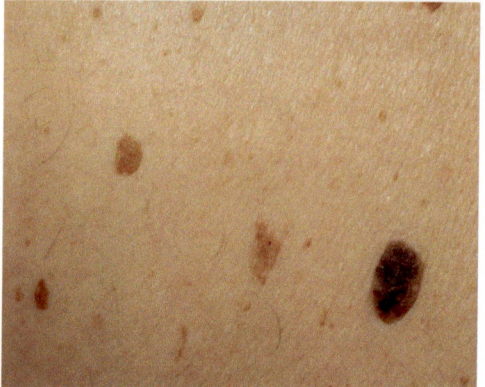

Figura 9-5. Queratosis seborreica.

Varices

Son cordones vasculares venosos en el trayecto de las venas, de manera superficial. Generalmente se asocian también a presencia en otras áreas anatómicas, principalmente, extremidades inferiores.

Angioqueratomas

Son tumores vasculares benignos. Se presentan como pápulas, aisladas o múltiples, sin coalescer, de color azuladas-rojizas. Presentan un tamaño que oscila entre 1 y 5 mm (**Fig. 9-6**).

Acrocordón o fibroma blando

Tumoración dérmica benigna que asienta principalmente en flexuras. Suele tener una base de implantación pediculada o sésil y una superficie lisa. No suele requerir tratamiento salvo molestias por roce, cambios en su coloración o sangrado (**Fig. 9-7**).

Vitíligo

Es la despigmentación de la piel debido al ataque linfocítico autoinmunitario contra los melanocitos. Se presenta como placas planas, blancas y bien delimitadas que pueden expandirse centrífugamente.

Las zonas despigmentadas suelen ser simétricas y, por lo general, aumentan de tamaño con el tiempo. Las manchas de color blanco lechoso pueden tener máculas del color de la piel alrededor de los folículos pilosos, lo que le da una apariencia de lunares. En la región anogenital, puede afectar a los labios mayores, el perineo y la piel perianal. Si bien las lesiones del vitíligo suelen ser asintomáticas y no requerir tratamiento, la enfermedad también puede presentarse con otros trastornos autoinmunitarios (**Fig. 9-8**).

Lesiones pigmentadas

Son cuadros clínicos marcados por un cambio focal o regional de la coloración cutánea o mucosa. Relativamente frecuentes, la mayoría son asintomáticas y suelen ser motivo de consulta por hallazgos casuales. A veces, requieren

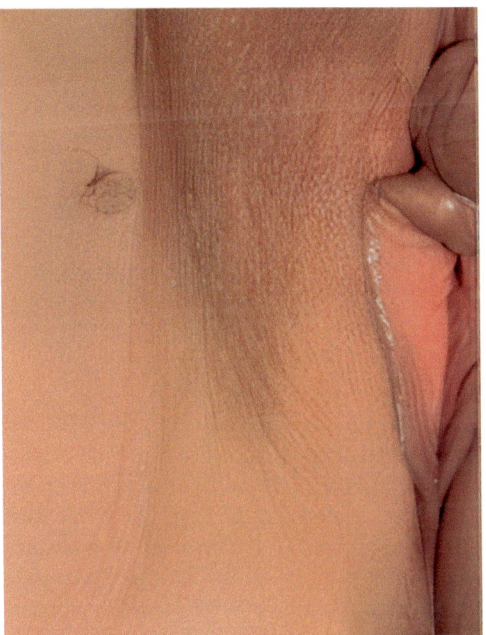

Figura 9-7. Fibroma blando.

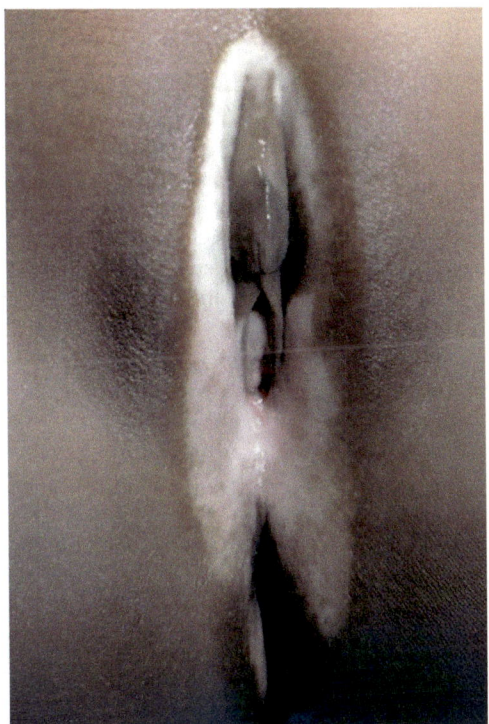

Figura 9-8. Vitíligo.

un diagnóstico diferencial apoyado en dermatólogos especializados. Principalmente el diagnóstico diferencial ha de realizarse con lesiones malignas o premalignas, precisando para ello un diagnóstico histológico. Pueden ser difusas o focales:

- **Lesiones difusas:** generalmente, bilaterales, sin claros límites geográficos, afectan a la piel o a las mucosas:
  - **Acantosis *nigricans*:** es un cuadro cutáneo difuso que afecta a las áreas de pliegues, caracterizada por un marcado engrosamiento cutáneo. Por lo demás, es asintomático. Debería orientar hacia una resistencia a la insulina (**Fig. 9-9**).
  - **Melanosis de mucosa múltiple:** son lesiones focales dispersas que se pueden presentar de forma multifocal y abigarradas, de manera asimétrica. Con diferentes coloraciones, pero siempre en tonalidades marrones de distinta intensidad. Requieren apoyo de técnicas en diagnóstico dermatológico, porque pueden presentar patología infiltrante (**Fig. 9-10**).
- Lesiones focales:
  - **Nevos:** son lesiones maculosas, de bordes irregulares, pero bien delimitadas. Asintomáticas, suelen ser de color marrón o azulado oscuro. Generalmente el diagnóstico es clínico, por inspección, y no requieren más manejo, salvo cambios en sus características o en la aparición de sintomatología (**Fig. 9-11**).

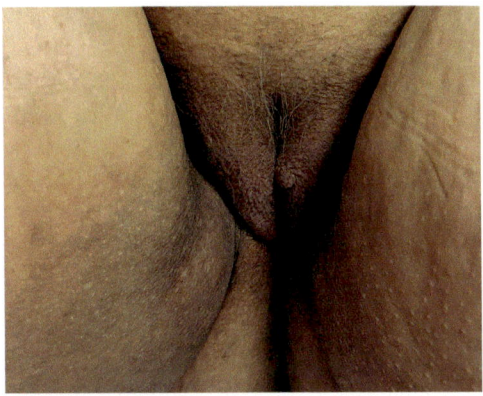

Figura 9-9. Acantosis *nigricans*.

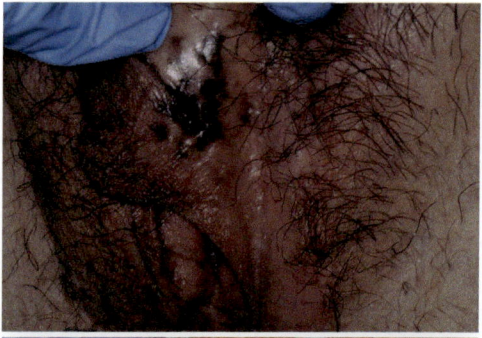

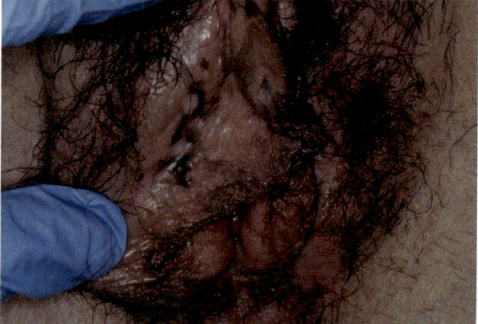

Figura 9-10. Melanosis de mucosa múltiple.

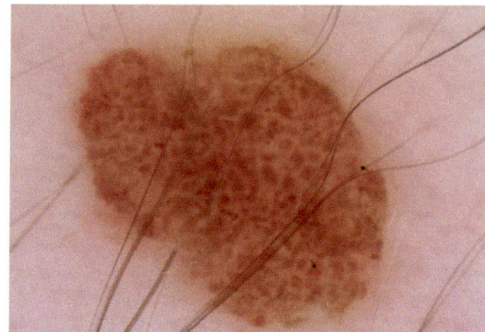

Figura 9-11. Nevos melanocítico.

– **Melanosis de mucosa simple:** se caracterizan por lesiones múltiples de tipo máculas o parcheadas en tonos marrones o negros que tienden a agruparse, con bordes irregulares mal definidos y tamaño variable. Son asimétricas. Los labios menores suelen ser el lugar de asiento más frecuentemente afectado, aunque también puede verse en los labios mayores, el introito vaginal y el periné. El diagnóstico debe confirmarse mediante estudio histopatológico puesto que las características clínicas pueden ser similares a las del melanoma.

– **Nevos y lesiones pigmentadas en pacientes con liquen escleroso de vulva:** cuadro de cambio focal e irregular en la coloración. Están asentadas sobre áreas de liquenificación. Pueden ser simuladores de melanoma, produciendo proliferaciones de melanocitos con atipia en la unión de la epidermis-lámina propia, consideradas seudomelanomas. Es esencial tener en cuenta la historia clínica de presencia de liquen escleroso o de pigmentación posinflamatoria.

– **Diagnóstico diferencial ante lesiones focales:** ante cualquier sospecha de patología infiltrante, se ha de recomendar realizar una biopsia o una escisión o apoyarse en especialistas dermatólogos o ginecólogos especialmente formados en patología de tracto genital inferior y lesiones pigmentadas. No obstante, se presenta una tabla ostentativa de diagnóstico diferencial que puede ayudar ante una lesión focal pigmentada (**Tabla 9-1**).

PATOLOGÍA INFLAMATORIA INFECCIOSA

La patología inflamatoria vulvar probablemente sea una de las principales causas de consulta en urgencias, tanto de atención primaria como en ginecología. Su clínica aguda, desagradable, con alto grado de malestar asociado y urgencia irritativa es el motivo de esta consulta apremiante. Se caracteriza por la transversalidad en la edad, ya que puede afectar tanto a mujeres prepuberales, en edad reproductiva, como en la menopausia. Su etología es variada, como se verá a continuación, siendo su posible causa tanto los virus como las bacterias o los hongos. Generalmente, el diagnóstico es clínico, basado en la anamnesis sobre eventos previos, desencadenantes, conductas sexuales de riesgo y curso clínico.

Vulvitis

La vulvitis, etimológicamente, se basa en la irritación de la vulva, con aparición de los patrones

Tabla 9-1. Resumen de hallazgos dermatoscópicos			
	Melanosis mucosa	**Nevos**	**Melanoma**
Colores	Marrón claro-oscuro	Marrón claro-oscuro Azul-negro	Múltiples colores (especialmente marrón, negro, azul–blanco, gris, etcétera)
Dermatoscopia	• Círculos-anillas • Proyecciones paralelas • Reticulación • Áreas sin estructura	• Glóbulos • Reticulación • Pigmentación homogénea	• Áreas sin estructura • Multicomponente (anillas, reticulación, glóbulos, puntos, áreas homogéneas) • Azul-blanco • Vasos visibles
Asimetría	Sí	No	Sí

clásicos de dolor, rubor, tumor y calor, aunque en la vulva, uno de los más dominantes es el picor. Este cuadro puede asociarse con lesiones vesiculosas y/o descamativas, lesiones por rascado y sangrado por erosiones. También puede asociar leucorrea variable, según su causa etiológica, generando un cuadro de vulvovaginitis, del que se debe investigar su etología para dar un tratamiento adecuado.

La vulvitis puede ser:

• **Fúngica:** es la segunda causa más frecuente de vulvovaginitis. Los microorganismos del género *Candida* suelen ser saprófitos en la piel y las mucosas, pero por diferentes causas, su proliferación descontrolada o la pérdida de flora bacteriana concurren produciendo un cuadro inflamatorio local. La clínica predominante es el prurito local, que puede asociarse a quemazón, dolor o leucorrea asociada. La especie más frecuente es *Candida albicans,* responsable del 85-95 % de los cuadros. Existen otras, menos frecuentes, como *Candida glabrata* y *Candida tropicalis.* Los factores de riesgo para la vulvitis por *Candida* son la toma de antibióticos, el embarazo, el uso de anticonceptivos, diabetes o inmunosupresión. El diagnóstico suele ser clínico, pero es beneficioso apoyarse en pruebas clínicas, como la demostración de hifas o esporas en vivo o el cultivo.

El tratamiento en los casos no complicados es el manejo de derivados azoles tópicos (clotrimazol, ketoconazol, fenticonazol, etc.) en cremas y/o en óvulos entre 5 y 10 días. Los casos más complejos resistentes o recidivantes pueden requerir el manejo de la vía oral, de cultivo con antibiograma o incluso tratamientos supresores prolongados y recurrentes. Además, está demostrado el beneficio de tratamiento concurrente e incluso crónico con probióticos.

• **Bacteriana:** se trata de un cuadro inflamatorio cutáneo, que tras el diagnóstico de exclusión de otras causas y/o presencia de cultivo positivo, se maneja como dermatitis bacteriana. El tratamiento puede ser con antibióticos tópicos (mupirocina, neomicina, gentamicina, etc.) asociado o no a corticoides, o según sus formas clínicas o antibiograma, pudiendo incluso requerir tratamiento oral.

• **Herpética:** es un cuadro secundario a una enfermedad de transmisión sexual causada por los virus del herpes simple (VHS) tipo 1 y tipo 2. Es la causa más frecuente de úlcera vulvar en la población sexualmente activa en los países desarrollados, con un incremento notorio de casos en las últimas décadas. En el ámbito clínico, hay que diferenciar dos cuadros:

– **Primoinfeccion herpética:** el período de incubación es de unos 4 días (2-12 días). Las lesiones clínicamente evidentes están precedidas de una fase prodrómica en el 90 % de las pacientes, entre 2 y 24 horas antes de la aparición de las lesiones. Entre las manifestaciones prodrómicas sistémicas, puede acontecer fiebre, malestar general, dolor de cabeza y mialgia, aparecer escozor o picor en la zona anal-genital, flujo vaginal anómalo y dolor en las piernas, las nalgas o los genitales. Las lesiones se manifiestan en las áreas de inoculación (vulva, cuello del útero, vagina, periné o uretra). Aparecen ampollas dolorosas de color rojizo que progresan a úlceras. Al cabo de unos días, se transforman en costra y curan, generalmente sin secuelas. Son frecuentes la uretritis y la linfadenopatía inguinal dolorosa. La duración media de excreción viral es de 12 días en la enfermedad primaria.

– **Herpes genital recurrente:** son más frecuentes durante el primer año tras la infección primaria, cuando el responsable de la infección inicial es el VHS-2 (80-90 % por VHS-2 frente al 20 % por VHS-1, en el primer año). Las manifestaciones cutáneas suelen aparecer en la misma zona de la infección inicial, con una extensión menor (10 % de la inicial), a menudo unilateral. Los días de excreción viral son menores: 2-5 días de media. De principal relevancia es un brote herpético durante la gestación y, sobre todo, en el periparto, por el riesgo de transmisión vertical, pero, sobre todo, de infección de contacto durante el parto vaginal, por lo que es recomendable realizar una cesárea, además de tratamiento intravenoso intensivo.

El diagnóstico de la vulvitis herpética suele ser clínico, aunque en fases iniciales hay que hacer diagnóstico diferencial con otros cuadros de vulvitis. En caso de diagnóstico de sospecha ante lesiones activas, se puede hacer una prueba de reacción en cadena de la polimerasa de toma de lesiones. Las serologías son de apoyo, pero no forman parte del diagnóstico (**Fig. 9-12**).

El tratamiento se basa en retrovirales, sistémicos (oral o intravenoso, según la gravedad del caso). Se puede realizar con aciclovir (200 mg, cinco veces al día, 10 días

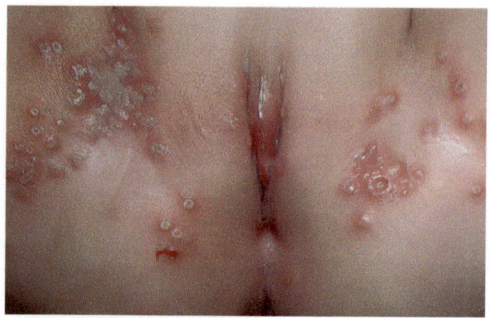

Figura 9-12. Vulvitis herpética.

o 400 mg/8 horas, 10 días), famciclovir (250 mg/8 horas, 7-10 días) o valaciclovir (1.000 mg/12 horas, 10 días). Cuanto más precoz, mejor para acortar el proceso. Además, es necesario asociar tratamiento antiinflamatorio y analgésico y precisa vigilancia ante la posible sobreinfección bacteriana tras la rotura de las vesículas cutáneas que requiera tratamiento dirigido.

Abscesos

El absceso, por definición, es la acumulación purulenta, ya sea primaria en un área no previamente patológica, como sobreinfección de una secreción acumulada. La sintomatología generalmente se basa en la inflamación (dolor, rubor, tumor y calor) de manera creciente, asociado o no a drenaje de secreción. El diagnóstico es clínico, aunque a veces, los abscesos perineales profundos puedan requerir algún apoyo de pruebas de imagen, como la tomografía computarizada o la ecografía. El tratamiento generalmente se basa en antibioterapia empírica (betalactámicos, cefalosporinas, aminoglucósidos, quinolonas, etc.) o dirigida según el antibiograma si hay cultivos realizados, y/o quirúrgico con apertura, drenaje y lavados de la cavidad.

En el ámbito vulvar, los abscesos más frecuentes son:

• De Bartolino: ubicado en el tercio inferior del labio mayor, unilateral, frecuentemente recidivante (**Fig. 9-13**).

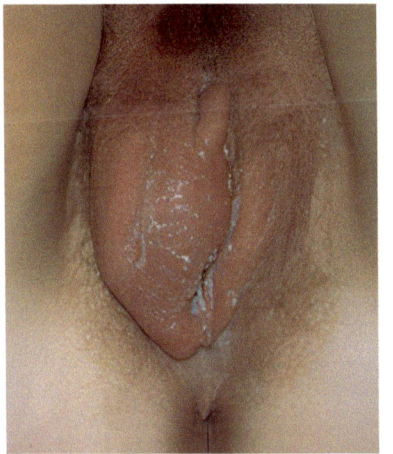

Figura 9-13. Absceso de glándula de Bartolino.

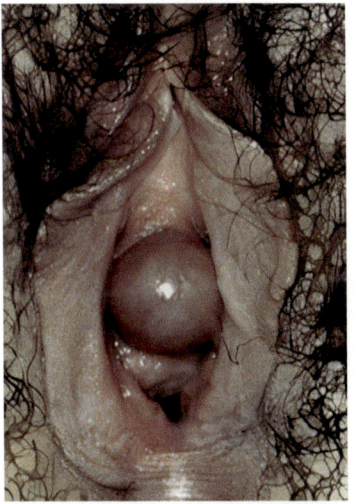

Figura 9-14. Absceso de glándula de Skenne.

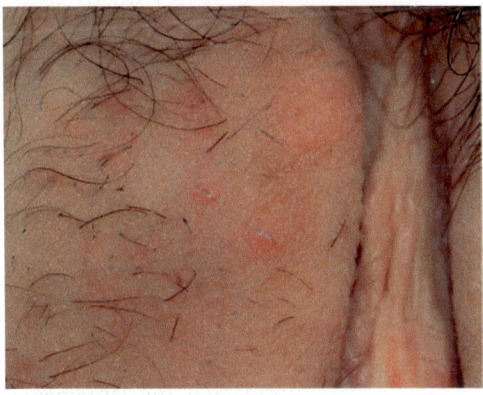

Figura 9-15. Foliculitis.

- De Skene: en la cara interna de labio menor, entre el labio menor y la uretra (**Fig. 9-14**).
- Foliculitis: en áreas pilosas, generalmente asociado a cuerpo extraño por un folículo piloso enquistado (**Fig. 9-15**).

PATOLOGÍA INFLAMATORIA NO INFECCIOSA

A continuación, se explican las distintas patologías inflamatorias no infecciosas.

Liquen escleroso o escleroatrófico

Es una dermatosis inflamatoria benigna, crónica y progresiva, que habitualmente afecta a la región anogenital (85-90 %), pero que también puede afectar a cualquier parte de la superficie corporal. El liquen vulvar es la presentación clínica más común, pudiendo afectar de manera grave a la mujer que la padece, alterando su vida personal, social y sexual.

La incidencia y prevalencia es desconocida. Los casos asintomáticos y el infradiagnóstico por falta de sospecha clínica hacen que los datos sean limitados. Los registros existentes orientan a que 1 de cada 30 mujeres adultas (en torno a un 3 %) y 1 de cada 1.000 niñas (0,1 %) lo presentan. Puede aparecer a cualquier edad, se suele asociar a la hipoestrogenemia, por tanto, tiene dos picos definidos en la mujer: en la niñez y en la etapa climatérica.

No están claros los mecanismos etiológicos determinantes de esta dermatosis, orientando a una etiopatogenia multifactorial, factores genéticos, inmunitarios, infecciones, causas locales, fármacos, la hipoestrogenemia a enfermedad.

El síntoma más frecuente en la enfermedad activa es el prurito asociado a irritación y tenesmo de predominio nocturno, aunque puede estar presente en cualquier momento. Sin embargo, también existen formas asintomáticas o paucisintomáticas. Los principales síntomas son:

- **Prurito vulvar:** síntoma principal de la enfermedad que presentan la mayoría de las pacientes. En algunos casos, se asocia a escozor, quemazón o ardor. A menudo, es vespertino, y resulta tan intenso que puede interferir en el sueño. No es específico, ya que el prurito es una característica de la mayoría de los trastornos vulvares, pero es el síntoma guía.

- **Dispareunia:** las formas de disfunción sexual son comunes y pueden afectar en diferentes grados a la calidad de vida. En las fases iniciales de la patología, la inflamación explica las molestias en las relaciones; en las más avanzadas, las secuelas (estenosis del introito, fisuras, etc.) causan dolor e incluso imposibilidad de mantener relaciones sexuales. La fusión de los labios menores sobre el clítoris puede disminuir la excitación o incluso producir anorgasmia, aunque esto es poco común.
- **Disuria y/o dificultad miccional:** se da en fases avanzadas de la enfermedad y generalmente es secundaria a la fusión de los labios menores sobre el meato uretral, con la estenosis del mismo.
- **Sintomatología anal:** la afectación de la piel perianal es relativamente frecuente y puede producir síntomas, como prurito anal, defecación dolorosa, fisuras anales y sangrado con las deposiciones. En las niñas, el estreñimiento crónico puede ser un síntoma de presentación del liquen escleroso.

Todas las pacientes con síntomas o signos sospechosos de liquen deben ser remitidas a un especialista en patología vulvar, para evitar el retraso en el diagnóstico, dado que el tratamiento en fases tempranas puede reducir o prevenir la aparición de cambios estructurales en la vulva y secuelas irreversibles.

Las lesiones típicas son pápulas de color blanco porcelana y placas con desprendimiento folicular e hiperqueratosis. Las lesiones papulares afectan con mayor frecuencia a los labios menores y/o labios mayores (87 % de los casos), aunque el blanqueamiento puede extenderse al periné (85 %), al clítoris (72 %) y alrededor del ano (50 %), formando la característica «figura del ocho» o «en reloj de arena». Estas alteraciones cutáneas pueden extenderse hacia

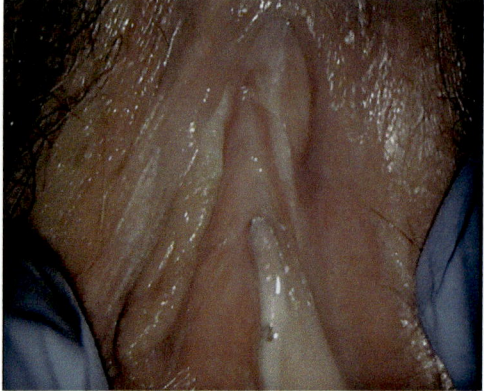

Figura 9-16. Liquen escleroatrófico en fase inicial. Tomada de: Danby y Margesson.

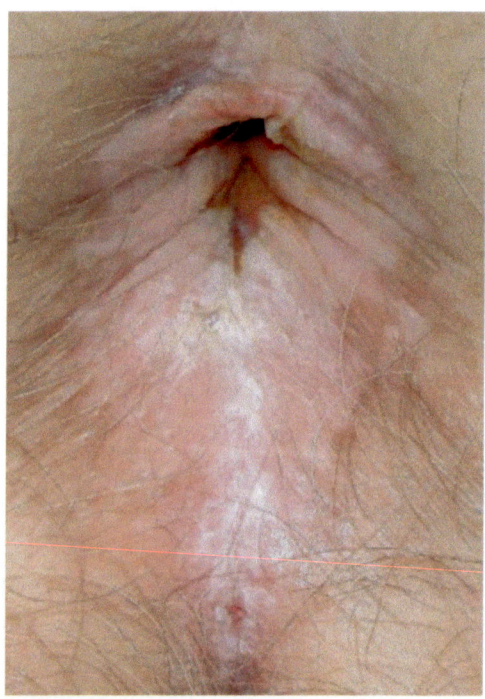

Figura 9-17. Liquen plano cicatricial.

los pliegues genitocrurales o las nalgas. Característicamente, las lesiones suelen ser simétricas. Otro hallazgo de estas primeras fases es la desaparición de las glándulas de Fordyce (**Figs. 9-16** y **9-17**).

En fases más avanzadas, la piel presenta una marcada atrofia, un aspecto frágil y apergaminado y un color blanco y apagado, clásicamente se ha comparado al «papel de fumar». Se pueden hallar también excoriaciones y liquenificación (engrosamiento de la epidermis con la exageración de las líneas normales de la piel) leve secundaria al rascado, a menudo asociados con edema de los labios menores. Un roce o una relación sexual relativamente leve puede provocar hemorragia y/o petequias con púrpura y equimosis, debido a la fragilidad de la piel afectada.

A medida que avanza la enfermedad, se produce una pérdida de la arquitectura de los genitales externos, se pierde la distinción entre los labios mayores y menores y el clítoris queda enterrado bajo el prepucio fusionado.

La afectación vaginal no se considera una característica propia del liquen escleroso. De hecho, cuando está presente, se debe plantear el diagnóstico diferencial con el liquen plano.

Las biopsias únicamente deben realizarse cuando existan dudas con la exploración clínica sobre el diagnóstico, lesiones focales o ulceradas, dudas ante la posible malignidad o fallo en la respuesta al tratamiento. La biopsia se realiza con un *punch* de 4 mm previa infiltración de anestésico local, debe tomarse de la zona más densa y blanquecina.

El liquen escleroso está asociado a la neoplasia intraepitelial vulvar diferenciada y al carcinoma celular escamoso en vulva, con un riesgo del entre el 2 y el 5 %.

El riesgo de desarrollar cáncer se incrementa con la edad, el tiempo de evolución, el deficiente control sintomático y terapéutico y la presencia de hiperqueratosis.

Las pacientes con un control deficiente o pacientes no tratadas que no reciben tratamiento adecuado tienen mayor probabilidad de transformación maligna. El tratamiento con corticoides tópicos de alta potencia, además de mejorar la sintomatología, puede prevenir el desarrollo de cáncer vulvar.

Otra de las complicaciones secundarias al proceso y a la cicatrización de las lesiones que puede generarse a través de la evolución natural de la enfermedad lleva a la fusión de los labios menores, generando una fimosis con pérdida de anatomía funcional a través del prepucio

clitorídeo y estrechamiento del introito y una potencial estenosis uretral distal con retención urinaria secundaria.

El objetivo del tratamiento es, por un lado, curar o paliar los síntomas propios y, por otro, frenar la evolución de las lesiones, así como corregir o mejorar las secuelas derivadas de la enfermedad, entre ellas, la reducción del riesgo de carcinoma de células escamosas de vulva.

Tratamiento farmacológico

La mayoría de los tratamientos indicados para el liquen escleroso son por vía tópica en forma de cremas o pomadas.

Primera línea

A continuación, se aborda el tratamiento de primera línea.

Corticoides tópicos

Actualmente, el tratamiento con corticoides tópicos de alta potencia, como el propionato de clobetasol al 0,05 % o el halobetasol al 0,05 % y de alta-media potencia como la mometasona furoato al 0,1 % se considera el tratamiento de elección. Los corticosteroides tópicos activan los circuitos que disminuyen la biosíntesis de prostaglandinas y leucotrienos en la piel, induciendo así una acción antiinflamatoria.

Se pueden emplear diferentes pautas de aplicación:

- Pauta continua con una aplicación nocturna durante 6-12 semanas.
- Pauta descendente tras iniciar una aplicación nocturna durante 1 mes, se recomienda una aplicación cada 48 horas el siguiente mes y tres aplicaciones a la semana las últimas 4 semanas.

En ambos casos, debe aplicarse una capa fina del preparado sobre la zona a tratar con el pulpejo de un dedo. Hay que revaluar a la paciente después de las 12 semanas iniciales de tratamiento. Una buena respuesta está indicada por el alivio del prurito y el dolor y la resolución de la hiperqueratosis, fisuras y equimosis. Las pacientes suelen notar una mejoría en los síntomas de picazón y ardor dentro de la primera o 2 semanas.

Si la respuesta es inadecuada después de 12 semanas de terapia diaria, se deben buscar factores que puedan contribuir a una respuesta inadecuada, como pueda ser la sobreinfección por hongos o bacteriana. Las pacientes sin motivos identificables de una respuesta inadecuada pueden continuar el tratamiento con corticosteroides tópicos durante 12 semanas más. Si la respuesta sigue siendo inadecuada después de 24 semanas de tratamiento con corticosteroides tópicos, es preciso realizar una biopsia para descartar otras patologías o malignización y proceder a otras terapias.

La terapia de mantenimiento se basa en la aplicación de la dosis mínima que mantenga a la paciente asintomática. Es importante la revaluación periódica de estas pacientes hasta determinar la frecuencia de la pauta de mantenimiento. La adherencia a la terapia de mantenimiento a largo plazo se ha asociado con una incidencia reducida de neoplasia intraepitelial vulvar diferenciada y cáncer de vulva.

Los efectos adversos más frecuentes, especialmente en la piel de la vulva por fuera del área patológica, son: la atrofia cutánea, telangiectasias y estrías cutáneas a muy corto plazo (2 semanas), fundamentalmente en el área perianal y las áreas pilosas de labios mayores. La monitorización estricta de estas pacientes y la utilización de cantidades no superiores a 30 g de corticoides tópicos en 6 meses en las terapias de mantenimiento permite minimizar estos efectos.

Corticosteroides intralesionales

Las placas hipertróficas y engrosadas pueden responder mal a los corticosteroides tópicos. En estos casos, se puede intentar la inyección de acetónido de triamcinolona o hexacetónido de triamcinolona directamente en el área afectada una vez al mes durante 3 meses.

Para lesiones pequeñas (no más de 2 × 2 cm), se agregan 2 mL de solución salina a 1 mL de acetónido de triamcinolona (a una dosis de 10 mg/mL) para obtener una solución de 3,3 mg/mL. Luego se inyecta 0,5 a 1 mL por vía intralesional con una aguja de calibre 25 a 30 para tratar una lesión de 1 a 2 cm. Para lesiones que cubren un área mayor, se ponen varias inyecciones usando la misma concentración. No se inyecta más de 3 mL por sesión de tratamiento.

Emolientes tópicos

Los emolientes (cremas emolientes o aceites) son una preparación farmacéutica para uso externo que crean una barrera protectora y evitan la deshidratación cutánea.

Lubricantes vaginales

Las pacientes con dispareunia se benefician del uso de un lubricante vaginal.

Segunda línea

Los inhibidores de la calcineurina (pimecrólimus y tacrólimus) son fármacos con potente acción antiinflamatoria, efecto inmunomodulador local y bajo potencial inmunosupresor sistémico. Se reservan para aquellos casos refractarios al tratamiento con corticoides tópicos o que presentan mala tolerancia a estos.

La posología más utilizada consiste en la aplicación sobre el área afectada de una capa muy fina de tacrólimus al 0,1 % o pimecrólimus al 1 % en crema dos veces al día durante 3 meses, con revaluación de la paciente después de este período. La mejora en la sintomatología ocurre habitualmente durante el primer mes de tratamiento.

Una ventaja del tratamiento con inhibidores tópicos de la calcineurina es la ausencia de riesgo de atrofia cutánea inducida por fármacos asociada con el uso de corticosteroides tópicos. Sin embargo, estos medicamentos tienden a ser más costosos que algunos corticosteroides tópicos, pueden causar escozor o ardor después de su aplicación. Si se produce escozor, se puede mezclar el inhibidor de la calcineurina tópico con un corticosteroide tópico potente en una proporción de 50:50. Esto parece mejorar la tolerabilidad.

Al igual que con los corticosteroides tópicos, normalmente se recomienda un régimen de mantenimiento y manejo de medidas complementarias coadyuvantes (tratamiento de la atrofia, emolientes, etc.). Es cuestionable la seguridad a largo plazo de la terapia con inhibidores tópicos de la calcineurina, aunque no existe evidencia en contra para realizar el mantenimiento.

Otros tratamientos farmacológicos

Para el tratamiento del liquen escleroso vulvar, se ha utilizado: acitretina oral, metotrexato oral, fototerapia, terapia fotodinámica, terapia con láser y terapia con ozono. Hay pocos datos publicados sobre los tratamientos, lo que condiciona una experiencia en su uso limitada y prácticamente restringida al ámbito de la investigación.

Tratamiento escisional

El tratamiento quirúrgico del liquen escleroatrófico está indicado en casos de coexistencia con la neoplasia intraepitelial vulvar diferenciada o sospecha de invasión, y en el tratamiento de secuelas cicatriciales de la vulva con pérdida de anatomía funcional. Tras la cirugía, es preciso utilizar dilatadores vaginales junto con corticoides tópicos de alta potencia, con el fin de evitar que el proceso de cicatrización produzca de nuevo estenosis del introito o retracciones cutáneas.

Educación de la paciente

Es fundamental informar a la paciente sobre la cronicidad de la patología que padece, así como del curso fluctuante de los síntomas, con períodos de remisión y períodos de recidiva. Se debe remarcar a las pacientes que deben realizar de forma periódica autoexploraciones minuciosas con la finalidad de detectar de forma precoz lesiones de nueva aparición.

Es preciso proporcionar instrucciones escritas para el uso de la terapia prescrita. La fotografía clínica es útil para controlar la enfermedad.

El liquen escleroso vulvar puede afectar negativamente a la calidad de vida. Las pacientes que experimentan efectos adversos psicosociales pueden beneficiarse de las derivaciones a grupos de apoyo a pacientes o de la asistencia de profesionales de la salud mental. Hay que asegurar a las pacientes que su enfermedad no es contagiosa y remitirles a un consejero sexual para abordar sus inquietudes cuando sea necesario.

Liquen plano

El liquen plano es una enfermedad inflamatoria del epitelio escamoso estratificado relativamente poco común, afecta al 1 % de la población general. Suele afectar a la piel, las uñas, los folículos pilosos, la mucosa oral y la mucosa genital. Se caracteriza por la presencia de lesiones erosivas, papuloescamosas o hipertróficas en la vulva, con posibilidad de afectación vaginal concomitante. El subtipo erosivo es el tipo más común. La afectación concomitante de la mucosa oral y genital por este subtipo es frecuente, y dada su importancia clínica, este cuadro clínico se denomina *síndrome vulvovaginal-gingival*. La edad media al diagnóstico de la forma oral y genital es de 50-60 años.

La etiología es desconocida. Se cree que las lesiones cutáneas características del liquen plano surgen de una respuesta autoinmunitaria mediada por células T contra los queratinocitos basales. El trastorno a menudo se asocia con otras enfermedades autoinmunitarias.

Los motivos de consulta más frecuentes son el dolor, quemazón, prurito y/o dispareunia, a veces con sangrado poscoital. Puede estar presente un flujo vaginal irritante y sanguinolento que no responde a las terapias para vaginitis habitual. No obstante, algunas mujeres son totalmente asintomáticas. La coexistencia de otras localizaciones afectas, como la mucosa oral, la piel o el cuero cabelludo, es frecuente, y hay que facilitar el diagnóstico de las pacientes con afectación genital asintomática.

Hay tres tipos de liquen plano que afectan a la vulva: liquen plano erosivo, liquen plano papuloescamoso y liquen plano hipertrófico:

- **Liquen plano erosivo:** es el tipo más común. Suele afectar también a la vagina (70 %). Las lesiones se caracterizan por placas o erosiones bien delimitadas, de color rojo brillante con estrías blancas o un borde blanco serpenteante a lo largo del margen (estrías de Wickham). Las erosiones crónicas suelen provocar cicatrices hasta en el 95 % de las pacientes afectadas, con la consiguiente estenosis vaginal y obstrucción uretral. El liquen plano erosivo también puede afectar a otros sitios mucosos, como la mucosa nasal, el esófago, la laringe, la conjuntiva o la uretra (**Figs. 9-18** y **9-19**).

  La afectación vaginal puede ocurrir en ausencia de afectación vulvar, y se pueden formar sinequias o adherencias vaginales. La citología puede mostrar atipia si el cuello uterino está afectado.

- **Liquen plano papuloescamoso:** se presenta en forma de pequeñas pápulas intensamente pruriginosas con un tono violáceo que surgen en la piel queratinizada y en la región perianal. Suelen presentarse de manera autolimitada, con resolución de las lesiones, pudiendo dejar de manera transitoria la típica hiperpigmentación posinflamatoria fácilmente visible en la forma cutánea.

- **Liquen plano hipertrófico:** exhibe característicamente lesiones ásperas e hiperqueratósicas en el periné y la región perianal y aspecto verrucoso, con un borde violáceo, normalmente muy pruriginosas, que pueden ulcerarse e infectarse.

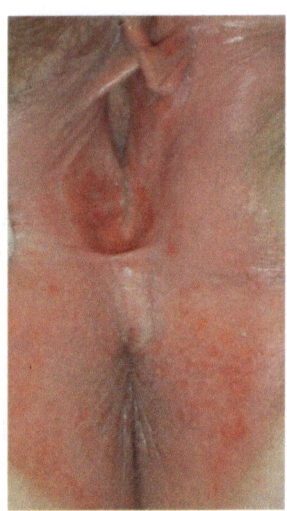

Figura 9-18. Liquen plano.

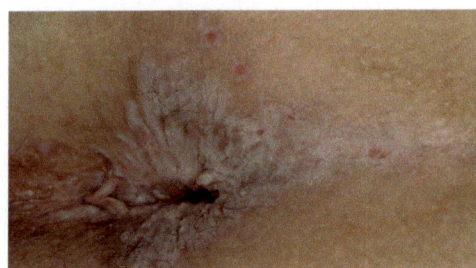

Figura 9-19. Liquen plano. Estrías de Wickham.

El diagnóstico de las variantes erosiva y papuloescamosa del liquen plano vulvar se basa principalmente en la clínica, reconocimiento de lesiones, contexto y sospecha diagnóstica. Además del examen de la vulva y la vagina, el examen físico de pacientes con sospecha de liquen plano vulvar debe incluir una evaluación de otras superficies mucosas y cutáneas, incluida la cavidad bucal, el cuero cabelludo, las uñas, el ano y toda la superficie de la piel. El examen de la cavidad bucal también permite detectar pacientes con síndrome vulvovaginal-gingival.

Ante la duda diagnóstica de una lesión vulvar, se recomienda realizar una biopsia para su estudio histopatológico. Ante la sospecha de liquen plano vulvar hipertrófico, se recomienda siempre realizar una biopsia para confirmar el diagnóstico y descartar malignidad, dado el parecido de las lesiones con neoplasia intraepitelial vulvar diferenciada y con el cáncer escamoso vulvar. La forma erosiva es más variable y deberá obtenerse una biopsia del margen de las placas erosivas con el característico borde blanquecino estriado o de coloración violácea para obtener el máximo rendimiento diagnóstico.

El abordaje terapéutico se basa sobre todo en tratamientos tópicos como los corticoides o los inhibidores de la calcineurina, pero en ocasiones puede ser necesario realizar tratamientos sistémicos con corticoterapia intravenosa u otros fármacos antiinflamatorios e inmunosupresores.

Tratamientos médicos tópicos

A continuación, se explican los tratamientos médicos tópicos.

Primera línea: corticoides

El clobetasol al 0,05 % o la pomada de propionato de halobetasol al 0,05 % se aplican de forma diaria durante al menos 1 mes, y después se realiza una pauta descendente. Una vez controlados los síntomas, debe establecerse un tratamiento de mantenimiento.

Un enfoque alternativo es el uso de triamcinolona intramuscular. La triamcinolona intramuscular (1 mg/kg) se puede administrar en una dosis única o en una serie de inyecciones separadas por 1 mes.

Los corticosteroides también se pueden administrar por vía vaginal en mujeres con afectación vaginal. La espuma de prednisolona o la espuma de acetato de hidrocortisona al 10 % prescritas en noches alternas antes de acostarse durante 6 semanas pueden ser efectivas. Posteriormente, el tratamiento se reduce a una pauta de mantenimiento.

Cuando estén disponibles, se pueden recetar supositorios de hidrocortisona todas las noches antes de acostarse durante 14 días, seguidos de aplicaciones en noches alternas durante 14 días adicionales. Luego, la dosis se reduce gradualmente para encontrar la dosis de mantenimiento más baja que controle los síntomas.

La piel vulvar se puede proteger recubriendo el área perivaginal con vaselina u óxido de cinc, o se puede cortar un tampón por la mitad e insertarlo en la vagina.

Segunda línea: inhibidores de la calcineurina

El tacrólimus y el pimecrólimus se inician con tratamiento tópico cada 2 días, aumentando gradualmente hasta dos veces al día según la tolerancia. Los baños de asiento diarios durante la primera semana de tratamiento, la aplicación de tacrólimus tópico rodeado de una capa de vaselina o un ungüento tópico con corticosteroides durante las primeras semanas de tratamiento también pueden ayudar a aliviar sus efectos secundarios.

Se revalúa a las pacientes para detectar signos iniciales de respuesta al tratamiento después de 1 o 2 meses y, si se tolera la formulación al 0,03 %, la dosis se puede aumentar al ungüento al 0,1 %. Una vez que se logra la remisión, la frecuencia de la aplicación se reduce gradualmente a un régimen de mantenimiento.

Los supositorios compuestos de tacrólimus de 2 mg en casos de afectación vaginal se pueden usar cada noche durante 30 días. Una vez que los síntomas mejoran, el tratamiento se reduce gradualmente hasta la frecuencia más baja.

La afectación vulvar o vaginal por el liquen plano puede provocar distorsión anatómica y limitaciones funcionales secundarias a la formación de adherencias y cicatrices. Los dilatadores y la cirugía pueden ser útiles para mejorar estas complicaciones después de controlar la inflamación.

Antes de considerar un enfoque alternativo de tratamiento, se evalúan los factores que pueden exacerbar los síntomas o inhibir la curación. Si no se identifica un factor exacerbante responsable de la persistencia de los síntomas, se puede intentar el tratamiento con agentes sistémicos.

Tratamientos médicos sistémicos

Las terapias alternativas a considerar en enfermedades resistentes incluyen corticoides sistémicos, retinoides, hidroxicloroquina, metotrexato, ciclosporina y agentes biológicos.

Otras intervenciones

Aunque la terapia médica es la base del tratamiento del liquen plano vulvar, otras intervenciones desempeñan funciones importantes en el tratamiento de la paciente:

- **Educación y apoyo a la paciente:** se debe educar a las pacientes sobre el curso crónico del liquen plano vulvar y la necesidad de continuar el tratamiento después de que mejoren los síntomas. Las pacientes que comprenden el curso esperado de la enfermedad pueden tener más probabilidades de cumplir con el seguimiento clínico y los tratamientos prescritos.

  Abordar las preocupaciones psicológicas y emocionales de la paciente es un componente importante del tratamiento. Si es necesario, se deben proporcionar recursos para apoyo psicológico o asesoramiento.

- **Cuidado vulvar:** se basa en el cuidado propio del área genital, evitando el lavado excesivo, el uso de cremas o geles respetuosos con el pH genital, el uso de estrógenos tópicos en el caso de la atrofia, el uso de probióticos habituales o ante la toma de antibióticos, mantener un peso adecuado o evitar el rasurado.
- **Revisión de medicamentos:** las erupciones farmacológicas liquenoides se han asociado con una amplia variedad de medicamentos.

En general, las pacientes con lesiones activas deben realizar seguimiento cada 4-8 semanas. Tras el control sintomático, los controles pueden efectuarse cada 3-6 meses. En casos seleccionados de pacientes muy disciplinadas y lesiones controladas, los exámenes pueden realizarse cada año. Es importante explicar a las pacientes los signos de alarma que deben motivar una visita.

LIQUEN SIMPLE CRÓNICO

El liquen simple crónico es un proceso inflamatorio secundario al rascado crónico. Puede aparecer en cualquier parte de la piel, incluyendo el área genital. Este cuadro constituye una de las causas más frecuentes de prurito vulvar primario. No hay una causa única, aunque se diagnostica con más frecuencia en personas con antecedentes de atopia, psoriasis, trastornos psicológicos, ansiedad o depresión.

En la mayoría de los casos, el prurito se produce como consecuencia de la irritación cutánea de un área dérmica escamosa de la piel. Las causas comunes de irritación incluyen el calor, la humedad, la limpieza excesiva y la fricción de la ropa ajustada. El rascado alivia el malestar, pero daña la barrera protectora y contribuye al adelgazamiento de la epidermis. El tejido epitelial alterado provoca más prurito, de manera que se crea un círculo vicioso (prurito-rascado-prurito), que es lo que define al liquen simple crónico. Este cuadro puede ocurrir primaria o secundariamente a una dermatosis subyacente que afecte a la vulva.

El principal síntoma de este cuadro es el prurito, intermitente o continuo, que generalmente ocurre por la noche. Tras el rascado, el prurito puede convertirse en dolor o ardor. La intensidad del prurito puede empeorar con el calor, estrés y contacto con ropa interior sintética. La consecuencia de este rascado persistente es la formación de una placa escamosa, liquenificada y con excoriaciones secundarias al rascado. Con el tiempo pueden observarse también trastornos de la pigmentación.

El diagnóstico de liquen simple crónico es clínico y los hallazgos se manifiestan como un engrosamiento epidérmico o placas liquenificadas, también pueden aparecer eritemas, excoriaciones, erosiones, úlceras, fisuras. En raras ocasiones, será necesaria una biopsia (**Fig. 9-20**).

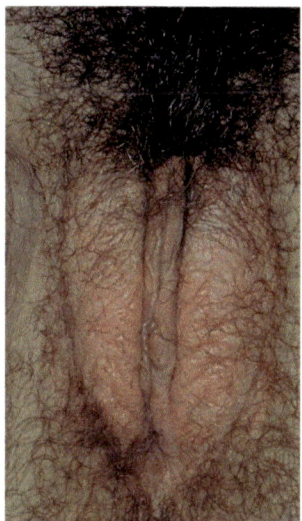

Figura 9-20. Liquen simple crónico.

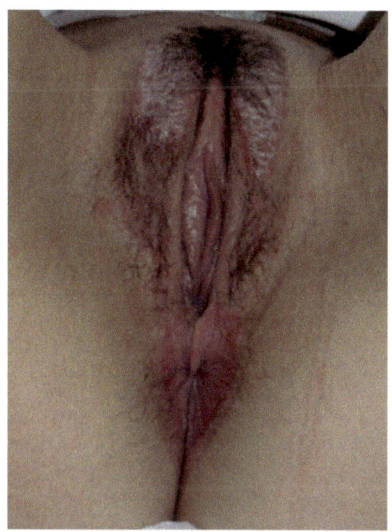

Figura 9-21. Psoriasis genital.

Para el tratamiento, en primer lugar, se debe intentar descubrir el factor que desencadenó el prurito y corregirlo, así como evitar todas aquellas sustancias que puedan ser irritantes, además de mejorar los hábitos de higiene para prevenir las recaídas.

En segundo lugar, se debe interrumpir el ciclo de prurito-rascado, esto a menudo se logra mediante la aplicación de corticoides tópicos aplicados una vez al día durante 4 semanas; los inhibidores tópicos de la calcineurina son el tratamiento de segunda línea. Los antihistamínicos ayudan a prevenir el rascado durante el sueño. Por último, los anestésicos tópicos son opciones alternativas.

PSORIASIS

La psoriasis es una enfermedad inflamatoria crónica común de la piel. A menudo, puede pasar desapercibida en la vulva, a pesar de que el 50-75 % de los adultos con psoriasis la tienen en los genitales externos.

Los factores de riesgo para desarrollar lesiones vulvares incluyen la aparición de la enfermedad después de los 20 años, lesiones en el cuero cabelludo, las uñas, psoriasis invertida y un índice de puntuación de actividad de psoriasis alto.

El prurito es común. En ocasiones, puede haber dolor importante, ardor y dispareunia. Se manifiesta como una o más placas rojas, descamativas, simétricas y bien delimitadas que afectan predominantemente a los labios mayores y al monte de Venus. Se puede encontrar excoriación y/o liquenificación. En raras ocasiones, la psoriasis se localiza únicamente en la vulva, suele afectar también a los pliegues crurales y glúteos (**Fig. 9-21**).

Se puede realizar un diagnóstico clínico de psoriasis si las placas psoriásicas típicas se encuentran en otras partes del cuerpo. Cuando solo está afectada la vulva, la dermatoscopia puede ser útil, ya que puede revelar la presencia de vasos punteados. Si el diagnóstico clínico no está claro, es necesaria una biopsia para el diagnóstico histológico.

El tratamiento de primera línea incluye corticoides tópicos a las dosis habituales. Los análogos tópicos de la vitamina D o los inhibidores de la calcineurina son una opción para el tratamiento a largo plazo y disminuyen el riesgo de atrofia, telangiectasias, estrías y ulceración.

En casos de psoriasis vulvar grave puede ser necesaria la terapia sistémica como metotrexato, retinoides orales o agentes biológicos.

PUNTOS CLAVE

- La vulva es una estructura anatómica que engloba diferentes partes y tejidos, así como distintas estructuras normales que han de ser reconocidas.
- Los hallazgos nodulares benignos de la vulva deben de ser manejados acorde a los síntomas que produzcan.
- Para el manejo correcto del diagnóstico diferencial, es de especial importancia prestar atención a las lesiones pigmentadas. En caso de duda, es obligado realizar una biopsia para su correcto diagnóstico.
- La patología infecciosa debe ser reconocida y tratada acorde a los síntomas y al agente etiológico que la genere.
- La patología inflamatoria no infecciosa, especialmente el liquen escleroatrófico, es una patología de alta prevalencia, sobre todo en la menopausia.
- El liquen escleroatrófico requiere un diagnóstico clínico y un manejo activo con corticoides tópicos de altas dosis de choque y un mantenimiento crónico.
- La biopsia es necesaria ante un cuadro de liquen que no responda a tratamiento habitual o presente lesiones sospechosas.
- El liquen plano es una dermatosis inflamatoria de mucosas agresivo, frecuentemente asociado a lesiones en la zona yugal. El diagnóstico es clínico, aunque la duda diagnóstica o algún subtipo como la hipertrófica requiere un estudio histológico de forma obligada. El tratamiento se basa en el manejo intensivo con corticoides tópicos, intralesiones u orales, así como otros inmunosupresores.

BIBLIOGRAFÍA

Alsina M, Arencibia O, Centeno C, De la Cueva P, Fuertes I, Fusté P, et al. AEPCC-Guías: Infecciones del tracto genital inferior. Valencia: Asociación Española de Patología Cervical y Colposcopia; 2016.

Gawkrodger D, Ardern-Jones MR. Dermatology: an illustrated colour text. 7ª ed. Filadelfia: Elsevier; 2020.

Ramírez M, Del Pino M, De la Fuente J, Bosch JM, Buendía J, Cano MP, et al. AEPCC-Guías: Lesiones preinvasivas de la vulva. Valencia: Asociación Española de Patología Cervical y Colposcopia; 2024.

Saunders NA, Welch KC, Haefner HK, Rasmussen C, Margesson L. Vulvar ulcers: an algorithm to assist with diagnosis and treatment. J Low Genit Tract Dis. 2024;28(1):73-5.

Patología vulvar maligna (neoplasia vulvar intraepitelial)

10

P. Padilla Iserte

OBJETIVOS

- Aprender la nomenclatura actual aceptada en esta patología.
- Actualizar el concepto de lesión escamosa intraepitelial de alto grado (H*SIL, high-grade squamous intraepithelial lesion*) vulvar y de neoplasia intraepitelial vulvar (VIN) de tipo diferenciado (VINd).
- Repasar la epidemiología y la explicación en el aumento de incidencia.
- Actualizar los factores de riesgo y las medidas preventivas.
- Repasar la presentación clínica, siendo importante en el diagnóstico diferencial de la patología vulvar.
- Conocer los diferentes tratamientos de que se dispone y cuál es la indicación de cada uno de ellos.

INTRODUCCIÓN Y NOMENCLATURA

La neoplasia intraepitelial vulvar (VIN) es un grupo amplio de patología premaligna vulvar, considerándose precursora para el carcinoma escamoso de vulva. Por ello, su diagnóstico y tratamiento precoz supondrá un reto, evitando la progresión a carcinoma. Será importante conocer su etiología, terminología y manifestaciones clínicas, recordando el alto riesgo de invasión oculta en el momento del diagnóstico y actualizando las diversas opciones de tratamiento disponibles.

Respecto a la nomenclatura, el uso del término VIN ha generado bastante confusión, existiendo diferentes sinónimos para catalogar la misma patología, generando dudas sobre qué término es el más adecuado para la práctica clínica habitual.

Una forma sencilla de entender la nomenclatura es su relación con el virus del papiloma humano (VPH), presentando así dos entidades diferentes:

- Lesiones asociadas con el VPH: desarrolladas a partir de una infección por el VPH. Son conocidas las lesiones escamosas intraepiteliales de alto grado (HSIL, *high-grade squamous intraepithelial lesions*) vulvares.
- Lesiones independientes del VPH: desarrolladas a partir de una dermatopatía crónica, sin relación con el VPH, denominándose VIN de tipo diferenciado (VINd).

Varias sociedades científicas han usado terminologías diferentes para esta patología, generando amplia confusión. Se recomienda usar la terminología más sencilla, recogida por el grupo de la International Society for the Vulvovaginal Disease (ISSVD) publicada en 2015, siendo la más aceptada, englobándolo en tres términos: lesión escamosa intraepitelial de bajo grado (LSIL, *low-grade squamous intraepithelial lesion*) vulvar, HSIL vulvar y VINd (Tabla 10-1).

En 2020, la Organización Mundial de la Salud (OMS) simplificó más aún las lesiones asociadas al VPH en dos bloques: LSIL/HSIL (termino-

Tabla 10-1. Terminología usada en relación con la patología premaligna de vulva y su relación con el virus del papiloma humano

Relación con el VPH	ISSVD 1986	ISSVD 2004	LAST 2012	ISSVD 2015	WHO 2020
Dependiente del VPH	VIN 1 (displasia leve)	Condiloma (efecto del VPH)	LSIL	LSIL vulvar[b]	Asociados al VPH[c] (LSIL)
Dependiente del VPH	VIN 2 (displasia moderada) VIN 3 (carcinoma *in situ*)	VIN tipo común[a]	HSIL	HSIL vulvar	Asociados al VPH[c] (HSIL)
Dependiente del VPH	VIN diferenciado	VIN diferenciado	–	VIN diferenciado	Independiente del VPH[d] (VIN diferenciado)

[a]Dentro de la VIN de tipo común, se pueden encontrar diferentes subtipos (VIN tipo condilomatoso, VIN tipo basaloide o VIN de patrón mixto). [b]Incluye condiloma plano o efectos del VPH. [c]Se aceptan como sinónimos LSIL/HSIL, o como terminología alternativa VIN 1/VIN 2-3. [d]Incluye variantes morfológicas: acantosis vulvar con diferenciación alterada y lesión intraepitelial vulvar exofítica diferenciada.
HSIL: lesión intraepitelial escamosa de alto grado (*high-grade squamous intraepithelial lesion*); ISSVD: International Society for the Study of Vulvovaginal Disease; LAST: terminología de las lesiones escamosas del tracto anogenital (*lower anogenital squamous terminology*); LSIL: lesión intraepitelial escamosa de bajo grado (*low-grade squamous intraepithelial lesion*); VIN: neoplasia intraepitelial vulvar; VPH: virus del papiloma humano; WHO: World Health Organization.

logía aceptada) o la VIN 1/VIN 2-3 (terminología alternativa) y las lesiones independientes del VPH, conocidas como VINd (terminología aceptada).

Algunos autores defienden que las lesiones LSIL (VIN 1) no deben ser consideradas propiamente una lesión precursora, sino más bien una reacción transitoria de la mucosa vulvar secundaria a la infección por el VPH, sin potencial oncogénico. El efecto de la infección por el VPH en la vulva no es biológicamente equivalente al producido en el cérvix o el ano, ya que la vulva está constituida por epitelio queratinizado y carece de zona de transformación, por lo que es lógico no considerar la LSIL (VIN 1) como una lesión potencialmente neoplásica (suelen ser autolimitadas, resolviéndose en un tiempo corto, de 1 a 2 años). Por tanto, únicamente se deben considerar como verdaderas lesiones precursoras la HSIL de vulva y la VINd.

La terminología antigua respecto a la VIN relacionada con el VPH (displasia escamosa moderada o grave, carcinoma de células escamosas *in situ*, carcinoma de vulva *in situ* de tipo habitual, enfermedad de Bowen, papulosis

bowenoide), y en relación con la VIN independiente de VPH (VIN tipo simple o carcinoma *in situ* de tipo simple), no se recomienda su uso, se encuentra desactualizada e induce a confusión y errores diagnósticos.

EPIDEMIOLOGÍA

Se conoce que existe un incremento mundial de la VIN relacionado con mayor exposición al VPH, sobre todo en pacientes más jóvenes. Estados Unidos, según los últimos registros, presenta una incidencia de HSIL vulvar de 2,86 por 100.000 mujeres/año, francamente infravalorado (datos de 2000). Registros más actuales procedentes de Europa han visto un incremento de la incidencia de HSIL (VIN 2,3) de 2,39 a 3,26 por 100.000 mujeres entre los años 1991 y 2011. Se espera que esta incidencia disminuya con la universalización de la vacunación frente al VPH, pero aún no se cuenta con datos al respecto. En cambio, en las formas independientes de VPH (VINd), su incidencia es muy baja, y mantenida en el tiempo, con una afectación global del 0,08% por cada 100.000 mujeres/año.

No se ha establecido una recomendación estándar para la detección de la VIN en el ámbito poblacional, por lo que esta patología está infradiagnosticada e infrarreportada. La edad promedio en el momento del diagnóstico de HSIL son los 46 años, representando el 75 % de los casos mujeres menores de 50 años. En cambio, formas independientes del VPH suelen ser más frecuentes en pacientes de mayor edad, por encima de los 60 años.

La evolución natural de la VIN es en gran parte desconocida. El riesgo de progresión de estas lesiones no es uniforme y está condicionado fundamentalmente por el tipo de VIN y otros factores que condicionan mayor riesgo de progresión (como es la inmunosupresión, edad avanzada, lesiones externas o ulceradas). Se acepta un riesgo general de progresión de la VIN (sin diferenciar en subtipos) a carcinoma escamoso de vulva de hasta un 20 %. Se conoce de forma más específica que en la VINd su incidencia a carcinoma es mayor (33 %) y en menor período de tiempo.

FACTORES DE RIESGO Y PREVENCIÓN

A continuación, se detallan los factores de riesgo y cómo se debe realizar la prevención.

Lesiones relacionadas con el virus del papiloma humano

Al relacionarse con la exposición al VPH, se incluyen los factores ya conocidos que incrementen el riesgo de exposición a esta infección (v. **Cap. 3**). En los casos de VIN, es importante recordar que no es necesario el coito vaginal para transmitir el VPH, solo es necesario el contacto genital, anal u oral con la vulva.

La HSIL suele relacionarse con el VPH de alto riesgo, siendo el más frecuente el VPH-16 (80 %) seguido por el VPH-33 (6 %). La LSIL suele relacionarse con el VPH de bajo riesgo (tipo 6 y 11), pero, en una minoría de lesiones, puede encontrarse VPH de alto riesgo (VPH-16, 18 y 31).

Otras lesiones premalignas en zonas próximas (como el cérvix, la vagina y el ano) también incrementan el riesgo de aparición de lesiones en la zona vulvar. De hecho, aproximadamente el 10 % de las pacientes con una neoplasia cervical intraepitelial de grado 3 presentan neoplasia intraepitelial escamosa concomitante en otros sitios (p. ej., el 3 % presentan neoplasia vaginal intraepitelial de grado 3, y el 7 %, VIN).

Otros factores de riesgo conocidos de diagnóstico e incremento en la recurrencia son el tabaco (se desconoce el mecanismo de acción) y la inmunodeficiencia (existe mayor incidencia en pacientes con diagnóstico de virus de la inmunodeficiencia humana).

Lesiones independientes del virus del papiloma humano

La VINd se desarrolla sobre dermatosis inflamatorias vulvares crónicas, fundamentalmente el liquen escleroso. Pacientes con diagnóstico de liquen donde han desarrollado una VINd tienen un riesgo de carcinoma de vulva del 18 % frente al 2 % que solo presentan el liquen.

Factores protectores

Se espera que la instauración de la vacunación universal frente al VPH con vacunas tetravalentes (subtipos 6, 11, 16 y 18) y nonavalentes (31, 33, 45, 52 y 58) suponga una reducción en la incidencia de la patología vulvar en relación con el VPH. Se estima una reducción de hasta el 90 % de los cánceres de vulva relacionados con el VPH.

En los casos de VINd, se aconseja una detección temprana y manejo activo del liquen escleroso para evitar el desarrollo a carcinoma.

HISTOLOGÍA Y PATOGÉNESIS

A continuación, se aborda la histología y patogénesis de las lesiones intraepiteliales escamosas asociadas al VPH y la VIN independiente del VPH.

Lesiones intraepiteliales escamosas asociadas al virus del papiloma humano

La patogénesis es similar a la de otras neoplasias intraepiteliales de alto grado asociadas con el VPH. Es importante recordar el origen embriológico común del epitelio anogenital (cérvix uterino, vagina, vulva, ano y 3 cm inferiores de mucosa rectal hasta la línea dentada), dado que las características histológicas suelen ser similares (**Fig. 10-1**).

Las características generalmente identificadas en HSIL incluyen la pérdida de maduración, hipercromasia nuclear, proporciones núcleo-citoplasma elevadas, atipia (citológica y arquitectónica) y mitosis. La extensión a los apéndices cutáneos (folículos pilosebáceos y conductos excretores de glándulas sudoríparas) es frecuente y puede simular una invasión. Se han descrito dos patrones morfológicos de HSIL: basaloide (indiferenciado) y verrugoso (condilomatoso, bowenoide), aunque es frecuente la superposición entre los dos patrones:

- HSIL basaloide: muestra células indiferenciadas con escaso citoplasma que reemplazan la epidermis en todo su espesor. Suelen ser células pequeñas, uniformes, semejantes a las células basales, con relación núcleo-citoplasmática alta y cambios coilocíticos poco evidentes o ausentes.

- HSIL verrugoso: engrosamiento epitelial con papilomatosis, marcado pleomorfismo celular, cambios coilocíticos prominentes y multinucleación.

En el ámbito de inmunohistoquímica, se caracteriza por una sobreexpresión de p16 (se presenta como una banda continua basal y parabasal de células positivas que muestran tinción intensa tanto nuclear como en el citoplasma). La inmunotinción de p53 generalmente muestra un patrón no mutado. El marcador Ki-67 evidencia un marcado incremento de la actividad proliferativa con células positivas que se extienden hacia los dos tercios altos del epitelio. En estas lesiones, se puede detectar ácido desoxirribonucleico o ácido ribonucleico mensajero del VPH.

Neoplasia intraepitelial vulvar independiente del virus del papiloma humano

La etiología de la VIN independiente del VPH no se es bien conocida. Con alta frecuencia, se identifican mutaciones en TP53, pudiendo también presentar amplificación de ciclina D1 y variaciones en el número de copias en los cromosomas 3 y 8. No existe un biomarcador específico de VIN independiente del VPH.

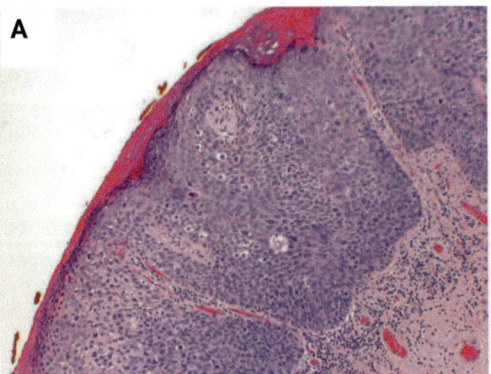
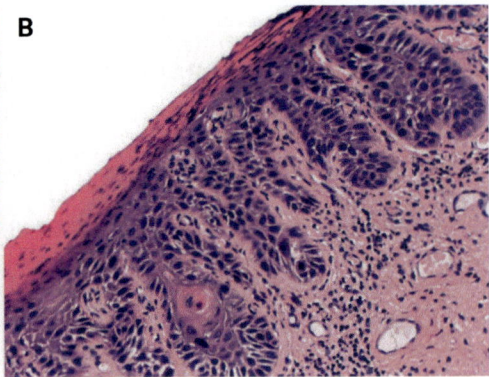

Figura 10-1. Características histológicas propias de la neoplasia intraepitelial vulvar. **A)** Lesión correspondiente a lesión escamosa intraepitelial de alto grado vulvar: se caracteriza por mostrar anomalías de maduración e hipercromasia nuclear que no se extienden más allá de la membrana basal (corte con tinción de hematoxilina-eosina [HE] ×10). **B)** Lesión correspondiente a neoplasia intraepitelial vulvar de tipo diferenciado: se caracteriza por atipia de los queratinocitos basales y parabasales en un epitelio, por lo demás, con una correcta maduración (corte HE ×20).

En el ámbito histológico, es típica la presencia de queratinocitos atípicos anormales, generalmente confinados a las capas basal y parabasal, en un epitelio completamente diferenciado. La epidermis muestra paraqueratosis y puede ser atrófica o acantósica. Un rasgo característico es la queratinización anormal abrupta en forma de perlas de queratina abortivas o disqueratosis. Las células atípicas están agrandadas y eosinófilas, con grandes núcleos vesiculares, macronucléolos y puentes intercelulares prominentes, confinada a los estratos basal y parabasal de la epidermis. Son frecuentes la hipercromasia basal y las mitosis atípicas (**Fig. 10-2**).

A diferencia de la HSIL asociada al VPH, la extensión a los apéndices de la piel es rara. El reconocimiento de VINd puede suponer un reto incluso para anatomopatólogos expertos (se estima que hasta el 40 % de los casos pueden erróneamente catalogarse como dermatosis benignas). Es común los hallazgos histológicos superpuestos concomitantes con epitelio reactivo benigno (liquen simple crónico, liquen escleroso hipertrófico o liquen plano).

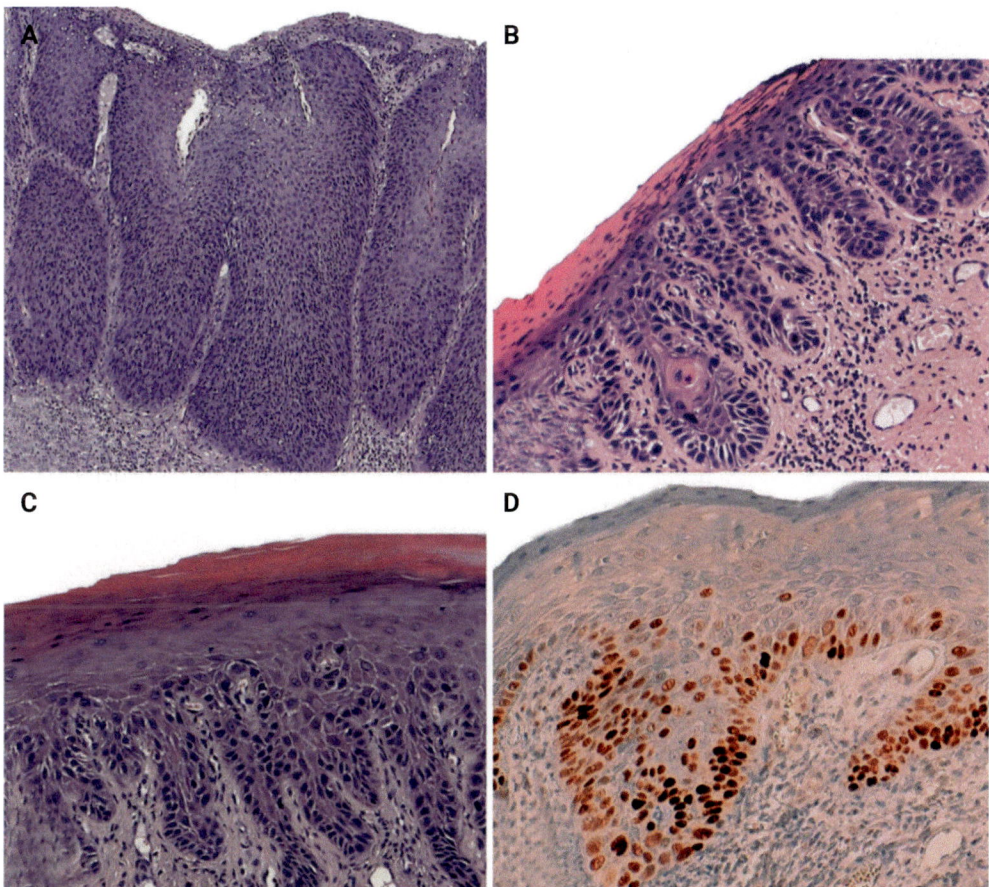

Figura 10-2. Características histológicas de la neoplasia intraepitelial vulvar de tipo diferenciado. **A)** Presencia de células atípicas agrandadas y eosinófilas, con grandes núcleos vesiculares en el estrato basal y parabasal de la epidermis (corte con tinción de hematoxilina-eosina [HE] ×10]. **B)** Queratinización anormal abrupta en forma de perlas de queratina (corte HE ×20]. **C)** Queratinocitos atípicos anormales de localización basal y parabasal en un epitelio con una correcta maduración (corte HE × 20]. **D)** Inmunohistoquímica donde se observa una sobreexpresión de p53 en las capas basal y parabasal (corte ×20].

En el ámbito inmunohistoquímico, es frecuente la sobreexpresión de p53 en queratinocitos basales y suprabasales, pero hasta un 30 % pueden no expresarlo. Se han identificado mutaciones somáticas en PIK3CA, NOTCH1 y HRAS. La proteína p16 es típicamente negativa o solo focalmente positiva. Recientemente, se han descrito diferentes subtipos de VINd: lesión intraepitelial vulvar exofítica diferenciada y acantosis vulvar con diferenciación alterada, que se caracterizan por crecimiento exofítico, arquitectura acantósica o verruciforme y ausencia de atipia nuclear significativa.

Las lesiones de VINd pueden ocasionalmente presentar una morfología basaloide y ser confundidas con HSIL, a no ser que se realicen tinciones inmunohistoquímicas y/o detección de VPH para diferenciarlas. La OMS en 2020 publicó unos criterios diagnósticos para su diferenciación (**Tabla 10-2**).

PRESENTACIÓN CLÍNICA

La presentación clínica de la VIN es muy heterogénea y de forma diferente en cada paciente. A pesar de ello, entre el 40 y el 60 % de las pacientes con VIN estarán asintomáticas (**Tabla 10-3**).

La presentación clínica puede ser:

- **Prurito y/o dolor vulvar:** el prurito vulvar es el motivo de consulta más común entre las pacientes sintomáticas. Otras consultas pueden ser: dolor vulvar, irritación, ardor o disuria (sobre todo en lesiones periuretrales). Las pacientes con VINd pueden presentar larga evolución de ardor relacionado con el trastorno inflamatorio preexistente (a pesar de ello, hasta el 50 % de los casos serán asintomáticos).
- **Lesión vulvar macroscópica:** la paciente nota una lesión, motivo por el que consulta, o es detectada durante la exploración ginecológica.
- **Alteración citológica cervical persistente con biopsia cervical normal:** las VIN pueden inicialmente presentarse como un resultado anormal de citología cervical, que en realidad es representativo de la enfermedad en otros sitios próximos del tracto genital (como la vulva, la vagina y el ano).

Es importante realizar una correcta exploración ginecológica, con una minuciosa y sistemática inspección y palpación de la vulva, en especial, en aquellas pacientes con lesiones relacionadas con VPH en otras localizaciones anogenitales o pacientes con dermatopatías vulvares.

La exploración con el colposcopio y el ácido acético al 5 % (vulvoscopia) permite una inspección más detallada, y es útil para la identificación de lesiones sospechosas y para dirigir la biopsia. Las lesiones típicamente serán acetoblancas, pero presenta una baja especificidad, dado que el epitelio vulvar, fundamentalmente en la zona del introito, reacciona frecuente-

Criterios	Lesiones intraepiteliales escamosas, asociadas al VPH	Neoplasia intraepitelial vulvar independiente del VPH
Esenciales	• Pérdida de maduración • Hipercromasia nuclear • Altas proporciones núcleo/citoplasma • Atipia citológica y arquitectónica • Aumento de la actividad mitótica, con mitosis en las capas superiores de la epidermis	Atipia de la capa basal
Deseables	Sobreexpresión de p16	• Negatividad de p16 • Inmunotinción anormal de p53

Tabla 10-2. Criterios diagnósticos de la Organización Mundial de la Salud (OMS) en 2020

VPH: virus del papiloma humano.

Tabla 10-3. Tipos clínicos de neoplasia intraepitelial vulvar

	Lesiones intraepiteliales escamosas asociadas al VPH	Neoplasia intraepitelial vulvar independiente del VPH
Edad media del diagnóstico	< 50 años	> 60 años
Presencia de VPH	Positivo	Negativo
Tipo de lesión	Multicéntrica[a]	Unicéntrica
Alteraciones epiteliales asociadas (no neoplásicas[b]	No	Sí
Alteraciones neoplásicas asociadas del TGI	Sí	No
Progresión a cáncer	6 %	33 %
Tiempo de progresión a cáncer	Largo (41,4 meses)	Corto (22,8 meses)
Marcadores IHQ	Sobreexpresión de p16	Mutación en p53

[a]Es importante diferenciar terminológicamente: multifocal (múltiples focos de enfermedad dentro de un mismo órgano) y multicéntrico (focos de enfermedad que afectan a más de un órgano). [b]Asociado a dermatosis inflamatorias crónicas. IHQ: inmunohistoquímicos; TGI: tracto genital inferior; VPH: virus papiloma humano.

mente ante el ácido acético de forma difusa en ausencia de patología.

Ocasionalmente, además de las áreas acetoblancas, también pueden observarse patrones vasculares anormales, como punteado y mosaico, aunque no existe analogía entre los cambios colposcópicos descritos en el cérvix.

La HSIL vulvar suele presentar lesiones variadas, como máculas, pápulas o placas verrugosas blancas, eritematosas o pigmentadas (marrón, gris, rosa), en algunas ocasiones sobreelevadas, y pueden fusionarse. Estas lesiones suelen ser multifocales y multicéntricas. En cambio, en la VINd, las lesiones puede surgir unifocales en la piel/mucosa afectada por liquen plano o liquen escleroso. Suelen aparecer como placas gruesas queratinizadas en la mucosa cornificada o como máculas o placas eritematosas erosivas en el vestíbulo vulvar (**Fig. 10-3**).

No existen lesiones patognomónicas y pueden ser observados diferentes patrones en una misma paciente (tanto en color como en superficie), de ahí la importancia de una correcta descripción (color, superficie y vascularización), así como la localización exacta. Para ello, es de gran utilidad usar esquemas descriptivos o guardar las imágenes (**Fig. 10-4**).

El riesgo de invasión oculta en estas lesiones es elevado (entre el 2 y el 22 % de los casos presentarán lesiones invasivas), por ello se exige que, en la biopsia vulvar, se incluya tejido subcutáneo o estroma para poder valorarlo. Existen factores clásicos que incrementan el riesgo de invasión oculta (**Tabla 10-4**).

DIAGNÓSTICO DIFERENCIAL

Por un lado, debe realizarse un diagnóstico diferencial ante una lesión macroscópica, existiendo ocasiones en las que la exploración física puede inducir a error, por ejemplo, puede resultar difícil distinguir entre HSIL, VINd y carcinoma escamoso vulvar invasivo, que suele presentarse como una placa, úlcera o masa (carnosa, nodular o verrugosa), pudiendo coexistir en una misma paciente (**Fig. 10-5**). De la misma forma que pacientes con liquen escleroso, liquen plano y condiloma *latum*, pueden simular lesiones similares a la VINd.

Por otro lado, debe realizarse un diagnóstico diferencial ante la sintomatología. Existen múltiples causas de prurito vulvar y dolor vulvar, tales como candidiasis, dermatitis, molusco

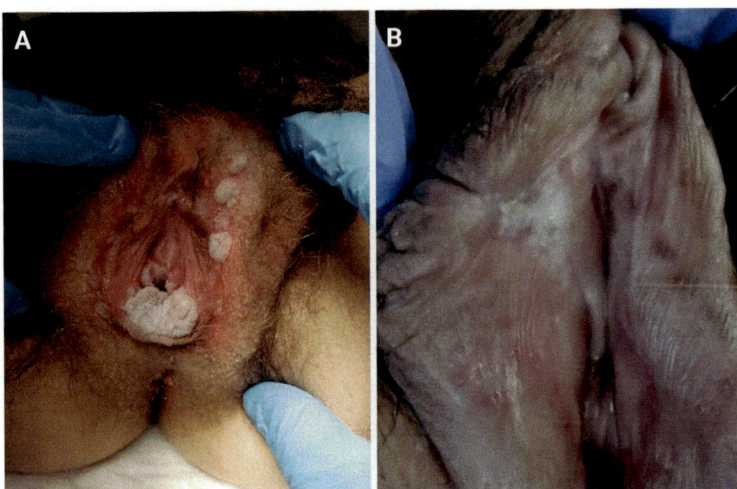

Figura 10-3. Diferentes manifestaciones en exploración física de lesiones de neoplasia intraepitelial vulvar. **A)** Lesiones correspondientes a lesión escamosa intraepitelial de alto grado vulvar: se observan varias lesiones multicéntricas queratósicas, blancas y sobreelevadas en la zona del introito y el labio mayor izquierdo (la cara externa). **B)** Lesión correspondiente a neoplasia intraepitelial vulvar de tipo diferenciado: placa mal delimitada no sobreelevada de coloración blancuzca en el lado interno del labio menor derecho, con estigmas de liquen escleroso en proximidad.

contagioso, liquen escleroso, liquen plano, liquen simple crónico, vitíligo, psoriasis y virus del herpes simple (**Fig. 10-6**).

En pacientes posmenopáusicas, el déficit estrogénico puede simular un liquen con adelgazamiento cutáneo y fusión de los labios.

Es importante recordar que ante cualquier nueva lesión en la vulva, debe valorarse la biopsia, incluso en algunos casos se precisarán varias biopsias, dada la capacidad de multicentricidad.

También si una lesión en la vulva es tratada sin biopsia y no desaparece por completo o persiste la clínica, debe biopsiarse para obtener un diagnóstico histológico. Si no se encuentra ninguna lesión en la colposcopia y los síntomas no pueden explicarse por otro diagnóstico, debe realizar se una biopsia de la zona sintomática de la vulva, pese a no existir lesión visualizada (**Tabla 10-5**).

La **tabla 10-6** ofrece un diagnóstico diferencial amplio (tanto patología benigna como maligna), en función de las características de la lesión.

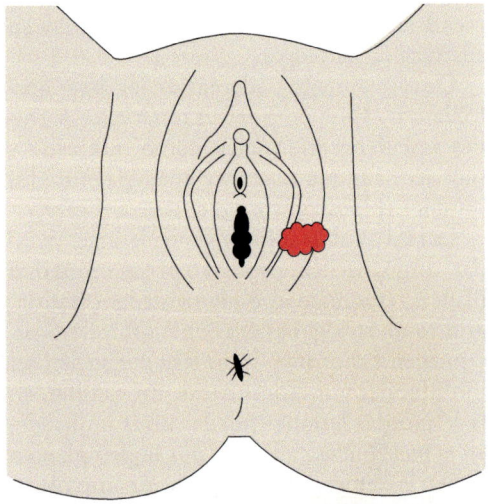

Figura 10-4. Esquema descriptivo de las lesiones vulvares de gran utilidad en la consulta.

GENERALIDADES DEL TRATAMIENTO

Los objetivos del tratamiento de la VIN se centran en prevenir el desarrollo de carcinoma escamoso de vulva y aliviar los síntomas, intentando preservar al máximo la anatomía y la función vulvar normal, sobre todo en pacientes sexualmente activas. Para la HSIL vulvar, existen diferentes opciones de tratamiento (exéresis quirúrgica, terapia ablativa y tratamiento tópico). En cambio, para la VINd, se recomienda la exéresis quirúrgica, dado su

Tabla 10-4. Factores que asocian un mayor riesgo de lesión oculta invasiva

Características de la lesión	Características clínicas
• Lesiones ulceradas, nodulares y/o extensas • Lesiones con material necrótico • Lesiones con base indurada • Lesiones multifocales • Vascularización atípica	Edad avanzada
Áreas hiperqueratósicas	Inmunosupresión
Crecimiento rápido de la lesión	Fumadoras

alto riesgo de desarrollar un carcinoma invasivo (**Tabla 10-7**).

En términos de eficacia, existen pocos datos de calidad que orienten hacia cuál es el mejor tratamiento a proponer, por lo cual es muy importante individualizar el tratamiento según las características de la paciente (**Fig. 10-7**). El tratamiento de esta patología será ampliado en el **capítulo 12**.

Exéresis quirúrgica

Se recomienda de entrada en aquellas lesiones que presenten alto riesgo de lesión invasiva oculta (lesiones sobreelevadas, ulceradas, bordes irregulares, etc.) independientemente

Tabla 10-5. Indicaciones de biopsia vulvar

Lesiones pigmentadas, nodulares, ulceradas o sangrantes
Condilomas/lesiones verrucosas mujeres menopáusicas
Lesión vulvar clínicamente no filiada y con duda diagnóstica
Sospecha de invasión y/o malignidad
Previamente a tratamiento destructivo/médico
Entidad sugestiva de liquen escleroso pero refractaria al tratamiento*

*Mal control de la sintomatología a pesar del tratamiento con corticoides tópicos de alta potencia aplicados tres veces a la semana durante 3-6 meses.

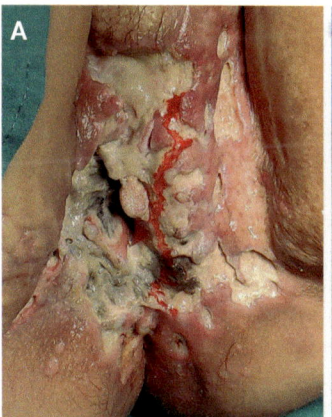
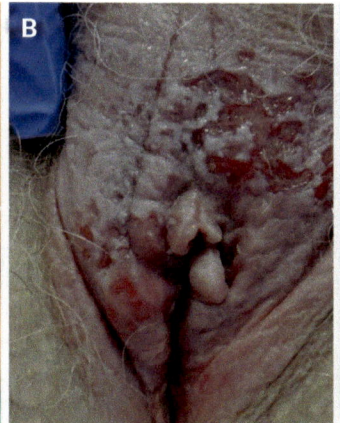
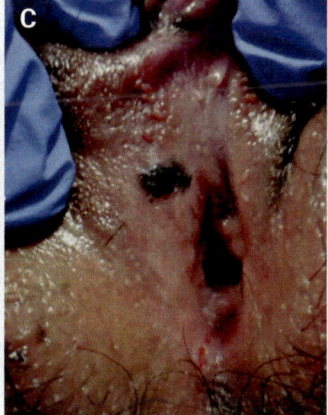

Figura 10-5. Diagnóstico diferencial de neoplasia intraepitelial vulvar con patología oncológica vulvar. **A)** Carcinoma escamoso moderadamente diferenciado de vulva, estadio localmente avanzado con invasión de la uretra y el ano. Importante necrosis asociada y signos de sobreinfección. **B)** Enfermedad de Paget extramamaria, lesión eritematosa blanquecina que afecta a toda la vulva anterior con erosiones superficiales. **C)** Melanoma vulvar, lesión ovalada lisa pigmentada en el tercio superior del lado derecho.

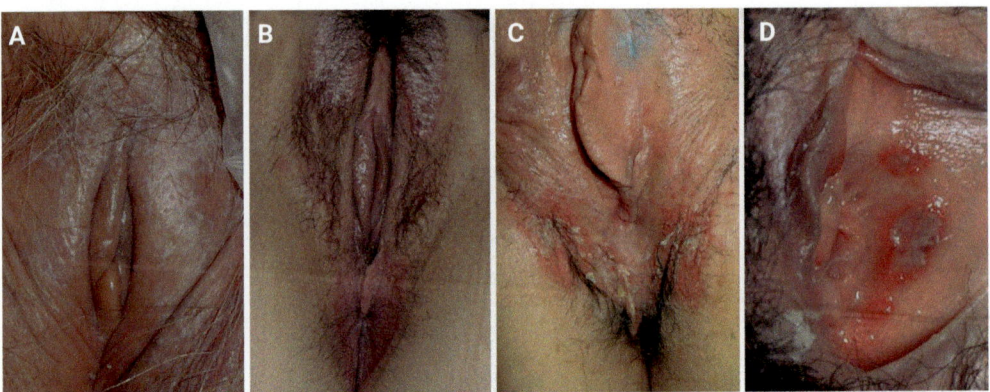

Figura 10-6. Diagnóstico diferencial de la neoplasia intraepitelial vulvar con patología benigna vulvar. **A)** Liquen plano: estrías blanquecinas sobre fondo eritematoso. **B)** Psoriasis vulvar: lesiones eritematosas-descamativas bien definidas en el monte de Venus. **C)** Eccema irritativo: placas de eritema descamativo intenso de predominio en los labios mayores. **D)** Lesiones por virus del herpes simple de tipo 2: lesiones erosivas rodeadas de un halo eritematoso.

del resultado de la biopsia. También se recomienda en aquellas lesiones pequeñas y únicas en las que se pueda eliminar completamente con cirugía, sin generar gran alteración estética y/o funcional, y en todos los casos de VINd, dado su elevado riesgo de progresión a carcinoma.

De los tratamientos quirúrgicos, el más habitual es la exéresis quirúrgica (márgenes > 0,5-1 cm), en algunas ocasiones, con lesiones muy extensas, puede requerir una vulvectomía cutánea parcial o total.

Es importante recordar que los márgenes quirúrgicos positivos presentan un riesgo de recurrencia tres veces mayor en comparación con márgenes negativos.

Terapia ablativa

Se puede ofrecer terapia ablativa con láser de dióxido de carbono (potencia requerida de 10-20 vatios en modo continuo) o coagulador con haz de argón en lugar de exéresis quirúrgica, en aquellas pacientes con enfermedad multifocal, lesiones próximas a la línea media (ano, uretra, clítoris), o en aquellas localizadas en el introito vaginal, que puedan generar dispareunia por el proceso cicatricial tras cirugía. También puede contemplarse en lesiones recurrentes. Se

requiere un detallado estudio con vulvoscopia y biopsia dirigida para descartar una lesión invasiva.

La principal limitación de este tratamiento es que el equipo no está disponible en todos los centros y requiere una formación especial para su uso.

Tratamiento tópico

Se puede administrar tratamiento tópico con imiquimod (Aldara®) en pacientes muy seleccionadas, por ejemplo, en aquellas pacientes que rechacen la exéresis o los tratamientos ablativos. También es de indicación en lesiones recurrentes sin evidencia de invasión, para evitar múltiples exéresis quirúrgicas con la distorsión anatómica, disfunción o incluso dolor crónico por las múltiples cirugías.

La paciente debe conocer que es un tratamiento prolongado (aplicación 3-5 veces por semana, durante 4-6 meses), y que solo debe aplicarse sobre las lesiones, no sobre toda la vulva, ya que genera importantes efectos adversos locales, como irritación, eritema o escozor.

Después de efectuar tratamiento con imiquimod, en caso de lesión residual o persistencia lesional, será preciso tratamiento quirúrgico.

Tabla 10-6. Diagnóstico diferencial de las lesiones vulvares según la morfología y la coloración de la lesión

	Máculas, manchas y placas	Pápulas y nódulos
Lesiones rojas	**Patología frecuente:** • Candidiasis • Dermatitis atópica (eccema) • Dermatitis de contacto • Liquen simple crónico • Psoriasis • Liquen plano **Patología rara:** • Vulvitis de células plasmáticas • Enfermedad de Paget extramamaria • Eritrasma • Tiña versicolor	**Patología frecuente:** • Foliculitis • Queratosis *pilaris* (folicular) • Angiomas • Hidradenitis supurativa **Patología rara:** • Quistes sebáceos • Absceso de Bartolino • Prurigo nodular • Enfermedad Crohn • *Molluscum contagiosum* • Sarcoma de Kaposi
Lesiones blancas	**Patología frecuente:** • Liquen escleroso • Liquen simple crónico • Hipopigmentación postinflamatoria • Vitíligo • VIN **Patología rara:** • Liquen plano • Enfermedad de Hailey-Hailey • Enfermedad de Paget extramamaria	**Patología frecuente:** • Gránulos de Fordyce • Quistes epidermoides • *Molluscum contagiosum* • LSIL vulvar **Patología rara:** • Carcinoma verrucoso • Sífilis (condiloma *lata*) • VIN diferenciado
Lesiones pigmentadas	**Patología frecuente:** • Hiperpigmentación fisiológica • Hiperpigmentación postinflamatoria • Nevos melanocítico • Queratosis seborreica • Angioqueratoma **Poco frecuente:** • Cáncer de células basales pigmentado • Hidradenoma papilífero • Acantosis *nigricans*	

Terminología empleada: mácula (lesión pequeña [< 1 cm] de cambio de color; sin elevación y no palpable), mancha (lesión grande [> 1 cm] de cambio de color; sin elevación y no palpable), placa (lesión grande [> 1 cm], de superficie plana y palpable), pápula (lesión pequeña [< 1 cm] palpable) y nódulo (lesión palpable grande [> 1 cm], generalmente en forma de cúpula).
LSIL: lesión intraepitelial escamosa de bajo grado (*low-grade squamous intraepithelial lesion*); VIN: neoplasia intraepitelial vulvar.

Tratamiento combinado

Generalmente suele reservarse a casos muy seleccionados, como lesiones recurrentes o pacientes con lesiones complejas y factores de riesgo de recurrencia (grandes fumadoras, pacientes inmunocomprometidas, lesiones multifocales, etc.). En estas pacientes, se hará un abordaje multimodal con la combinación

Tabla 10-7. Objetivos del tratamiento de la neoplasia intraepitelial vulvar

Prevenir la progresión a carcinoma invasor
Curar o paliar los síntomas
Evitar recidivas
Preservar la anatomía y la funcionalidad de la vulva

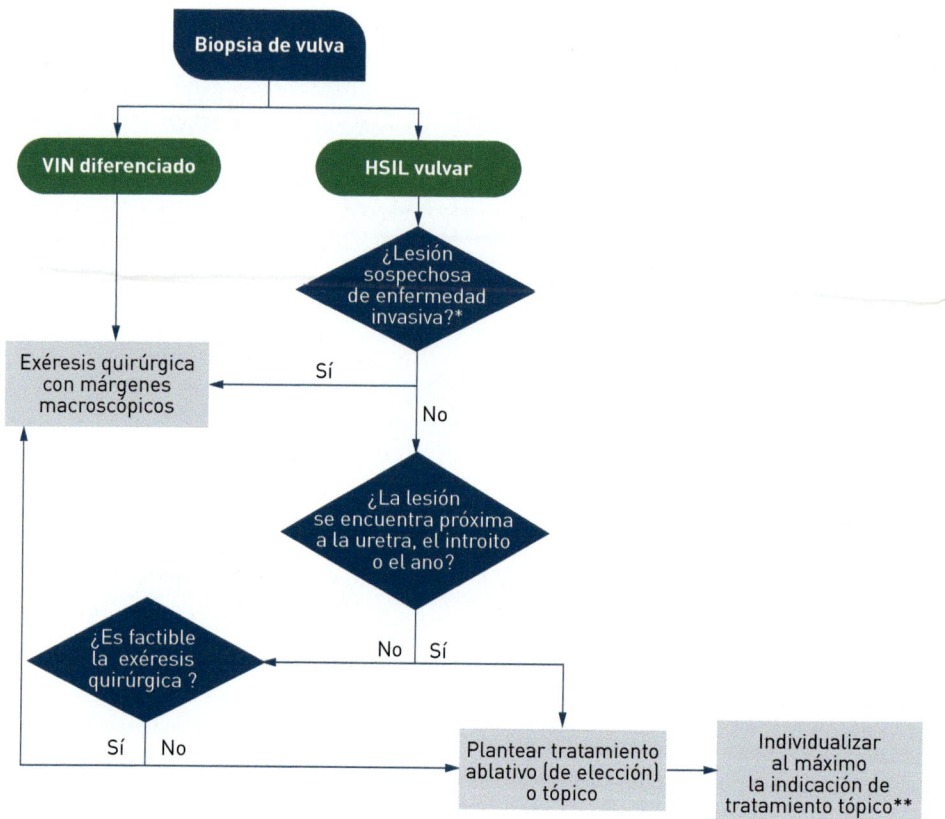

Figura 10-7. Tratamiento de la neoplasia intraepitelial vulvar.
* Lesiones ulceradas, nodulares y/o extensas, presencia de material necrótico, lesiones con base indurada o multifocales.
** Favorecer al máximo la adherencia al tratamiento por duración (4-6 meses) y efectos secundarios. HSIL: lesión escamosa intraepitelial de alto grado (*high-grade squamous intraepithelial lesion*); VIN: neoplasia intraepitelial vulvar.

de tratamientos previos, existiendo muy poco nivel de evidencia sobre cuál es la mejor estrategia (mayor tendencia a cirugía seguida de láser).

Terapias en investigación

Se está evaluando la administración de cidofovir tópico (potente agente antiviral), en vez del uso de imiquimod, para eliminar la HSIL vulvar (tasas de respuesta completa del 57 y 61 %, respectivamente). Otras líneas de investigación se centran en vacunas (estimular la respuesta celular), el uso de sinecatequinas tópicas o la terapia fotodinámica.

SEGUIMIENTO

Una vez completado el tratamiento, se realiza una vigilancia a largo plazo de todo el tracto genital, dada la posibilidad de recurrencias a largo plazo, hasta un 25 % de las pacientes presentarán recurrencias tardías (> 10 años tras finalizar el tratamiento).

Las recurrencias serán más frecuentes es pacientes con lesiones extensas, márgenes positivos en la pieza quirúrgica, lesiones multifocales, inmunosupresión y fumadoras.

El principal problema con las recurrencias es que el porcentaje es alto (hasta el 26 % recurrirán) y, sobre todo, el desarrollo de carcinoma (el 8 % de las recurrencias serán invasivas). No existe un protocolo establecido de seguimiento, se podría realizar un examen ginecológico (incluida la inspección visual de la vulva y/o vulvoscopia) cada 6 meses durante 5 años y luego anualmente, explicando a la paciente los síntomas de alarma y el motivo de adelantar la visita.

SITUACIONES ESPECIALES

Es importante tener en cuenta dos situaciones especiales:

- **VIN en el embarazo:** la aparición de HSIL vulvar en embarazadas es raro, pero el 15 % de los carcinomas de vulva pueden aparecer en menores de 40 años, con lo que cualquier lesión vulvar debe ser biopsiada. El tratamiento de elección será la exéresis quirúrgica o las técnicas ablativas, sobre todo en el primer trimestre. Está contraindicado el uso de tratamientos tópicos (no existen datos de seguridad). Una opción es el manejo expectante hasta después del parto (siempre y cuando se haya descartado lesión invasiva), habitual en el tercer trimestre.
- **VIN en pacientes con virus de la inmunodeficiencia humana:** tienen incrementado el riesgo de desarrollo de neoplasias de vulva y vagina. La incidencia aumenta conforme avanza la inmunosupresión. Por lo que una de las medidas más acertadas es intentar conseguir una adherencia completa al tratamiento antirretroviral. Generalmente, las VIN en estas pacientes son asintomáticas, o consultan por prurito. El tratamiento es el mismo que en pacientes inmunocompetentes, siendo la exéresis quirúrgica y la ablación los más usados. Los tratamientos tópicos estarán indicados en caso de enfermedad multifocal. Una medida preventiva a valorar es la vacunación frente al VPH (al menos con la vacuna tetravalente) con diagnóstico de virus de la inmunodeficiencia humana.

PUNTOS CLAVE

- La VIN constituye dos entidades diferentes, una asociada a la infección por el VPH (HSIL vulvar) y otra asociada a dermatopatía crónica (VINd).
- Existe un aumento mundial de la incidencia de HSIL vulvar, sobre todo en pacientes cada vez más jóvenes.
- Los principales factores de riesgo son la infección por el VPH y la presencia de liquen escleroso.
- Lo más habitual es encontrarse a la paciente asintomática, o presentar síntomas como prurito vulvar o lesión en la exploración.
- El tratamiento debe ser individualizado, dado el elevado riesgo de recaída. Pudiendo ofrecer alternativas en el caso de HSIL (cirugía, tratamiento ablativo o tópico), pero no así en VINd (cirugía).
- Se exige un seguimiento a largo plazo en estas pacientes, no existiendo un protocolo establecido de seguimiento.

BIBLIOGRAFÍA

Andía D, Bosch JM, Cararach M, Coronado P, De Sanjosé S, López JA, et al. AEPCC- Guías: Neoplasia vulvar intraepitelial (VIN). Valencia: Asociación Española de Patología Cervical y Colposcopia; 2015.

Buza N. Immunohistochemistry in gynecologic carcinomas: Practical update with diagnostic and clinical considerations based on the 2020 WHO classification of tumors. Semin Diagn Pathol. 2022;39(1):58-77.

Cararach M, Castro M, García A, Juliá M, Mascaró JM, Quílez JC, et al. AEPCC-Guías: Dermatosis inflamatorias de la vulva (liquen escleroso, liquen plano y liquen simple crónico). Valencia: Asociación Española de Patología Cervical y Colposcopia; 2016.

Lebreton M, Carton I, Brousse S, Lavoué V, Body G, Levêque J, et al. Vulvar intraepithelial neoplasia: classification, epidemiology, diagnosis, and management. J Gynecol Obstet Hum Reprod. 2020;49(9):101801.

Oncoguía SEGO: Cáncer escamoso invasor de vulva 2023: Guías de práctica clínica en cáncer ginecológico y mamario. Madrid: Sociedad Española de Ginecología y Obstetricia; 2023.

Parra-Herran C, Nucci MR, Singh N, Rakislova N, Howitt BE, Hoang L, et al. HPV-independent, p53-wild-type vulvar intraepithelial neoplasia: a review of nomenclature and the journey to characterize verruciform and acanthotic precursor lesions of the vulva. Mod Pathol. 2022;35(10):1317-26.

Preti M, Joura E, Vieira-Baptista P, Van Beurden M, Bevilacqua F, Bleeker MCG, et al. The European Society of Gynaecological Oncology (ESGO), the International Society for the Study of Vulvovaginal Disease (ISSVD), the European College for the Study of Vulval Disease (ECSVD) and the European Federation for Colposcopy (EFC) consensus statements on pre-invasive vulvar lesions. J Low Genit Tract Dis. 2022;26(3):229-44.

Thuijs NB, Van Beurden M, Bruggink AH, Steenbergen RDM, Berkhof J, Bleeker MCG. Vulvar intraepithelial neoplasia: incidence and long-term risk of vulvar squamous cell carcinoma. Int J Cancer. 2021;148(1):90-8.

Patología vaginal benigna y maligna 11

M. Gutiérrez Martínez

 OBJETIVOS

- Conocer la anatomía, la fisiología y la histología vaginal.
- Reconocer, diferenciar y saber abordar las siguientes patologías: la vulvovaginitis candidiásica y la vaginosis bacteriana, la atrofia vaginal, los diferentes tumores benignos de la vagina, los tumores preneoplásicos vaginales y los tumores malignos de la vagina.

INTRODUCCIÓN

En este capítulo, se explorará en detalle la importancia de la patología vaginal benigna y maligna en la salud femenina.

Anatomía, fisiología e histología vaginal

La vagina es un conducto fibromuscular elástico que conecta el cuello del útero con los genitales externos (vulva). Se extiende desde la porción más externa del cuello uterino hasta el introito, cuya abertura puede estar parcialmente obturada por el himen. Su promedio de longitud es de aproximadamente de 8 a 11 cm, su pared anterior tiene una longitud de 7 cm, mientras que la posterior mide 9 cm. Sin embargo, puede dilatarse, aumentando su longitud 3 o 4 cm más durante la excitación sexual.

La vagina está compuesta por varias capas de tejido: **mucosa, muscular y adventicia** (Fig. 11-1).

La capa más externa es la **mucosa** vaginal (túnica mucosa), es un tejido que recubre el interior de la vagina y forma numerosos pliegues transversales (pliegues vaginales). Tiene dos capas: **el epitelio y la lámina propia.**

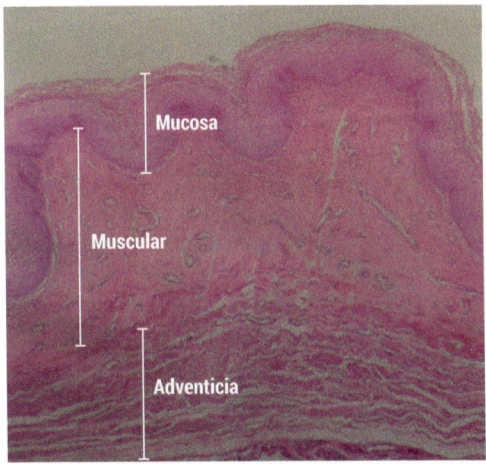

Figura 11-1. Histología de la vagina.

El **epitelio escamoso estratificado** mucoso tiene un grosor variable (en función del momento del ciclo, como se verá a continuación).

Esta capa está formada histológicamente por dos tipos de células: eosinófilas y basófilas.

Durante la fase proliferativa o folicular, las células **eosinófilas** se encargan de segregar y descomponer el glucógeno en monosacáridos. La flora bacteriana (fundamentalmente bacilos de Döderlein) lo transforma en ácido láctico, que confiere el carácter ácido al flujo vaginal. Durante la fase secretora o luteinizante, el grosor del epitelio escamoso disminuye, y predominan las células **basófilas**, modificándose también la flora bacteriana, y consecuentemente, aumentando el pH vaginal.

> ❗ Estos cambios favorecen la movilidad y la supervivencia de los espermatozoides, facilitando la concepción. Sin embargo, también pueden disminuir la capacidad defensiva del epitelio vaginal, de hecho, es durante la fase secretora cuando se producen más infecciones bacterianas.

La **lámina propia** es el tejido laxo conjuntivo que une el epitelio con las capas musculares. En su zona profunda, existen fibras más gruesas y vasos sanguíneos que irrigan las llamadas cavernas vasculares, que forman el tejido eréctil de la vagina.

La capa **muscular** está compuesta por fibras musculares lisas dispuestas en forma circular y longitudinal. Estas fibras musculares le dan a la vagina su capacidad de expansión y contracción durante la actividad sexual y el parto.

La última capa de la vagina (**adventicia**) está compuesta por tejido conectivo fibroso laxo, que proporciona soporte estructural a la vagina y la mantiene en su posición anatómica correcta.

En cuanto a su **vascularización** (**Fig. 11-2**), el **tercio superior** de la vagina está irrigado por las ramas vesicovaginales y cervicovaginales provenientes de la arteria uterina. Las primeras emergen antes de que la arteria uterina cruce por delante del uréter de su mismo lado, mientras que las segundas se originan después de que la arteria cruce el uréter. El **tercio medio** de la vagina es irrigado por la arteria vaginal, rama de la arteria hipogástrica. La arteria hemorroidal media y algunas ramas de la arteria pudenda interna contribuyen a irrigar el **tercio inferior** de la vagina.

Entre las **funciones fisiológicas** normales de la vagina, cabe destacar:

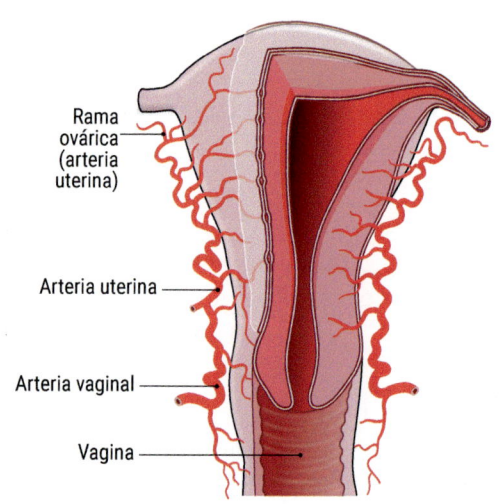

Rama ovárica (arteria uterina)

Arteria uterina

Arteria vaginal

Vagina

Figura 11-2. Vascularización de la vagina.

- **Canal del parto:** gracias a la capacidad de distensión y elasticidad de sus tejidos, permite que la cabeza del feto y el resto del cuerpo pasen a través del canal vaginal durante el proceso de parto.
- Además, la vagina **canaliza las secreciones uterinas** (tejido y sangrado menstrual) y cervicales (moco cervical) hacia el exterior.
- **Órgano sexual:** durante la excitación sexual, la vagina se lubrica naturalmente, lo que facilita la penetración y reduce la fricción. Debido a la concentración de terminaciones nerviosas en ciertas áreas de la vagina (sobre todo en la cara anterior del tercio vaginal externo), su estimulación puede generar placer en muchas mujeres. Esto también explica que esta área pueda resultar más dolorosa a la exploración, durante el parto y en ciertas patologías.
- **Lubricación vaginal:** el tejido vaginal produce secreciones (flujo vaginal) que ayudan a mantener la vagina lubricada y humectada, reduciendo la fricción y contribuyendo al equilibrio del pH, para mantener la vagina sana y libre de patógenos. Aquí juega un papel importante la **microbiota vaginal.**

La microbiota, flora o microbioma vaginal, la componen el conjunto de microorganismos que habita en el tracto genital inferior femenino. Fueron descubiertos por el ginecólogo alemán Albert Döderlein en 1892, y son parte de la flora humana general. La cantidad y el tipo de bacterias presentes tienen implicaciones significativas para la salud general de la mujer. Una microbiota vaginal equilibrada se caracteriza por la predominancia de **lactobacilos**, especialmente *Lactobacillus crispatus, Lactobacillus jensenii, Lactobacillus gasseri* y *Lactobacillus iners*. Estas bacterias producen ácido láctico entre otros compuestos, lo que resulta en un ambiente vaginal ácido, con un pH bajo (alrededor de 3,5-4,5).

> **!** La función principal de la microbiota vaginal es mantener un equilibrio saludable en el ambiente vaginal y prevenir la colonización excesiva de microorganismos patógenos.

El pH ácido creado por los lactobacilos inhibe el crecimiento de bacterias dañinas y otros microorganismos, reduciendo así el riesgo de infecciones vaginales, incluyendo la vaginosis bacteriana y la candidiasis vaginal.

Además, la microbiota vaginal desempeña un papel en la función inmunitaria local. Los lactobacilos interactúan con las células del sistema inmunitario en la mucosa vaginal, estimulando la producción de citocinas y promoviendo una respuesta inmunitaria adecuada frente a la presencia de patógenos. Esta interacción contribuye a mantener la **homeostasis inmunitaria** en el tracto genital femenino.

> **!** La composición de la microbiota vaginal puede verse afectada por varios factores, como la edad, el ciclo menstrual, el uso de anticonceptivos hormonales, la higiene íntima, el embarazo y las prácticas sexuales. Los cambios en la microbiota vaginal, como la disminución de lactobacilos y el aumento de otros microorganismos, se han asociado con un mayor riesgo de infecciones y trastornos ginecológicos.

PATOLOGÍA VAGINAL BENIGNA. INFECCIONES VAGINALES

A continuación, se explican las patologías vaginales benignas: la vulvovaginitis candidiásica y la vaginosis bacteriana.

Vulvovaginitis candidiásica

Una de las vulvovaginitis más frecuentes es la provocada por hongos del género *Candida*.

El más frecuentemente implicado es la especie *Candida albicans*, aunque otras especies de *Candida* también pueden estar involucradas. Estos hongos suelen formar parte de la microbiota vaginal normal, sin embargo, situaciones que desequilibren la flora vaginal normal, como cambios hormonales, debilitamiento del sistema inmunitario (diabetes, corticoides), uso de antibióticos de amplio espectro, situaciones de estrés o cambios en la alimentación, pueden predisponer a un sobrecrecimiento de estos hongos y provocar una infección.

Los síntomas típicos incluyen prurito vulvovaginal, eritema, inflamación y **leucorrea grumosa y blanquecina.**

El **diagnóstico** suele ser clínico, aunque también se puede realizar un exudado vaginal para un estudio microbiológico dirigido.

El **tratamiento** generalmente implica el uso de antifúngicos tópicos (cremas, óvulos) que contienen ingredientes activos, como clotrimazol, miconazol o fluconazol, aunque en casos recurrentes o graves, se pueden prescribir antifúngicos orales.

Además del tratamiento farmacológico, se pueden recomendar medidas higiénico-dietéticas, como mantener una higiene vaginal adecuada no excesiva, evitar irritantes, usar ropa interior de algodón y evitar la humedad en la zona genital.

Vaginosis bacteriana

Otra consecuencia de un desequilibrio en la microbiota vaginal puede ser la vaginosis bacteriana. Se caracteriza por un **aumento**

de bacterias anaerobias y una disminución de lactobacilos. Los microorganismos más frecuentemente implicados en esta patología incluyen *Gardnerella vaginalis, Mobiluncus, Bacteroides* y *Mycoplasma*.

Los síntomas típicos incluyen **leucorrea acuosa grisácea, blanca o incluso verdosa,** pudiendo asociar un **olor vaginal** fuerte y desagradable, a menudo descrito como «olor a pescado»; prurito o irritación en la zona genital.

El **diagnóstico**, igual que en la candidiasis vaginal, suele ser clínico, y puede también incluir la realización de un exudado vaginal para un estudio microbiológico dirigido.

El **tratamiento** de la vaginosis bacteriana generalmente implica el uso de antibióticos, como metronidazol o clindamicina, que pueden administrarse de forma oral o tópica. Es importante completar hasta el final la posología del tratamiento para asegurar la erradicación de la infección.

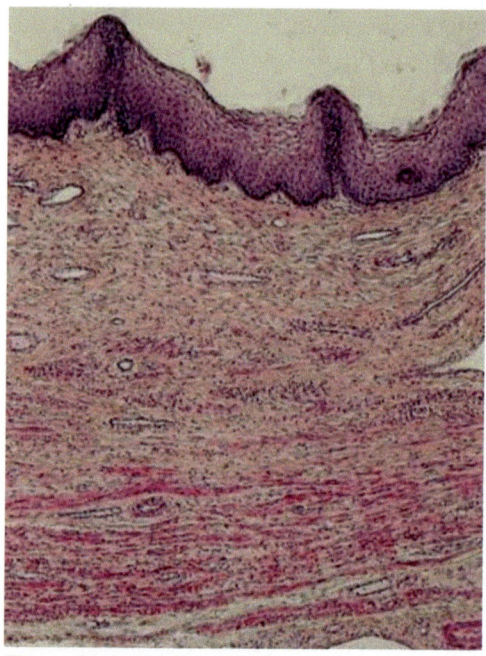

Figura 11-3. Atrofia vaginal.

ATROFIA VAGINAL

La atrofia vaginal, también conocida como atrofia vulvovaginal o atrofia genitourinaria, es una condición caracterizada por el **adelgazamiento, sequedad y pérdida de elasticidad** de los tejidos vaginales (**Fig. 11-3**).

> **!** La principal causa de la atrofia vaginal es la disminución de los niveles de estrógeno, que puede ocurrir durante la menopausia natural o quirúrgica, la radioterapia pélvica, la quimioterapia y, en menor medida, durante la lactancia y en mujeres con fallo ovárico precoz.

Los principales **factores de riesgo** para desarrollar atrofia vaginal incluyen la edad avanzada, la menopausia temprana, la histerectomía y la falta de actividad sexual.

Los **síntomas** de la atrofia vaginal pueden incluir sequedad vaginal, prurito, ardor, irritación, dispareunia (dolor durante las relaciones sexuales), disuria (dolor al orinar) y aumento de la frecuencia urinaria. Además, la atrofia vaginal puede predisponer a infecciones vaginales recurrentes y a la incontinencia urinaria (síndrome genitourinario de la menopausia).

El **diagnóstico** de la atrofia vaginal se basa principalmente en la evaluación clínica de los síntomas y los hallazgos físicos, que pueden incluir una vagina pálida, con mucosas adelgazadas y escasa lubricación. Se puede confirmar con la observación microscópica de células vaginales atróficas en un frotis vaginal. En algunos casos, puede ser necesario descartar otras condiciones, como infecciones vaginales o enfermedades de transmisión sexual.

El **tratamiento** de la atrofia vaginal tiene como objetivo principal aliviar los síntomas y mejorar la calidad de vida de las pacientes. Las opciones de tratamiento incluyen la terapia hormonal con estrógenos (ya sea local o sistémica), lubricantes vaginales, hidratantes vaginales, ejercicios del suelo pélvico y, en casos seleccionados, cirugía reconstructiva vaginal o tratamiento con láser. La elección del tratamiento depende de la gravedad de los síntomas, la preferencia del paciente y los factores de riesgo asociados. Se recomienda un enfoque individualizado en la toma de decisiones terapéuticas.

PATOLOGÍA TUMORAL DE LA VAGINA

Los tumores vaginales, tanto benignos como premalignos o malignos, son poco frecuentes y resultan de difícil clasificación, ya que representan un conjunto de neoplasias muy diversas, tanto por su origen como por su composición estructural.

Una posible clasificación a seguir podría ser la siguiente:

- **Tumores benignos:**
  – Quistes de inclusión.
  – Quistes de Gartner.
  – Quistes endometriósicos.
  – Tumores fibroepiteliales.
  – Papilomas/pólipos/miomas.
- **Tumores con posibilidad de malignización:**
  – Adenosis.
  – Condilomas.
  – Neoplasia vaginal intraepitelial (VaIN) o displasias.
- **Tumores malignos:**
  – Epiteliales.
  – Mesenquimatosos.
  – Mixtos.
  – De células germinales.
  – Melanomas y otros.

Tumores benignos vaginales

A continuación, se explican los distintos tipos de tumores benignos vaginales.

Quistes de inclusión

Los quistes vaginales de inclusión son lesiones benignas que se desarrollan en la pared vaginal, debido a la **obstrucción de las glándulas** presentes en su mucosa. Estas glándulas, también conocidas como glándulas de Skene o parauretrales, producen moco que lubrica la vagina. Cuando estas glándulas se obstruyen, puede acumularse moco en su interior, formando quistes.

Los quistes vaginales de inclusión suelen ser pequeños, indoloros y asintomáticos, y generalmente se descubren de manera incidental durante un examen ginecológico de rutina. Sin embargo, en algunos casos, pueden causar molestias, sensación de presión o dispareunia.

El **diagnóstico** de los quistes vaginales de inclusión se basa en la evaluación clínica, que puede incluir un examen pélvico o incluso una colposcopia. En algunos casos, se pueden realizar pruebas de imagen, como ecografías transvaginales o resonancia magnética (RM) de partes blandas, para confirmar el diagnóstico y evaluar la extensión del quiste.

El **tratamiento** de los quistes vaginales de inclusión depende del tamaño, la ubicación y la clínica que presente la paciente. En general, los quistes pequeños y asintomáticos pueden no requerir tratamiento y simplemente ser observados en el tiempo. Sin embargo, si causan clínica o el quiste es grande, se puede considerar su exéresis quirúrgica.

Quistes de Gartner

Los quistes vaginales de Gartner son una forma poco común de quistes que se desarrollan en la pared lateral de la vagina. Se originan a partir de los **restos embrionarios del conducto de Gartner**, que es un conducto pequeño que conecta el útero con la vagina durante el desarrollo fetal.

> ❗ Cuando este conducto no se cierra completamente durante el desarrollo, pueden quedar remanentes que eventualmente pueden dar lugar a la formación de quistes.

Estos quistes son generalmente pequeños, asintomáticos, y se descubren de manera incidental durante un examen ginecológico. A menudo, son benignos y no requieren tratamiento. Sin embargo, en algunos casos, pueden causar molestias, sensación de masa en la zona vaginal o dispareunia si son grandes o se infectan.

El **diagnóstico** de los quistes vaginales de Gartner es clínico (inspección visual con espéculo y palpación). En algunos casos, puede ser necesario realizar pruebas de imagen adicionales, como una ecografía transvaginal o una RM de partes blandas, para confirmar el diagnóstico y evaluar la extensión del quiste.

El **tratamiento** de los quistes vaginales de Gartner generalmente no es necesario, especialmente si son pequeños y asintomáticos. Sin embargo, al igual que los quistes de inclusión, si causan molestias o síntomas significativos, se puede considerar la exéresis quirúrgica.

Quistes endometriósicos

Son muy poco frecuentes, y se localizan principalmente en el fondo de saco vaginal posterior. Presentan característicamente una coloración marronácea o azulada. Suelen presentarse **secundariamente** a un proceso preexistente, con diseminación vaginal tras procedimientos quirúrgicos, asentando con frecuencia en la superficie de áreas cicatriciales. Los procesos **primarios** son mucho más raros.

El **diagnóstico** de sospecha es clínico (causan dismenorrea y dispareunia, así como dolor premenstrual) o por técnicas de imagen, pero la confirmación siempre es anatomopatológica.

Se pueden abordar mediante **tratamiento médico** (fármacos que induzcan reposo ovárico) o bien mediante exéresis quirúrgica (que suele ser lo más efectivo).

Tumores fibroepiteliales

Los tumores fibroepiteliales vaginales son neoplasias benignas relativamente raras que se desarrollan a partir de los **tejidos fibrosos y epiteliales** de la vagina. Estos tumores pueden incluir fibromas, adenofibromas y otros tipos de tumores mixtos compuestos de células estromales y epiteliales.

> **!** Los tumores fibroepiteliales vaginales son más comunes en mujeres en edad reproductiva y menopausia temprana, pero pueden observarse en cualquier grupo de edad.

Por lo general, se presentan como masas sólidas o protuberancias en la pared vaginal y pueden causar síntomas como sangrado vaginal anormal, dolor pélvico, o sensación de masa a nivel vaginal.

El **diagnóstico** de los tumores fibroepiteliales vaginales se basa en la evaluación clínica, que puede incluir un examen ginecológico, pruebas de imagen como ecografía transvaginal o RM, y confirmación histopatológica mediante biopsia.

El **tratamiento** de los tumores fibroepiteliales vaginales depende del tamaño, la ubicación y los síntomas asociados. En muchos casos, la observación cuidadosa puede ser suficiente si el tumor es pequeño, asintomático y no muestra signos de crecimiento rápido.

> **!** Sin embargo, en casos sintomáticos o cuando exista sospecha de malignidad, puede ser necesaria su exéresis quirúrgica, que puede realizarse mediante técnicas como la resección local, la cirugía láser o la escisión amplia.

Aunque los tumores fibroepiteliales vaginales son benignos en la mayoría de los casos, es importante una evaluación minuciosa para excluir malignidad y establecer un plan de manejo adecuado para cada paciente. El seguimiento a largo plazo puede ser necesario para detectar posibles recurrencias.

Papilomas/pólipos/miomas

Los **papilomas** son tumoraciones sólidas que se ubican en cualquier punto de la vagina y que pueden confundirse con neoplasias malignas a veces si presentan ulceración o irrigación irregular. Son asintomáticos, su diagnóstico definitivo es histológico y el tratamiento indicado es la exéresis quirúrgica.

Los **pólipos vaginales** se presentan como nódulos pediculados que macroscópicamente son muy similares a los pólipos cervicales. Generalmente son únicos y de localización variable.

Igualmente a los papilomas, su diagnóstico definitivo es anatomopatológico. La exéresis del pólipo generalmente se lleva a cabo con el único fin de la confirmación histológica diagnóstica, ya que generalmente son pequeños y asintomáticos.

Los **miomas** son extremadamente raros, normalmente proceden de las fibras musculares lisas vaginales y, por lo general, son asintomáticos o producen dispareunia o sensación de cuerpo extraño si son grandes. Su identificación visual suele ser sencilla, pero, una vez más, el diagnóstico definitivo es anatomopatológico. Su exéresis solo está justificada en casos sintomáticos, de crecimiento rápido o con dudas sobre una posible malignización.

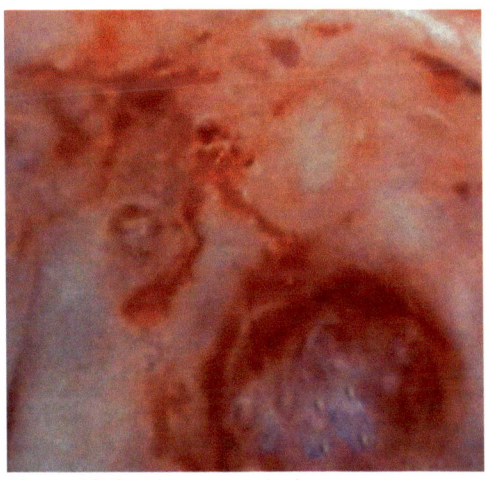

Figura 11-4. Adenosis vaginal.

Tumores con posibilidad de malignización

A continuación, se explican los tumores que tienen posibilidad de malignizar.

> **!** No es infrecuente que las lesiones regresen espontáneamente, y por ello, no es preciso, de entrada, realizar ningún tratamiento, aunque está indicado su seguimiento periódico, ya que pueden progresar hacia VaIN 3 o incluso hacia un adenocarcinoma de vagina.

Adenosis

Se trata de la **presencia de tejido glandular** procedente del conjuntivo subepitelial vaginal, presentando lesiones irregulares en la cúpula vaginal (**Fig. 11-4**).

Se asocia típicamente al consumo de **dietilestilbestrol** en el primer y segundo trimestre de embarazo, en las hijas de dichas madres, aunque el medicamento ya lleva años retirado, y no todas las adenosis tienen esta etiología. Su frecuencia actualmente es muy escasa y se presenta generalmente en mujeres jóvenes.

Macroscópicamente se presenta como unas rugosidades mucosas en corona alrededor del cérvix, ocupando toda la cúpula vaginal. En un examen colposcópico, se identificarán como granulaciones papilares tras aplicar ácido acético, que posteriormente tras aplicar la solución de Lugol se tornarán yodonegativas. La citología puede orientar el diagnóstico, pero el más certero lo aportará una biopsia.

Condilomas vaginales

Estas lesiones se presentan similares a las vulvares, cervicales, uretrales y anales. Son formas verrugosas, excrecentes y blanquecinas, macroscópicas o microscópicas (**Fig. 11-5**).

> **!** Se asocian a la infección por el virus del papiloma humano (VPH), concreta y frecuentemente con los subtipos 6 y 11. Las microscópicas generalmente se asocian a los subtipos 16 y 18, con mayor potencial oncogénico.

El **diagnóstico** es macroscópico o con citología, colposcopia y biopsia dirigida de las lesiones, similar a las lesiones cervicales.

Para el **tratamiento** de las lesiones focales, se puede utilizar una solución de podofilina o aplicar vaporización láser. Si las lesiones son múltiples, se puede utilizar crema con 5-fluorouracilo, imiquimod o incluso interferón B.

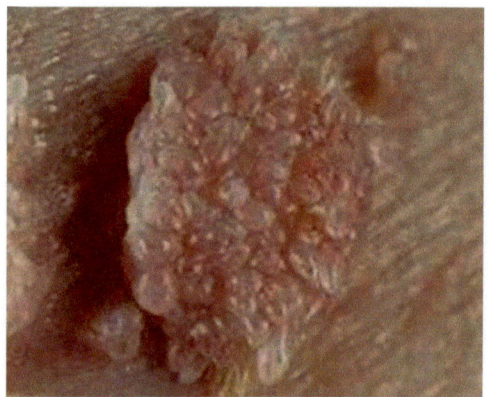

Figura 11-5. Condilomas vaginales.

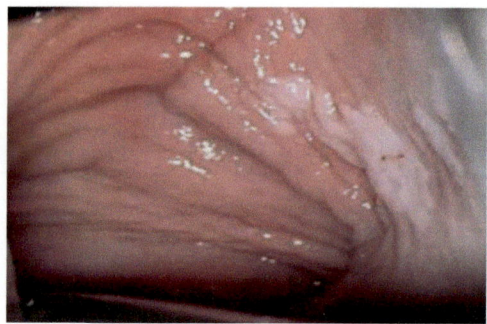

Figura 11-6. Neoplasia vaginal intraepitelial (VaIN).

Neoplasia vaginal intraepitelial

La VaIN (**Fig. 11-6**) se identifica como la **lesión precursora del cáncer vaginal**. Se trata de una afección poco común y generalmente asintomática, lo que puede llevar a que pase desapercibida durante la exploración del tracto genital inferior. Aunque su diagnóstico representa solo el 0,4 % de todas las lesiones premalignas del tracto genital inferior, es probable que estas cifras subestimen su prevalencia real. A pesar de la incertidumbre en torno a la prevalencia exacta de estas lesiones, varios estudios han señalado un aumento en el diagnóstico de VaIN en los últimos años, posiblemente impulsado por el aumento en la realización de pruebas citológicas de detección y la mayor atención prestada al examen colposcópico.

La verdadera prevalencia de la VaIN aún no se comprende completamente, y los datos disponibles en el ámbito internacional y en España son escasos. La incidencia de VaIN es difícil de determinar, debido a que la mayoría de las lesiones son asintomáticas y no hay protocolos estandarizados para su detección en la exploración del tracto genital inferior. **La asociación del VaIN con el VPH se estima en alrededor del 90 %.**

En España, un estudio multicéntrico mostró que la VaIN representaba el **2 % de todas las patologías del tracto genital inferior asociadas al VPH.** Este estudio señala que el 63 % de los casos de lesiones escamosas intraepite-

liales de alto grado (HSIL, *high-grade squamous intraepithelial lesion*) (VaIN) se diagnosticaron en mujeres mayores de 45 años, en comparación con el 29 % de las lesiones escamosas intraepiteliales de bajo grado (LSIL, *low-grade squamous intraepithelial lesion*) (VaIN).

> ! Aunque la prevalencia de VPH en pacientes con VaIN puede variar, el VPH-16 es el genotipo más comúnmente asociado, seguido de otros tipos, como el VPH-18 y el VPH-52.

La teoría de la «infección por VPH en sábana» sugiere que la susceptibilidad de la región anatómica del tercio superior de la vagina a la infección por el VPH se debe a su origen embriológico común con el cuello uterino. Esta hipótesis podría explicar la alta prevalencia de VaIN en esta área, así como su asociación frecuente con neoplasias intraepiteliales cervicales (CIN).

Aunque el VPH es un factor etiológico principal, la incidencia de VaIN es significativamente menor que la de CIN, posiblemente debido a factores como la ausencia de la unión escamocolumnar en la vagina y la posible función de la inmunidad innata y adaptativa en el ámbito vaginal en la regresión de las lesiones. Además del VPH, diversos **cofactores,** como el número de parejas sexuales, el tabaquismo, la radioterapia previa, la exposición al dietilestilbestrol y la inmunosupresión, se han relacionado con el desarrollo de VaIN y cáncer de vagina.

Histológicamente, las lesiones del epitelio escamoso de la vagina están estrechamente relacionadas con las del cuello uterino. En décadas pasadas, estas lesiones fueron denominadas carcinoma *in situ* de vagina o displasia vaginal. Posteriormente, se estableció una asociación causal con el virus del papiloma humano (VPH) y se adoptó una **clasificación de tres grados:** displasia leve (VaIN 1) (alteración del tercio basal del epitelio), moderada (VaIN 2) (afectación de dos terceras partes del epitelio), y grave o carcinoma *in situ* (VaIN 3) (totalidad del epitelio dañado).

Sin embargo, en 2012, el Colegio Americano de Anatomopatólogos (CAP, College of American Pathologists) y la Sociedad Americana de Colposcopia y Patología Cervical (ASCCP, American Society for Colposcopy and Cervical Pathology) consensuaron una nueva terminología de las lesiones escamosas del tracto anogenital (conocida como LAST, *lower anogenital squamous terminology*).

Esta nueva terminología establece una clasificación dicotómica para las lesiones escamosas del tracto genital inferior, dividiéndolas en LSIL y HSIL, consideradas verdaderas lesiones premalignas. Se recomienda especificar entre paréntesis el término VaIN para referirse a las lesiones intraepiteliales de vagina.

> ❗ La terminología LAST ha sido aceptada como la clasificación oficial de la International Agency for Research on Cancer (IARC) y la Organización Mundial de la Salud (OMS) para los tumores del aparato genital femenino, abandonando la categoría de displasia moderada (-IN 2) debido a la baja reproducibilidad del diagnóstico histológico.

La VaIN presenta una evolución natural aún poco comprendida, debido a su baja frecuencia, asintomatismo, y su diagnóstico a menudo sincrónico o metacrónico con lesiones cervicales o vulvares.

Puede manifestarse de varias maneras: como una entidad aislada, asociada a lesiones cervicales o vulvares, o en combinación con ambas. Después del tratamiento de VaIN, aproximada-

mente el **30 % de los casos** tienen recurrencia, siendo la persistencia de la infección por el VPH el principal factor de riesgo. Se ha documentado que las lesiones multicéntricas, extensas o multifocales aumentan el riesgo de recurrencia, aunque algunos estudios señalan discrepancias en relación con el tipo de tratamiento.

> ❗ La progresión de LSIL (VaIN) a HSIL (VaIN) se estima entre un 5 y un 30 %, con un riesgo de progresión al cáncer vaginal generalmente alrededor del 3 %, y hasta un 5-6 % en casos de HSIL (VaIN).

En pacientes con antecedentes de histerectomía por CIN o cáncer cervical, se observa una mayor incidencia de VaIN, especialmente tras la radioterapia, con mayor riesgo de progresión e invasión oculta y una tendencia a la recidiva, lo que enfatiza la importancia de controles ginecológicos a largo plazo.

Las pacientes con VaIN suelen ser **asintomáticas**, aunque ocasionalmente pueden experimentar prurito, dispareunia o leucorrea. La presencia de sangrado o leucorrea sanguinolenta puede indicar una invasión. La VaIN puede manifestarse como una lesión única, pero en la mayoría de los casos está asociada con lesiones cervicales o puede surgir en la cúpula vaginal después de una histerectomía en pacientes con antecedentes de lesiones cervicales.

> ❗ Por lo tanto, una citología anormal en una mujer previamente tratada por lesiones cervicales a menudo sugiere la presencia de una lesión vaginal. En pacientes con citología anormal y sin lesiones cervicales evidentes en colposcopia, se recomienda realizar una vaginoscopia para descartar la VaIN.

Sin embargo, esta situación es poco común en la práctica clínica.

El diagnóstico de la VaIN requiere una exploración cuidadosa de la vagina mediante visión colposcópica (**vaginoscopia**). Aunque idealmente la vaginoscopia debería llevarse a cabo de manera sistemática en todos los casos en los que se realiza una colposcopia, la baja prevalencia de VaIN y la complejidad de la vaginoscopia explican por qué en la práctica clínica a menudo no se realiza. No obstante, hay **situaciones clínicas específicas** que demandan una exploración minuciosa de la vagina:

- Citología anormal tras una histerectomía.
- Citología anormal tras resección completa de CIN.
- Citología anormal no explicada tras colposcopia y estudio endocervical.
- Presencia de lesión vaginal palpable o visible a simple vista.
- CIN en mujer inmunodeprimida.
- Antecedente de exposición a dietilestilbestrol.
- Leucorrea o sangrado vaginal de causa inexplicable.
- Previa a una histerectomía por persistencia de CIN.
- CIN.

El diagnóstico definitivo lo aportará la histología de la biopsia tomada en el examen colposcópico.

En cuanto al **abordaje terapéutico**, como principios generales, se puede apuntar que la conducta dependerá de la edad y las condiciones individuales de la paciente, siendo muchas veces válida la conducta expectante con vigilancia estrecha, ya que muchas de las lesiones regresan espontáneamente, pero en general se podría establecer la siguiente pauta:

- Una lesión focal pequeña puede ser susceptible de exéresis focal, tratamiento con 5-fluorouracilo, imiquimod, vaporización láser o crioterapia.
- Las lesiones multifocales más extensas, o en caso de fracaso de tratamientos o actitudes más conservadoras, pueden requerir tratamiento quirúrgico más amplio, como vaginectomía simple.

Tumores vaginales malignos

El cáncer de vagina es una neoplasia maligna poco frecuente que representa aproximada-mente el 1-2 % de todos los cánceres ginecológicos.

Los **factores de riesgo** asociados con el cáncer de vagina incluyen la infección por el VPH, especialmente los tipos 16 y 18. Otros factores de riesgo importantes incluyen la exposición prenatal al dietilestilbestrol y el tabaquismo. Además, la edad avanzada, la historia previa de cáncer de cuello uterino o vulvar, la inmunosupresión y la radioterapia pélvica previa también se consideran factores de riesgo importantes para el desarrollo de cáncer de vagina, aunque también pueden surgir de manera espontánea.

Se podrían dividir en **primarios** o **secundarios** en función de su localización primitiva. Los primarios se definen estrictamente como tumores vaginales sin evidencia de cáncer cervical o vulvar previo en los últimos 5 años. Los secundarios (más prevalentes) corresponden a metástasis/infiltraciones de cánceres genitales previos (cérvix, cuerpo uterino, vulva u ovario) o de otros órganos pélvicos (anorrectales o vesicales).

> ! El subtipo histológico predominante en el cáncer vaginal primario es el carcinoma escamoso, que comprende el 90 % de los casos. El adenocarcinoma representa aproximadamente el 8-10 % de los casos.

Las **vías de extensión** son:

- **Por contigüidad:** infiltrando órganos vecinos, como la vejiga o el recto, o bien al cérvix (pudiendo pasar por cáncer cervical) si asientan en el tercio superior vaginal, o a la vulva, la uretra o el ano si asientan en el tercio inferior.
- **Linfática:** la cadena ganglionar afectada depende de la localización del tumor en la vagina. Los del tercio superior drenan a la cadena ilíaca, y los del tercio inferior, a la cadena inguinal.

Se puede afirmar que la quinta parte de estos tumores tienen presente una afectación ganglionar. Aparece un 10 % de metástasis en estadio I y hasta un 50 % en estadio IV.

- **Hematógena:** raramente presentan metástasis en el hígado, el pulmón, el hueso u otros.

La **clínica** depende del estadio evolutivo de la enfermedad. Los primeros síntomas se suelen presentar tardíamente en forma de coitorragia, hemorragia espontánea, y a veces leucorrea maloliente o dispareunia. También puede producir proctitis o disuria si afectan a los órganos vecinos.

El **diagnóstico** temprano se basa en la determinación selectiva mediante vaginoscopia, citología y confirmación histológica mediante biopsia. Además, debe incluir una exploración física minuciosa con especuloscopia, tacto vaginal y rectal, inspección visual uretral y palpación de cadenas ganglionares inguinales. Merecen especial atención y seguimiento las pacientes con cánceres de vulva o cérvix previos.

Son imprescindibles las pruebas complementarias para el diagnóstico de extensión que incluyan pruebas de imagen, como ecografía, RM, tomografía computarizada, tomografía por emisión de positrones-tomografía computarizada o incluso, en ocasiones, cistoscopia y rectoscopia.

> ! Cabe mencionar que, en el caso de los tumores vaginales, los marcadores tumorales no han demostrado interés práctico.

Clasificación histológica

Los tumores malignos se clasifican en:

- Epiteliales:
  - Carcinoma escamoso (epidermoide).
  - Adenocarcinoma.
  - Adenocarcinoma de células claras.
  - Melanoma.
- Mesenquimatosos (sarcomas):
  - Leiomiosarcomas.
  - Rabdomiosarcomas.
- Mixtos:
  - Epiteliales.

  - Mesenquimatosos.
- De células germinales (müllerianos):
  - Tumor del saco vitelino (o del seno endodérmico).
  - Carcinoma embrionario.

El **carcinoma escamoso** es el más frecuente (**hasta el 90 % de los casos**), proviene del epitelio escamoso vaginal. Su edad media de aparición se sitúa entre los 55 y los 60 años.

El **adenocarcinoma** es más infrecuente que los anteriores (**8-10 % de los casos**).

> ! La variedad de células claras se presenta típicamente en adolescentes expuestas al dietilestilbestrol en el útero materno.

El 50 % de las lesiones afectan también al cérvix. Las mujeres jóvenes con adenocarcinomas relacionados con dietilestilbestrol en etapas tempranas tratadas con radiación, cirugía o un enfoque multimodal tienen buenos resultados, con una supervivencia a 5 años reportada del 80-87 %. Esto contrasta con los adenocarcinomas no relacionados con dietilestilbestrol, que tienen un peor pronóstico debido a un mayor riesgo de metástasis local y a distancia.

Los **melanomas** representan solamente el **2 %** de tumores vaginales. Suelen detectarse en el tercio inferior de la vagina, son típicamente oscuros, lo que puede hacer sospechar su diagnóstico clínico, pero se debe tener en cuenta que existen variedades incoloras. Su pronóstico es malo en cuanto a supervivencia (no llegan al 10-15 % los casos de supervivencia más allá de 5 años tras el diagnóstico).

Los **sarcomas** (tumores mesenquimatosos) tienen una frecuencia del 2 % dentro de los tumores vaginales. El más típico es el **leiomiosarcoma**, presentándose típicamente en la edad adulta. Su localización más frecuente es rectovaginal y su pronóstico depende de la extensión, características anatomopatológicas y la existencia o no de metástasis. El **rabdomiosarcoma** embrionario se presenta más típicamente en la infancia, es multiinvasivo y su apariencia externa es multipolipoide. Al tratarse de niñas, se prefiere iniciar el tratamiento con quimioterapia antes que intentar procedimientos de cirugía radical.

Tumores müllerianos/germinales

Son extremadamente raros y poseen una gran agresividad.

Estadificación

En la **tabla 11-1**, se expone una comparativa de las diferentes clasificaciones de estadificación disponibles.

Pronóstico

El principal determinante del pronóstico en el carcinoma de vagina es el estadio de la enfermedad en el momento del diagnóstico, independientemente de la histología subyacente, pero influyen varios factores.

Evidentemente, tienen mejor pronóstico los tumores de menor tamaño, menor profundidad de invasión vaginal o estadio tumoral menos avanzado, también los casos de tumores epiteliales bien diferenciados o con menor agresividad celular. Al comparar las histologías, el mejor resultado se obtiene en el carcinoma escamoso de vagina cuando se diagnostica en etapas más tempranas (I o II). La aparición de metástasis tras el tratamiento ensombrece el pronóstico de supervivencia.

> ❗ La supervivencia global a los 5 años oscila entre el 25 y el 50 %, y solamente en el estadio I se obtienen supervivencias cercanas al 75 %.

Tratamiento

El tratamiento del carcinoma de vagina depende principalmente de la histología, el volumen tumoral, la localización anatómica de la lesión, el estadio de la enfermedad y la edad de la paciente. Por otro lado, debido a la localización anatómica, tanto el potencial reproductivo (en mujeres jóvenes) como la función sexual (a cualquier edad) pueden verse afectados.

Se pueden ofrecer diferentes modalidades de tratamiento a las pacientes afectadas por esta enfermedad, incluyendo cirugía, radioterapia, quimioterapia o una combinación de algunas o todas las anteriores.

Cirugía

El papel de la cirugía está limitado en el cáncer primario de vagina, ya que el tumor primario se encuentra muy próximo a la vejiga, la uretra y el recto.

> ❗ En general, el tratamiento primario con cirugía se limita a lesiones tempranas y pequeñas confinadas a la mucosa vaginal (menos de 2 cm).

En estos casos (enfermedad en estadio I), se recomienda:

- En caso de **enfermedad en tercio vaginal superior**: histerectomía radical con vaginectomía y linfadenectomía pélvica con objetivo quirúrgico de márgenes libres de enfermedad de al menos 1 cm.
- En caso de **enfermedad en tercio vaginal inferior**: exéresis local amplia con márgenes libres de enfermedad de al menos 1 cm o vulvectomía radical y linfadenectomía inguinal bilateral.
- Puede haber un papel para el tratamiento quirúrgico en ciertas situaciones adicionales más allá de la enfermedad temprana, como se enumera a continuación:
  - Recurrencia central después del tratamiento con radiación: la exenteración pélvica es una posibilidad si la recurrencia es central y aislada.
  - Manejo paliativo de la enfermedad recurrente o avanzada: en mujeres con enfermedad avanzada (estadio IV) o recurrente

Tabla 11-1. Comparación de las diferentes clasificaciones de estadificación del cáncer de vagina

AJCC	TNM	FIGO	Descripción
IA	T1a	I	Tumor confinado a la vagina < 2 cm
	N0		
	M0		
IB	T1b	I	Tumor confinado a la vagina > 2 cm
	N0		No infiltración ganglionar o metástasis
	M0		
IIA	T2a	II	Infiltración de la pared vaginal, confinado a la pared pélvica, < 2 cm
	N0		No infiltración ganglionar o metástasis
	M0		
IIIB	T2b	II	Infiltración de la pared vaginal, confinado a la pared pélvica > 2 cm
	N0		No infiltración ganglionar o metástasis
	M0		
III	T1 a T3	III	Tumor de cualquier tamaño, crece en pared pélvica y/o en el tercio inferior vaginal y/o ha producido hidronefrosis
	N1		Infiltración ganglionar pélvica o inguinal (N1), sin metástasis
	M0		
			O que sea:
	T3	III	Tumor que infiltra la pared pélvica y/o el tercio inferior de la vagina y/o ha producido hidronefrosis
	N0		No infiltración ganglionar o metástasis
	M0		
IVA	T4	IVA	Infiltración de vejiga o recto o extrapélvica
	Cualquier N		Puede o no haber infiltración ganglionar inguinal o pélvica
	M0		No metástasis
IVB	Cualquier T	IVB	Tumor de cualquier tamaño que infiltra o no estructuras cercanas
	Cualquier N		Puede o no haber infiltración ganglionar
	M1		Infiltración de órganos a distancia (pulmón, hueso, etcétera)

AJCC: American Joint Committe on Cancer; FIGO: Federación Internacional de Ginecología y Obstetricia; TNM: estadificación de tumor, ganglios (nodes) y metástasis.

que presentan fístula vesicovaginal o rectovaginal, se puede ofrecer una derivación urinaria o colostomía paliativa para mejorar la calidad de vida.

Radioterapia

En la mayoría de los casos y especialmente en estadios más avanzados (II, III y IV), la radioterapia constituye la piedra angular del tratamiento.

Concretamente, una combinación de radiación externa y braquiterapia intracavitaria, este esquema se asocia con mayor supervivencia global.

Quimioterapia adyuvante

Aunque clásicamente se ha reservado la quimioterapia para las recidivas y las metástasis, el manejo actual del cáncer vaginal localmente avanzado, a menudo, combina quimioterapia concurrente, como cisplatino o 5-fluorouracilo, ya que se ha demostrado que esta combinación sugiere una mejora potencial en la supervivencia global y libre de enfermedad. Sin embargo, la mayoría de los estudios que utilizan quimiorradioterapia están limitados, debido al pequeño número de casos y la falta de comparación con la radiación por sí sola.

PUNTOS CLAVE

- Entender la anatomía, histología y fisiología vaginal es clave para comprender su patología.
- Algunas patologías vaginales (infecciones, atrofia) son muy prevalentes y ampliamente conocidas y estudiadas por los ginecólogos. Sin embargo, la patología tumoral, por ser menos prevalente, es más desconocida. A pesar de ello, es igualmente importante su conocimiento para un correcto abordaje de la patología del tracto genital inferior femenino.
- La patología tumoral benigna más frecuente son los quistes de inclusión y los de Gartner.
- Dentro de la patología premaligna, hay que prestar especial atención a los condilomas vaginales y a la VaIN, muy especialmente en pacientes que presenten infección por el VPH u otros factores de riesgo asociados.
- Los tumores malignos de vagina son las neoplasias más infrecuentes del tracto genital femenino, y dentro de ellas, la más frecuente es el carcinoma epidermoide.

BIBLIOGRAFÍA

AEPCC Guías: Condilomas acuminados. Valencia: Asociación Española de Patología Cervical y Colposcopia; 2015.

AEPCC-Guías: Neoplasia vaginal intraepitelial (VaIN). Valencia: Asociación Española de Patología Cervical y Colposcopia; 2015.

Alsina M, Arencibia O, Centeno C, De la Cueva P, Fuertes I, Fusté P, et al. AEPCC-Guías: Infecciones del tracto genital inferior. Valencia: Asociación Española de Patología Cervical y Colposcopia; 2016.

Andía D, Castro M, De la Fuente J, Hernández JJ, López JA, Martínez JC, et al. AEPCC-Guías: Guía de colposcopia. Estándares de calidad. Valencia: Asociación Española de Patología Cervical y Colposcopia; 2018.

Eltabbakh MF, et al. The Vagina: Normal Anatomy, Physiology, and Histology. Clin Obstet Gynecol. 2015;58(3).

Gaudet AG, et al. Vulvar and Vaginal Cancer. Obstet Gynecol Clin North Am. 2012.

Nout RA, Calaminus G, Planchamp F, Chargari C, Lax S, Martelli H, et al. ESTRO/ESGO/SIOPe Guidelines for the management of patients with vaginal cancer. Int J Gynecol Cancer. 2023;33(8):1185-202.

Olawaiye AI, et al. Vaginal Cancer: The Experience from a Cancer Hospital in a Developing Country. Int J Gynecol Cancer. 2006.

Ramanah SM, et al. Vulvar and Vaginal Cancer Incidence Trends in the United States Before and After Human Papillomavirus Vaccine Implementation. JAMA Oncology. 2018.

Solakoglu Kahraman S, et al. Vaginal Cancer: the experience of a single institution. European J Obstet Gynecol Reprod Biol. 2017.

Srodon CC, et al. Benign Diseases of the Vulva and Vagina. Obstet Gynecol Clin North Am. 2017.

Fundamentos terapéuticos de las lesiones precancerosas de vulva y vagina

12

M. R. Oliver Pérez

OBJETIVOS

- Conocer los objetivos del tratamiento de las lesiones precancerosas de vulva y vagina.
- Aprender las diferentes alternativas terapéuticas disponibles en la actualidad para el tratamiento de las lesiones precancerosas de vulva y vagina.
- Comprender las estrategias de seguimiento de las pacientes tratadas de lesiones precancerosas de vulva y vagina.
- Aplicar estos conocimientos en su práctica clínica habitual

INTRODUCCIÓN

Las neoplasias intraepiteliales vulvares (VIN)/vaginales (VaIN) y las lesiones escamosas intraepiteliales de alto grado (HSIL, *high-grade squamous intraepithelial lesion*) asociadas a la infección por el virus del papiloma humano (VPH) se consideran las lesiones precursoras del cáncer de vulva y vagina. Su diagnóstico y tratamiento precoz son las únicas estrategias disponibles en la actualidad para la prevención secundaria de estas entidades oncológicas.

No obstante, ambos suponen un reto para el clínico, ya que pueden asociar invasión oculta en el momento del diagnóstico, existen múltiples opciones terapéuticas y, además, presentan un alto porcentaje de recidivas. La complejidad del manejo de estas lesiones implica que estas pacientes deban ser atendidas en unidades especializadas en patología del tracto genital inferior.

OBJETIVOS Y ELECCIÓN DEL TRATAMIENTO

El principal objetivo del tratamiento de las lesiones preinvasivas de vulva y vagina es prevenir su progresión a carcinoma invasor, aliviando los síntomas y preservando en la medida de lo posible la anatomía, y minimizando el impacto del tratamiento en el ámbito de la función sexual y la calidad de vida. En general, se recomienda realizar tratamiento en todos los casos de lesiones escamosas preinvasivas de vulva y vagina.

En la actualidad, existen múltiples alternativas terapéuticas (escisional, destructiva, médica) sin que exista un acuerdo unánime sobre cuál es la mejor de ellas; además, pueden aplicarse de forma única o en combinación. Tanto las características de la lesión (tamaño, número, localización, multifocalidad y multicentricidad, antecedente de tratamiento por neoplasias intraepiteliales cervicales o cáncer de cuello de útero) como las características de la paciente (edad, comorbilidad, posibilidad de seguimiento) deben tenerse en cuenta en la elección del tratamiento de primera línea.

Asimismo, las preferencias de la paciente, los conocimientos técnicos, la experiencia personal, y el equipamiento disponible también condicionan esta elección.

TRATAMIENTO DE LAS LESIONES PREINVASIVAS DE VULVA

Se recomienda tratar todas las lesiones preinvasivas de vulva. En los casos de VIN no asociada a VPH, debe realizarse siempre un tratamiento escisional, mientras que en los casos de HSIL, son válidos tanto los tratamientos escisionales como los ablativos y médicos (**Fig. 12-1**).

Solo en casos muy seleccionados de HSIL con alta probabilidad de regresión espontánea puede plantearse un manejo expectante (observación sin tratamiento) durante un máximo de 1 año. Se consideran factores predictivos de regresión espontánea las lesiones unifocales poco extensas, las lesiones multifocales aisladas, la edad (inferior a 35 años), la gestación y la inmunosupresión transitoria.

Tratamiento escisional

Consiste en la extirpación quirúrgica de la lesión. Permite confirmar el diagnóstico histológico, descartar la existencia de infiltración oculta coexistente y valorar el estado de los márgenes. Existen diferentes alternativas:

- **Escisión local amplia:** implica la extirpación de la lesión vulvar en su totalidad con márgenes libres de tumor. Siempre que sea posible, debe alcanzarse un margen lateral macroscópico de, al menos, 1 cm, y una profundidad mínima de 3 mm en áreas pilosas y de 1 mm en áreas no pilosas. En casos seleccionados y con el objetivo de conservar estructuras críticas (uretra, clítoris), pueden considerarse márgenes macroscópicos laterales menores. Actualmente se considera la técnica quirúrgica de elección para el tratamiento las lesiones preinvasivas de vulva. En caso de márgenes positivos en las HSIL vulvares, no se recomienda la reescisión inmediata, siempre que en la exploración no se objetive una lesión residual. Por el contrario, en el VIN independiente de VPH, sí se recomienda la ampliación de los márgenes. Tras la escisión local amplia, solo se recomienda la reescisión inmediata en caso de márgenes afectos si se trata de un VIN independiente de VPH, o de un HSIL vulvar con lesión residual objetivable en la exploración.

- **Vulvectomía cutánea parcial/total:** consiste en la escisión completa o parcial de la vulva incluyendo los folículos pilosos y anejos cutáneos, con preservación del tejido subcutáneo y del clítoris. Presenta mayor riesgo de lesión funcional y estética, por lo que debe reservarse únicamente para el tratamiento de lesiones vulvares muy extensas que no permitan una escisión local amplia. En ocasiones, puede ser necesario el empleo de técnicas reconstructivas para paliar el defecto quirúrgico.

Tratamiento ablativo/destructivo

Consiste en la destrucción de la totalidad de la lesión mediante cauterización o vaporización de esta. La principal ventaja de estos métodos es su menor radicalidad, con una conservación funcional y anatómica mayor. No obstante, a diferencia de los tratamientos escisionales, no permiten obtener material para el estudio anatomopatológico, por lo que es imprescindible descartar previamente una invasión oculta mediante la realización de múltiples biopsias.

Existen diferentes alternativas:

- Destrucción del tejido mediante **vaporización con láser de dióxido de carbono** (CO_2): con una potencia de 10-20 vatios en modo continuo, y una profundidad de vaporización de 3-4 mm en las áreas pilosas y de 0,5-1 mm en las zonas no pilosas. Requiere anestesia, local o regional/general según el tamaño del área a tratar. Es el tratamiento ablativo de elección en lesiones localizadas en áreas no pilosas, introito, clítoris y periuretrales.

- Destrucción de tejido mediante **terapia fotodinámica:** consiste en la aplicación de un haz de láser con una longitud de onda de 635 nanómetros y una potencia de 80 a 635 julios/cm^2, tras la administración de un fotosensibilizador tópico, el ácido aminolevulínico, que se deposita selectivamente en

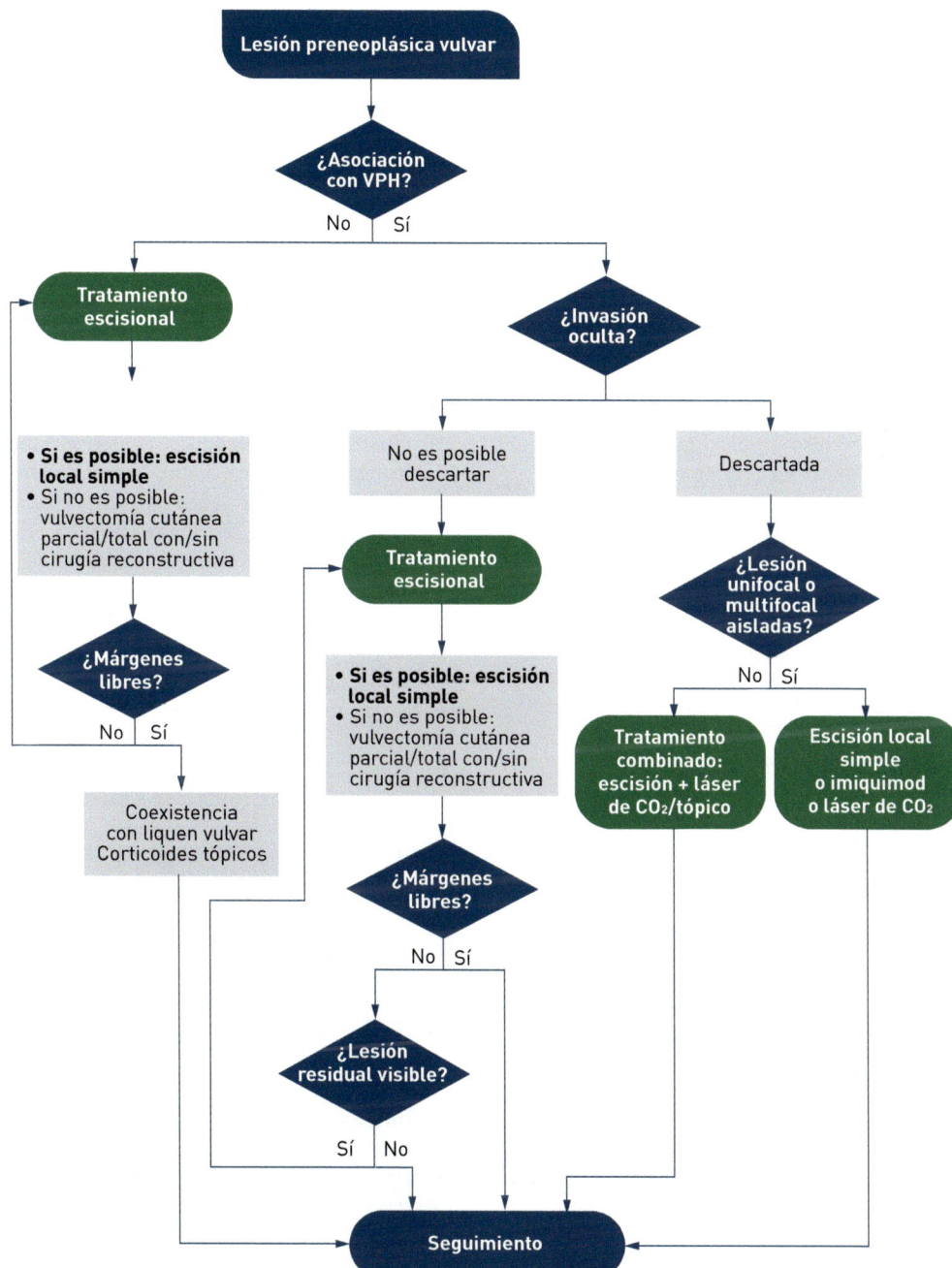

Figura 12-1. Algoritmo terapéutico de las lesiones premalignas de vulva.
VPH: virus del papiloma humano.

las células displásicas. Todo ello induce reacciones de oxidación en los tejidos y apoptosis tisular. La evidencia científica disponible actualmente en lo que respecta a esta opción terapéutica para las lesiones preneoplásicas de vulva es limitada, variando la respuesta clínica entre el 31,2 y el 56 %, comparable al láser, con una tasa de recurrencia entre el 14,3 y el 48 %, tras una media de seguimiento, respectivamente de 13 y 54 meses.

Finalmente, la aspiración quirúrgica ultrasónica cavitacional (CUSA®) emplea ultrasonidos para destruir (cavitar) los tejidos. Se basa en la emisión de un rayo capaz de eliminar el tejido lesional de forma muy selectiva, preservando el tejido circundante y con poca repercusión sobre estructuras vecinas. El equipo consta de un tubo de succión conectado a un generador de ultrasonidos y a una fuente de suero, que permite destruir y emulsionar el tejido y seguidamente aspirar los fragmentos.

A diferencia de otros tratamientos destructivos, permite obtener material para el estudio histológico, con una rápida curación y buen resultado estético y funcional. No obstante, la evidencia de esta técnica en el tratamiento de las lesiones preneoplásicas de vulva es limitada, aunque parece ser una técnica útil y segura.

Tratamientos médicos tópicos

Los tratamientos médicos tópicos son una posible alternativa para el tratamiento de la HSIL vulvar que permite preservar la anatomía y funcionalidad vulvar frente al efecto mutilante que pueden tener los procedimientos quirúrgicos escisionales. Sin embargo, al igual que los tratamientos destructivos, no proporcionan muestras histológicas para el estudio anatomopatológico, por lo que debe descartarse previamente y en todos los casos la existencia de invasión oculta mediante toma de biopsias múltiples.

En la actualidad, han sido evaluados e incorporados como opciones terapéuticas de la HSIL vulvar las siguientes alternativas:

- **Imiquimod:** es un inmunomodulador tópico con efecto antitumoral que se une a receptores tipo Toll-7, induciendo la secreción de citocinas proinflamatorias y modificando la respuesta inmunitaria local. Presenta frecuentes efectos secundarios locales, generalmente de carácter leve-moderado,

como son: inflamación, eritema, prurito o erosiones (**Fig. 12-2**). Dos ensayos aleatorizados con placebo muestran que el tratamiento con imiquimod es eficaz para el tratamiento de las lesiones preinvasivas vulvares, con tasas de respuesta completa que alcanzan, respectivamente, el 81 % a los 2-5 meses, y el 35 % a los 12 meses, frente al 0 % en el grupo de placebo, y sin diferencias significativas en las tasas de progresión a carcinoma invasor. Aproximadamente, el 89 % de las pacientes que presentan respuesta completa a imiquimod se mantienen libres de enfermedad a largo plazo. Recientemente se ha publicado el primer ensayo aleatorizado en fase III que compara imiquimod con el tratamiento quirúrgico (escisional, destructivo, o la combinación de ambos) en un total de 110 pacientes con HSIL vulvar. Las tasas de respuesta clínica a los 6 meses son similares en ambas estrategias (80 % frente a 79 %), sin objetivarse diferencias estadísticamente significativas en la tasa de recurrencia a los 12 meses (13 % frente a 8 %), en la tasa de aclaramiento del VPH, en los eventos adversos, ni en el grado de satisfacción percibida por la paciente.

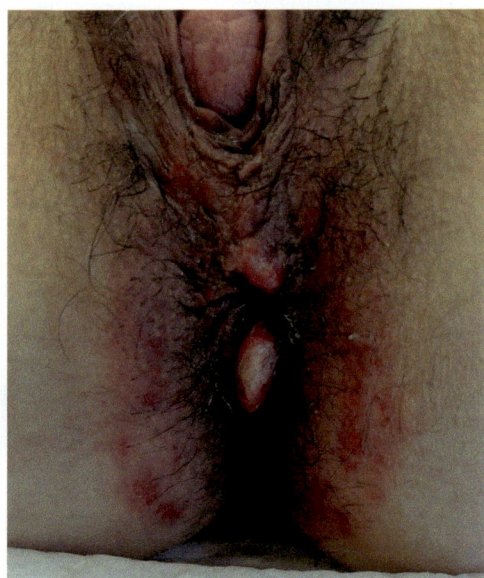

Figura 12-2. Reacción local de tratamiento con imiquimod.

- **Cidofovir:** es un análogo acíclico de los nucleósidos con potente actividad antiviral. Reduce la expresión de E6 y E7 y permite la acumulación de proteínas supresoras de tumores p53 y retinoblastoma, induciendo la apoptosis de las células infectadas por VPH. Además, tiene un efecto antiangiogénico que puede favorecer la actividad antitumoral. Tristam *et al.* evaluaron la actividad y seguridad de imiquimod al 5 % frente a cidofovir al 1 % en un ensayo aleatorizado para el tratamiento de lesiones HSIL. Las tasas de respuesta completa fueron similares en ambos grupos de tratamiento (46 %). Sin embargo, el porcentaje de mujeres con respuesta completa que permaneció libre de enfermedad a los 18 meses fue superior para cidofovir (94 % frente a 71,6 %). No obstante, la información disponible acerca de la eficacia y seguridad a largo plazo de este fármaco es limitada, por lo que debe administrarse con cautela. La metilación de E2 del VPH puede ser un factor predictivo de respuesta al tratamiento con cidofovir, aunque aún son necesarios más estudios prospectivos que proporcionen una mayor evidencia.

Tratamientos combinados

Consiste en la combinación de más de uno de los tratamientos presentados anteriormente. Generalmente se combina un tratamiento escisional con un tratamiento destructivo o tópico en la lesión residual. La combinación más frecuente es la escisión local amplia con la ablación con láser de CO_2 o con imiquimod. Los datos disponibles sobre tratamientos combinados son limitados, por lo que esta opción de tratamiento se reserva para casos en los que el tamaño lesional condicione la utilización de terapias que puedan comprometer la anatomía y la funcionalidad vulvar.

Vacuna terapéutica

Las vacunas terapéuticas o la inmunoterapia en pacientes con HSIL vulvar pretenden esti-

mular la inmunidad celular con el objetivo de conseguir una regresión lesional. En los últimos años, se han llevado a cabo ensayos en fase II en los que se ha evaluado el papel de vacunas terapéuticas diseñadas para estimular la respuesta inmunitaria frente a las células que han expresado los oncogenes virales E6 y E7, y que han desarrollado un fenotipo proliferativo. El estudio observacional en fase II de Kenter *et al.* demostró resultados prometedores en pacientes con infección por VPH-16 y HSIL vulvar, con una tasa de respuesta completa del 47 % y parcial del 32 % a los 12 meses. No obstante, son necesarios más estudios para su implementación.

TRATAMIENTO DE LAS LESIONES PREINVASIVAS DE VAGINA

La VaIN es una entidad poco frecuente, por lo que la evidencia disponible en las publicaciones médicas sobre la eficacia de las diferentes alternativas terapéuticas es muy limitada. Las modalidades terapéuticas son similares a las empleadas en el HSIL vulvar. En general, se recomienda tratar todas las lesiones preneoplásicas vaginales. No obstante, en casos seleccionados, puede plantearse la opción de observación sin tratamiento (**Tabla 12-1**).

Tratamiento escisional

El tratamiento quirúrgico mediante la escisión de la lesión es el tratamiento de elección en las lesiones preinvasivas de vagina especialmente

Tabla 12-1. Criterios para observación sin tratamiento de lesión escamosa intraepitelial de alto grado vaginal
1. No historia previa de cáncer del tracto genital inferior
2. No inmunosupresión
3. Lesiones vaginales únicas y menores de 2 cm
4. Vaginoscopia y biopsia que descarten invasión oculta

en pacientes con elevado riesgo de invasión oculta o progresión como son las pacientes con HSIL localizado en el fondo vaginal o receso cicatricial tras histerectomía.

El tratamiento escisional puede realizarse de diferentes maneras:

- **Escisión con asa de diatermia o láser de CO_2:** su principal indicación son las lesiones unifocales o multifocales poco extensas, y en pacientes con alto riesgo de recurrencia en las que el tratamiento debe ser lo más conservador posible.
- **Colpectomía parcial o total:** consiste en la escisión quirúrgica total o parcial de la mucosa vaginal. Su principal indicación es el tratamiento del HSIL tras histerectomía, especialmente cuando la lesión se localiza en el fondo vaginal, en la cicatriz de colpotomía o en los ángulos de sutura vaginal. Permite confirmar el diagnóstico de VaIN, excluir la existencia de invasión y valorar el estado de los márgenes. La colpectomía presenta tasas de curación hasta en un 80 %. El principal factor de riesgo de recurrencia en este caso es el estado de los márgenes, siendo mayor en caso de afectación de estos (30-35 % frente a 10 %).

> El tratamiento escisional permite confirmar el diagnostico de VaIN, descartar la existencia de invasión oculta y valorar el estado de los márgenes.

Tratamiento destructivo

Al igual que en el tratamiento de las lesiones vulvares, consisten en la destrucción de la totalidad de la lesión mediante cauterización o vaporización de esta, no permitiendo la obtención de material para el estudio histopatológico, pero sí una mayor conservación funcional y anatómica.

Existen diversas alternativas para el tratamiento de la HSIL vaginal:

- **Láser de CO_2:** indicado en el tratamiento de lesiones unifocales o multifocales totalmente visibles y sin riesgo de invasión oculta. No está indicado en pacientes con antecedente de histerectomía que presenten lesiones vaginales localizadas en los ángulos de la colporrafia, ya que se han descrito tasas de recurrencia mayores en estos casos.
- **CUSA®:** al igual que ocurre en el tratamiento de las lesiones vulvares, es una alternativa terapéutica de la que no se dispone de muchos resultados, por lo que se recomienda su uso solo con fines de investigación. No obstante, las tasas descritas de resolución completa en VaIN con esta técnica alcanzan el 80 %, con tasas de recurrencia del 19,6 % a los 4,5 años de seguimiento medio.
- **Terapia fotodinámica:** se basa en los mismos principios que los explicados en el tratamiento del HSIL vulvar. Los resultados de los que se dispone para el tratamiento de la VaIN son muy limitados.
- **Braquiterapia:** aunque es una técnica muy eficaz para el tratamiento de la HSIL, con tasas de respuesta completa que oscilan entre el 80 y el 100 %, es una opción más agresiva y en la que no está claramente establecido la dosis terapéutica estándar. Por lo que se recomienda reservar esta alternativa terapéutica para casos muy seleccionados (mujeres mayores con lesiones de alto grado extensas, o localizadas en el fondo vaginal de pacientes histerectomizadas por neoplasias intraepiteliales cervicales o lesiones recurrentes sin otra opción terapéutica o un riesgo quirúrgico elevado) en los que no es posible realizar otros tratamientos.

Tratamientos tópicos

Su principal ventaja es que pueden aplicarse a toda la mucosa vaginal. Por este motivo, están especialmente indicados en los casos de lesiones multifocales, en las que constituyen una buena alternativa a los tratamientos destructivos o escisionales, o bien pueden combinarse con estos:

- **5-fluorouracilo:** agente citotóxico antagonista de la pirimidina que bloquea la reacción de metilación del ácido desoxiuridílico, impidiendo su conversión a ácido timidílico. Su eficacia radica en que se une de forma irreversible a la enzima timidilato-sintasa, esencial para la síntesis de nucleótidos de timina. La carencia de timina bloquea la replicación del ácido desoxirribonucleico, impidiendo la división celular. Está indicado en lesiones multifocales extensas sin sospecha de invasión. Son relativamente frecuentes los efectos secundarios locales, como irritación vaginal, dispareunia, leucorrea o úlceras vaginales.

- **Acido tricloroacético:** es un ácido orgánico que, al contactar con la mucosa, genera una reacción cáustica directa, dando lugar a precipitados proteicos y eliminando la lesión. Está principalmente indicado en las pacientes con HSIL vulvar localizada y accesible a la aplicación directa.

- **Imiquimod:** está especialmente indicado en casos de HSIL vaginal extensa multifocal. La tasa de respuesta se sitúa en torno al 70 % en la autoaplicación.

SEGUIMIENTO TRAS TRATAMIENTO

El objetivo del seguimiento de estas pacientes es el diagnóstico precoz de las recurrencias y evitar la progresión a cáncer.

Riesgo de recurrencia y progresión tras tratamiento

Las lesiones preinvasivas de vulva, especialmente cuando son independientes de la infección por VPH, son entidades con una alta tasa de recurrencia y de progresión a carcinoma escamoso de vulva. La tasa de recurrencia varía entre el 26,3 y el 60 %, con un tiempo medio hasta la misma de 16,9 meses. Las recurrencias suelen diagnosticarse en los tres primeros años tras el tratamiento, con solo un 25 % de las recurrencias tardías. Los factores asociados al riesgo de recurrencia se muestran en la **tabla 12-2**.

Tabla 12-2. Factores asociados a la recurrencia en las lesiones preinvasivas de vulva
1. Hábito tabáquico*
2. Edad > 50 años
3. Inmunosupresión
4. Tamaño de la lesión
5. Márgenes afectos tras tratamiento escisional
6. Persistencia de infección VPH tras tratamiento
7. Neoplasia vulvar intraepitelial no asociada a VPH

*Resultados controvertidos en la literatura científica.
VPH: virus del papiloma humano.

Por otro lado, el riesgo de progresión a cáncer de vulva tras tratamiento se sitúa alrededor del 10 % para HSIL vulvar y del 50 % en VIN de tipo diferenciado, con un tiempo medio de progresión que oscila entre los 55 y los 106 meses. Este riesgo es mayor en mujeres no tratadas, de mayor edad y cuando coexiste un liquen escleroso vulvar.

El diagnóstico precoz del liquen escleroso y su tratamiento activo con corticoides tópicos disminuye el riesgo de recurrencia y progresión a carcinoma escamoso de vulva en los casos de VIN no asociada al VPH.

En cuanto al riesgo de recurrencia y progresión de la HSIL vaginal, los trabajos reportados en la literatura médica son más heterogéneos y están muy limitados por el reducido número de pacientes incluidas. No obstante, se estima que tras el tratamiento de la VaIN el porcentaje de recurrencia es de, aproximadamente, un 30 %, siendo el principal factor de riesgo la persistencia de la infección por VPH. El riesgo de progresión a cáncer se sitúa en torno al 3 %, con un tiempo medio de progresión entre 8 meses y 20 años.

Estrategias de seguimiento

Actualmente no hay evidencia ni consenso sobre cuál debe ser la pauta de seguimiento en mujeres que han sido diagnosticadas y/o tratadas de una lesión precancerosa de vulva o vagina, recomendándose realizar un manejo individualizado adaptado a los diferentes factores de riesgo de progresión y recurrencia (v. Tabla 12-2).

La Asociación Española de Patología Cervical y Colposcopia (AEPCC) recomienda:

- **Seguimiento tras el tratamiento de lesiones precancerosas vulvares:** la pauta de seguimiento está condicionada por el riesgo de recurrencia y progresión, y por el estado inmunitario del huésped:
  - HSIL vulvar: control semestral durante los dos primeros años tras el tratamiento y posteriormente control anual de por vida.
  - HSIL vulvar con inmunosupresión y VIN independiente de VPH: control trimestral los dos primeros años tras el tratamiento y posteriormente control semestral de por vida.

  En todos los controles debe realizarse una anamnesis y una exploración ginecológica completa.

- **Seguimiento tras el tratamiento de lesiones precancerosas vaginales:** realizar el primer control a los 6 meses con citología y prueba de VPH. Si el control es negativo, hay que hacer un nuevo control en 1 año; y tras dos controles anuales consecutivos con citología y prueba de VPH negativos, pasar a cribado rutinario. Si, por el contrario, la prueba de VPH es positiva y/o la citología anormal, debe realizarse una vaginoscopia. Si la vaginoscopia es normal, puede realizarse un control anual con citología, prueba de VPH y vaginoscopia. Si la vaginoscopia es anormal, debe realizarse biopsia dirigida.

PUNTOS CLAVE

- El principal objetivo del tratamiento de las lesiones preinvasivas de vulva y vagina es prevenir su progresión a carcinoma invasor, aliviando los síntomas y preservando en la medida de lo posible la anatomía, y minimizando el impacto del tratamiento en el ámbito de la función sexual y la calidad de vida
- Existen múltiples opciones terapéuticas (escisional, destructivo, médico) sin que exista un acuerdo unánime sobre cuál es la mejor. Tanto las características de la lesión como las características de la paciente condicionan la elección del tratamiento de primera línea.
- Se recomienda tratar todas las lesiones preinvasivas de vulva. En los casos de VIN no asociada al VPH, debe realizarse siempre un tratamiento escisional, mientras que en los casos de HSIL, son válidos tanto los tratamientos escisionales como los ablativos y médicos.
- El tratamiento escisional puede ser más agresivo, pero permite obtener material para el estudio anatomopatológico, descartar la existencia de infiltración oculta coexistente y valorar el estado de los márgenes.
- La escisión local amplia se considera actualmente el tratamiento escisional de elección en las lesiones preneoplásicas vulvares. La vulvectomía cutánea parcial/total debe reservarse solo para lesiones vulvares muy extensas que no permitan una escisión local amplia.
- Los tratamientos ablativos/destructivos y los tratamientos médicos son menos agresivos y permiten una conservación funcional y anatómica mayor. Sin embargo, no permiten obtener material para el estudio anatomopatológico, por lo que debe descartarse previamente una invasión oculta mediante la realización de biopsias múltiples.
- Los datos disponibles sobre tratamientos combinados en las lesiones preneoplásicas vulvares y vaginales son limitados, por lo que esta opción de tratamiento se reserva para casos en los que el tamaño lesional condicione la utilización de terapias que puedan comprometer la anatomía y funcionalidad vulvar.
- El tratamiento quirúrgico mediante la escisión de la lesión es el tratamiento de elección en las lesiones preinvasivas de vagina, especialmente en pacientes con elevado riesgo de

(Continúa)

PUNTOS CLAVE (*Cont.*)

invasión oculta o progresión, como son las pacientes con HSIL localizada en el fondo vaginal o receso cicatricial tras histerectomía.
- Las lesiones preinvasivas de vulva y vagina tienen un alto riesgo de recurrencia, especialmente en los primeros años tras tratamiento, y de progresión a carcinoma. No obstante, los algoritmos de seguimiento en estas pacientes no están claramente establecidos.
- El diagnóstico precoz del liquen escleroso y su tratamiento activo con corticoides tópicos disminuye el riesgo de recurrencia y la progresión a carcinoma escamoso de vulva en los casos de VIN no asociada al VPH.

BIBLIOGRAFÍA

AEPCC-Guías: Neoplasia vaginal intraepitelial (VaIN). Valencia: Asociación Española de Patología Cervical y Colposcopia; 2015.

Fehr MK, Hornung R, Degen A, Scharz VA Fink S, Haller U, et al. Photodynamic therapy of vulvar and vaginal condyloma and intraepithelial neoplasia using topically applied 5 aminolevulinic acid. Lasers Surg Med. 2002;30(4):273-9.

Gentile M, Bianchi P, Sesti F, Sopracordevole F, Biamonti A, Scirpa P, et al. Adjuvant topical treatment with imiquimod 5% after excisional surgery for VIN 2/3. Eur Rev Med Pharmacol Sci. 2014;18(19):2949-52.

Hillemanns P, Wang X, Staehle S, Michels W, Dannecker C. Evaluation of different treatment modalities for vulvar intraepithelial neoplasia (VIN): CO(2) laser vaporization, photodynamic therapy, excision and vulvectomy. Gynecol Oncol. 2006;100(2):271-5.

Hurt CN, Jones S, Madden TA, Fiander A, Nordin AJ, Naik R, et al. Recurrence of vulval intraepithelial neoplasia following treatment with cidofovir or imiquimod: results from a multicentre, randomised, phase II trial (RT3VIN). BJOG. 2018;125(9):1171-7.

Jones SEF, Hibbitts S, Hurt CN, Bryant D, Fiander AN, Powell N, et al. Human papillomavirus DNA methylation predicts response to treatment using cidofovir and imiquimod in vulval intraepithelial neoplasia 3. Clin Cancer Res. 2017;23(18):5460-8.

Kenter GG, Welters MJP, Valentijn APM, Lowik MJG, Berends-van der Meer DMA, Vloon APG, et al. Vaccination against HPV-16 oncoproteins for vulvar intraepithelial neoplasia. N Engl J Med. 2009;361(19):1838-47.

Mathiesen O, Buus SK, Cramers M. Topical imiquimod can reverse vulvar intraepithelial neoplasia: a randomised, double-blinded study. Gynecol Oncol. 2007;107(2):219-22.

Prempree T, Amornmarn R. Radiation treatment of primary carcinoma of the vagina. Patterns of failures after definitive therapy. Acta Radiol Oncol. 1985;24(1):51-6.

Preti M, Joura E, Vieira-Baptista P, Van Beurden M, Bevilacqua F, Bleeker MCG, et al. The European Society of Gynaecological Oncology (ESGO), the International Society for the Study of Vulvovaginal Disease (ISSVD), the European College for the Study of Vulval Disease (ECSVD) and the European Federation for Colposcopy (EFC) consensus statements on pre-invasive vulvar lesions. J Low Genit Tract Dis. 2022;26(3):229-44.

Ramírez M, del Pino M, De la Fuente J, Bosch JM, Buendía J, Cano MP, et al. AEPCC-Guías: Lesiones preinvasivas de la vulva 2024. Valencia: Asociación Española de Patología Cervical y Colposcopia; 2024.

Tristram A, Hurt CN, Madden T, Powell N, Man S, Hibbits S, et al. Activity, safety, and feasibility of cidofovir and imiquimod for treatment of vulval intraepithelial neoplasia (RT³VIN): a multicentre, open-label, randomised, phase 2 trial. Lancet Oncol. 2014;15(12):1361-8.

Trutnovsky G, Reich O, Joura EA, Holter M, Ciresa-König A, Widschwendter A, et al. Topical imiquimod versus surgery for vulvar intraepithelial neoplasia: a multicentre, randomised, phase 3, non-inferiority trial. Lancet. 2022;399(10337):1790-8.

Van Seters M, Van Beurden M, Ten Kate FW, Beckmann I, Ewing PC, Eijkemans MJC, Treatment of vulvar intraepithelial neoplasia with topical imiquimod. N Engl J Med. 2008;358(14):1465-73.

Fundamentos terapéuticos del cáncer de vulva y vagina

13

C. Celada Castro

OBJETIVOS

- Conseguir una visión integral de los fundamentos terapéuticos del cáncer vulvar y vaginal.
- Conocer la metodología diagnóstica y las pruebas complementarias en estos tumores.
- Comprender las principales opciones de tratamiento del cáncer de vulva y vagina.
- Planificar adecuadas estrategias terapéuticas en función del diagnóstico de extensión pre-terapéutico.
- Familiarizarse con las modalidades de tratamiento sistémico en pacientes con enfermedad avanzada metastásica o recurrente no quirúrgica.

CÁNCER DE VULVA

El cáncer de vulva supone un 4-5 % de todos los cánceres ginecológicos. Su incidencia varía en 0,5-0,3 por 100.000 mujeres/año. Esta incidencia aumenta con la edad, siendo máxima en la 7ª década de la vida, aunque se está observando un aumento, sobre todo en mujeres con edades inferiores a los 60 años. La supervivencia global a los 5 años es del 71 %.

El 90 % de los cánceres de vulva son carcinomas escamosos y se originan en el epitelio de revestimiento vulvar. Un 5-10 % de los tumores vulvares corresponde a diversas histologías: melanomas, sarcomas, basocelulares, adenocarcinomas o la enfermedad de Paget extramamaria, entre otros. De forma universal, se utiliza la clasificación histológica de tumores ginecológicos de la Organización Mundial de la Salud (OMS) (Tabla 13-1).

La mayoría de los cánceres de vulva tienen su origen en los labios (80 %), más frecuentemente en los labios mayores (60 %) y menos en los labios menores (20 %). Los tumores del clítoris (12 %) y las glándulas vestibulares son raros. Un 10 % son tumores multifocales y suelen estar asociados al virus del papiloma humano (VPH) en estos casos.

El **carcinoma escamoso vulvar** es el tumor maligno más frecuente en la vulva (80-90 %). Según su etiopatogenia y su forma de presentación, se distinguen dos grandes grupos:

- **Dependientes del VPH:** asociados a infección por el VPH, y generalmente se diagnostica en mujeres más jóvenes. A menudo son multicéntricos y suelen ser tumores menos queratinizantes. La sobreexpresión de p16 detecta de forma altamente sensible y específica las lesiones asociadas al VPH.
- **Independientes del VPH:** es el tipo más frecuente, relacionado con la neoplasia intraepitelial vulvar (VIN) de tipo diferenciado y asociado a dermopatías inflamatorias vulvares como el liquen escleroso, la acantosis vulvar con la diferenciación alterada o VIN diferenciada. Suele darse en mujeres posmenopáusicas. Se trata de tumores generalmente bien diferenciados, con for-

Tabla 13-1. Clasificación histológica de la OMS de 2020 de lesiones epiteliales de la vulva	
Lesiones escamosas benignas	• Queratosis seborreica • Condiloma acuminado
Tumor de células escamosas y precursores	• Lesión intraepitelial escamosa asociada al VPH. Bajo grado y alto grado • Lesión intraepitelial escamosa no asociada al VPH: lesión intraepitelial vulvar exofítica diferenciada y acantosis vulvar con diferenciación alterada • Carcinoma escamoso asociado al VPH • Carcinoma escamoso no asociado al VPH • Carcinoma escamoso no especificado • Carcinoma basocelular
Tumores glandulares y quistes	• Hidradenoma papilar • Siringoma condroide • Fibroadenoma • Tumor filoides • Adenocarcinoma tipo glándula mamaria • Quiste de glándula de Bartolino • Hiperplasia, adenoma y adenomioma de glándula de Bartolino • Carcinoma de glándula de Bartolino • Otros quistes de vulva
Otros adenocarcinomas	• Enfermedad de Paget • Carcinomas de glándulas sudoríparas • Adenocarcinoma de tipo intestinal

OMS: Organización Mundial de la Salud; VPH: virus del papiloma humano.

mación de globos córneos. Con frecuencia, estos tumores expresan mutaciones en p53 (**Figs. 13-1** y **13-2**; **Tabla 13-2**).

Los **factores de riesgo** involucrados en el aumento de las tasas de carcinoma escamoso vulvar serían la infección persistente por el VPH por genotipos de riesgo (principalmente el 16), la etnia, el tabaquismo, las dermopatías inflamatorias de la vulva y la presencia del virus de la inmunodeficiencia humana.

El cáncer de vulva puede presentarse como un bulto palpable o una lesión visible sobreelevada, ulcerada, plana o verrucosa en la vulva, y suele asociarse a prurito, que es el primer síntoma que se presenta en el 80 % de los casos, aunque el cáncer vulvar puede ser asintomático. Es frecuente el diagnóstico tardío, después de meses de aparición de los primeros síntomas y, a menudo, tras varias consultas médicas y tras la aplicación de distintos tratamientos tópicos sin biopsia.

El **diagnóstico** de sospecha de neoplasia vulvar es clínico y debe confirmarse mediante biopsia incisional tipo *punch*. La biopsia escisional debe evitarse, ya que podría dificultar la planificación del tratamiento. Si hay múltiples lesiones, deben biopsiarse de forma individualizada y notificarse correctamente al anatomopatólogo. Además, es recomendable tomar fotografías o realizar un dibujo clínico de la lesión.

 Ante cualquier lesión sospechosa vulvar se debe tomar una biopsia incisonal amplia tipo *punch*.

El **carcinoma escamoso vulvar independiente del VPH** es el más frecuente. Histológicamente la mayoría son de tipo queratinizante, aunque en ocasiones podría verse una histología de tipo basaloide (con atipia en todos los niveles del epitelio) o condilomatosa. Suelen ir precedidos o asociados a una lesión VIN diferenciada, donde se visualiza atipia limitada a los queratinocitos basales sin alteración madurativa.

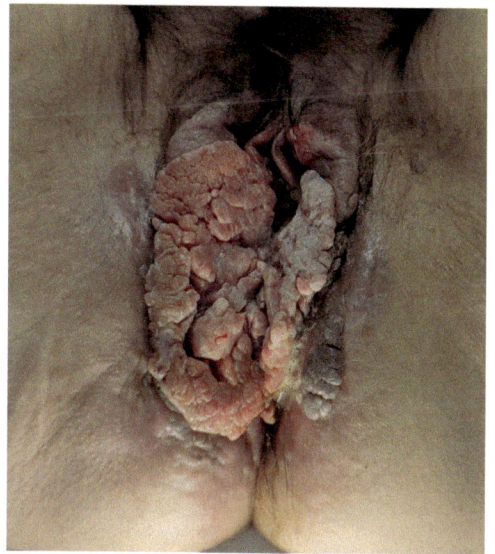

Figura 13-1. Cáncer escamoso vulvar dependiente del virus del papiloma humano.

Es muy frecuente la presencia de la mutación para p53 en el estudio inmunohistoquímico de estos tumores y de forma casi constante son negativos para p16.

En tumores bien diferenciados, hay células escamosas grandes con citoplasma abundante eosinófilo y puentes intercelulares que forman perlas córneas (queratina rodeada de células, formando ovillos). En los tumores indiferen-

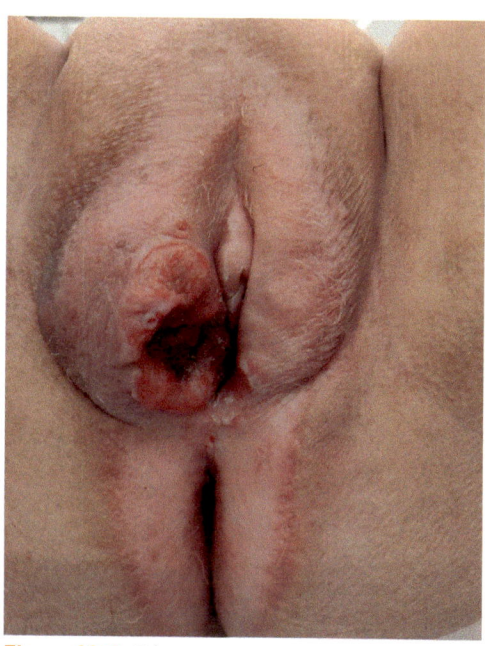

Figura 13-2. Cáncer escamoso vulvar independiente del virus del papiloma humano.

ciados, hay células indiferenciadas. Es habitual que en un tumor coexistan diferentes grados de diferenciación.

El **carcinoma escamoso vulvar dependiente del VPH** es raro y de menor frecuencia, pero su incidencia está en aumento en los últimos años. Histológicamente son de tipo

Tabla 13-2. Diferencias entre carcinomas escamosos vulvares dependientes e independientes del virus del papiloma humano

	Dependientes del VPH	Independientes del VPH
Prevalencia	18 %	82 %
Edad	Más jóvenes (35-65 años)	De mayor edad (séptima década)
Lesión preinvasiva asociada	Asociada a VPH VIN común	• Dermatopatías crónicas • Liquen escleroso • VIN diferenciada
Subtipo histológico	Condilomatoso, basaloide	Queratinizante
Inmunohistoquímica	p16-positivos	p53 sobreexpresado
Tasa de afectación ganglionar	Menor	Mayor
Pronóstico	Favorable	Desfavorable

VIN: neoplasias intraepiteliales vulvares; VPH: virus del papiloma humano.

basaloide o condilomatoso y, menos frecuentemente, de tipo queratinizante. Las lesiones precursoras son de tipo H-VIN (clásicamente VIN usual). En ocasiones, estos carcinomas se presentan de forma multifocal y son clínicamente conocidos como papulosis bowenoide.

Hay que destacar que es mucho más frecuente ver lesiones precursoras tipo H-VIN (VIN usual, asociadas al VPH) que las VIN diferenciadas, sin embargo, es más frecuente que las VIN diferenciadas progresen a cáncer y lo hagan en menor tiempo.

Existen una serie de recomendaciones de datos mínimos que el informe remitido por el anatomopatólogo debe incluir:

- Espécimen remitido por cirugía y procedimiento aplicado.
- Localización del tumor y extensión local.
- Tamaño de la muestra y tamaño tumoral.
- Tipo y grado histológico (según la 5ª edición de la clasificación de la OMS de 2020).
- Profundidad de la invasión.
- Margen tumoral (distancia de los planos de resección lateral y profundo en milímetros).
- Presencia o ausencia de invasión del espacio linfovascular y perineural.
- Presencia o ausencia de enfermedad premaligna, incluida la presencia en los márgenes de resección.
- Ganglio centinela.
- Ganglios linfáticos (número total, número de ganglios afectos, localización, tamaño y extensión extracapsular).
- Clasificación de tumor, afectación ganglionar (*nodes*) y metástasis a distancia (TNM) y de la Federación Internacional de Ginecología y Obstetricia (FIGO).
- Estatus de VPH y método de detección.

El cáncer de vulva se disemina por los mecanismos clásicos de crecimiento local y extensión a órganos adyacentes (recto y vejiga) y ganglios linfáticos regionales. Es rara la diseminación hematógena a sitios distantes.

El tratamiento del cáncer vulvar debe realizarse en un centro especializado en patología vulvar, por un equipo multidisciplinar especializado en ginecología oncológica.

Estudio preoperatorio

La elección del tratamiento viene determinada por el tamaño tumoral, la profundidad de la invasión, la distancia a la línea media (una lesión situada a menos de 1 cm de la línea media se considera una lesión central), el tipo histológico y la evaluación de la propagación de la enfermedad, incluyendo el estado ganglionar. Si hay enfermedad multifocal, la lesión más grande, debe tomarse como dominante.

Otros factores que influyen en el manejo serían la edad, el estado funcional y la comorbilidad de la paciente.

En primer lugar, se recomienda realizar una historia clínica y una exploración física completas que proporcionen información importante, como el tamaño y localización de la lesión (**Fig. 13-3**). Asimismo, esta exploración física debe incluir la evaluación del cérvix y la vagina y la exploración de las regiones inguinales en busca de adenopatías. Sin embargo, la palpación inguinal es poco precisa, ya que es posible encontrar ganglios normales que resultan positivos (16-24 %) y ganglios clínicamente sospechosos que son negativos (24-42 %).

La **afectación ganglionar inguinal es el factor pronóstico más importante**, pero no es el único, también influye el número de ganglios afectos, la carga tumoral y si hay o no rotura capsular.

Para detectar la enfermedad ganglionar de pequeño tamaño no hay ninguna prueba previa a la cirugía altamente efectiva, por ello se combina la evaluación clínica y la quirúrgica para mejorar la detección de los ganglios afectados. Si se detectara alguna adenomegalia con la exploración, se debe realizar una punción aspirativa con aguja fina (PAAF) o biopsia ganglionar.

La evaluación cuidadosa de los ganglios linfáticos regionales mediante imágenes es necesaria siempre, salvo en tumores T1a. Si los ganglios son clínicamente negativos, sirve para investigar la presencia de metástasis no palpables, y si son sospechosos, sirve para confirmar el diagnóstico y proporcionar información.

La **ecografía inguinal** es el método de elección para la evaluación ganglionar preoperato-

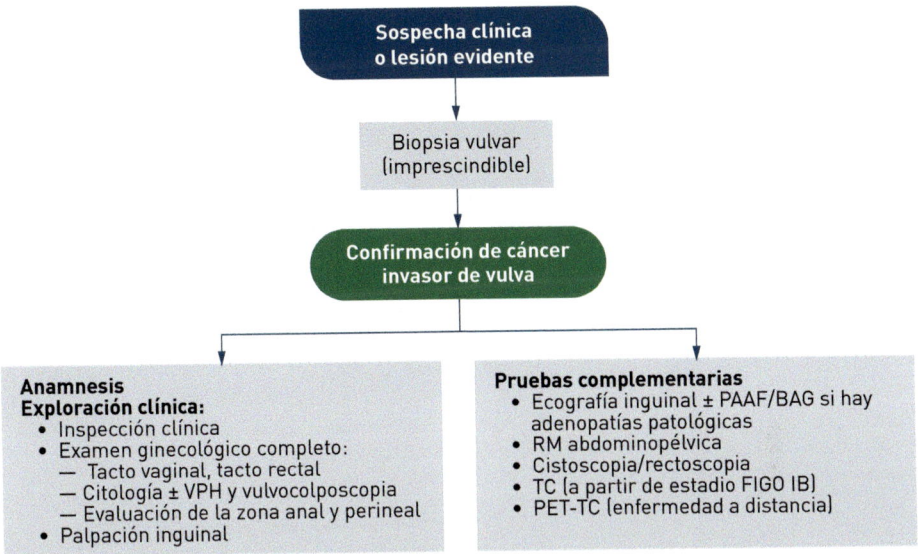

Figura 13-3. Algoritmo diagnóstico y estudio preoperatorio.
BAG: biopsia con aguja gruesa; FIGO: Federación Internacional de Ginecología y Obstetricia; PAAF: punción aspirativa con aguja fina; PET: tomografía por emisión de positrones; RM: resonancia magnética; TC: tomografía computarizada; VPH: virus del papiloma humano.

ria cuando se realiza por un experto. Cuando se ha combinado la ecografía con la PAAF/biopsia con aguja gruesa para la evaluación ganglionar, se han obtenido resultados superiores a los de otras técnicas. La tomografía computarizada (TC) tiene un bajo rendimiento diagnóstico para la detección de metástasis inguinales y femorales, y no se recomienda para el cáncer de vulva localizado sin evidencia de metástasis ganglionares inguinales.

El desarrollo de técnicas mínimamente invasivas, como la biopsia selectiva de ganglio centinela (BSGC), permite en numerosos casos sustituir a la linfadenectomía inguinofemoral completa como método de estadificación quirúrgica.

Si hubiera evidencia de afectación de la vejiga o el recto, habría que realizar una cistoscopia y/o rectoscopia.

Como prueba de imagen, **la resonancia magnética** (RM) por su alta resolución anatómica de las estructuras perineales, permite una adecuada valoración de la extensión local del cáncer de vulva, también permite excluir la invasión de órganos próximos y ayuda a la valoración de los ganglios inguinales. Por

ello, aunque no se utiliza de forma rutinaria en todos los centros, constituye una herramienta adecuada y cada vez más utilizada para un correcto estadiaje del carcinoma de vulva previo a la cirugía.

Para el diagnóstico de enfermedad a distancia en el cáncer vulvar, no hay una clara protocolización de las pruebas. Se debe solicitar **RM o TC abdominopélvica** en tumores mayores de 2 cm, si existe sospecha de enfermedad localmente avanzada y/o sospecha de afectación ganglionar inguinofemoral o una **tomografía por emisión de positrones-TC** ante la sospecha de enfermedad metastásica.

La correcta estadificación del cáncer vulvar es importante para guiar el plan terapéutico, aunque existen diferentes clasificaciones, la más extendida es la clasificación FIGO (**Tabla 13-3**) que se correlaciona con la clasificación TMN del American Joint Committee on Cancer (AJCC) (**Tabla 13-4**). Ambas están basadas en criterios anatomoquirúrgicos, y sirven para establecer el estadio, el pronóstico, y guiar la mejor estrategia terapéutica.

La planificación terapéutica dependerá del estado de enfermedad y de la paciente. Según el

Estadio FIGO	Descripción
Tabla 13-3. Estadificación FIGO 2021 del cáncer de vulva	
I	Tumor confinado a la vulva
IA	Tumor ≤ 2 cm con invasión estromal ≤ 1 mm[a]
IB	Tumor > 2 cm o < 2 cm con invasión estromal > 1 mm[a]
II	Tumor de cualquier tamaño, con extensión a ⅓ inferior de la uretra, ⅓ inferior de la vagina, ⅓ inferior del ano, con ganglios negativos
III	Tumor de cualquier tamaño con extensión a la zona superior de estructuras perineales adyacentes o con cualquier número de ganglios linfáticos no fijados y no ulcerados
IIIA	Tumor de cualquier tamaño con extensión a los ⅔ superiores de la uretra, ⅔ superiores de la vagina, mucosa vesical, mucosa rectal o metástasis en ganglios linfáticos regionales ≤ 5 mm
IIIB	Metástasis en ganglios linfáticos regionales > 5 mm[b]
IIIC	Metástasis en ganglios linfáticos regionales con extensión extracapsular[b]
IV	Tumor de cualquier tamaño fijado al hueso pélvico o metástasis en los ganglios linfáticos regionales fijos o ulcerados, o metástasis a distancia
IVA	Enfermedad fijada al hueso pélvico o metástasis en los ganglios linfáticos regionales fijos o ulcerados
IVB	Metástasis a distancia

[a]Profundidad de la invasión: medida del tumor desde la unión epitelio-estroma a la papila dérmica más superficial adyacente y el punto más profundo de invasión.
[b]Regionales: se refiere a ganglios linfáticos inguinales o femorales.
FIGO: Federación Internacional de Ginecología y Obstetricia.

estado de la enfermedad, se pueden encontrar tres situaciones distintas:

- Enfermedad local:
  - Limitada a la vulva.
  - Afectación de órganos vecinos (uretra, vejiga, ano, recto).
- Enfermedad regional con afectación ganglionar.
- Enfermedad a distancia, con metástasis (siendo este caso poco frecuente).

Siempre que sea factible, la cirugía debe ser el tratamiento de primera elección para obtener el tamaño del tumor, la invasión estromal y la afectación ganglionar, lo que permite establecer la estadificación de la enfermedad (TMN/FIGO).

El objetivo principal de la cirugía es conseguir márgenes libres de tumor, siendo el margen quirúrgico macroscópico recomendado de 1 cm, con escisión en profundidad hasta el diafragma urogenital, fascia profunda del músculo o periostio del pubis.

No obstante, la radioterapia y la quimioterapia son alternativas efectivas, particularmente en estadios avanzados o en aquellos tumores en los que, por su extensión, habría que realizar una exenteración para su exéresis completa.

Tratamiento del cáncer de vulva en estadios inciales

Aunque no existe un concepto académico universal, se entiende como **cáncer de vulva inicial** los tumores confinados a la vulva/periné de volumen limitado, sin sospecha clínica de afectación ganglionar.

El **carcinoma vulvar microinvasivo** (estadio IA) es aquel tumor menor de 2 cm y con

Tabla 13-4. 8ª clasificación TMN del American Joint Committee on Cancer (AJCC)

Tumor primario (T)	
TX	No se puede evaluar el tumor primario
T0	No hay evidencia del tumor primario
Tis	Carcinoma *in situ*, neoplasia intraepitelial vulvar de grado III
T1a	Lesiones ≤ 2 cm de diámetro, localizadas en vulva o periné y con invasión estromal < 0,1 cm
T1b	Lesiones > 2 cm de diámetro o de cualquier tamaño con invasión estromal > 0,1 cm, localizadas en la vulva o el periné
T2	Lesiones de cualquier tamaño con extensión a estructuras perineales adyacentes: ⅓ distal de la uretra, ⅓ distal de la vagina, afectación anal
T3	Lesiones de cualquier tamaño que infiltre alguna de estas estructuras: ⅔ proximales de la uretra, ⅔ proximales de la vagina, mucosa vesical, mucosa rectal o fijado al hueso pélvico
Ganglios linfáticos regionales (N)	
NX	No se pueden evaluar los ganglios linfáticos regionales
N0	No hay metástasis en los ganglios linfáticos regionales
N0 (i+)	Células tumorales aisladas en ganglios linfáticos regionales (< 0,2 mm)
N1a* **N1b**	Metástasis en 1-2 ganglios linfáticos < 0,5 cm Metástasis en 1 ganglio linfático ≥ 0,5 cm
N2a* **N2b** **N2c**	Metástasis en 3 o más ganglios linfáticos, cada una < 0,5 cm Metástasis en 2 o más ganglios linfáticos ≥ 0,5 cm Metástasis en ganglio/s linfático/s con extensión extracapsular
N3	Ganglios linfáticos inguinofemorales fijados o ulcerados
Metástasis a distancia (M)	
M0	No hay metástasis
M1	Metástasis a distancia (incluyendo metástasis en ganglios linfáticos pélvicos)

*Incluye micrometástasis N1mi y N2mi.
La clasificación clínica, que se referencia con el prefijo «c» (cTNM) es la realizada por el clínico antes del tratamiento durante la evaluación inicial de la paciente o cuando la clasificación anatomopatológica no es posible. El prefijo «p» hace referencia a la clasificación anatomopatológica; y el prefijo «y» a un tumor con tratamiento quimioterápico o radioterápico previo:
- T: tumor primario que no ha sido tratado previamente.
- N: se restringe a ganglios linfáticos inguinales y femorales.
- M: metástasis a distancia.
TNM: tumor, afectación ganglionar (*nodes*) y metástasis a distancia.

una invasión estromal inferior a 1 mm, y debe tratarse con una exéresis local radical sin necesidad de evaluación ganglionar. La **profundidad de la invasión estromal** se mide desde la unión epitelial estromal de la papila dérmica superficial más adyacente displásica y libre de tumor hasta el punto más profundo de invasión (**Fig. 13-4**, método A). Existe un método alternativo para medir la profundidad de la invasión adoptado por la FIGO y el AJCC que mide la profundidad de la invasión desde la membrana basal de la *rete ridges* adyacente más profunda (o cerca) libre de tumor displásico o la *rete peg* displásica más cercana hasta el punto más profundo de invasión (v. **Fig. 13-4**, método B). Este método permite reclasificar

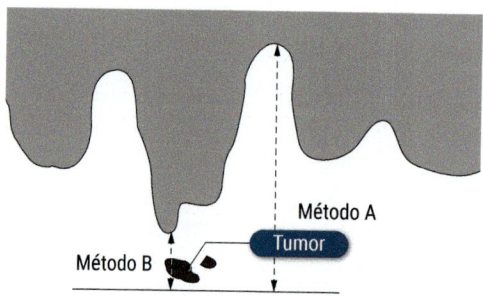

Figura 13-4. Método tradicional y alternativo para medir la profundidad de la invasión estromal.

algunos tumores de estadio IB convencional a IA.

En el resto de estadios iniciales, la **cirugía** es el pilar del tratamiento, cuyo objetivo es la **exéresis radical del tumor y la valoración ganglionar** (estadificación quirúrgica) si no hay adenopatías sospechosas.

La radicalidad quirúrgica ha ido evolucionando a lo largo de los años, desde la vulvectomía radical con extirpación en bloque de las cadenas inguinofemorales bilaterales de Taussing y Way en los años 40 al concepto de escisión radical amplia de DiSaia.

La cirugía consiste en la exéresis completa de la lesión, dejando un margen mínimo macroscópico de 10 mm alrededor del tumor, llegando en profundidad a la fascia muscular o al periostio del pubis, con la menor mutilación genital posible y evitando lesionar la uretra o el esfínter anal. En caso de lesiones multifocales, podría ser necesaria una vulvectomía total.

Tradicionalmente, se recomendaban márgenes quirúrgicos de 1 o 2 cm para conseguir márgenes histológicos libres de tumor de al menos 8 mm. Se considera el **margen histológico libre de tumor** a la distancia entre el margen tumoral y el margen de resección quirúrgica.

En la actualidad, ese concepto está invalidado y no se mantiene ese límite de 8 mm, ya que hay diferentes estudios (Woelber *et al.* AGO CaRE 1, Te Grootenhuis *et al.*) que han evidenciado que la cantidad de margen libre tumoral no influye en el pronóstico. El riesgo de recidiva viene dado por la presencia de tumor en el margen de resección quirúrgico o si hay cambios de liquen escleroso asociados o no a VIN diferenciada. Por lo que la definición

actual de margen quirúrgico está en revisión y, hoy en día, las guías establecen que el mayor riesgo de recurrencia se encuentra en márgenes inferiores o iguales a 3 mm.

Si hay márgenes afectos por tumor, después de la resección local, estaría indicada la ampliación de márgenes o radioterapia adyuvante, en función del riesgo de recurrencia y los factores de riesgo de la paciente.

La **afectación ganglionar** es el factor pronóstico de mayor impacto en la supervivencia. Y puede ser unilateral o bilateral en función del tamaño del tumor y de la proximidad del tumor a la línea media. Se recomienda la evaluación ganglionar bilateral en tumores situados a menos de 1 cm de la línea media.

Siguiendo el drenaje linfático vulvar, el primer sitio de propagación son los ganglios linfáticos inguinales y femorales, seguidos de los ganglios linfáticos pélvicos.

La BSGC permite una correcta estadificación quirúrgica, evitando las complicaciones asociadas a la linfadenectomía inguinofemoral, como los linfoceles, el linfedema, la linfangitis o dehiscencias de la herida, sin comprometer las tasas de supervivencia ni de recidiva inguinal.

La BSGC consiste en detectar el primer ganglio que recibe el drenaje del tumor, ya que se basa en la teoría de que el drenaje linfático es predecible y ordenado. La idea es que, si el primer ganglio que recibe el drenaje del tumor es negativo, la posibilidad de que otros ganglios estén afectos es remota.

Hay distintas técnicas descritas de aplicación de la técnica de ganglio centinela. El trazador más utilizado para el mapeo de ganglio centinela es la inyección peritumoral de nanocoloide de tecnecio 99 metaestable antes de la cirugía, pero en los últimos años, el verde de indocianina con imágenes de fluorescencia de infrarrojo ha conseguido también buenas tasas de detección global. En general, se usan estos dos trazadores combinados.

Las pacientes candidatas a la realización de la técnica de ganglio centinela en tumores escamosos de vulva como estándar de oro en la práctica clínica son:

- Estadio superior a IA, sin sospecha clínica de adenopatías.
- Enfermedad única.
- Tamaño tumoral inferior a 4 cm.
- Ganglios clínicamente negativos.

El estudio anatomopatológico del ganglio centinela puede realizarse intraoperatorio o diferido. Si no es posible detectar el ganglio centinela, se debe realizar la linfadenectomía de ese lado.

Si el ganglio centinela es positivo, debe realizarse la linfadenectomía de ese lado, excepto en el caso de micrometástasis (< 2 mm).

En casos de recidivas, también se puede realizar la técnica de ganglio centinela sobre la cicatriz residual de la exéresis previa de la lesión tumoral.

Una de las principales contribuciones es su capacidad para detectar volúmenes bajos de metástasis: células tumorales aisladas ≤ 0,2 mm y micrometástasis > 0,2 mm-≤ 2 mm.

Si el tumor tiene más de 4 cm, es multifocal o presenta N1 (confirmado con PAAF guiada por ecografía previamente), no serían candidatas a la BSGC y, por lo tanto, se debe realizar una **linfadenectomía inguinofemoral**. En tumores lateralizados, se ha de realizar al menos la linfadenectomía inguinofemoral ipsilateral. Si se confirma la enfermedad metastásica en la linfadenectomía ipsilateral, se recomienda completar con la linfadenectomía bilateral.

La linfadenectomía debe realizarse en los ganglios inguinales y femorales, de la cadena superficial y profunda, con preservación de la vena safena siempre que sea posible (**Fig. 13-5**).

> ❗ Los criterios actuales de realización de BSGC son: tumor escamoso vulvar único, con invasión estromal > 1 mm, de menos de 4 cm y con ganglios clínicamente negativos.

Tratamiento adyuvante del cáncer de vulva

En la mayoría de los casos, el tratamiento quirúrgico en estadios iniciales es suficiente.

En determinados casos, se añade tratamiento posquirúrgico adyuvante: radioterapia o radioquimioterapia concomitante. El objetivo del tratamiento adyuvante es reducir el riesgo de recurrencia locorregional o extrapélvica cuando no ha sido posible extirpar el tumor en su totalidad o cuando hay metástasis ganglionares (**Fig. 13-6**).

Radioterapia

Las indicaciones de radioterapia en el cáncer de vulva en estadios iniciales serían:

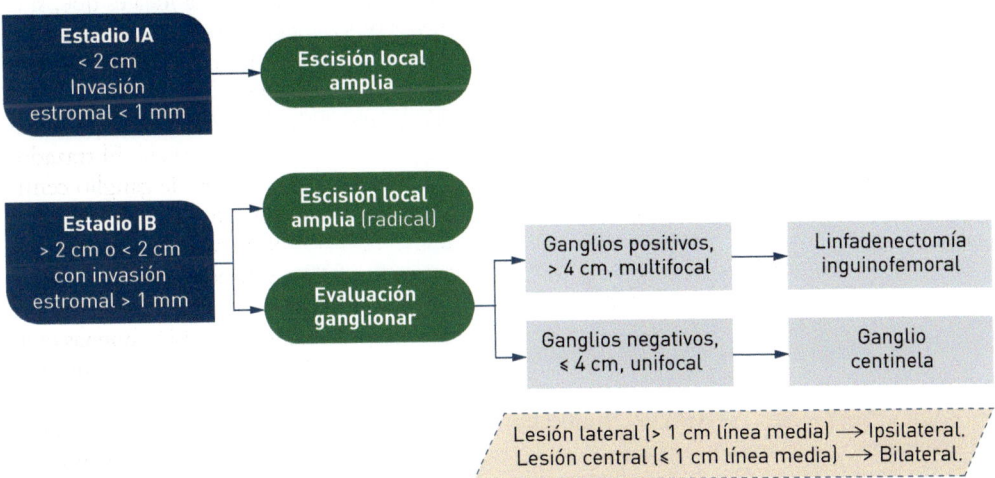

Figura 13-5. Algoritmo del tratamiento quirúrgico de cáncer escamoso vulvar en estadios iniciales.

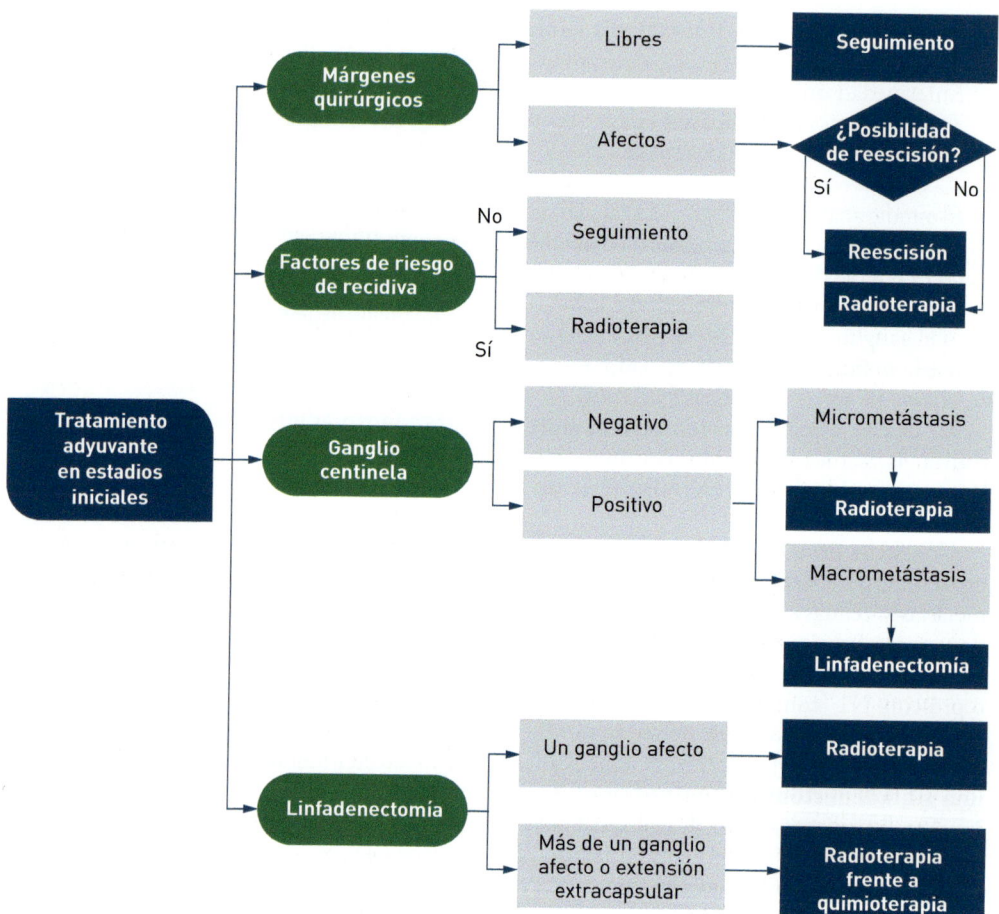

Figura 13-6. Algoritmo del tratamiento adyuvante de cáncer escamoso vulvar en estadios iniciales.

Tabla 13-5: Factores de riesgo de recaída locorregional en el cáncer de vulva inicial e indicaciones de radioterapia adyuvante	
Indicación de radioterapia adyuvante	**Factores de riesgo de recaída**
Absoluta	• Afectación ganglionar • Márgenes quirúrgicos positivos
Relativa (≥ 2 factores)	• Tamaño tumoral > 4 cm • Invasión linfovascular • Invasión profunda del estroma > 5 mm • Histología de alto grado • Otros: invasión perineural, neoplasia intraepitelial vulvar de tipo diferenciado

• Radioterapia radical: si está contraindicada la cirugía.
• Radioterapia adyuvante: si hay factores de riesgo de recaída.

La radioterapia es el tratamiento adyuvante principal en el cáncer de vulva, y está indicada cuando existen factores de riesgo de recidiva locorregional (**Tabla 13-5**).

Se recomienda que el intervalo entre la cirugía y el inicio de la radioterapia sea máximo de 8-10 semanas y que el tiempo total de radioterapia adyuvante (con o sin quimioterapia) no exceda las 8 semanas. El volumen y la dosis objetivo deben definirse de manera individualizada según las características del tumor y de la paciente.

Se indica radioterapia sobre lecho tumoral vulvar si hay presencia de tumor en el margen de resección, cuando la reexéresis quirúrgica no es una opción.

Según el estudio GROINSS-V-II, en casos de micrometástasis (> 0,2 mm-≤ 2 mm) en el ganglio centinela, la radioterapia adyuvante con una dosis total de 50 Gy, es suficiente sin necesidad de completar la linfadenectomía, ya que proporciona excelentes resultados oncológicos (baja tasa de recidiva inguinal y baja morbilidad).

Si la biopsia del ganglio linfático centinela es positiva para macrometástasis (> 2 mm), se recomienda realizar la linfadenectomía inguinofemoral. Si hay dos o más ganglios linfáticos positivos o extensión extracapsular, se recomienda la radioterapia pélvica e inguinofemoral. En casos de un solo ganglio afecto, el papel de la radioterapia es más controvertido, salvo si hay extensión extracapsular.

En casos seleccionados, se puede optar por quimioterapia simultánea con la radioterapia. En estos casos, suele utilizarse el cisplatino semanal 40 mg/m^2 durante 6 semanas. Está en marcha un estudio, el GROINS-V-III, que evaluará si la quimioterapia concomitante a la radioterapia en casos de macrometástasis podría aumentar la eficacia del tratamiento y evitar la linfadenectomía.

Quimioterapia

Existen varios escenarios donde se puede considerar la quimioterapia:

- Quimioterapia neoadyuvante en el tratamiento multimodal en pacientes con enfermedad localmente avanzada: en la que no es posible una resección de entrada, y podría realizarse una cirugía más conservadora tras la respuesta a la quimioterapia.
- Quimioterapia adyuvante exclusiva: no se recomienda en el tratamiento del cáncer vulvar.
- Quimioterapia adyuvante en combinación con la radioterapia: suele indicarse de forma concomitante. El cisplatino es el tratamiento más frecuentemente utilizado como radiosensibilizador.
- Quimioterapia paliativa: en casos de enfermedad recurrente o metastásica. No hay estudios aleatorios que indiquen un esquema estándar.

Tratamiento en estadio avanzados

Se calcula que en torno al 30-35 % de los cánceres vulvares se diagnostican en estadios FIGO III-IV.

Este apartado se puede dividir en dos grandes grupos:

- Enfermedad locorregional avanzada.
- Enfermedad metastásica, a distancia.

El **cáncer de vulva locorregional avanzado** presenta una gran variabilidad clínica, que va desde el tumor de gran volumen con afectación de órganos vecinos a aquellos con afectación clínica ganglionar. Se trata por tanto de una situación clínica compleja, con mal pronóstico, que obliga a descartar enfermedad a distancia y que necesita una valoración en comité de tumores y un tratamiento multidisciplinar.

Se define como **cáncer de vulva localmente avanzado** a aquellos cánceres que con una vulvectomía radical total no se resecaría el tumor en su totalidad con márgenes libres suficientes por la afectación de órganos vecinos. Según la definición de la National Comprehensive Cancer Network (NCCN), serían los *larger T2 tumours* (tumores más grandes, con más de 4 cm y/o afectación de vagina, uretra o ano), lo que equivale a un estadio FIGO IB > 4 cm, II, IVa. La European Society of Gynaecological Oncology (ESGO) define el concepto de enfermedad locorregional avanzada como los tumores T3 y/o N3 clínicos.

Si el tumor afecta al ano, el recto, el tabique recto-vaginal, la uretra o la vejiga, podría ser necesario algún tipo de exenteración pélvica con vulvectomía radical. En estos casos, el tratamiento debe ser individualizado, ya que esta cirugía tan radical podría no ser adecuada por la alta morbimortalidad que conlleva.

Cuando la afectación adenopática es clínicamente evidente, el papel de la cirugía frente a la radioterapia o a la quimiorradioterapia es más controvertido y no existe un consenso uniforme en el manejo de este tipo de tumores. La gestión óptima sobre los ganglios agrandados positivos está aún por definir: linfadenectomía frente a *debulking* (citorreducción) ± quimiorradioterapia.

La quimiorradioterapia primaria es el tratamiento de elección en pacientes con enfermedad irresecable, y ha de considerarse en tumores que necesitarían cirugía exenterativa con estomas. La evaluación de la respuesta debe realizarse a las 12 semanas de completar el tratamiento. Si hubiera enfermedad residual, debe plantearse la cirugía.

Alrededor del 75 % de las pacientes con cáncer de vulva localmente avanzado experimentan una respuesta clínica completa después del tratamiento con quimioterapia y radioterapia (**Fig. 13-7**).

En casos de **enfermedad avanzada con metástasis a distancia**, el tratamiento, en la mayoría de las ocasiones, se va a planificar de manera paliativa, tanto local como sistémicamente y la cirugía puede formar parte del concepto de paliación.

Terapias dirigidas e inmunoterapia

Desde un punto de vista teórico, una parte de los tumores vulvares, especialmente los relacionados con el VPH (por analogía con el cérvix), podrían ser tributarios de tratamientos inmunoterápicos, como los inhibidores de proteína de muerte celular programada 1 y ligando 1 de muerte celular programada en tumores que expresan estas proteínas.

El aumento del conocimiento de la biología molecular abre las puertas a la investigación de diferentes agentes biológicos dirigidos a dianas terapéuticas específicas. Por ejemplo, el factor de crecimiento epidérmico ha surgido como

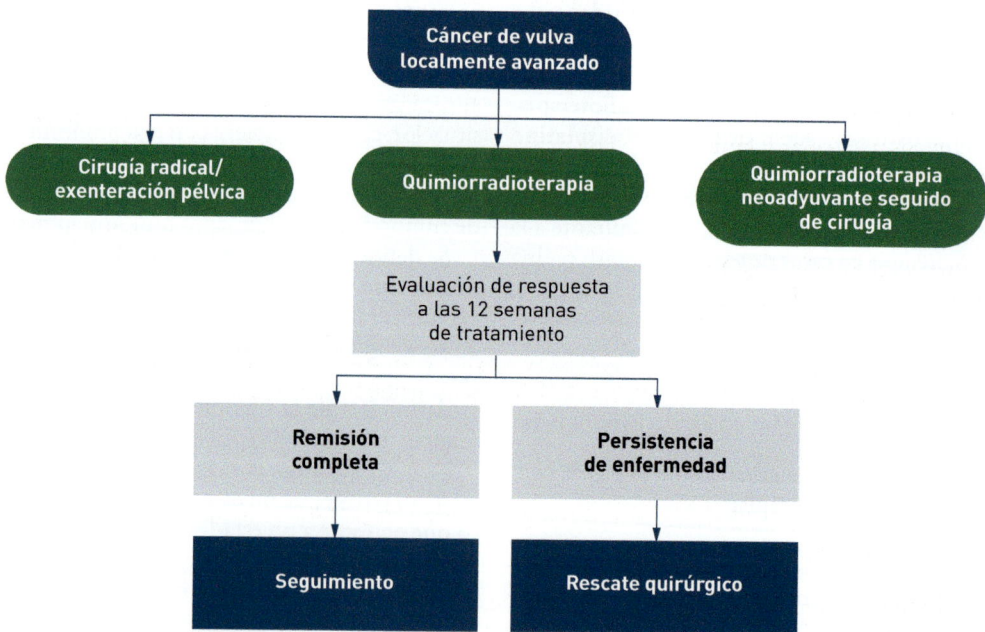

Figura 13-7. Algoritmo de tratamiento en cáncer de vulva localmente avanzado.

otro posible objetivo en el carcinoma de células escamosas vulvar.

Sin embargo, hay pocos casos de cáncer de vulva metastásico y, por lo tanto, hay pocos datos sobre ello, aunque hay distintos ensayos clínicos en marcha.

Tratamiento de la recaída del cáncer de vulva

La tasa de recurrencia del cáncer vulvar es del 37 % a los 5 años. El 75 % de las recidivas se producen en los 2 primeros años siguientes al tratamiento.

Por esta razón, la mayoría de guías clínicas recomiendan un seguimiento con examen físico cada 3-6 meses durante los 2 primeros años, cada 6-12 meses otros 3-5 años y después anualmente. Las pruebas complementarias de imagen se solicitarán si hay indicación clínica. La tomografía periódica está indicada en el seguimiento de estadios avanzados.

Los **factores asociados/predictivos de recurrencia** son:

- Edad.
- Número de ganglios metastásicos.
- Afectación ganglionar bilateral.
- Tamaño y etapa del tumor inicial, tipo histológico. Estadio tumoral.
- Estado del margen quirúrgico.
- Invasión vascular y linfática.
- Inmunosupresión y tabaquismo.
- Obesidad.

Según el estudio AGO CaRE-1, en el caso de recidiva local única, no resultaron factores pronósticos la profundidad de la invasión, el grado histológico, la distancia del tumor a los márgenes libres, radioterapia adyuvante y pT3/pT4 frente a pT1b, sin embargo, la afectación ganglionar y la resección de R1 fueron los factores pronósticos más relevantes.

La obesidad se considera un factor pronóstico independiente para recidiva y supervivencia.

El tratamiento de las recurrencias depende de varios factores relacionados con la paciente, el tumor y el tratamiento recibido previo.

Según su localización las recidivas pueden ser locales en la vulva exclusivamente, adenopáticas inguinales o metástasis a distancia. La recidiva local aislada es curable y tiene buena supervivencia. Las recurrencias adenopáticas o a distancia tienen un peor pronóstico.

Cuando la recidiva es **exclusivamente local** en la zona de la vulva y/o el periné puede ser tratada con una resección con margen amplio. Si aparece en zonas alejadas del primer tumor, y varios años después de estar libre de enfermedad, se pueden considerar segundas neoplasias. Si no ha recibido radioterapia previa, se tratará como un tumor *de novo,* y debe considerarse la escisión completa más radioterapia postoperatoria. Si recibió radioterapia a dosis plenas, el rescate quirúrgico es la primera opción de tratamiento, intentando conseguir márgenes libres.

La exenteración pélvica debe contemplarse como último recurso, habiendo descartado previamente la afectación tumoral a distancia.

En caso de tratarse de una **recidiva adenopática inguinal**, es aconsejable el tratamiento con cirugía y/o radioterapia ± quimioterapia asociada. En casos seleccionados, se puede valorar el tratamiento con radioterapia estereotáctica corporal ganglionar si la recaída es exclusivamente ganglionar, especialmente en las pacientes con irradiación previa.

En casos de **recidivas a distancia** (metastásicas), deben tener la misma consideración que el estadio IVB, y han de evaluarse en un contexto individualizado (**Fig. 13-8**).

OTRAS HISTOLOGÍAS DE CÁNCER VULVAR

Un 5-10 % de los tumores vulvares corresponden a diversas histologías. Las más frecuentes se describen a continuación:

- **Carcinoma basocelular:** es un tumor de tipo epitelial. Afecta entre la 7ª y 8ª década de vida y se presenta frecuentemente como lesión ulcerada o nodular, pruriginosa en los labios mayores. No difiere de los cánceres basocelulares de otras partes del cuerpo y el tratamiento consiste en la extirpación local amplia y seguimiento. Las metástasis

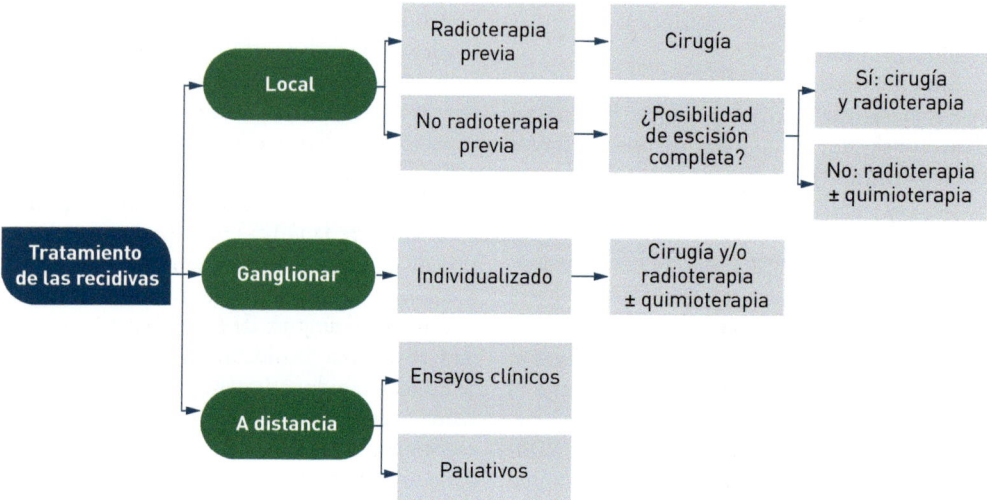

Figura 13-8. Algoritmo de tratamiento en recidivas.

ganglionares son extremadamente raras. La mayoría de los carcinomas de células basales son del subtipo nodular. La variedad de carcinoma basocelular no nodular puede tratarse con imiquimod como alternativa a la cirugía (**Fig. 13-9**).

• **Melanoma:** es el segundo tipo de tumor vulvar más frecuente. Tiene un pronóstico pobre, con una supervivencia del 15 % a los 5 años. Son tumores derivados de las células melánicas. La regla ABCDE (asimetría, irregularidad en los bordes, color, diámetro y evolución) puede ayudar al diagnóstico, aunque el 25% de los melanomas vulvares son amelánicos, lo que puede dificultar su diagnóstico. Existen tres tipos de melanomas vulvares, el subtipo lentiginoso mucoso es el más común, seguido por el nodular y de extensión superficial. La cirugía es el tratamiento de elección. En estos tumores la estadificación ganglionar es controvertida, aunque se recomienda la biopsia del ganglio centinela en tumores con mínima infiltración (incluido IA), siguiendo los mismos criterios que para el carcinoma escamoso vulvar. Son tumores con una alta incidencia de metástasis ganglionares y a distancia. El índice de Breslow, que es el grosor de la lesión, medido desde la capa granular de la epidermis y las células de mela-

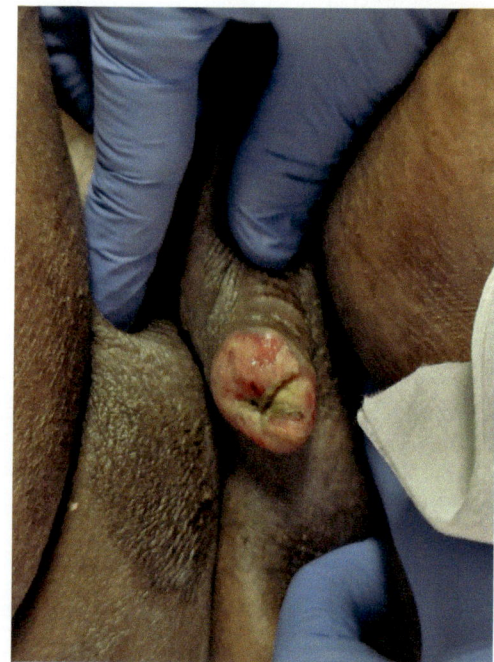

Figura 13-9. Carcinoma basocelular.

noma que infiltran más profundamente la dermis subcutánea, es el factor pronóstico más importante. Debe estudiarse la presencia de mutaciones en c-kit y BRAF ya que la inmunoterapia tiene un papel importante en este tipo de tumores (**Fig. 13-10**).

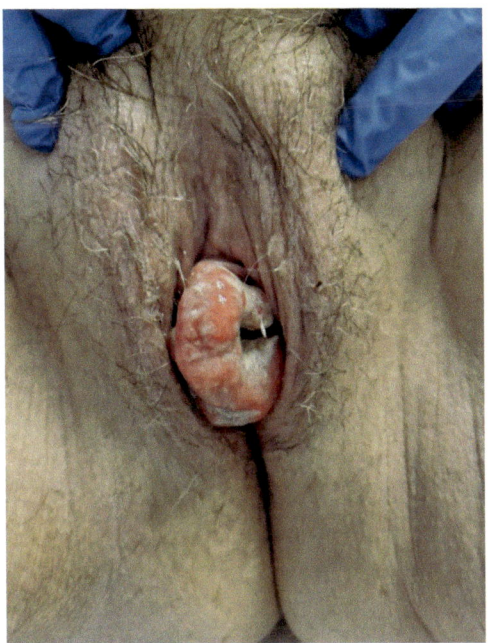

Figura 13-10. Melanoma vulvar amelánico.

- **Carcinoma verrugoso:** es un tumor de tipo escamoso, de bajo grado de agresividad. Crece lentamente en forma de masa exofítica, que recuerda a los condilomas acuminados. Debido a la probable coexistencia de carcinoma verrucoso con carcinoma escamoso vulvar, debe realizarse una biopsia adecuadamente grande y profunda. Si se excluye el carcinoma escamoso, no es necesario la evaluación ganglionar, ya que el riesgo de afectación es casi nulo, por lo que el tratamiento es la exéresis local con márgenes de seguridad quirúrgicos. El diagnóstico diferencial que debe plantearse es con el carcinoma escamoso de vulva bien diferenciado y con el condiloma acuminado gigante o de Buschke-Lowenstein.
- **Enfermedad de Paget extramamaria:** se considera una lesión intraepitelial, aunque se describen formas invasivas y concomitancia con adenocarcinoma. Ocurre frecuentemente en mujeres posmenopáusicas. Clínicamente se suele presentar como una placa de color rojo vinosa, poco específica, a menudo pruriginosa. Es habitual el retraso diagnóstico, generalmente después

del fracaso de los corticoides o los antifúngicos tópicos. A diferencia de la mama, la mayoría de Paget vulvar es primaria, no obstante, debe realizarse un cribado de otras neoplasias, como el cáncer genitourinario, gastrointestinal y de mama, ya que ocasionalmente la enfermedad de Paget puede ser secundaria a adenocarcinomas anorrectales y uroteliales. El tratamiento es la escisión local amplia, aunque las tasas de recurrencias son altas. La evaluación ganglionar y la radioterapia adyuvante, si está presente un adenocarcinoma subyacente, sigue las mismas recomendaciones que para los carcinomas escamosos.

Otra opción de tratamiento conservador es el imiquimod local con buenas tasas de regresión de la lesión. Otras alternativas propuestas son la vaporización con láser y la terapia fotodinámica, que pueden aplicarse de manera concomitante.

- **Sarcoma vulvar:** son tumores raros, el 1-3 % de carcinomas de vulva y, dentro de ellos, la variedad más frecuente es el leiomiosarcoma. Afectan comúnmente al clítoris y a los labios menores. El pronóstico es malo, con recidivas frecuentes y metástasis hematógenas al pulmón y al hígado. El tratamiento inicial es la exéresis quirúrgica amplia, la linfadenectomía solo debe realizarse en casos clínicamente positivos.
- **Carcinoma de glándulas de Bartolino:** representan el 5 % de los carcinomas vulvares. El diagnóstico a menudo se realiza después de la resección de un quiste de Bartolino persistente o recurrente. Las recomendaciones de evaluación ganglionar son similares a las del carcinoma escamoso vulvar.

CÁNCER DE VAGINA

El cáncer de vagina es un tumor raro que representa el 1-2 % de los tumores ginecológicos. Para considerar un tumor vaginal como primario, debe estar originado en la vagina y no existir lesión en el cérvix o en la vulva, ya que la mayoría de los tumores vaginales son metastásicos de otras localizaciones.

La edad más típica de presentación está por encima de los 60 años. De hecho, la edad avanzada es el principal **factor de riesgo** para desarrollar un cáncer de vagina. Otros factores de riesgo serían la infección por el VPH, el tabaquismo, la inmunosupresión, el antecedente de una histerectomía o la exposición a dietilestilbestrol en el útero (con una incidencia máxima antes de los 30 años, aunque actualmente es bastante infrecuente).

El **síntoma** presente en el 50-70 % de los casos es el sangrado vaginal anormal (disfuncional o poscoital) o cambios en el flujo vaginal. Es menos frecuente la presencia de síntomas por afectación de órganos vecinos. Otros síntomas presentes son la dispareunia, el dolor pélvico, la sensación de masa vaginal, disuria o estreñimiento.

La pared posterior del tercio superior de la vagina es el lugar más frecuente donde se puede encontrar el cáncer de vagina: el 52 % de los tumores primarios de vagina están en el tercio superior y un 58 % se encuentran en la pared posterior. Estas lesiones superiores drenan más frecuentemente en los ganglios linfáticos pélvicos, mientras que los tumores localizados en la parte distal de la vagina suelen drenar hacia los ganglios inguinales y femorales.

Los tumores que se encuentran en la parte media pueden ir hacia los ganglios pélvicos o a los inguinales indistintamente.

Dentro de los carcinomas de vagina, el **carcinoma de células escamosas** representa el 80-90 % de los cánceres de vagina, mientras que el **adenocarcinoma** vaginal representa el 5-10 % de los casos.

Otros subtipos muy infrecuentes de cáncer de vagina son los melanomas (a menudo amelánicos, con una supervivencia general a 5 años del 15 %), los sarcomas, los carcinomas de células pequeñas, los linfomas o los tumores carcinoides.

Para clasificar los tumores de vagina pueden dividirse en tres grandes grupos, según la clasificación de Schmidt modificada (**Tabla 13-6**):

* Tumores malignos epiteliales.
* Tumores malignos no epiteliales.
* Tumores metastásicos.

El **diagnóstico** de un cáncer vaginal puede confirmarse con citología en fases preinvasivas, pero por lo general necesita una biopsia dirigida de la lesión y una evaluación clínica donde se excluya el origen de la tumoración en el cérvix o la vulva.

Tabla 13-6. Clasificación de los tumores malignos de vagina	
Tumores malignos epiteliales	• Neoplasia intraepitelial de vagina • Carcinoma escamoso • Carcinoma verrucoso • Carcinoma condilomatoso • Adenocarcinoma • Carcinoma adenoide quístico • Carcinoma neuroendocrino de células pequeñas

Tumores malignos no epiteliales	• Tumor de células germinales:
	  – Tumor del saco vitelino
	  – Tumor de células germinales
	• Rabdomiosarcoma embrionario
	• Leiomiosarcomas
	• Tumor mixto maligno
	• Melanoma

Tumores metastásicos	• Cérvix (el más frecuente) • Adenocarcinoma endometrial • Colon, recto, vulva, uretra y vejiga

Adaptada de: Schmidt.

Es necesario una anamnesis detallada y una exploración física general y pélvica. Se recomienda la citología cervical, la determinación del VPH y la colposcopia. En ocasiones, también podría ser necesario una sigmoidoscopia o cistoscopia. Si se sospecha un estadio avanzado, se solicitará una resonancia o TC para la evaluación de la diseminación a distancia.

La resonancia es la prueba más sensible para definir el tamaño y la afectación paravaginal y de la pared pélvica, por lo que se recomienda para el diagnóstico la estadificación local y la evaluación de recurrencias y complicaciones.

La tomografía por emisión de positrones-TC es una herramienta útil para la detección de metástasis ganglionares y a distancia.

El **pronóstico** depende del estadio clínico del tumor que refleja el tamaño y la profundidad de extensión en la pared vaginal y tejidos de su entorno. El cáncer vaginal se clasifica según la estadificación de la FIGO (Tabla 13-7). Factores como la edad de la paciente, extensión de la afectación mucosa, aspecto de la lesión y grado de diferenciación tienen poca significación pronóstica. En general, los adenocarcinomas tienen peor pronóstico que los carcinomas escamosos. El ácido desoxirribonucleico del VPH de alto riesgo y el índice MIB-1 bajo tienen un valor pronóstico favorable (Tabla 13-8).

De forma general, existen los siguientes **esquemas de tratamiento:**

- **Estadio inicial:** el tratamiento estándar es la radioterapia, la cirugía o la combinación de ambas.
- **Estadios II, III y IVa:** el tratamiento estándar es la radioterapia, que incluye la aplicación de radioterapia externa sola o junto con braquiterapia.
- **Estadio IVb o recidivante:** no hay tratamiento estándar. En ocasiones, se usa el tratamiento combinado de quimioterapia a base de fluorouracilo o cisplatino y radioterapia. El cáncer de vagina en estadio IVb es infrecuente.

La **cirugía** puede ser apropiada para pacientes con enfermedad localizada o en aquellas que quieren preservar su función ovárica. En general, la cirugía tiene un papel limitado en el tratamiento del cáncer vaginal, aunque podría recomendarse en tumores de < 2 cm, limitados a la parte proximal de la vagina. Se puede realizar una vaginectomía, histerectomía radical o exenteración pélvica junto a una evaluación ganglionar.

Según la literatura médica, después del tratamiento quirúrgico, el 25 % de los tumores vaginales en supuestos estadios I y II tratados con cirugía requieren radioterapia adyuvante,

Tabla 13-7. Estadificación FIGO de 2009 del cáncer de vagina	
Estadio FIGO	**Descripción**
0	Carcinoma *in situ* o intraepitelial (Tx o Tis)
I	Carcinoma confinado a la mucosa vaginal (T1)
II	Infiltración submucosa o en el parametrio, pero sin extensión a la pared pélvica (T2)
IIII	Tumor extendido a la pared pélvica y/o al tercio inferior de la vagina y/o que causa hidronefrosis o riñón no funcionante; con o sin metástasis a los ganglios linfáticos inguinales
IV	Tumor extendido a órganos vecinos o metástasis a distancia
IVA	Afectación de mucosa de vejiga o recto
IVB	Extensión a órganos distantes

FIGO: Federación Internacional de Ginecología y Obstetricia.

Tabla 13-8. Supervivencia a 5 años según el estadio al diagnóstico en el cáncer de vagina

Estadio al diagnóstico	Supervivencia a 5 años
0	96 %
I	64-84 %
II	53-58 %
III	36 %
IV	18-36 %

ya que presentan ganglios positivos o márgenes afectos.

La **radioterapia** es el tratamiento de elección en la mayoría de pacientes con cáncer vaginal que tiene por objetivo tratar el tumor primario y los ganglios linfáticos regionales, permitiendo preservar los órganos. Por lo general, se realiza una combinación de radioterapia externa y braquiterapia. La radioterapia de intensidad modulada permite reducir la toxicidad de la radiación.

No se recomienda braquiterapia exclusiva por la alta tasa de recidivas, sin embargo, es esencial posterior a la radioterapia externa, para el tratamiento de la enfermedad residual mientras permite preservar el resto de los tejidos normales circundantes. Hay estudios que demuestran que la braquiterapia aumenta la supervivencia independientemente del estadio FIGO, el tamaño tumoral y el tipo histológico.

La **quimiorradioterapia concomitante** se ha extrapolado del tratamiento del cáncer de cérvix a los tumores vaginales. Un estudio de la National Cancer Database (NCBD) de Estados Unidos demostró que es un factor pronóstico independiente para mejorar la supervivencia global. El régimen más frecuente es cisplatino semanal 40 mg/m^2, aunque otros regímenes también han demostrado beneficios.

El tratamiento estándar actual recomendado en el cáncer vaginal localmente avanzado es la combinación de radioterapia externa y braquiterapia, hasta una dosis total de 70-80 Gy, junto a la quimioterapia semanal con cisplatino.

La mayoría de **recidivas** de cáncer vaginal se producen en los 2 primeros años de tratamiento, y tienen mal pronóstico. Se puede realizar una exenteración pélvica o radioterapia. No hay ningún fármaco antineoplásico con beneficio comprobado.

Las **tasas de supervivencia** de las pacientes con carcinoma de vagina son comparables al carcinoma de cérvix con rangos del 20 al 80 % a los 5 años, dependiendo del estadio de la enfermedad.

PUNTOS CLAVE

Cáncer vulvar

- El carcinoma escamoso de vulva es el tipo histológico más frecuente en los tumores vulvares.
- El síntoma clínico más habitual es el prurito de larga evolución.
- Ante cualquier lesión sospechosa vulvar, siempre se debe realizar una biopsia.
- La biopsia es imprescindible para la confirmación diagnóstica.
- La afectación ganglionar es el principal factor pronóstico.
- La BSGC es el estándar de oro de la evaluación ganglionar en aquellos tumores vulvares únicos, de menos de 4 cm, invasión estromal mayor de 1 mm y ganglios clínicamente negativos.
- Ante un ganglio centinela positivo para macrometástasis (> 2 mm), habrá que realizar la linfadenectomía.
- El tratamiento adyuvante con radioterapia en el cáncer vulvar está indicado si hay márgenes afectos, ganglios positivos y según los factores de riesgo de recaída.

(Continúa)

PUNTOS CLAVE (*Cont.*)

- El tratamiento del cáncer de vulva locorregionalmente avanzado es complejo y no existe un consenso uniforme de tratamiento estándar en este estadio.
- El tratamiento de elección en cáncer de vulva locorregional avanzado irresecable es la quimiorradioterapia radical.
- El manejo de la recaída depende de su localización y tratamiento previo. La recurrencia local es común y curable. Las recurrencias adenopáticas o a distancia tienen un peor pronóstico.

Cáncer vaginal

- El cáncer de vagina es un tumor raro y la mayoría son metastásicos de otros tumores, como de carcinomas cervicales o vulvares.
- El síntoma clínico más habitual es el sangrado vaginal anormal.
- En el cáncer vaginal, el principal factor pronóstico es el estadio de la enfermedad al diagnóstico, independientemente de la histología.
- En general, el tratamiento de elección en los carcinomas vaginales es la radioterapia.
- La cirugía está indicada en casos de enfermedad localizada.

BIBLIOGRAFÍA

Adams TS, Rogers LJ, Cuello MA. Cancer of the vagina: 2021 update. Int J Gynecol Obstet. 2021;155(Supl 1):19-27.

Borella F, Preti M, Bertero L, Collemi G, Castellano I, Cassoni P, et al. Is there a place for immune checkpoint Inhibitors in vulvar neoplasms? A state of the art review. Int J Mol Sci. 2020;22(1):190.

Brierley JD, Gospodarowicz MK, Wittekind C. TNM classification of malignant tumours, 8th ed. Hoboken: Wiley Blackwell; 2016.

Gadducci A, Aletti GD. Locally advanced squamous cell carcinoma of the vulva: a challenging question for gynecologic oncologists. Gynecol Oncol. 2020;158(1):208-17.

Gest R, Body G, Ouldamer L. Tumores de la vagina. EMC-Ginecología-Obstetricia. 2021;57(2):1-9.

Höhn AK, Brambs CE, Hiller GR, May D, Schmoeckel E, Horn LC. 2020. Geburtsh Frauenheilkd. 2021;81(10):1145-53.

Jhingran A. Updates in the treatment of vaginal cancer. Int J Gynecol Cancer. 2022;32(3):344-51.

Koh W, Greer BE, Abu-Rustum NR, Campos SM, Cho KR, Chon HS, et al. Vulvar Cancer, Version 1.2017, NCCN Clinical Practice Guidelines in Oncology. J Natl Compr Canc Netw. 2017;15(1):92-120.

López García N, Hernández Sánchez A, Lizarraga Bonelli. Patología tumoral de la vulva y de la vagina II. Carcinoma de la vulva. Cáncer de vagina. En: Cabero Roura L (dir.). Tratado de ginecología y obstetricia. 2ª ed. Madrid: Editorial Médica Panamericana; 2013. p. 677-85; tomo 2.

Muallem MZ, Sturdza A. Overview of vulvar cancer. En: Ayhan A, Faggoti A, Gultekin M, Pakiž M, Querleu D, Reed N, et al. (eds.). Textbook of gynaecological oncology. Platinum edition. Ankara: Güneş Publishing; 2023. p. 501-6.

Nikolić O, Alves E, Sousa F, Cunha TM, Nikolić MB, Otero-García MM, Gui B, et al.; ESUR Female Pelvic Imaging Working Group. Vulvar cancer staging: guidelines of the European Society of Urogenital Radiology (ESUR). Insights Imaging. 2021;12(1):131.

Olawaiye AB, Cuello MA, Rogers LJ. Cancer of the vulva: 2021 update. Int J Gynaecol Obstet. 2021;155 Suppl 1(Suppl 1):7-18.

Oncoguía SEGO: Cáncer escamoso invasor de vulva 2023. Guías de práctica clínica en cáncer ginecológico y mamario. Madrid: Sociedad Española de Ginecología y Obstetricia; 2023.

Oonk MHM, Planchamp F, Baldwin P, Mahner S, Mirza MR, Fischerová D, et al. European Society of Gynaecological Oncology Guidelines for the management of patients with vulvar cancer-update 2023. Int J Gynecol Cancer. 2023;33(7):1023-43.

Oonk MHM, Slomovitz B, Baldwin PJW, Van Doorn HC, Van der Velden J, De Hullu JA, et al. Radiotherapy versus inguinofemoral lymphadenectomy as treatment for vulvar cancer patients with micrometastases in the sentinel node: results of GROINSS-V II. J Clin Oncol. 2021;39(32):3623-32.

Padilla-Iserte P, Gurrea Soteras M, Martínez Soman S. Cáncer de vulva. En: Padilla-Iserte, Santaballa A, Domingo S (eds.). Ginecología oncológica: manual práctico. Madrid: Editorial Médica Panamericana; 2019. p. 401-57.

Pedrão PG, Medeiros Guimarães Y, Rezende Godoy L, Possati-Resende JC, Bovo AC, Mattos Cunha Andrade CE, et al. Management of early-stage vulvar cancer. Cancers (Basel). 2022;14(17):4184.

Rakislova N, Clavero O, Alemany L, Saco A, Quirós B, Lloveras B, et al.; VVAP study group. Histological characteristics of HPV-associated and -independent squamous cell carcinomas of the vulva: a study of 1,594 cases. Int J Cancer. 2017;141(1):2517-27.

Skala SL, Ebott JA, Zhao L, Lieberman RW. Predictive value of an alternative strategy for measuring depth and size of stage 1 vulvar squamous cell carcinoma. J Low Genit Tract Dis. 2020;24(3):265-71.

Te Grootenhuis NC, Pouwer AFW, De Bock GH, Hollema H, Bulten J, Van der Zee AGJ, et al. Prognostic factors for local recurrence of squamous cell carcinoma of the vulva: a systematic review. Gynecol Oncol. 2018;148(3):622-31.

Woelber L, Eulenburg C, Kosse J, Neuser P, Heiss C, Hantschmann P, et al.; AGO-CaRE 1 investigators. Predicting the course of disease in recurrent vulvar cancer - A subset analysis of the AGO-CaRE-1 study. Gynecol Oncol. 2019;154(3):571-6.

Zapardiel I, Iacoponi S, Coronado PJ, Zalewski K, Chen F, Fotopoulou C, et al.; VULCAN Study coinvestigators. Prognostic factors in patients with vulvar cancer: the VULCAN study. Int J Gynecol Cancer. 2020;30(9):1285-91.

Patología cervical

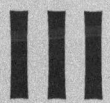

Epidemiología de las lesiones cervicales

14

J. C. Vilches Jiménez

OBJETIVOS

- Aprender a distinguir las lesiones cervicales entre tres grupos: lesiones benignas, lesiones premalignas y lesiones malignas.
- Conocer la presentación, etiología y tratamiento de las distintas lesiones cervicales.
- Realizar una aproximación epidemiológica a las lesiones cervicales para ser capaces de dimensionar la magnitud de los problemas que ocasionan.

LESIONES BENIGNAS

Las lesiones benignas del cérvix constituyen un grupo de lesiones muy frecuentes en la práctica clínica. Se trata de un grupo amplio y heterogéneo de lesiones. Existen diferentes formas de agruparlas, y su incidencia y prevalencia varía mucho según el tipo de lesión y la zona geográfica. De forma general, se podría hablar de: lesiones traumáticas (desgarros, ulceraciones y elongaciones), inflamatorias (donde predomina la cervicitis que se encuentra relacionada con las tasas de incidencias de enfermedad de transmisión sexual) y las neoformaciones. Dentro de este último grupo, se puede distinguir:

- **Pólipos cervicales:** son el segundo tipo de pólipo más frecuente en las mujeres, por detrás de los endometriales. Su incidencia se estima entre un 2 y un 5 % de todas las mujeres. Aunque son fundamentalmente benignos, presentan un riesgo de malignidad de 1:1.000, siendo los malignos más frecuentes en pacientes perimenopáusicas o posmenopáusicas.

- **Verrugas/condilomas cervicales:** relacionadas con la infección por los genotipos 6 y 11 del virus del papiloma humano (VPH). En España, se estima que la prevalencia de verrugas genitales es de 182 casos por 100.000 habitantes (203 por 100.000 en varones y 162 por 100.000 en mujeres), y la incidencia de casos de verrugas genitales de nuevo diagnóstico fue de 118 por 100.000. No obstante, estos datos hacen referencia a la aparición de verrugas en cualquier parte del aparato genital, existiendo pocos datos sobre la incidencia y la prevalencia de las exclusivamente cervicales.

- **Miomas:** mientras que los miomas son la tumoración benigna uterina más frecuente, es poco habitual encontrarlos en el cérvix. En España, se estima que la incidencia de miomas en mujeres en edad fértil es de aproximadamente el 27 %, dentro de estos, entre el 3 y el 9 % serán de localización cervical.

- **Quistes de Naboth:** dada su condición benigna y su carácter poco sintomático, la incidencia y/o prevalencia de los quistes de Naboth es un tema muy poco estudiado en la literatura médica. Tran *et al.* muestran en su serie de 2.118 piezas de histerectomías revisadas una incidencia del 3 %.

- **Endometriosis:** la endometriosis cervical es una presentación poco frecuente, se estima que afecta solo al 2,5 % de las pacientes con endometriosis. Puede presentarse como endometriosis superficial sobre el exocérvix o como adenomiosis, observándose en el canal endocervical ya sea como placa o como pólipo.

LESIONES PREMALIGNAS

Las lesiones premalignas hacen referencia a las neoplasias intraepiteliales cervicales.

> ❗ El agente causal de estas lesiones es el VPH. Como es bien conocido, esta es la infección de trasmisión sexual más frecuente que existe, calculándose que hasta el 80 % de las mujeres sexualmente activas estarán en algún momento de sus vidas en contacto con este virus. No obstante, la gran mayoría de infecciones por VPH son transitorias, en torno al 90 %.

Del 10 % que permanece, se estima que únicamente el 25 % evolucionara a una lesión cervical de bajo grado (neoplasia intraepitelial cervical de grado 1 [CIN 1]). Finalmente, dentro de este grupo, únicamente un 10 % de las lesiones presentará persistencia viral y evolucionará hasta lesiones de alto grado (CIN 2-3) y cáncer cervical.

En España, se calcula que hay aproximadamente 18 millones de mujeres sexualmente activas mayores de 18 años. De estas, unos 2 millones son portadoras del VPH y aproximadamente 400.000 presentan alteraciones en la citología (**Fig. 14-1**).

La incidencia anual estimada de CIN entre las pacientes que se someten a cribado de cáncer cervicouterino es de aproximadamente el 5 %. Las lesiones de alto grado se diagnostican normalmente en pacientes de 25 a 35 años, mientras que el cáncer invasor se diagnostica con mayor frecuencia después de los 40 años, normalmente entre 8 y 13 años después del diagnóstico de una lesión de alto grado.

LESIONES MALIGNAS

El cáncer de cuello de útero es un importante problema de salud pública de ámbito mundial.

Se trata del cuarto cáncer más frecuente en el sexo femenino, con una incidencia de 604.000 nuevos casos y una mortalidad de 341.821 mujeres en todo el mundo en 2020, según estimaciones del Global Cancer Observatory. Existen variaciones geográficas muy marcadas en el cáncer cervicouterino que reflejan dife-

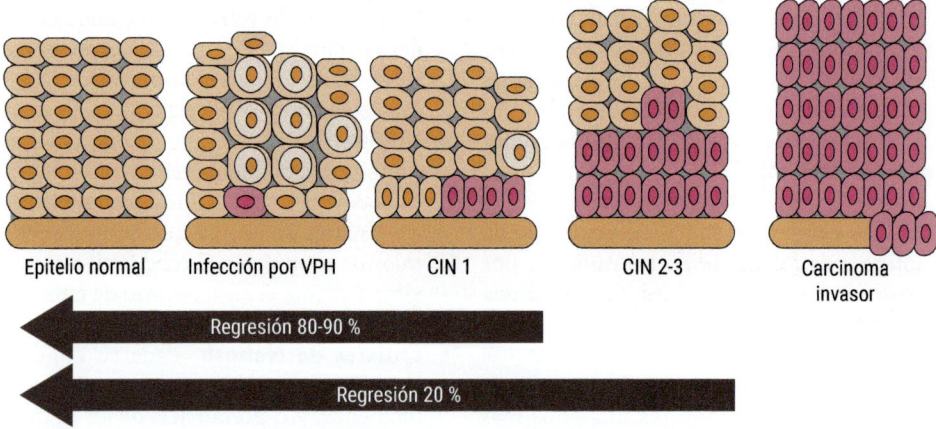

Figura 14-1. Evolución de las lesiones premalignas por el virus del papiloma humano. CIN: neoplasia intraepitelial cervical; VPH: virus del papiloma humano.

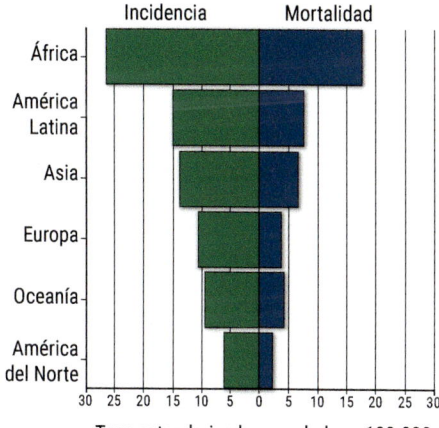

Figura 14-2. Tasa estandarizada por edad por 100.000 habitantes de incidencia y mortalidad por cáncer de cérvix en el mundo. Adaptada de: International Agency for Research on Cancer (IARC) Globocan, 2022.

habitual en Europa, pero que sigue siendo la causa más frecuente de muerte por cáncer en mujeres de mediana edad en Europa del Este.

Según los datos de la Organización Mundial de la Salud (OMS), alrededor del 90 % de las muertes causadas por cáncer de cuello uterino se produjeron en países en vías de desarrollo, siendo la tasa de mortalidad 18 veces mayor en los países de ingresos bajos o medios respecto a los países ricos (**Figs. 14-2** y **14-3**).

> ! Las diferencias regionales en la carga de cáncer de cuello uterino se relacionan con las desigualdades en el acceso a los servicios de vacunación, cribado y tratamiento, los factores de riesgo, como la prevalencia del virus de la inmunodeficiencia humana (VIH), y determinantes sociales y económicos, como el sexo, los sesgos de género y la pobreza.

rencias en la prevalencia del VPH y las desigualdades en el acceso a cribado y tratamientos adecuados.

Las tasas de incidencia y mortalidad por cáncer de cuello uterino más elevadas se registran en África subsahariana, América Central y Asia sudoriental. Se trata de una neoplasia poco

Si en un futuro próximo no se aplican programas eficaces de prevención y detección precoz de la población en los países en vías de desarrollo, se prevé que la carga de cáncer de cérvix aumente en todo el mundo hasta alcanzar unos 700.000 casos y 400.000 muertes al año en 2030 (**Figs. 14-4** y **14-5**).

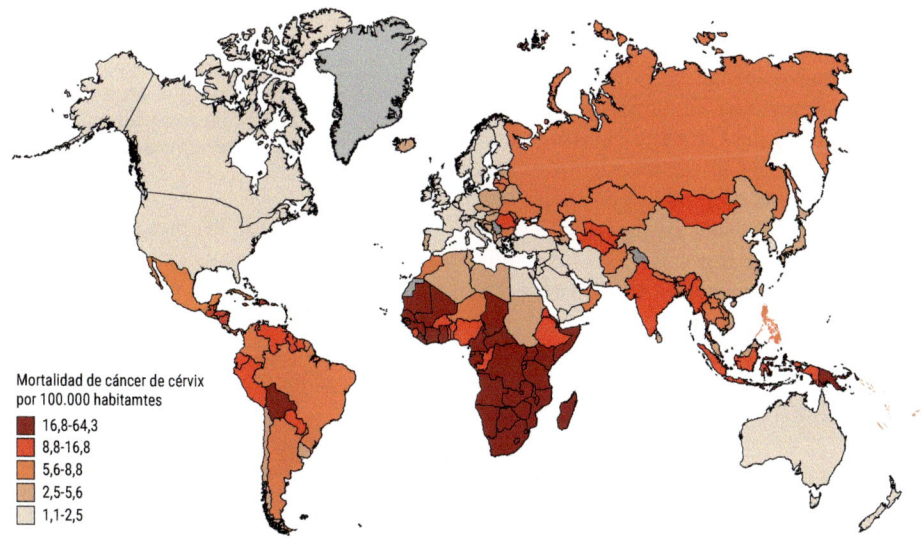

Figura 14-3. Tasa estandarizada por edad por 100.000 de mortalidad Cáncer cérvix por países en el mundo. Adaptada de: International Agency for Research on Cancer (IARC) Globocan, 2022.

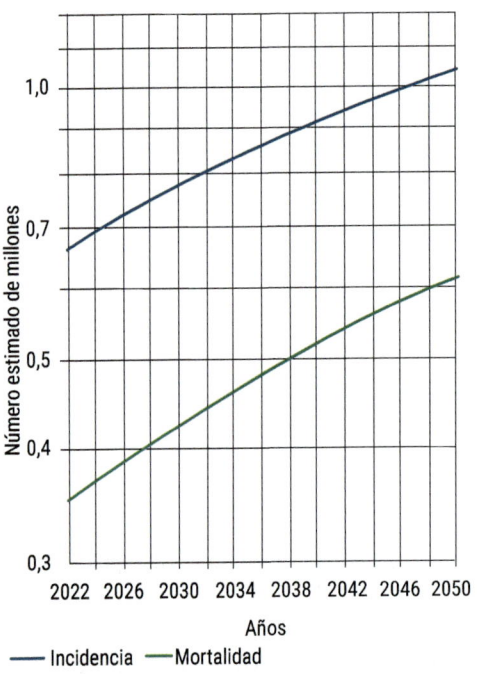

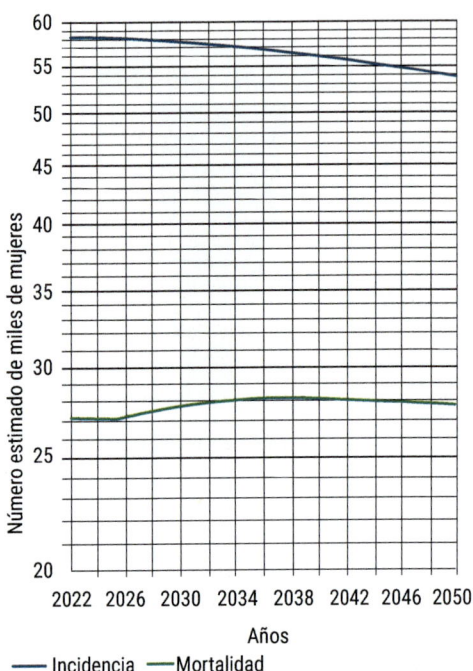

Figura 14-4. Previsión de la evolución de la incidencia y mortalidad del cáncer cérvix en el mundo. Adaptada de: International Agency for Research on Cancer (IARC) Globocan, 2022.

Figura 14-5. Previsión de la evolución de la incidencia y mortalidad del cáncer de cérvix en Europa. Adaptada de: International Agency for Research on Cancer (IARC) Globocan, 2022.

En España, el cáncer de cérvix es la 15ª neoplasia más frecuente en mujeres, con 2.047 nuevos casos en 2023 y una incidencia de 8 nuevos casos por 100.000 mujeres, lo que representa aproximadamente el 3 % de los tumores femeninos. Según las estimaciones del Observatorio del Cáncer de la Asociación Española Contra el Cáncer, fallecieron a causa del cáncer de cérvix un total de 664 mujeres en 2023, observándose tasas de mortalidad similares a las de otros países desarrollados y muy por debajo de las registradas en países en vías de desarrollo (**Figs. 14-6** y **14-7**).

CAUSAS Y FACTORES RIESGO

La infección crónica del VPH es la causa fundamental en más del 99 % de los casos de cáncer de cérvix. Se consideran factores de riesgo todos aquellos relacionados con la adquisición de la infección (inicio precoz de las relaciones sexuales, elevado número de parejas sexuales y contacto con un varón de riesgo).

> **!** Están identificadas situaciones que actúan como cofactores y que predisponen al desarrollo del cáncer, en especial, inmunodepresión y consumo de cigarrillos.

El uso continuado del preservativo reduce el riesgo de infección por VPH. Se ha descrito que, en las usuarias de dispositivos intrauterinos que son VPH-positivas, se acelera el aclaramiento del virus, probablemente por una implementación de la inmunidad local provocada por el dispositivo.

> **!** La vacunación sistemática frente al VPH se considera actualmente la intervención más eficaz, efectiva, eficiente y segura para el control de la infección y la prevención de la carga de enfermedad asociada al VPH.

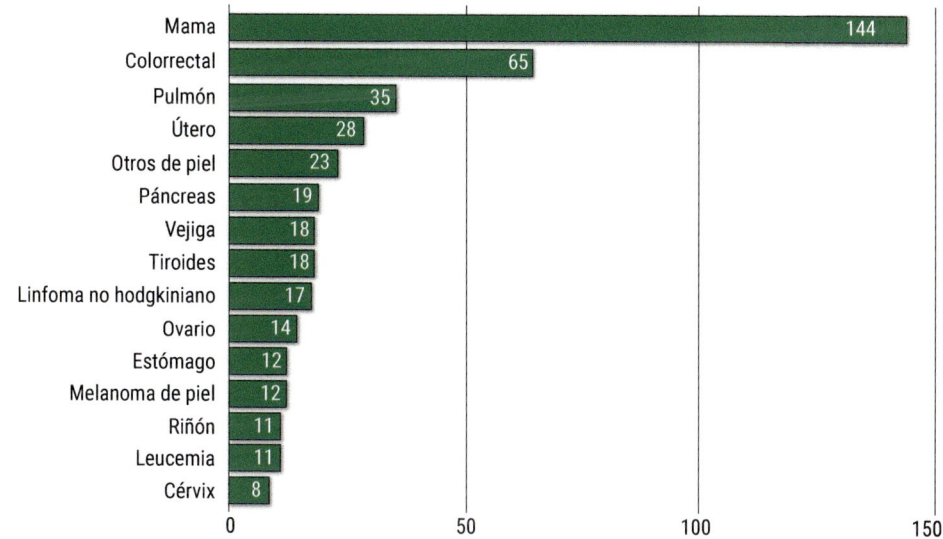

Figura 14-6. Incidencia de nuevos casos de cáncer por 100.000 mujeres en España en 2023. Adaptada de: Observatorio del Cáncer de la Asociación Española Contra el Cáncer.

Existen actualmente tres tipos de vacunas comercializadas en España: las vacunas bivalente, tetravalente y nonavalente. Su uso está ampliamente respaldado por las sociedades científicas españolas, y está incluido en el programa de vacunación de salud pública en todas las comunidades autónomas, con una cobertura media de vacunación en las cohortes incluidas (niñas 12-14 años) del 77,8 %.

Una vez desarrollado el cáncer invasor, el pronóstico está directamente relacionado con el estadio en el momento del diagnóstico. En los países desarrollados, gracias al diagnóstico precoz y al establecimiento de tratamientos multidisciplinarios, la mortalidad por cáncer de cérvix ha disminuido un 75 % en los últimos 50 años. Sin embargo, en países en vías de desarrollo, sigue siendo un cáncer con una tasa de mortalidad cercana al 50 %.

RESPUESTA DE LA ORGANIZACIÓN MUNDIAL DE LA SALUD

Este problema ha llevado a un compromiso por parte de todos los países que constituyen la OMS de eliminar el cáncer de cuello uterino como problema de salud pública. La estrategia mundial de la OMS define la eliminación como la reducción a una tasa de incidencia umbral de 4 por 100.000 mujeres/año y establece tres metas que deben alcanzarse para el año 2030, con el fin de situar a todos los países en el camino hacia la eliminación en las próximas décadas:

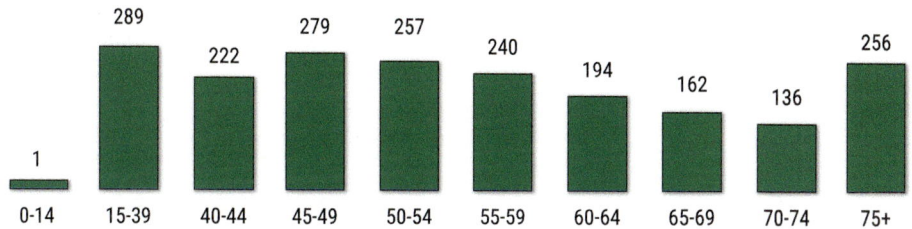

Figura 14-7. Distribución por edad de los nuevos casos de cáncer de cérvix en España en 2023. Adaptada de: Observatorio del Cáncer de la Asociación Española Contra el Cáncer.

- El 90 % de las niñas deben estar vacunadas contra el VPH antes de cumplir los 15 años.
- El 70 % de las mujeres deben realizar un cribado del cáncer de cérvix mediante una prueba de alta precisión antes de los 35 años y, de nuevo, antes de los 45 años.
- El 90 % de las mujeres diagnosticadas con lesiones precancerosas y el 90 % de las mujeres con cáncer invasivo del cuello uterino deben recibir tratamiento.

Según los modelos, se estima que se pueden evitar 74 millones de nuevos casos de cáncer de cuello uterino y 62 millones de muertes si se alcanza este objetivo de eliminación.

Los estudios de simulación muestran que la eliminación del cáncer de cuello uterino es posible antes de finales de siglo, principalmente en los países de altos ingresos con coberturas altas de vacunación y cribado, además de un cribado con una prueba de alta precisión. Para ello, resulta fundamental optimizar las estrategias de erradicación y hacer que sean sostenibles en el tiempo. En líneas generales, la vacunación rutinaria a niñas preadolescentes es muy coste-efectiva y las estrategias de cribado con VPH como prueba primaria son más efectivas y menos costosas que las estrategias con citología.

PUNTOS CLAVE

- Las lesiones benignas del cérvix son un grupo muy heterogéneo y frecuente de lesiones. Se pueden clasificar en traumáticas, infecciosas y neoformaciones.
- Las lesiones premalignas están directamente relacionadas con el VPH y son en su mayoría transitorias.
- Las lesiones premalignas pueden ser detectadas de forma precoz mediante el cribado.
- Actualmente el cáncer de cérvix constituye un grave problema de salud pública mundial, especialmente en países en vías de desarrollo.
- El cáncer de cérvix es evitable mediante vacunación y cribado.
- Las tasas de incidencia y mortalidad difieren enormemente entre países debido a la diferencia en acceso a los recursos sanitarios.
- La OMS ha puesto en marcha un programa de sensibilización y erradicación del cáncer de cérvix basado en la universalización de la vacunación y el cribado, con el objetivo de bajar la incidencia mundial a 4 por 100.000 mujeres/año.

BIBLIOGRAFÍA

AlJulaih GH, Puckett Y. Nabothian cyst. En: StatPearls. Treasure Island (FL): StatPearls Publishing; 2023.

Casey PM, Long ME, Marnach ML. Abnormal cervical appearance: what to do, when to worry? Mayo Clin Proc. 2011;86(2):147-50; quiz 151.

Fábregues F, Peñarrubia J. Mioma uterino. Manifestaciones clínicas y posibilidades actuales de tratamiento conservador. Med Integral. 2002;40(5):190-5.

Guevara M, Molinuevo A, Salmerón D, Marcos-Gragera R, Carulla M, Chirlaque MD, et al. Cancer survival in adults in Spain: a population-based study of the Spanish Network of Cancer Registries (REDECAN). Cancers (Basel). 2022;14(10):2441.

International Agency for the Research on Cancer (IARC). Global Cancer Observatory Cancer tomorrow]. Disponible en: https://gco.iarc.fr/tomorrow/en.

Laufer MR. Benign cervical lesions and congenital anomalies of the cervix. UpToDate.2024 [consulta el 20 de junio de 2024; Disponible en: https://www.uptodate.com.

López N, Torné A, Franco A, San-Martín M, Viayna E, Barrull C, et al. Epidemiologic and economic burden of HPV diseases in Spain: implication of additional 5 types from the 9-valent vaccine. Infect Agent Cancer. 2018;13:15.

Observatorio contra el Cáncer. Dimensiones del cáncer. Asociación Española contra el Cáncer [consulta el 20 de junio de 2024]. Disponible en: https://observatorio.contraelcancer.es.

Organización Mundial de la Salud. Cáncer de cuello uterino. Ginebra: Organización Mundial de la Salud. 2023 [consulta el 20 de junio de 2024]. Disponible en: https://www.who.int.

Schnatz PF, Ricci S, O'Sullivan DM. Cervical polyps in postmenopausal women: is there a difference in risk? Menopause. 2009;16(3):524-8.

Tanos V, Berry KE, Seikkula J, Abi Raad E, Stavroulis A, Sleiman Z, et al. The management of polyps in female reproductive organs. Int J Surg. 2017;43:7-16.

Tran TA, Niu G, Tomasello CA, Tran HV, Ross JS, Carlson JA. The spectrum of grossly visible pigmented lesions in the uterine cervix: a prospective study. Int J Gynecol Pathol. 2014;33(1):89-99.

Wild CP, Weiderpass E, Stewart BW (eds.). International Agency for Research on Cancer (IARC). World Cancer Report: Cancer Research for Cancer Prevention. World Health Organization; 2020.

Colposcopia

15

J. Martín Orlando

OBJETIVOS

- Comprender el funcionamiento del colposcopio, cuándo y cómo realizar esta técnica.
- Aprender a generar un informe.
- Interiorizar los consejos para prevenir errores en la práctica clínica diaria.

INTRODUCCIÓN

La colposcopia fue introducida en 1925 por Hans Hinselmann. Se le había asignado el estudio de la leucoplasia y su evolución a cáncer uterino en ciertos casos. Y para estudiarla, diseñó un instrumento con el que iluminó y amplió las imágenes. Montó un microscopio con una fuente de luz acoplada a un pedestal. El equipamiento básico apenas ha cambiado a día de hoy, que cuenta con una potente iluminación centrada sobre el campo de exploración y un sistema óptico magnificado.

DEFINICIÓN

La colposcopia es una exploración imprescindible en la prevención secundaria de cáncer de cuello de útero y en la evaluación del tracto genital inferior. Se trata de una prueba diagnóstica, no de cribado.

A través de la colposcopia, se examina a tiempo real el cuello del útero. Permite identificar lesiones cervicales y dirigir la biopsia. La American Society for Colposcopy and Cervical Pathology (ASCCP) reconoce el uso de esta exploración para otras áreas, como la vagina, la vulva y el ano.

Cuando se procede a la exploración después de un resultado anómalo en la citología, el objetivo de la colposcopia es detectar el origen del mismo. Asumiendo la etiología cervical, las células anómalas evolucionan a partir de una alteración dentro del epitelio de transformación. El objetivo de la colposcopia es identificar la unión escamocolumnar y la zona de transformación.

INDICACIONES

Hay que tener muy claro en qué casos hay que derivar a una paciente a colposcopia, resumiéndose en tres escenarios:

- Paciente asintomática con riesgo inmediato de lesión escamosa intraepitelial de alto grado/neoplasias intraepiteliales cervicales de grado 3 de más del 5 % (**Tabla 15-1**).
- Pacientes con síntomas que sugieren un proceso invasivo:
  - Sangrado genital espontáneo irregular y reiterado.
  - Coitorragia repetida.
  - Flujo vaginal anómalo (acuoso, mucoide, maloliente). Este no es un hallazgo espe-

Tabla 15-1. Niveles de riesgo inmediato de HSIL/CIN 3 + y correspondencia con la actuación clínica

Riesgo inmediato de HSIL/CIN 3	Resultados de las pruebas de cribado	Actuación clínica
≥ 25 %	• Citología de HSIL • Citología de ASC-H • Citología de ACG • Citología de AIS • Citología de carcinoma (Independientemente de resultado de la prueba de VPH)	Colposcopia
≥ 10-25 %	VPH-16/18 y citología (triaje) ASC-US o LSIL	Colposcopia
≥ 5-10 %	• VPH 16/18 y citología (triaje) negativa • VPH positivo (no genotipado) y citología (triaje) ASC-US o LSIL	Colposcopia
≥ 0,5-5 %	• VPH positivo (no genotipado) y citología (triaje) negativa • VPH no 16/18 y citología (triaje) negativa, ASC-US o LSIL • Citología LSIL y VPH (triaje) negativo	Cribado en 1 año
≥ 0,15-0,5 %	• Citología (cribado) negativa • Citología ASC-US y VPH (triaje) negativo	Cribado en 3 años
< 0,15 %	VPH (cribado) negativo	Cribado rutinario

ACG: células glandulares atípicas; AIS: adenocarcinoma *in situ*; ASC-H: células escamosas atípicas que no excluyen una lesión intraepitelial escamosa de alto grado; ASC-US: células escamosas atípicas de significado indeterminado; CIN: neoplasias intraepiteliales cervicales; HSIL: lesión escamosa intraepitelial de alto grado; LSIL: lesión escamosa intraepitelial de bajo grado; VPH: virus del papiloma humano.
Adaptada de: AEPCC-Guías: Prevención secundaria del cáncer de cuello de útero, 2022.

cífico, pero debe tenerse en cuenta en pacientes con cultivos negativos.

En estos casos, la mayoría de las sociedades científicas recomiendan una evaluación colposcópica en un plazo no superior a las 2 semanas.

• Paciente sin síntomas, pero con exploración sospechosa (cérvix macroscópicamente anormal).

En aquellos casos en los que, en ausencia de síntomas, la exploración cervical sugiere la presencia de una lesión maligna, debería valorarse la posibilidad de realizar una biopsia cervical con la mayor brevedad posible, incluso en el mismo momento del cribado si se dispone de material adecuado.

BENEFICIOS

La colposcopia es una herramienta elemental que ayudará en más de un aspecto, sus beneficios pueden resumirse en:

• Identificación de las lesiones preinvasivas e invasivas y determinación de la localización para realizar la biopsia.
• Facilita e individualiza los tratamientos, disminuyendo aquellos innecesarios tras un estudio exhaustivo del tracto genital inferior.
• Permite realizar seguimiento de pacientes con lesión escamosa intraepitelial de alto grado y alta probabilidad de regresión lesional o gestantes con biopsia de lesión escamosa intraepitelial de alto grado (**Fig. 15-1**).
• Perfecciona el tratamiento, pudiendo ser de gran ayuda en la conización al realizarla bajo visión colposcópica.
• Realizar tratamiento inmediato: *see and treat* (ver y tratar). Esta opción debe reservarse para pacientes en las que no es posible un seguimiento y se evidencian cambios de grado 2.
• Utilidad de la colposcopia en modalidad intraoperatoria: realizarla previamente a la conización permite reducir tratamientos en casos de regresión espontánea.

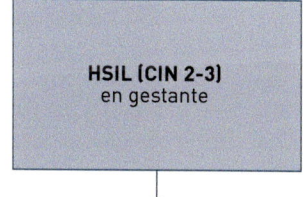

HSIL/CIN 2
(deseo gestacional
o lesión < 2 cuadrantes)

HSIL/CIN 3
(lesión < 1 cuadrante
y < 30 años)

HSIL (CIN 2-3)
en gestante

Condiciones para la observación en 2 años:
• Aceptación de la paciente
• Posibilidad de seguimiento
• Colposcopia adecuada y zona de transformación visible
• Lesión totalmente visible
• No hay afectación endocervical
• Control: citología-colposcopia (cada 6 meses)

Condiciones para no tratamiento:
• Biopsia previa que descarte carcinoma
• No sospecha de carcinoma

Seguimiento propuesto:
• Citología y colposcopia (cada 3-4 meses)
• Biopsia si hay sospecha de progresión
• Cotest y colposcopia a las 4-6 semanas posparto

Figura 15-1. Conducta clínica de no tratamiento ante resultados de biopsia de HSIL en casos concretos. CIN: neoplasias intraepiteliales cervicales; HSIL: lesión escamosa intraepitelial de alto grado.

EQUIPO Y MATERIALES

Un colposcopio es un microscopio de campo estereoscópico, binocular, de baja resolución, con una fuente de iluminación potente. Se emplea para el examen visual del cuello uterino y del resto del tracto genital inferior. Es una herramienta imprescindible en el diagnóstico de las lesiones preneoplásicas.

El colposcopio fue diseñado por Hans Hisselmann en 1925 con la finalidad de detectar de forma precoz los cambios cervicales que preceden al desarrollo del cáncer de cuello de útero. En los últimos años, los colposcopios se han perfeccionado mejorando la resolución y adaptando accesorios que tienen la capacidad de obtener, almacenar y exportar vídeos e imágenes digitales. Estas mejoras en las imágenes colposcópicas permiten realizar un control de calidad de las imágenes diagnósticas, valorar la eficacia de la prueba y realizar actividades docentes a través de monitores de alta resolución.

Los elementos que integran un colposcopio son: cabezal, fuente de luz y brazo articulado con soporte.

El **cabezal del colposcopio** (**Fig. 15-2**) está constituido por:

• **Lentes del objetivo:** los dos objetivos presentan una distancia focal fija derivada de

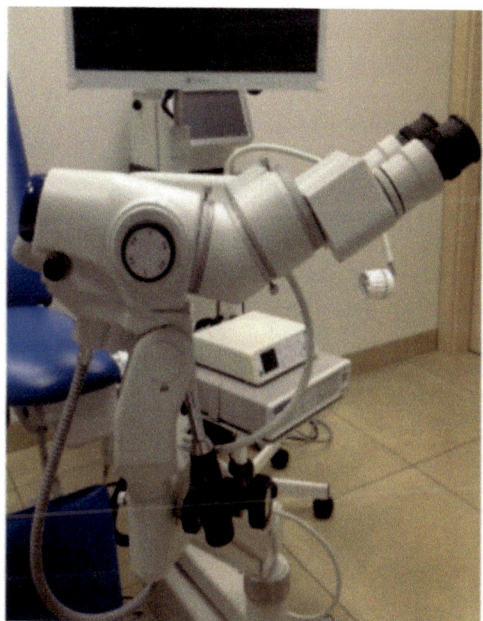

Figura 15-2. Cabezal del colposcopio.

la curvatura de la lente. La distancia focal corresponde al espacio disponible entre el colposcopio y el espéculo para la introducción y el uso de instrumentos de biopsia y tratamiento. La mayoría de los colposcopios tienen lentes con distancia focal de 300 mm.

• **Enfoque:** el enfoque macrométrico se obtiene desplazando el cabezal del colposcopio en relación con la paciente; y el enfoque micrométrico, mediante una rueda de enfoque.

- **Filtros:** el equipo debe contar con un filtro sin color rojo (verde o azul), para aumentar el contraste en la imagen, resaltando la visión de los vasos sanguíneos alojados en el estroma.
- **Aumento:** el aumento del colposcopio está determinado no solo por el correspondiente de la lente, sino también por el objetivo y los oculares. Los colposcopios con un campo de aumento de entre ×2 y ×15 son ideales. La mayoría de las veces se utiliza una amplificación baja (×2 a ×6) para evaluar los genitales externos; una amplificación media (×8 a ×15) para la vulva, la vagina y el cuello uterino; y una amplificación alta (×15 a ×25) que permite valorar detalles finos específicos, como orificios glandulares, patrones vasculares, etcétera.

La **fuente de luz** debe ser potente, con una capacidad de ajuste incremental para obtener el grado de iluminación deseado. Los colposcopios actuales disponen de luz fría de xenón o de led, que aportan una iluminación más brillante y generan menos calor. En los colposcopios actuales, la lámpara está montada fuera del cabezal y la luz se conduce a través de un cable de fibra óptica. Esto último permite usar lámparas de mayor intensidad y tener mayor accesibilidad para el recambio.

Con respecto al **soporte**, los colposcopios pueden fijarse a una mesa de exploración, montar en un pedestal o adaptar a un brazo giratorio sujeto a la pared o al techo. El cabezal del colposcopio está unido a un eje central que a su vez tiene un brazo articulado ajustable, que permite el movimiento en todas las dimensiones.

Existen múltiples accesorios para optimizar la exploración del tracto anogenital:

- Sistema de captura de imágenes y vídeos.
- Monitores táctiles.
- Sistemas de documentación integrados.
- Herramientas para la integración de los sistemas de información del colposcopio a los sistemas de información hospitalarios.

El **instrumental** necesario para realizar una colposcopia (**Fig. 15-3**) se puede agrupar en tres categorías:

- Material que permite el acceso para la visión colposcópica.
- Material empleado en la propia técnica.
- Material necesario para la obtención de muestras (incluidos los necesarios para su mantenimiento).

Para realizar una exploración colposcópica, es necesario disponer de material que permita acceder y exponer la superficie cervical y vaginal. Para ello, se debe contar con:

- Espéculos vaginales de distinto tamaño, tanto en longitud como en anchura: pueden ser metálicos o de plástico.

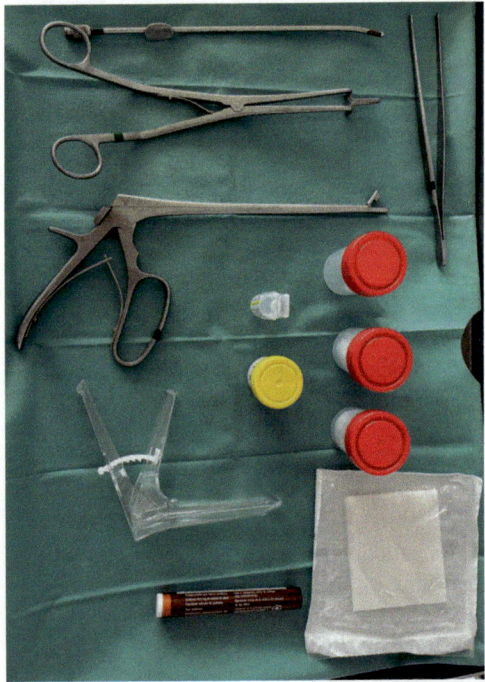

Figura 15-3. Material para colposcopia. A la derecha: pinzas de disección (arriba), cureta de Novak, espéculo de Kogan, pinza de Kevorkian. A la izquierda: espéculo vaginal, botes para suero fisiológico, ácido acético y solución de Lugol, anestésico local y bote de tapa amarilla para biopsias, gasas y barras de nitrato.

- Separador o retractor: pueden ser útiles cuando se explora a pacientes con paredes vaginales laxas que obstaculizan la observación del cuello uterino con espéculo vaginal. Otro método para la retracción de las paredes vaginales consiste en cortar el extremo distal de un guante o preservativo y colocarlo sobre el espéculo vaginal antes de introducirlo en la vagina.
- Espéculos endocervicales: mejoran la visualización de la unión escamocilíndrica o una lesión cervical que se extienda dentro del conducto endocervical (**Fig. 15-4**). Tiene hojas opuestas estrechas que se extienden hacia el conducto y se abren delicadamente para separar el tejido, permitiendo así la visualización de los primeros 5-10 mm del endocérvix.

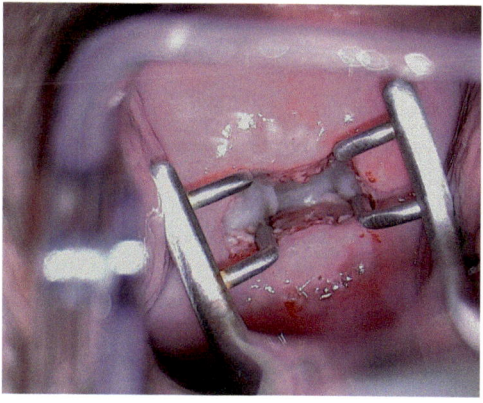

Figura 15-4. Espéculo de Kogan permitiendo la visualización completa de la unión escamocolumnar.

El examen colposcópico con frecuencia determina la presencia de lesiones que requieren el estudio histológico. Los instrumentos necesarios para la toma de biopsias dependen del área a biopsiar: pinza con sacabocado, legras endocervicales y *punch* dermatológico.

Las pinzas de biopsia están diseñadas de manera específica para obtener muestras de unos 2-5 mm de tejido. Las pinzas más usadas son: Tischler, Tischler-Morgan, Eppendorfer, Burke, Kevorkian, Townsend.

Una pinza de biopsia de Tischler-Morgan tiene una copa de corte en el borde superior y un solo diente enfrente para fijar el cuello uterino durante la recogida de la muestra (que puede ser de hasta 5 mm de diámetro y 4 mm profundidad).

Existen otras pinzas con mandíbulas cuadradas o en bocados medio cuadradas o medio ovales, como las de Kevorkian, que están diseñadas para obtener una muestra de biopsia fácil de orientar correctamente.

Las legras endocervicales se usan para obtener muestras de tejido del conducto endocervical. Hay varios tipos, la más frecuente es la de Kevorkian, que es de forma rectangular, con o sin rejilla de retención de la muestra. La cureta de Novak también es útil, con una longitud de 23 cm y 4 mm de diámetro.

El *punch* dermatológico (punzón de Keyes) es imprescindible para la exploración del tracto genital inferior de lesiones vulvares y perineales. Es un instrumento con un extremo distal cortante, del cual existen diferentes tamaños, permitiendo la obtención de tejido cutáneo de diferentes diámetros.

Es preciso contar con otros materiales, como pinzas de anillos y pinzas de disección largas, para aplicar torundas de algodón humedecidas o retirar tejidos; pinzas de Pozzi para fijar el cuello uterino cuando la pinza de biopsia resbala sobre la superficie epitelial; tijeras de mangos largos, portaagujas y suturas absorbibles por si fuera necesario para hacer hemostasia. Los dilatadores pueden ayudar a acceder al canal endocervical en mujeres con estenosis. En estos casos, el cepillo endocervical puede ser también útil, introduciéndolo en el canal y haciéndolo rotar de forma enérgica para obtener la muestra.

Dentro de los agentes químicos y los suministros con los que se debe contar, se encuentran: solución salina, solución de ácido acético, solución de Lugol, solución de Monsel, palillos de nitrato de plata, anestésicos tópicos y locales, soluciones bactericidas para el cuidado de los instrumentos y material desechable.

La solución salina es de uso frecuente para humedecer y limpiar los tejidos. Es útil para valorar vasos sanguíneos anómalos (junto al filtro verde) y leucoplasia antes de aplicar el ácido acético.

La aplicación de ácido acético resalta las características propias del epitelio cervical. Se dispone en solución al 3 % o 5 % (ácido acético glacial y agua destilada), el de mayor concentración produce una respuesta hística más rápida. Actúa produciendo en efecto mucolítico evidente. Se aplica con una torunda de algodón (no usar gasas por sus características abrasivas) de forma generosa al menos durante 1 minuto y se reaplicará si se prolonga la exploración. El ácido acético produce vasoconstricción, por lo que se aconseja valorar previamente la trama vascular.

La solución de Lugol es una solución de contraste a base de yodo (10 g de yodo, 5 g de cristales de yodo y 100 mL de agua destilada). Esta solución en contacto con el glucógeno de las células epiteliales maduras las tiñe de un color caoba característico. Esto no ocurre en los epitelios carentes de glucógeno como los atípicos, pero tampoco en la metaplasia inmadura, la hiperqueratosis, paraqueratosis y el epitelio columnar. Es indispensable para la valoración de la vagina.

La solución de Monsel (subsulfato férrico) es un agente hemostático. Se trata de un líquido poco espeso de color pardo que suele utilizarse en procedimientos dermatológicos. En la colposcopia, la solución actúa mejor cuando se deshidrata, hasta alcanzar una consistencia de pasta espesa de color mostaza. Esto se consigue dejando la solución estándar en un pequeño recipiente abierto; así al quedar expuesta al aire durante varios días, en el fondo se forma un precipitado con líquido diluido suprayacente. Se aplica con hisopo o torunda sobre la superficie sangrante realizando presión durante unos segundos.

Las barras de nitrato de plata inducen hemostasia por cauterización química. Es importante explicar a la paciente que puede experimentar una leve sensación de ardor. Se aplica la punta de la varilla en el centro de la zona biopsiada. El tejido adquiere una coloración blanca opaca, por lo que hay que minimizar el contacto con el epitelio circundante.

Los anestésicos locales inyectables, como la lidocaína al 1 o al 2 % (con o sin epinefrina) constituyen una medida de alivio eficaz del dolor en los procedimientos de biopsia de vulva y vagina distal. No se recomienda el uso de anestesia en el cérvix durante la colposcopia.

Las soluciones bactericidas que contienen glutaraldehído se pueden utilizar para la esterilización química. Se sumerge el instrumental en una solución de glutaraldehído al 2-4 % durante 20 minutos. Es una alternativa a la esterilización mediante vapor (autoclave).

Entre los materiales desechables que se han de tener en consulta, no deben faltar: torundas, hisopos de algodón, gasas y compresas.

Es muy importante el mantenimiento de todo el equipo colposcópico. Hay que recordar limpiar el colposcopio al terminar la consulta y cubrirlo, para que no se acumule polvo en los oculares y las lentes. Los cables de la fibra óptica deben cuidarse para que no se doblen o tuerzan, para evitar romper las fibras de vidrio. Las pinzas de biopsia pueden desafilarse o endurecer su articulación, por lo tanto, es importante mantenerlas en buen estado.

La calidad del equipo influye en la facilidad, eficacia y seguridad de cada estudio colposcópico. Siempre debe disponerse de los equipos, herramientas y suministros adecuados. Un equipo inapropiado, así como instrumentos con mantenimiento inadecuado, aumentan las molestias de la paciente, agregando una dificultad añadida y afectando a la seguridad del procedimiento.

HISTOLOGÍA DEL CÉRVIX

La histología constituye el sustrato de las imágenes colposcópicas. Conocer los diversos componentes histológicos del cuello del útero es imprescindible para entender el significado de la colposcopia. Hay que conocer a la perfección la normalidad para valorar los hallazgos patológicos.

Antes de continuar explicando la técnica, es preciso recordar los epitelios que se van a encontrar en el cérvix normal: epitelio escamoso, cilíndrico y metaplásico. También hay que tener en cuenta la vascularización en el estroma cervical (**Fig. 15-5**).

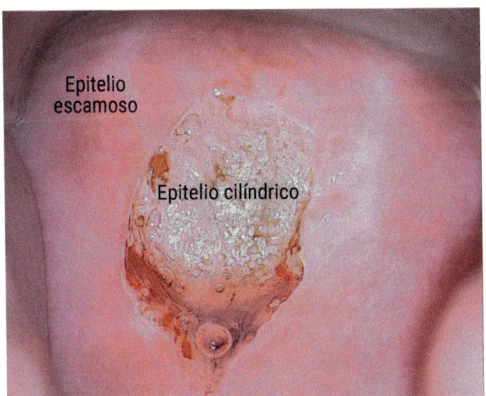

Figura 15-5. Epitelios del cérvix: epitelio escamoso en el exocérvix y cilíndrico en el endocérvix.

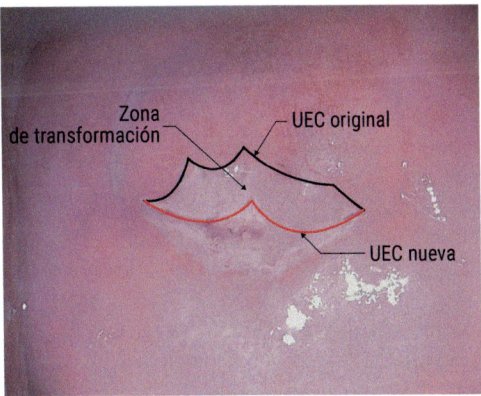

Figura 15-6. Zona de transformación delimitada por la unión escamocolumnar original y la nueva. UEC: unión escamocolumnar.

El cuello uterino es una de las estructuras anatómicas que sufre un mayor número de cambios y modificaciones a lo largo de la vida de la mujer. El primer evento trascendente se inicia durante la embriogénesis del aparato genital femenino. El útero y la parte superior de la vagina derivan del conducto de Müller y están tapizados por un epitelio de tipo columnar. La parte inferior de la vagina deriva de la placa vaginal del seno urogenital y está recubierta por epitelio escamoso estratificado. Entre las semanas 21 y 26 de gestación, se establece la continuidad del canal vaginal, y el epitelio mülleriano de la parte superior de la vagina se transforma en epitelio escamoso. Esto ocurre por un proceso de metaplasia escamosa que abarca hasta el orificio cervical externo, en donde se localiza la unión escamocolumnar original. Luego, a lo largo de la vida el epitelio columnar endocervical, se expone a ambiente ácido vaginal y se desencadena de nuevo el proceso de metaplasia y la nueva unión escamocolumnar (**Fig. 15-6**).

La mayor parte del cuello uterino está recubierta por epitelio escamoso estratificado. Las células epidermoides tienen un patrón pavimentoso característico de maduración idéntica al de la mucosa escamosa de la vagina. Cuando el epitelio madura, las células epidermoides se agrandan y aumenta el volumen global, reduciéndose la cantidad de material nuclear.

Las células epidermoides se dividen en cuatro estratos: basal, parabasal, intermedio y superficial. El estrato basal o germinal está compuesto por una monocapa de células cúbicas que contienen núcleos grandes. El estrato parabasal o espinoso está compuesto por tres o cuatro hileras de células poliédricas irregulares con núcleos grandes, oscuros y ovalados, en las que se pueden ver micronucléolos. El estrato intermedio está constituido por células aplanadas con citoplasma claro rico en glucógeno y núcleos pequeños. El estrato superficial o córneo está formado por células aplanadas y alargadas con núcleos picnóticos pequeños. En las células más superficiales hay colágeno.

La superficie que abarca desde el orificio cervical interno al margen escamoso está revestida por epitelio cilíndrico. Se trata de una monocapa de células cilíndricas altas. Los núcleos de estas células son redondeados a ovalados y basales. Las células endocervicales se invaginan hacia el estroma cervical hasta una profundidad de 5-8 mm. Esto representa la formación de criptas, glándulas no verdaderas, ya que no presentan estructura ductal o acinar.

La zona de transición entre los epitelios escamoso y columnar se conoce como unión escamocolumnar. Esta zona puede ser brusca y nítida, más a menudo existe una zona intermedia más o menos extensa de metaplasia escamosa. Este es el proceso por el que el epitelio glandular en contacto con el medio ácido vaginal se transforma en epitelio escamoso. Su origen son unas células llamadas de reserva, situadas por debajo del epitelio endocervical.

Se distinguen dos fases en la transformación. En una primera fase, el epitelio cilíndrico (irritado y traumatizado por el ácido) es sustituido por células de reserva (se blanquean con acético) localizadas bajo el epitelio. Estas proliferan y se diferencian para formar una capa delgada (metaplasia inmadura), que luego continúa proliferando formando capas múltiples (metaplasia madura). Inicialmente este cambio metaplásico se inicia en las puntas expuestas de las vellosidades cilíndricas. A continuación, el epitelio inmaduro se funde (formando puentes) con vellosidades adyacentes.

Los epitelios del cérvix asientan sobre el estroma cervical, compuesto por tejido conectivo y escasas fibras musculares. En el estroma, se encuentran las redes vasculares (sanguínea y linfática) y los nervios. La red capilar terminal juega un papel muy importante en la formación de la imagen colposcópica.

Las imágenes vasculares que pueden observarse en el epitelio escamoso son de dos tipos: «en red» y «en horquilla». En el epitelio columnar, cada formación papilar tiene su propia vascularización, formada por un manejo intrincado de capilares. Y en el tejido metaplásico, los vasos suelen presentar un trayecto en paralelo o ramificados.

TÉCNICA

El examen colposcópico debe seguir un método sistemático y hay que hacerlo por pasos.

> **!** Pasos en la técnica colposcópica:
> 1. Explicar el procedimiento a la paciente.
> 2. Exploración vulvar.
> 3. Visualización del cérvix.
> 4. Enfoque del colposcopio.
> 5. Solución salina.
> 6. Filtro verde.
> 7. Ácido acético al 5 %.
> 8. Solución de Lugol.
> 9. Identificar lesiones y toma de muestras: endocérvix/exocérvix.
> 10. Exploración vaginal.

Primero se debe **explicar** el procedimiento a la paciente, el paso a paso de lo que se va haciendo y, si hay un monitor, se le va enseñando la técnica. No hay que olvidar informarles sobre la irritación que causa el acético, y en cuanto a la solución de Lugol, es preciso indagar sobre alergias al yodo y recomendarles que tengan cuidado con la ropa, que luego es difícil de eliminar.

Una vez colocada la paciente y con el colposcopio graduado para la correcta visualización, siempre **se explorará la región vulvar** para descartar posibles lesiones asociadas. Si hubiera que realizar alguna biopsia, algunos especialistas retrasan esto al final de la exploración.

Es indispensable **visualizar adecuadamente el cérvix** y, para ello, se debe usar el espéculo más ancho sin causar molestias a la paciente. Es importante abrir las hojas del espéculo tan ampliamente como sea posible.

La exploración colposcópica se inicia con el colposcopio a bajo aumento. De esta forma, se consigue un **enfoque** macrométrico por el simple movimiento de la cabeza del colposcopio. Luego es posible realizar ajustes menores manipulando la rueda de enfoque micrométrico.

Un vez que se obtiene la posición adecuada del cuello del útero, se usa una **solución salina** para humedecer el epitelio y retirar el moco y los detritos celulares que lo ocultan. En este momento, hay que centrarse en la exploración de leucoplasia y vasos sanguíneos anómalos. A menudo, se usa un **filtro verde** que absorbe la luz roja y hace que los vasos sanguíneos se perciban de color negro.

A continuación, se aplica **ácido acético (al 3-5 %)** para discriminar entre epitelio normal y el anómalo. Se utilizan bolas de algodón que se colocan suavemente sobre el cérvix para evitar abrasiones o sangrados innecesarios.

El acético produce el blanqueamiento de las áreas lesionales a través de dos mecanismos:

- Deshidratación temporal de la célula, reduciendo la relación núcleo/citoplasma: la refracción de la luz que incide sobre la superficie cervical produce la visualización de un tejido con un blanqueado que será más intenso y duradero cuanto mayor sea la densidad celular.

- Coagulación y precipitación reversible de proteínas celulares como citoqueratinas y proteínas nucleares: en los procesos displásicos, donde los núcleos son mayores, habrá más precipitación de proteínas y menos absorción de luz y, en consecuencia, un epitelio más acetoblanco.

En este momento, hay que evaluar la reacción acetoblanca que empezará a desvanecerse lenta o rápidamente, dependiendo de la gravedad de las lesiones.

La última tinción que se aplica es **la solución de Lugol**, aunque no todos los colposcopistas lo utilizan. La solución de Lugol interacciona con el glucógeno celular y así se generan distintos patrones epiteliales. En mujeres en edad fértil, el epitelio escamoso y la metaplasia madura tienen una importante glucogenación y se observarán de color caoba. En mujeres con deficiencia de estrógenos, hay menos glucogenación y menor captación de dicha solución.

Es importante recalcar que tanto el epitelio inmaduro normal como las lesiones precursoras de alto grado rechazan el yodo, siendo los patrones de tinción inespecíficos. Las zonas seleccionadas para la biopsia antes de la aplicación del yodo pueden ser difíciles de volver a localizar después de la tinción, así que es necesario mantener una imagen mental del aspecto del cérvix con el acético para tomar la muestra.

Si procede realizar **biopsias dirigidas**, se selecciona la zona y se obtiene la muestra con la pinza sacabocados para exocérvix y con legra endocervical o cepillo citológico para el estudio endocervical. La superficie posterior del cérvix se debe biopsiar primero para evitar que la sangre interfiera en el campo a estudiar. Hay que realizar hemostasia una vez finalizadas todas las tomas de muestra, para no generar contaminación y factor de confusión en el estudio anatomopatológico.

Finalmente, se procede a la **inspección de la vagina**, para lo cual la aplicación de la solución de Lugol es indispensable.

INTERPRETACIÓN DE IMÁGENES NORMALES EN COLPOSCOPIA

A continuación se desglosará cómo interpretar las imágenes obtenidas.

¿Cómo se ve cada epitelio en colposcopia inicialmente?

La imagen que genere el colposcopio dependerá de la incidencia de la luz en cada tejido. La relación núcleo-citoplasma de las células epiteliales y el grosor del epitelio afectan a la intensidad de la luz blanca reflejada. Conforme cada uno aumenta, la cantidad de luz que retorna al colposcopio también se incrementa y la del color rojo emitida desde los vasos disminuye (**Fig. 15-7**).

Así, el epitelio escamoso estratificado sano y maduro (ya sea escamoso original o metaplasia madura) presenta un color rosado. El epitelio se observa de este color por la existencia de una red de capilares que subyace con unas 10-15 células de grosor. La mayor parte de la luz del colposcopio y una pequeña cantidad de color rojo de los capilares del plano profundo se mezclan para emitir el color rosado.

En cambio, tanto el epitelio cilíndrico como el metaplásico inmaduro se observan rojos en la exploración inicial. El color es producido por la interacción del colposcopio con el tejido

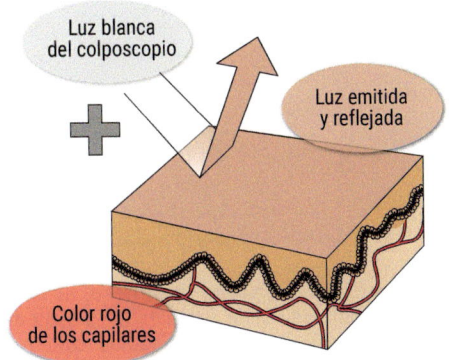

Figura 15-7. La interacción de la luz del colposcopio junto al color de los vasos determinará el color de luz emitida, será más roja cuanto menos densidad epitelial tenga que atravesar el haz.

delgado. La estrecha proximidad de las asas capilares subyacentes, cubiertas por epitelio cilíndrico de una sola capa, hace que se emita un tono predominantemente rojo por transiluminación (Fig. 15-8).

¿Qué ocurre tras la aplicación de ácido acético y solución de Lugol?

El epitelio escamoso se observa como una superficie lisa, regular y homogénea, de color rosado tras la aplicación de acético. Se advierte una fina trama vascular que constituye la vascularización normal del estroma. La ampliación de la solución de Lugol da un color caoba característico al contactar con el glucógeno depositado en el citoplasma de las células escamosas maduras.

En mujeres con déficit de estrógenos hay menos glucogenación del epitelio escamoso, y este adquiere un color pardo o canela. Los epitelios neoplásicos, cilíndrico normal, metaplásico inmaduro y la leucoplasia contienen poco o ningún glucógeno y no se tiñen con solución de Lugol. El epitelio metaplásico inmaduro o el cilíndrico tienen aspecto ligeramente amarillo. El epitelio neoplásico presenta muchos patrones de tinción, desde amarillo mostaza

hasta amarillo anaranjado, pasando por una tinción jaspeada de color marrón amarillento («en caparazón de tortuga»). Las lesiones que cursan con inflamación, como la tricomoniasis, dan lugar a parches difusos pequeños de epitelio con glucógeno, que tampoco se tiñen.

El epitelio cilíndrico visto a colposcopia tiene un aspecto papilar muy característico en forma de granos de uva, redondeados o alargados. La aplicación de acético produce un acusado efecto mucolítico que resalta las características propias del epitelio columnar. Al carecer de glucógeno, no se tiñe de caoba con la solución de Lugol.

La zona de transformación se define como el área delimitada por la unión escamocolumnar original hacia fuera y por la unión escamocolumnar nueva hacia el centro, se trata de la correspondencia colposcópica de la metaplasia escamosa. En las fases iniciales, se observa una fusión de las papilas del epitelio columnar y cambios en la reacción al ácido acético de traslúcido a ligeramente opaco. Luego se fusionan las papilas al confluir las células metaplásicas y finalmente se forma una superficie lisa acetoblanca.

Al avanzar la metaplasia, se identifican diversos cambios:

- Lengüetas metaplásicas: son áreas de crecimiento del epitelio escamoso que se dirigen hacia el orificio cervical, de forma alargada, estrecha y a veces ramificada (Fig. 15-9).
- Orificios glandulares: el epitelio escamoso se extiende en la superficie recubriendo el epitelio glandular hasta que solo queden algunos orificios por los que se segrega el moco (Fig. 15-10). La penetración del epitelio escamoso en la luz glandular condiciona que el orificio se vea rodeado de un aro blanco cuando dicho fenómeno sucede alrededor del mismo y que adquiera un aspecto blanco «en gota de cera» cuando el epitelio metaplásico ocupa toda la glándula.
- Quistes de retención mucosa: la oclusión del epitelio glandular por epitelio escamoso motiva una retención de moco denso, de color amarillento, los llamados quistes de Naboth. En su superficie, se observan cla-

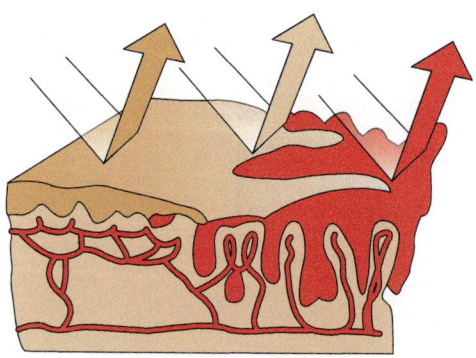

Figura 15-8. En el epitelio escamoso, el color rosado proviene la mayor parte de luz blanca del colposcopio y una pequeña cantidad del color rojo de los capilares localizados en un plano profundo. En el epitelio cilíndrico, la estrecha proximidad de las asas vasculares cubiertas por una sola capa de epitelio hace que se emita un color rojo por transiluminación.

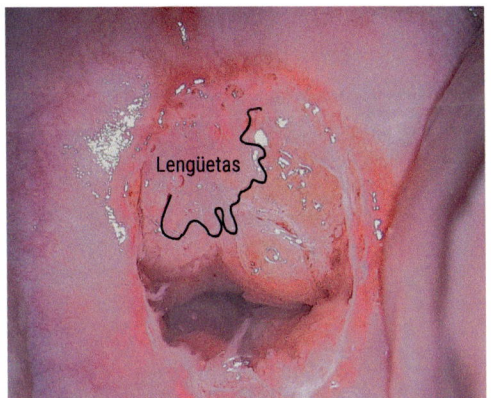

Figura 15-9. Proyecciones digitiformes hacia el orificio cervical de la metaplasia inmadura.

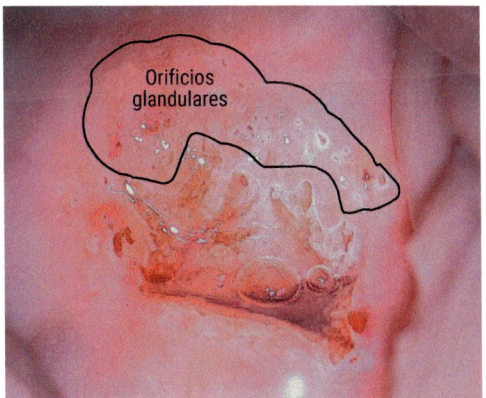

Figura 15-10. Abertura glandular: se forman al progresar el epitelio metaplásico rodeando una hendidura entre vellosidades sin sustituir por completo todo el epitelio cilíndrico.

ramente características de la vascularización en el proceso de metaplasia.

- Imágenes vasculares: los nuevos vasos de la metaplasia ya madura pueden verse en forma de red o de horquillas capilares (como en el epitelio escamoso). Muchas veces se observa una vascularización paralela a la superficie que muestra una ramificación arborescente con un calibre progresivamente menor. Los vasos también pueden ser muy marcados y ectásicos, lo que ocasiona dudas de interpretación.

Se aconseja realizar la observación de la red capilar al iniciar la exploración, antes de aplicar el acético y después de limpiar con suero fisiológico. El empleo del filtro verde facilita la visualización de los vasos, mientras que el acético produce una vasoconstricción transitoria que dificulta su visión.

En el epitelio escamoso normal, se ha descrito la presencia de una red capilar plana entre el epitelio y el estroma, pudiéndose observar dos tipos de vascularización: «en red» y «en horquilla».

En el epitelio columnar, cada formación papilar tiene su propia vascularización formada por un manojo intrincado de capilares, que es muy difícil de observar en condiciones normales al colposcopio.

Aunque es un tema de otros capítulos, a grandes rasgos, hay que conocer que las lesiones patológicas aparecerán próximas a la zona de transformación con características particulares de color, forma, disposición central o periférica. Llamarán la atención los cambios de coloración a acetoblanco, la ausencia de captación de la solución de Lugol y los cambios del patrón de vascularización.

NOMENCLATURA

Resulta fundamental en la práctica colposcópica utilizar una terminología estandarizada que permita la valoración de los resultados de la colposcopia. Aunque existen múltiples clasificaciones y descripciones de los hallazgos colposcópicos, debe aplicarse de forma sistemática en todas las exploraciones la terminología descrita por la International Federation of Cervical Pathology and Colposcopy (IFCPC) (Tabla 15-2).

En 2016, la American Society for Colposcopy and Cervical Pathology (ASCCP) actualizó la terminología del la IFCPC. Las principales diferencias son la sustitución de la visibilidad del cérvix y de la unión escamocolumnar, simplificando ambas en totalmente o no totalmente visibles, y no se habla de los tipos de zona de transformación; también se sustituye la nomenclatura de cambios de grado 1 o 2 por bajo grado y alto grado.

La recomendación de la guía de la Asociación Española de Patología Cervical y Col- poscopia (AEPCC) es que debe utilizarse la clasificación de la IFCPC de 2011.

Tabla 15-2. Clasificación colposcópica de la International Federation of Cervical Pathology and Colposcopy (IFCPC) de 2011	
Evaluación general	• Adecuada/inadecuada (a causa de inflamación, sangrado, cicatriz) • Visibilidad de la unión escamocolumnar: completamente visible, parcialmente visible, no visible (zona de transformación tipo 1, 2 o 3)

Hallazgos colposcópicos normales	• Epitelio escamoso original:
	  – Maduro
	  – Atrófico
	• Epitelio columnar: ectopia
	• Epitelio escamoso metaplásico:
	  – Quistes de Naboth
	  – Aberturas glandulares y/o criptas glandulares
	• Deciduosis en el embarazo

Hallazgos colposcópicos anormales	**Principios generales:**
	• Ubicación de la lesión:
	  – Dentro o fuera de la zona de transformación
	  – Ubicación de la lesión según las agujas del reloj
	• Tamaño de la lesión:
	  – Número de cuadrantes del cuello uterino que cubre la lesión
	  – Tamaño de la lesión en porcentajes del cuello uterino
	
	• Grado 1 (menor):
	  – Epitelio acetoblanco delgado
	  – Borde irregular
	  – Mosaico fino
	  – Puntillado fino
	• Grado 2 (mayor):
	  – Epitelio acetoblanco denso
	  – Aparición rápida
	  – Orificios glandulares abiertos con bordes engrosados
	  – Mosaico grueso
	  – Puntillado grueso
	  – Bordes delimitados
	  – Signo del borde interno
	  – Signo de la cresta o sobreelevado
	• No específicos:
	  – Leucoplasia (queratosis, hiperqueratosis)
	  – Erosión
	  – Prueba de Schiller: positiva/negativa

Sospecha de invasión	• Vasos atípicos • Signos adicionales: vasos delgados, superficie irregular, lesión exofítica, necrosis, ulceración, tumoración nodular
Hallazgos varios	• Zona de transformación congénita • Condiloma • Pólipo • Inflamación • Estenosis • Anomalía congénita • Anomalías postratamiento • Endometriosis

DOCUMENTACIÓN Y CORRELACIÓN CITOLOGÍA-COLPOSCOPIA-HISTOLOGÍA

Los datos de la exploración colposcópica deben quedar documentados. Para ello, es elemental crear un informe estandarizado en el que se deben incluir:

- Anamnesis (es muy importante la vacunación del virus del papiloma humano).
- Antecedentes personales médico-quirúrgicos.
- Antecedentes ginecológicos y obstétricos (menarquia, paridad, método anticonceptivo).
- Indicación de colposcopia (resultados de pruebas de cribado).
- Hallazgos colposcópicos: es elemental trabajar con una plantilla en donde se puedan reflejar los hallazgos según la nomenclatura vigente. En él deben figurar si la colposcopia es adecuada o no, el tipo de zona de transformación, los hallazgos tras la aplicación de acético (describiendo el tipo de lesión, la ubicación y el tamaño de la misma), la prueba de Schiller positiva (si no capta la solución de Lugol) o negativa (si la capta), la presencia de vasos atípicos u otros signos de sospecha de invasión, un apartado de «otros» (hallazgos varios de la nomenclatura), la conclusión (cambios de grado 1, 2, inespecíficos, sospecha de invasión) y el sitio de la toma de biopsia (**Tabla 15-3**).
- Resultados de la biopsia.
- Plan de seguimiento.

En conjunto, la colposcopia, la citología y la histología son útiles para el diagnóstico y el tratamiento adecuado de las mujeres para prevenir cáncer de cuello del útero. Los resultados de las tres pruebas deben concordar. Si hubiera discrepancias, un anatomopatólogo especializado debería revisar la citología y la histología. Y si se confirma el diagnóstico original de gravedad, es necesario reexplorar a la paciente (se ha de prestar atención al conducto endocervical y la vagina).

CÓMO PREVENIR ERRORES EN COLPOSCOPIA

Los errores en colposcopia pueden deberse a múltiples causas: ignorancia, descuido, fallo en la interpretación, falta de seguimiento u omisión de procesos básicos.

Se debe conseguir y mantener la habilidad en cuatro pasos en la colposcopia para reducir resultados no deseados:

1. Visualización: identificar las referencias anatómicas normales y las lesiones relacionadas con la neoplasia del tracto genital inferior.
2. Valoración: determinar la extensión de la enfermedad y seleccionar el sitio para la biopsia.
3. Toma de muestra: obtener una muestra representativa.
4. Correlación: concordancia entre los resultados de la citología, los hallazgos colposcópicos y los resultados de la biopsia.

Los errores se producen casi siempre por fallos de formación inicial y continuada. Si se aprende de errores ajenos y se reconocen posibles fuentes de confusión, se podrán reducir los problemas y ser mejores colposcopistas.

Tabla 15-3. Ejemplo de informe de colposcopia
Vulvoscopia
Colposcopia
• Adecuada/inadecuada (por sangrado, inflamación, cicatriz, atrofia)
• Zona de transformación tipo 1, 2 o 3
• Hallazgos:
– Tipo de lesión
– A las __ horarias
– Dentro/fuera de la zona de transformación
– Ocupa __ % del cérvix/número de cuadrantes
– Prueba de Schiller positiva/negativa
– Vasos atípicos sí/no
• Otros
• Conclusión: normal/cambios de grado 1/cambios de grado 2/sospecha de invasión
• Toma de biopsia a las __ horarias
Vaginoscopia

A continuación, se analizan los errores que se pueden cometer antes, durante y después de la colposcopia.

Errores previos a la colposcopia

Se pueden cometer los siguientes errores previos a la colposcopia:

- Falta de sensibilidad de la citología: los resultados pueden ser por exceso o por defecto de los verdaderos cambios en el epitelio cervical. Los errores de interpretación y la falta de acuerdo entre observadores son especialmente frecuentes. De cualquier manera, el cambio de paradigma en el cribado basado en el riesgo y no en los resultados han conseguido afinar este problema. Hay que estar actualizados en la indicación de realizar una colposcopia (v. apartado *Indicaciones*). La realización de una colposcopia cuando no esté claramente indicada puede llevar al sobrediagnóstico de lesiones no importantes y a morbilidad por tratamiento excesivo.
- Retraso en el aviso de resultados y consecuente seguimiento. Esto debe estar coordinado por la unidad específica y tener establecidos estándares de calidad a cumplir con tiempos estipulados para cada caso.

Errores durante la colposcopia

Es posible que se cometan los siguientes errores durante la colposcopia:

- Mala visualización: el resto de la exploración depende de este paso:
  - Hemorragia: es posible controlar los puntos de hemorragia aplicando presión firme con una torunda de algodón. Hay que humedecer las torundas antes de emplearlas. El uso de compresas de gasa puede resultar abrasivo. Ante una hemorragia, sospechar cáncer o cervicitis.
  - Moco: se puede retirar o introducir en la parte más profunda del canal endocervical con una torunda de algodón (**Fig. 15-11**).

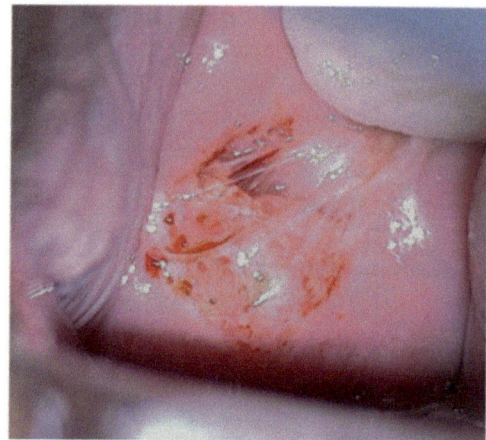

Figura 15-11. Se está retirando el moco cervical, que protuye de las aberturas glandulares con una torunda.

  - Prolapso de las paredes vaginales: utilizando un espéculo vaginal recubierto por un preservativo o un dedo de guante, es posible retraer las paredes vaginales prolapsadas de pacientes obesas o embarazadas (**Figs. 15-12** y **15-13**). También se puede utilizar un separador o empujar las paredes vaginales con torundas de algodón, depresor lingual o pinzas de anillas.

- Visualización inadecuada de la unión escamocolumnar: dicha unión es el sitio clave para la identificación de lesiones que se originan en esa lucha de epitelios entre el cilíndrico del endocérvix y el escamoso del exocérvix. Nuevamente se recuerda que es preciso ser sistemáticos en la técnica. Algunos trucos para ver la unión escamocolumnar son: abrir las hojas del espéculo en ambos planos lo máximo posible; aplicar presión sobre el fondo de saco en dirección opuesta; o utilizar un espéculo endocervical.
- Visualización inadecuada de las lesiones que se introducen en el canal endocervical. Si a pesar de las maniobras anteriores no se consigue identificar el margen profundo de una lesión, se deben tomar muestras de tejido endocervical con legra o cepillo.
- Vaginoscopia: el cuello se puede empujar con suavidad hacia el lado contrario para visualizar todo el fondo de saco vaginal. La

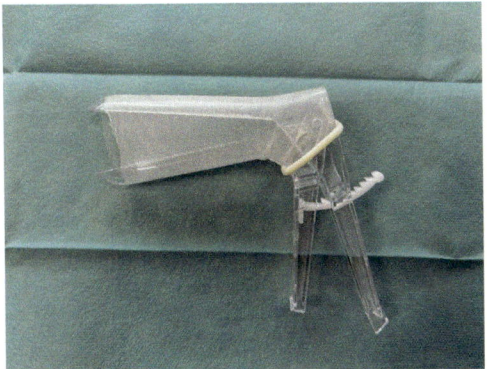

Figura 15-12. Colocación de un preservativo sobre el espéculo para que actúe de separador.

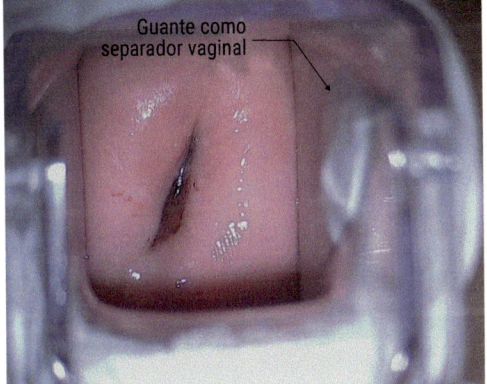

Guante como
separador vaginal

Figura 15-13. Al abrir las hojas del espéculo, el guante impide la protrusión de las paredes vaginales.

mayor parte de los casos de neoplasia vaginal se visualizan en el tercio superior de la vagina, cerca del cuello.

- Errores de valoración: el error más perjudicial es no reconocer un cáncer de cuello de útero. Existen casos de difícil diagnóstico, como el cáncer originado en el conducto endocervical o casos en que se presente la lesión en los fondos de saco. Muchas veces el error reside en la aplicación insuficiente de ácido acético, la falta de valoración de color y opacidad, la aplicación prematura de solución de Lugol ocultando vasos atípicos sin valorar el calibre de los vasos previamente.

Siempre que existan dudas, se debe biopsiar. Hasta el más experimentado de los colposcopistas dudaría ante el hallazgo de vasos atípicos en una metaplasia inmadura o posradioterapia.

- Error en la toma de muestra: una vez valorada la lesión, hay que realizar la toma correctamente para conseguir suficiente material para que el anatomopatólogo genere el diagnóstico definitivo.

Antes que nada, se ha de comprobar que los instrumentos estén afilados y tener en mente ciertas habilidades que hay que adquirir. En la **tabla 15-4**, se detallan problemas y soluciones en lo referente a la toma de muestras.

Error tras la colposcopia

Tras la colposcopia, se puede producir un error de correlación. Si no se encuentra correlación entre el resultado de la citología, la impresión colposcópica y el resultado histológico, hay que formularse las siguientes preguntas:

- ¿Es el sitio de la biopsia el preciso?
- ¿Se ha interpretado bien el resultado anatomopatológico?
- ¿Está identificada correctamente la paciente?
- ¿Se ha formulado un razonamiento erróneo al interpretar la imagen colposcópica?

Si esto hubiera ocurrido, habrá que repetir la colposcopia y, en conjunto con el anatomopatólogo, revisar las muestras. Si a pesar de todo, la impresión colposcópica continúa siendo más grave que los resultados de laboratorio, como último recurso, se puede plantear una escisión diagnóstica, asumiendo un riesgo de sobretratamiento.

Errores de tratamiento

En este punto, ya se han alcanzado los pasos de visualizar, valorar, tomar biopsias y conseguir correlacionar los resultados de citología e histología junto a la colposcopia, es el momento de decidir el tratamiento. Para ello, hay que estar permanentemente actualizados en los últimos protocolos para decidir el indicado. Hay que

Tabla 15-4. Errores en el momento de la toma de la muestra

	Problema	Solución
Instrumentos de biopsia sin filo	• Molestias para la paciente • Muestra superficial: riesgo de no incluir membrana basal	• Mantenimiento adecuado del material • Abrir pinzas al máximo y empujar el cuello hacia atrás (hasta que los ligamentos cardinales impidan el desplazamiento adicional cefálico)
Biopsia de vagina insuficiente	Dificultad de toma por resistencia y falta de plegamiento del tejido	Liberar las hojas del espéculo para reducir la tensión de las paredes vaginales
Pérdida de biopsia	• La muestra se escapa a la pinza inferior y rejilla • Cae en el fondo de saco vaginal	Utilizar la aguja para la extracción de la pinza y comprobar la muestra en el bote
Legrado endocervical insuficiente	El contenido del endocérvix suele incluir moco y sangrado y escasas células epiteliales	• Usar legra afilada • Aplicar presión firme • Usar cepillo endocervical tras LEC (aumenta la cantidad de tejido conseguido)
Muestra no representativa	• En lesiones complejas • Es un error obtener biopsia del tejido más extenso	• Recordar que las zonas con lesiones más graves están próximas a la UEC • Zona ideal de biopsia: área central de lesiones próximas a UEC • Múltiples biopsias • Explorar el lecho tras la toma de biopsia

LEC: legrado endocervical; UEC: unión escamocolumnar.

tener en cuenta las guías de actuación clínica de sociedades científicas como la AEPCC que, en 2022, ha actualizado la de cribado y conducta clínica frente a resultados anormales de las pruebas de cribado.

También es importante acondicionar el tratamiento según las características de cada paciente, sus antecedentes (p. ej., tratamientos previos) y deseos personales (como el de gestación).

Una vez integrados todos estos conceptos, se estará preparado para conseguir practicar una colposcopia excelente y con los cuidados que cada paciente precisa.

PUNTOS CLAVE

- La colposcopia es una prueba imprescindible en la prevención secundaria de cáncer de cuello de útero que nos permite identificar lesiones cervicales y dirigir la biopsia.
- Se debe remitir a colposcopia a toda paciente con un riesgo inmediato de CIN 3 mayor del 5 %, coitorragia o cérvix macroscópicamente anormal.
- En la consulta se debe contar con el colposcopio y con el instrumental necesario para alcanzar la visualización del cérvix, para realizar la técnica y obtener muestras.
- Para entender el significado de la colposcopia es imprescindible conocer las características normales de los epitelios escamoso, cilíndrico, metaplásico y la vascularización del estroma.

(Continúa)

> **PUNTOS CLAVE** *(Cont.)*
>
> - En la técnica colposcópica se debe seguir un método sistemático que permita estructurar en pasos secuenciales, siendo el primero la explicación del procedimiento a la paciente.
> - La imagen que genere el colposcopio dependerá de la incidencia de la luz en cada tejido.
> - La relación núcleo-citoplasma de las células epiteliales y el grosor del epitelio afectan a la intensidad de la luz blanca reflejada. Conforme cada uno aumenta, la cantidad de luz que retorna al colposcopio también aumenta y la del color rojo emitida desde los vasos disminuye.
> - El acético produce coagulación y precipitación reversible de proteínas nucleares. A mayor tamaño nuclear (como en procesos displásicos), mayor precipitación, menos absorción de la luz y se observará un epitelio más blanco.
> - El Lugol interacciona con el glucógeno celular y así se generan distintos patrones epiteliales. Es indispensable para la exploración vaginal.
> - Es fundamental en la práctica colposcópica utilizar una terminología estandarizada que permita la valoración de los resultados de la colposcopia.
> - Por último, para evitar errores en colposcopia hay que ser capaz de seleccionar el sitio adecuado para la biopsia, obtener una muestra representativa y correlacionar los resultados de citología, hallazgos colposcópicos y resultados de biopsia.

BIBLIOGRAFÍA

Andía D, Castro M, De la Fuente J, Hernández JJ, López JA, Martínez JC, Medina N, et al. AEPCC-Guías: Guía de colposcopia. Estándares de calidad. Valencia: Asociación Española de Patología Cervical y Colposcopia; 2018.

Apgar BS, Brotzman GL, Rubin MM. Principios y técnica de la exploración colposcópica. Cap 6. En: Colposcopia. Principios y práctica. 2ª ed. Barcelona: Elsevier Masson; 2009.

Bornstein J, Bentley J, Bösze P, Girardi F, Haefner H, Menton M, et al. 2011 Colposcopic Terminology of the International Federation of Cervical Pathology and Colposcopy. Obstet Gynecol. 2012;120(1):166-72.

Chow C, Singer A. Colposcopic appearances of mature squamous, metaplasic and glandular epithelium. En: Bösze P, Luesley DM (eds.). EAGC Course Book on Colposcopy. Budapest: Primed-X Press; 2003. p. 37.

Frumovitz M. Invasive cervical cancer: epidemiology, risk factors, clinical manifestations, and diagnosis. UpToDate. 2024 consulta el 20 de junio de 2024]. Disponible en: https://www.uptodate.com.

Herbert A. Cervical cytology. En: Eurocytology Courses [consulta el 20 de junio de 2024]. Disponible en: https://www.eurocytology.eu.

Mayeaux EJ, Cox JT. Colposcopia: texto y atlas. 3ª ed. Filadelfia: Lippincott Williams and Wilkins; 2013.

O'Connor DM. El sustrato histológico de los hallazgos colposcópicos. Clínicas Obstétricas y Ginecológicas de Norteamérica. 2008;35(4):565-82.

Redman CWE, Kesic V, Cruickshank ME, Gultekin M, Carcopino X, Castro Sánchez M, et al. European Federation for Colposcopy and Pathology of the Lower Genital Tract (EFC) and the European Society of Gynecologic Oncology (ESGO). European consensus statement on essential topics. Eur J Obstet Gynecol Reprod Biol. 2021;256:57-62.

Sellors JW, Sankaranarayanan R (eds.). La colposcopia y el tratamiento de la neoplasia intraepitelial cervical: manual para principiantes. Ginebra: World Health Organization; 2003.

Torné A, Andía D, Bruni L, Centeno C, Coronado P, Cruz Quílez J, et al. AEPCC-Guías: Prevención secundaria del cáncer de cuello del útero, 2022. Conducta clínica ante resultados anormales de las pruebas de cribado. Valencia: Asociación Española de Patología Cervical y Colposcopia; 2022.

Lesiones cervicales benignas

16

J. J. Hijona Elósegui

 OBJETIVOS

- Conocer la anatomía, la morfología y la histología del cuello normal.
- Identificar los cambios fisiológicos que el cérvix puede experimentar en diversas situaciones de interés clínico, como el embarazo, el posparto, el prolapso de órganos pélvicos o la cirugía, entre otros.
- Reconocer las principales lesiones benignas que pueden afectar al cuello uterino mediante su aspecto en la inspección con el espéculo y en la colposcopia.

INTRODUCCIÓN

Aunque las displasias y el cáncer acaparan el grueso del interés por el estudio de las lesiones cervicales, son numerosas las lesiones benignas que pueden presentarse en el cuello uterino.

La prevalencia de estas lesiones es desconocida pero presumiblemente elevada, algunas de ellas pueden simular la presencia de tumores y otras lesiones premalignas. Por ello es fundamental que el clínico esté familiarizado con las diversas entidades existentes, con sus formas de presentación, su pronóstico y con los diferentes métodos de diagnóstico y tratamiento disponibles en el momento actual.

En este capítulo, se tratará de realizar una minuciosa revisión de las principales lesiones cervicales benignas.

CONSIDERACIONES ANATOMOHISTOLÓGICAS SOBRE EL CÉRVIX UTERINO

El útero o matriz es un órgano muscular hueco, piriforme y de pared gruesa, situado en la pelvis menor. Consta de tres porciones: el cuerpo, el istmo y el cuello o cérvix. Las dos primeras (cuerpo e istmo) ocupan los dos tercios superiores del órgano, mientras que el cérvix ocupa el tercio caudal del mismo (**Fig. 16-1**).

El cérvix es la porción fibromuscular inferior del útero. Se extiende desde el istmo (situado en la cavidad pélvica) hasta la parte superior de la vagina, donde se embute a través de los fórnix o fondos de saco vaginales. Su tamaño y forma varían según la edad, el número de partos que haya tenido la mujer y el momento del ciclo hormonal en que se encuentre. Se ubica subperitonealmente y consta de una porción que se proyecta dentro de la vagina (la denominada porción vaginal u «hocico de tenca») y de una parte fija que se ancla en el parametrio (la porción supravaginal).

El canal cervical posibilita la indispensable comunicación existente entre la vagina y el cuerpo uterino con fines reproductivos. Consta de dos orificios: el orificio interno del istmo y el orificio externo, que aboca el cérvix hacia la vagina. El istmo es un pasaje estrecho de aproximadamente 1 cm de largo que conecta el cuello uterino con el cuerpo. Este último se encuentra intraperitonealmente y tiene una luz con mor-

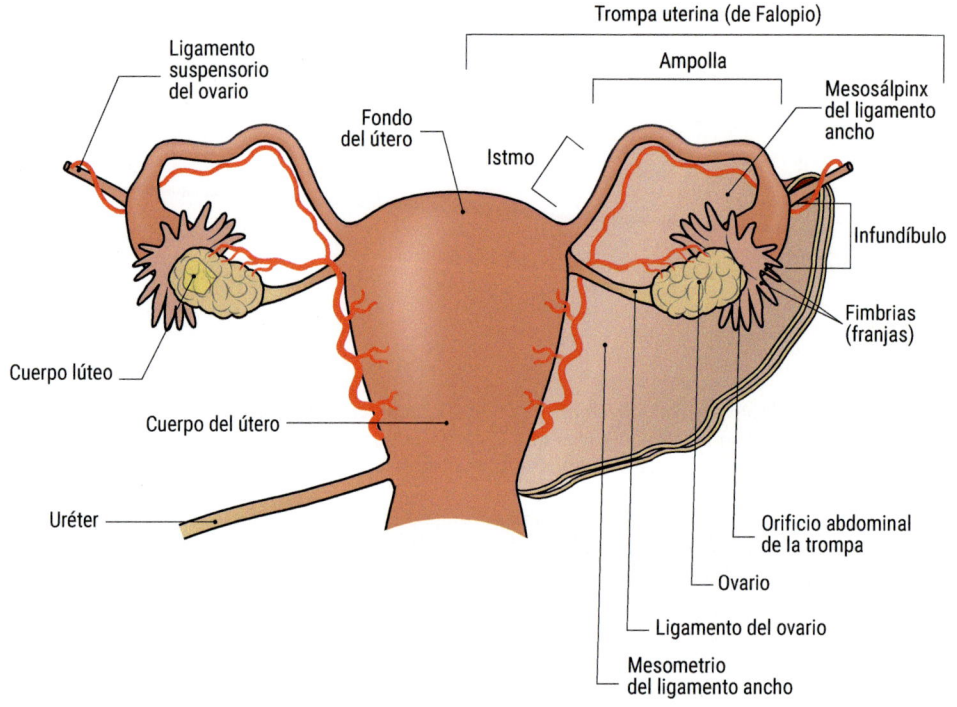

Figura 16-1. Representación gráfica de las diferentes porciones uterinas y su relación con los órganos vecinos.

fología triangular que es lugar de asiento para la gestación y que permite la comunicación entre el istmo y ambas trompas de Falopio (v. **Fig. 16-1**).

Estructuralmente, el cérvix se compone de epitelio y estroma. El epitelio recubre las superficies expuestas del cuello, tanto en su porción vaginal como en el canal endocervical. El estroma, responsable de la morfología y el volumen del órgano, está constituido por un tejido denso fibromuscular al que atraviesa una compleja trama vascular, linfática y nerviosa.

La porción del cuello uterino externa al orificio cervical externo se denomina exocérvix. Es la parte más fácilmente visualizable en la exploración con espéculo. Está recubierto en gran parte por epitelio escamoso estratificado no queratinizante. Es opaco, tiene entre 15 y 20 capas de células en las que se acumula glucógeno, y su color es rosado pálido (**Fig. 16-2**).

El endocérvix es la parte del cuello uterino interna al orificio cervical externo. Es el conducto que comunica el orificio cervical externo con el istmo. Está recubierto de un epitelio, denominado glandular y mucíparo, compuesto de una única capa de células cilíndricas. Su aspecto a la inspección es papilar, de color rosado a rojizo, con criptas glandulares y frecuentes cúmulos de moco (v. **Fig. 16-2**).

El límite entre el epitelio escamoso estratificado no queratinizante del exocérvix y el epitelio cilíndrico del endocérvix recibe los nombres de unión escamoso-cilíndrica, zona de transformación y limite escamocolumnar. Se presenta como un escalón lineal bien definido por los diferentes espesores de los epitelios pavimentoso y cilíndrico. La ubicación de la unión escamosa-cilíndrica en relación con el orificio cervical externo varía continuamente a lo largo de la vida de la mujer. Depende de

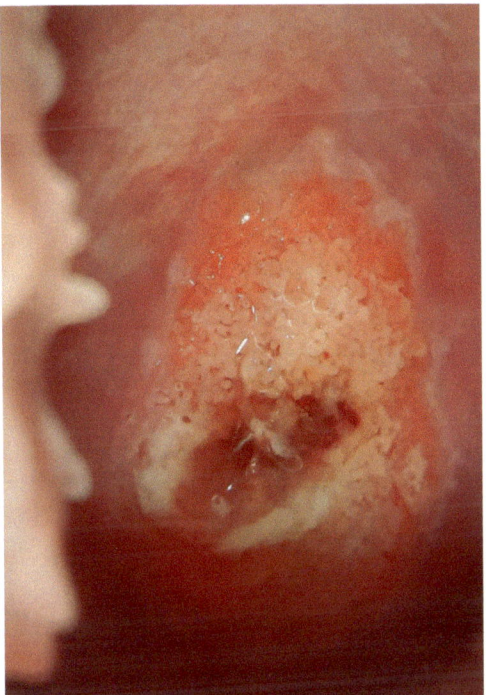

Figura 16-2. Epitelio glandular o mucíparo.

factores como la edad, el momento del ciclo hormonal, el embarazo, los traumatismos del parto y otras lesiones cervicales o el uso de anticonceptivos orales y dispositivos intrauterinos, entre otros.

La vascularización arterial del cuello uterino depende de las arterias ilíacas internas, a través de las divisiones cervical y vaginal de las arterias uterinas. Las venas del cuello uterino discurren paralelamente a las arterias hasta desembocar en la vena hipogástrica.

Los vasos linfáticos del cuello uterino desembocan en los ganglios ilíacos comunes, externo e interno, obturador y parametriales. En cuanto a la inervación del cuello uterino, procede del plexo hipogástrico. El endocérvix posee abundantes terminaciones nerviosas, contrariamente a lo que ocurre con el exocérvix. Esta circunstancia permite que buena parte de los procedimientos biópsicos y terapéuticos que se practican sobre la porción vaginal del cérvix puedan ser realizados sin anestesia.

CLASIFICACIÓN DE LAS LESIONES CERVICALES

El interés por el estudio de las lesiones del cuello uterino se remonta a los propios comienzos de la disciplina. Hace más de 60 años Frederic Fluhmann, profesor clínico de la Facultad de Medicina de la Universidad de Stanford (EE. UU.) estableció una clasificación de la patología benigna del cérvix que a día de hoy sigue estando plenamente vigente.

Para Fluhmann existen seis tipos de lesiones cervicales:

- Lesiones congénitas.
- Lesiones traumáticas.
- Estenosis y atresias.
- Cervicitis.
- Erosiones.
- Lesiones benignas.

A continuación, se tratará de revisar aquellas patologías que revisten un mayor interés para el clínico, complementando la clasificación de Fluhmann con una miscelánea en la que se incluyen diversas entidades no categorizables dentro de los seis grupos previamente expuestos.

Lesiones congénitas

Aunque no pueden ser consideradas estrictamente como lesiones cervicales, por motivos didácticos, se realizará una breve reseña de estas. En este grupo, se incluyen los defectos del conducto de Müller, los restos del conducto mesonéfrico y la erosión congénita.

Defectos del conducto de Müller

El cuello del útero se desarrolla a parti d los conductos paramesonéfricos (o conductos de Müller), en torno a las seis semanas de desarrollo embrionario. La fusión de ambos conductos en la línea media y su posterior canalización originan el cuerpo y el cuello uterinos, así como la parte superior de la vagina.

Las anomalías de los conductos müllerianos provienen de su ausencia, o de su fusión o reabsorción defectuosas.

La anomalía completa de fusión lateral provoca la duplicación de las estructuras reproductivas. Cuando el defecto lateral es de reabsorción, se produce el tabique uterino, que puede ser parcial o abarcar hasta comprometer todo el cuello uterino. Con respecto a los defectos de fusión vertical, la ausencia de desarrollo mülleriano provoca agenesia del cuello y del cuerpo uterinos.

Es frecuente que un doble cuello se asocie con un tabique vaginal longitudinal, lo que ejemplifica un defecto de fusión. En el defecto de reabsorción, se observa un hemicuello o bien un cuello uterino tabicado por un tracto muscular que puede ser una extensión de un segmento uterino inferior o tabique.

La agenesia cervical aislada es un fenómeno muy poco común. En cambio, la agenesia completa de útero y del tercio superior de la vagina ocurre en aproximadamente una de cada 4.000 niñas, y se denomina agenesia de Müller o síndrome de Mayer-Rokitansky-Küster-Hauser.

En torno al 25 % de las mujeres afectas por anomalías de los conductos müllerianos, presentan malformaciones en la vía urinaria, si bien sus ovarios son normales, lo que provoca un normal desarrollo de caracteres sexuales secundarios.

Restos del conducto mesonéfrico

También conocidos como quistes o restos de Gartner, corresponden a lesiones quísticas del conducto de Gartner. Son el resultado de la persistencia de vestigios de la parte caudal del conducto de Wolff.

Están revestidos de células cuboidales no secretoras de mucina, y casi siempre se localizan en las paredes anterolaterales de la vagina o en sus proximidades, siguiendo la ruta del conducto mesonéfrico (**Fig. 16-3**, donde adyacente al cérvix, a las 3 horarias, se aprecia un quiste de la cara lateral de la vagina, correspondiente a un quiste de Gartner). Representan en torno al 10 % de los quistes vaginales, y son

más comunes en la tercera y cuarta década de la vida.

De tamaño variable, suelen ser asintomáticos. Cuando su tamaño es mayor y debutan en la infancia, pueden manifestarse como una masa que compromete genitales internos y/o externos o bien como episodios irregulares de descarga vaginal, infección urinaria recurrente, incontinencia o incluso enuresis.

Erosión congénita

Descrita por Fischel en 1880, define a aquella seudolesión en la que ciertas zonas de epitelio cilíndrico endocervical se extienden desde el conducto cervical hasta el «hocico de tenca» (porción del cérvix que protruye en la vagina), pasando sobre el orificio externo (**Fig. 16-4**).

Al no haber pérdida del epitelio superficial, muchos autores prefieren el término *seudoerosión,* y puede ser considerada una variedad de ectopia, proceso que será tratado con mayor detalle en otro capítulo.

Exposición intrauterina a dietilestilbestrol

El dietilestilbestrol es un estrógeno no esteroideo sintético. Fue empleado entre los años

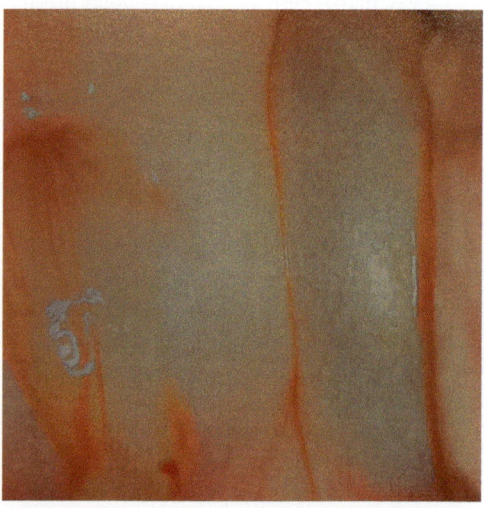

Figura 16-3. Quiste de Gartner.

1940 y 1971 para prevenir el parto prematuro, los abortos espontáneos, la emesis y otras complicaciones obstétricas, pero los estudios de farmacovigilancia de poscomercialización desaconsejaron su empleo en el ser humano hace ya más de 50 años, por su capacidad para atravesar la barrera placentaria y provocar diversas alteraciones fetales en lo relativo a la diferenciación de las células del aparato reproductivo. Entre ellas, se incluye la aparición de carcinoma vaginal de células claras.

Las hijas de aquellas madres expuestas a dietilestilbestrol pueden presentar diversas anomalías estructurales en el cérvix, entre las que se incluyen bandas, surcos circulares, protuberancias, «crestas de gallo», seudopólipos, hipoplasia cervical y tabiques transversales.

Lesiones traumáticas

A continuación, se describen los diferentes tipos de lesiones traumáticas.

Desgarros

De etiología obstétrica o provocados por tracciones, dilataciones cervicales forzadas y otros fenómenos traumáticos, pueden ser unilaterales, bilaterales o estrellados y, en ocasiones, llegan a interesar el orificio interno (**Fig. 16-5**). Se caracterizan por comprometer de un modo importante el estroma cervical, provocando una zona de transición escamocolumnar asimétrica. En ocasiones, provocan asimetrías en el volumen cervical.

Las laceraciones cervicales son complicaciones frecuentes del parto vaginal. El lugar en el que se producen más habitualmente es en las caras laterales del cérvix, y acontecen hasta en el 5 % de los partos vaginales.

El cerclaje cervical, el trabajo de parto precipitado, la extracción con ventosa y la nuliparidad son, entre otros, factores predisponentes para su aparición.

Las laceraciones cervicales que producen hemorragia vaginal abundante o que se extienden al segmento uterino inferior y/o a la pared vaginal precisan una reparación quirúrgica inmediata, pero afortunadamente no parecen repercutir de un modo importante en el pronóstico de los embarazos posteriores.

Perforaciones

Suelen acontecer durante procedimientos quirúrgicos, al colocar sondas cervicales de dilata-

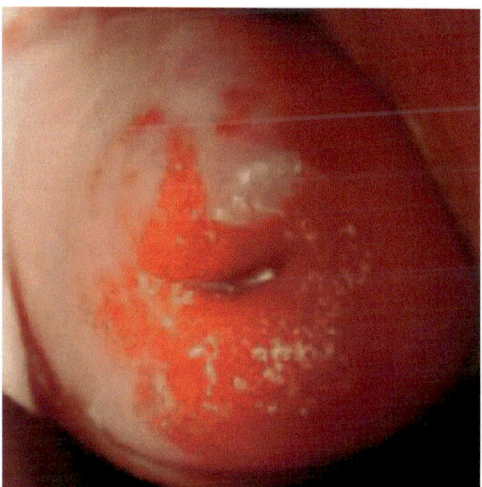

Figura 16-4. Erosión congénita de cérvix.

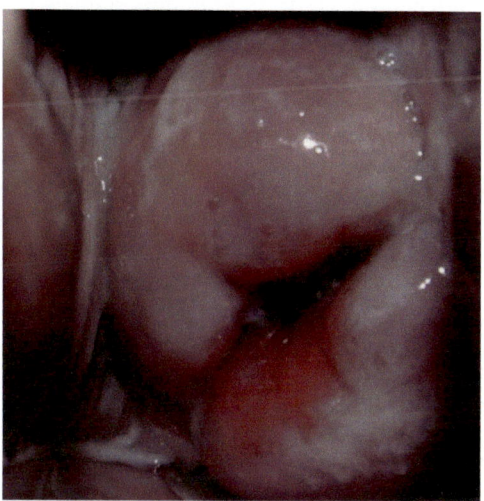

Figura 16-5. Desgarro cervical.

ción, por migración de dispositivos intrauterinos y también en el contexto de la aplicación de fuentes radiactivas. Presentan el principal riesgo del sangrado, en especial cuando comprometen las caras laterales del cérvix, por donde discurre la vascularización.

La íntima relación del cérvix con la vejiga y el recto hace recomendable una cuidadosa valoración de ambas estructuras cuando la lesión es detectada en un momento próximo al de su aparición, si bien su principal riesgo asociado es el sangrado.

Ulceraciones traumáticas

Son habituales en úteros prolapsados y ante el uso de pesarios u otros dispositivos vaginales con disposición inadecuada. Con menor compromiso estromal que los desgarros, pueden provocar sangrado anómalo, hemorragias, y en ocasiones, pueden sobreinfectarse. Cuando llegan a interesar el orificio interno, pueden provocar esterilidad; su presencia suele acompañarse de flujo anómalo, a veces maloliente, y la cicatrización anómala puede derivar en atresias parciales o totales.

Otras lesiones traumáticas

Por cuestiones didácticas, es importante señalar en este apartado tres entidades clínicas que adquieren una dimensión propia:

- Desprendimiento anular de cérvix: es una rara complicación obstétrica en la que, en el cuello uterino, se desvitaliza y desgarra durante el trabajo de parto. Los mecanismos etiológicos propuestos para su aparición incluyen el daño cervical previo, la incapacidad del orificio cervical externo para dilatarse y el compromiso vascular cervical derivado de la presión ejercida por la presentación del feto.
- Elongación cervical: incluida dentro del heterogéneo grupo de entidades que conforman los prolapsos de órganos pélvicos, provocan incomodidad en la paciente que

los padece y puede ocasionar erosiones, ulceraciones, hemorragias y distocias.
- Cuello restante: aquel que queda tras haber sometido a la paciente a una histerectomía subtotal. No ofrece particularidades especiales ni distintas del cérvix previo a la cirugía, ni a aquel que forma parte de un útero íntegro.

Estenosis y atresias

Se denomina así a la tendencia a la obstrucción parcial o total del canal cervical. Pueden ser congénitas o adquiridas por:

- Infecciones: gonococia, tuberculosis y sepsis polimicrobianas (puerperales o postaborto).
- Causa obstétrica: partos distócicos y traumáticos.
- Manipulaciones cervicales: sondas, curetajes y procedimientos quirúrgicos.
- Tumoraciones cervicales.
- Radioterapia/braquiterapia.
- Cuerpos extraños.
- Síndrome urogenital.
- Procedimientos quirúrgicos que comprometen el cérvix: amputaciones cervicales, conizaciones, traquelorrafias, etcétera.

Sea cual sea su causa, provocan síntomas variables, dependiendo de la edad de la paciente y la gravedad del proceso. Los síntomas más habituales son: dismenorrea, hematometra, hematosálpinx, piometra, piosálpinx, peritonitis, endometriosis, leucorrea purulenta y esterilidad. Además, dificultan de un modo notable tanto la inspección cervical como las exploraciones histeroscópicas, los legrados, la colposcopia e incluso la simple toma citológica.

Mención especial merecen por su frecuencia y actualidad las lesiones cervicales derivadas de la realización de conizaciones cervicales. Los cuellos posconización suelen presentar unas arrugas y surcos característicos, delimitados por un halo de color blanco rosáceo (cuando se produce un epitelio maduro). A veces el epitelio es friable y presenta zonas hemorrágicas con escoriaciones (**Fig. 16-6**).

Cervicitis

Se trata de una patología de alta prevalencia, es la inflamación aguda o crónica del cérvix, generalmente secundaria a una patología infecciosa uterovaginal.

Suele cursar con una secreción vaginal patológica (purulenta o saniosa), cuyas características macroscópicas con frecuencia orientan sobre la etiología, pero también pueden ser asintomáticas. En ocasiones, pueden asociarse coitorragia, metrorragia intermenstrual y friabilidad de la mucosa a la exploración.

El cérvix suele encontrase enrojecido y edematoso, presenta un aumento en la vascularización y, con frecuencia, muestra erosiones a la vez que se aprecia la salida del flujo patológico a través del orificio cervical externo. Desde el punto de vista histológico, se caracterizan por la presencia de una abundante infiltración tisular por leucocitos polimorfonucleares, linfocitos o histiocitos, un aumento marcado de la vascularización e hipertrofia del epitelio glandular. En la exploración colposcópica, se suele apreciar una microangioarquitectura alterada, con un notable aumento de capilares sanguíneos superficiales, que conforman un patrón de punteado difuso (**Fig. 16-7**).

Los gérmenes que con mayor frecuencia producen cervicitis son: *Neisseria gonorrhoeae, Chlamydia trachomatis,* el virus del herpes simple, el virus del papiloma humano (VPH), *Trichomonas vaginalis, Mycoplasma genitalium, Cytomegalovirus* y enterobacterias.

La presencia de máculas rojizas no confluentes es muy característica de la infección por *T. vaginalis* y recibe el nombre de colpitis «en fresa». A través del colposcopio, dichas lesiones presentan unos bordes estrellados y, aunque a cierta distancia, impresionan ser yodo-negativas, la visión aumentada permite detectar captaciones tenues en su región central (**Fig. 16-8**).

La presencia de un cérvix inflamado y eritematoso con grumos blanquecinos pegajosos adheridos es muy característica de la infección micótica (**Fig. 16-9**). En la infección por *Gardnerella vaginalis,* el cuello suele encontrarse también inflamado, pero la secreción es de color blanco grisáceo, viscosa y fétida.

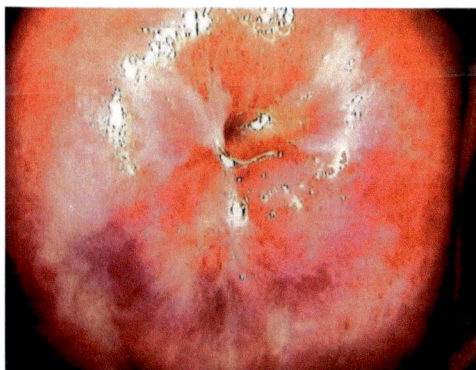

Figura 16-6. Cérvix cicatricial posconización.

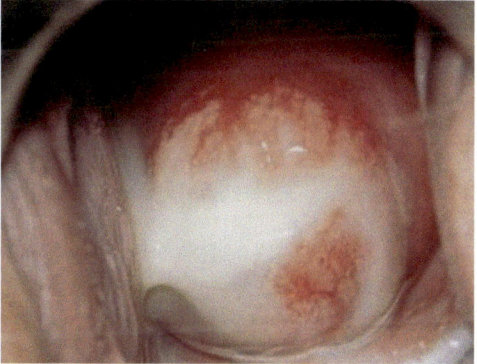

Figura 16-7. Cervicitis con secreción patológica.

La infección por virus del herpes rara vez afecta al cérvix y muy ocasionalmente lo hace de modo exclusivo, pero cuando lo hace, provoca ulceraciones pequeñas y múltiples, y muy raramente cervicitis necrosante.

La cervicitis crónica suele ser producida por gérmenes inespecíficos, y cursa con leucorrea inespecífica no siempre maloliente y en ocasiones dolor pélvico. En el momento de la inspección, el cuello presenta un color rojo intenso, y suele encontrarse desgarrado, erosionado o con ectropión (**Fig. 16-10**).

Existen también infecciones infrecuentes que pueden comprometer el cuello uterino provocando lesiones características:

- Úlcera luética: lesión primaria o secundaria de la sífilis, suele ser una lesión única casi siempre localizada en el labio anterior, ovalada, «en embudo», con bordes elevados y duros. El fondo se presenta mamelonado y endurecido, con un exudado grisáceo y frecuentes restos necróticos. La mucosa periférica suele encontrarse empastada. En la visión al colposcopio, la úlcera suele presentar en sus bordes unos vasos regulares en disposición radial.

- Linfogranuloma venéreo: provocado por *C. trachomatis*, provoca pústulas indoloras que se ulceran y secretan un contenido sanioso a las que seguirán, entre 2 y 6 semanas después, adenopatías inguinales supurativas.
- Chancroide o chancro blando: provocado por *Haemophilus ducreyi*. Provoca úlceras rodeadas por un borde rojo delgado que pronto se llenan de pus. Al romperse, dejan una erosión dolorosa.
- Actinomicosis cervical: secundaria a la contaminación del instrumental quirúrgico o de los dispositivos intrauterinos, provoca lesiones cervicales en forma de tumor nodular, úlcera o fístula.
- Esquistosomiasis cervical: es una enfermedad secundaria al compromiso de las venas pélvicas o uterinas por la bacteriemia causada por *Schistosoma haematobium*. Se manifiesta, bien como un tumor papilar grande que presenta úlceras y sangra al contacto, lo que en ocasiones simula un carcinoma de cérvix, bien como formaciones polipoideas endocervicales que provocan metrorragias poscoitales e intermenstruales.
- Quistes equinocócicos: provocados por *Echinococcus granulosus* y *Echinococcus multilocularis*, provocan lesiones quísticas atípicas, de contenido seroso/marronáceo.
- Lesiones granulomatosas: cuerpos extraños, tuberculosis, sífilis terciaria, amebiasis, esquistosomiasis, brucelosis, tularemia, sarcoidosis y granuloma inguinal pueden manifestarse como nódulos, ulceraciones o tejido granular que, en ocasiones, pueden simular un carcinoma de cérvix. Se asocian a la aparición de un exudado inflamatorio crónico, compuesto por linfocitos, células gigantes e histiocitos.

El diagnóstico suele estar basado en la realización de estudios microbiológicos y biopsias cervicales.

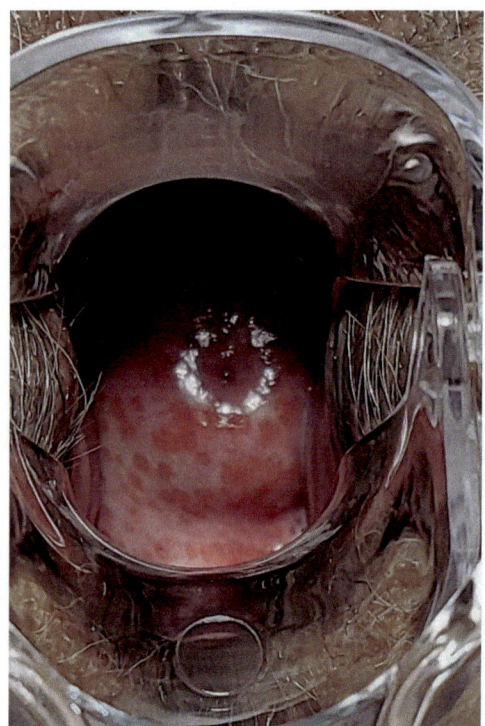

Figura 16-8. Cervicitis «en fresa» característica de la infección por *Trichomonas vaginalis*.

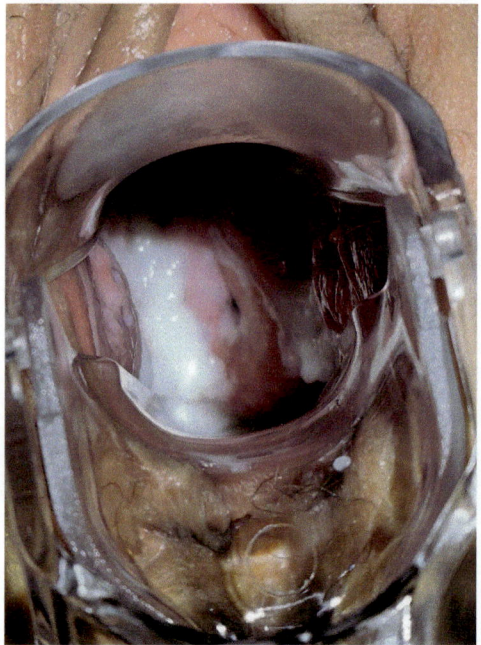

Figura 16-9. Cervicitis con leucorrea característica de infección micótica.

La presencia de edema junto a la hipertrofia del epitelio cilíndrico y un moco cervical amarillento, espeso y pegajoso, es típica de la infrecuente afectación cervical por tuberculosis (**Fig. 16-11**). En ocasiones, pueden aparecer nódulos tuberculosos y lesiones ulcerativas con fondo granuloso exuberante, cuyo diagnóstico diferencial con el carcinoma invasor de cérvix es dificultoso por la simple inspección cervical.

Erosión

El término en sí alude a una pérdida de sustancia en la superficie del cérvix, circunstancia que no todos los autores aceptan, por lo que no es infrecuente encontrar en la literatura científica descripciones de *seudoerosión*.

El término de erosión ha sido ampliamente empleado a lo largo de los últimos 200 años. Ya en 1841, Lispanc lo utilizaba para describir las pérdidas de epitelio superficial cervical, de un modo equivalente a como Churchill las definiría en 1857: «cuando el cérvix inflamado se expone a la vista con el espéculo, se aprecia que su superficie ofrece un matiz rojo vivo, en lugar del color rosado normal».

El trabajo de Fischel sobre *erosión congénita* de 1880 sugirió que la erosión cervical está provocada por la invasión superficial del epitelio cilíndrico, que se extiende desde el conducto endocervical hasta el «hocico de tenca». Sin embargo, a principios del siglo pasado, Roberto Meyer afirmó que el clásico concepto de erosión no podía ser aceptado en tanto que la seudoerosión era el resultado obligado de un proceso inflamatorio endocervical, es decir, que, para Meyer, la erosión no es más que «un estigma de la cervicitis». El autor describió incluso los cuatro períodos que subyacen a la formación de una seudolesión y que, aún a día de hoy, siguen plenamente vigentes, al menos en lo relativo a los hallazgos histológicos que definen a la entidad:

- El moco cervical tóxico macera el epitelio ectocervical formando una erosión verdadera.

- Proliferación del epitelio endocervical hasta recubrir la zona erosionada.
- Proliferación del epitelio ectocervical insinuándose por debajo del epitelio endocervical ectópico.

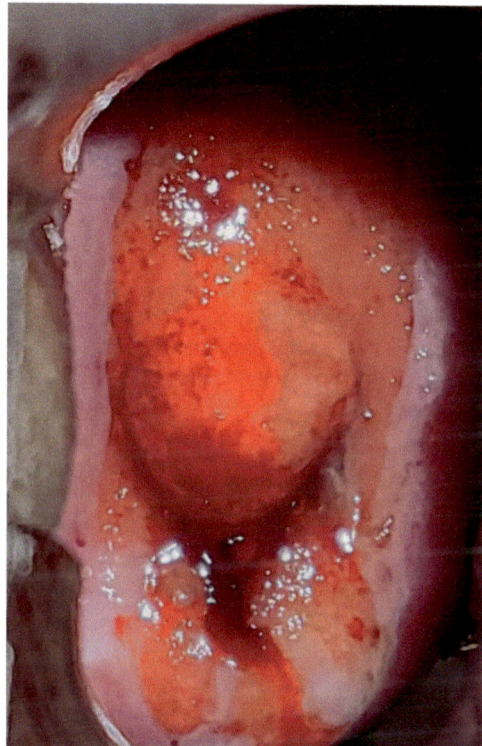

Figura 16-10. Cervicitis crónica.

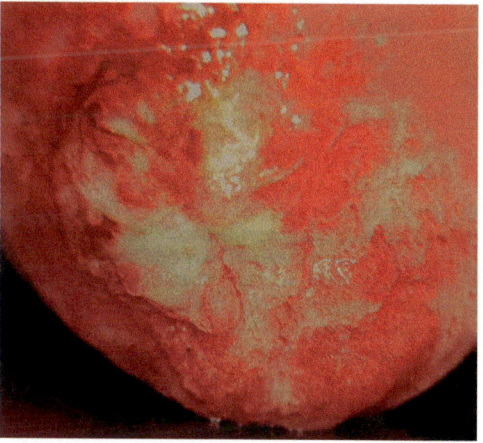

Figura 16-11. Tuberculosis cervical. (Cortesía del doctor José Castellano Jurado).

- El epitelio ectocervical rellena los espacios glandulares curando la seudoerosión.

Al margen de consideraciones históricas y considerado por muchos autores como un término anacrónico, en el momento actual, se entiende por erosión la ausencia de tejido pavimentoso de revestimiento de un área más o menos extensa del cuello uterino (**Fig. 16-12**). El corion, que queda al descubierto, no presenta alteraciones. En cambio, se entiende por úlcera la pérdida de los epitelios pavimentoso y conectivo suprayacente, lo que deja al descubierto el corion, que participa de forma activa en el proceso (**Fig. 16-13**).

Desde el punto de vista macroscópico, las erosiones son lesiones similares a las ulceraciones cervicales, con un aparente menor compromiso estromal. Comprometen esencialmente el epitelio de revestimiento cervical y son frecuentes en pacientes portadoras de dispositivos intrauterinos cuyos hilos rozan el epitelio de revestimiento, ante el uso de anillos vaginales, copas menstruales y otros dispositivos vaginales que ejercen un efecto traumático o de fricción sobre el cérvix, y también en coitos traumáticos, particularmente cuando existe un síndrome urogenital asociado.

Como norma general, cuanto más alejadas están las erosiones y las úlceras del orificio cervical, tanto más benigno es el significado que tienen. La úlcera neoplásica suele presentar superficie y bordes irregulares, corion friable, atipia vascular y hallazgos colposcópicos anormales periféricos (**Fig. 16-14**).

En las lesiones cervicales secundarias al prolapso de órganos pélvicos, la exteriorización del epitelio pavimentoso del cérvix y la vagina causa procesos de acantosis e hiperqueratosis que provocan una seudoepidermización del cuello uterino, cuyo color y rugosidad recuerdan a una piel reseca e hipertrófica, en ocasiones ulcerada por el roce o la simple exposición (v. **Fig. 16-13**).

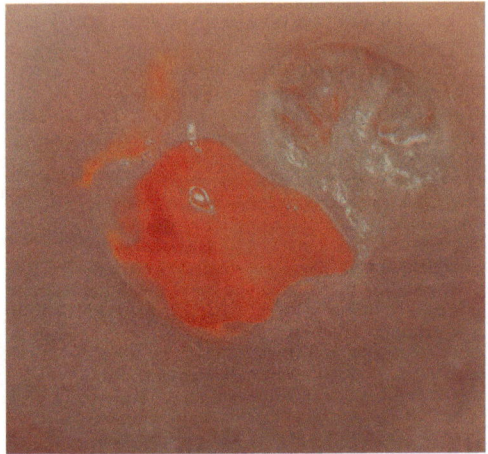

Figura 16-12. Erosión cervical con exposición del corion subyacente al epitelio, que no se encuentra comprometido.

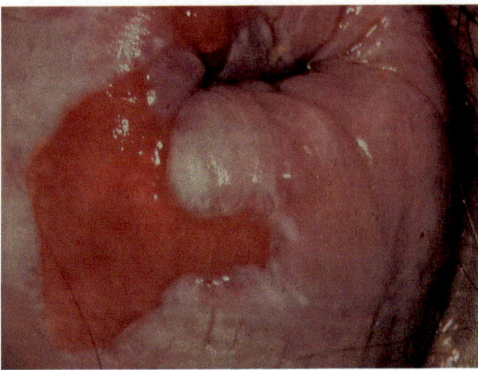

Figura 16-13. Úlcera cervical con afectación de epitelios pavimentoso y conectivo.

- Pólipos.
- Condilomas.
- Papilomas.
- Miomas/fibromas.
- Endometriosis.
- Trastornos vasculares.
- Lipomas.

A ellas se añadirán un grupo heterogéneo de lesiones al que se denomina *miscelánea*.

Neoplasias benignas

La clasificación de Fluhmann consideraba dentro de este grupo siete entidades:

Pólipos

Son protuberancias digitiformes de tamaño variable que surgen de la superficie mucosa

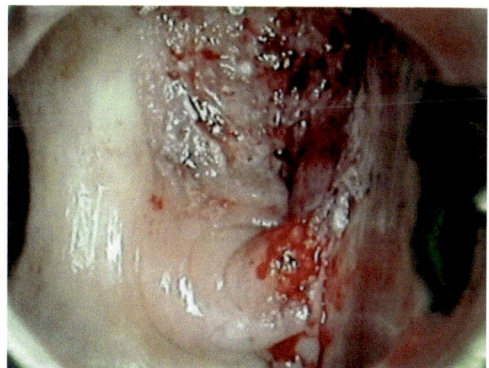

Figura 16-14. Úlcera neoplásica.

del cuello uterino. La mayoría se originan a partir de la porción endocervical del cérvix, pero algunos dependen de la mucosa exocervical (Fig. 16-15).

Se componen de un armazón de tejido conjuntivo y vascular recubierto de epitelio columnar, escamoso o escamocolumnar. Con frecuencia, presentan extravasación vascular y un infiltrado inflamatorio difuso constituido por linfocitos, leucocitos polimorfonucleares y células plasmáticas.

Existen cuatro variedades histológicas principales de pólipos: mucosos, adenomatosos, fibrosos y angiomatosos. Variedades más infrecuentes son: el pólipo seudobotriode, el pólipo mixto con elementos endocervicales y endometriales y el pólipo decidual asociado a la gestación, caracterizado por extensos fenómenos de congestión y necrosis.

Se considera que son las lesiones benignas cervicales más comunes, aunque su incidencia real no se encuentra bien establecida. Son infrecuentes antes de la menarquia y, aunque pueden aparecer en la posmenopausia, son especialmente frecuentes en la edad reproductiva y, en especial, en multigrávidas.

Se desconoce su etiología, aunque se ha invocado el posible papel en la misma de: infecciones, cervicitis crónica, hiperplasia, estímulos hormonales anómalos y ectasia vascular.

La mayoría son benignos y, con gran frecuencia, son diagnosticados de forma incidental, si bien existe consenso generalizado a la hora de recomendar su extirpación para el estudio anatomopatológico, al existir unas tasas

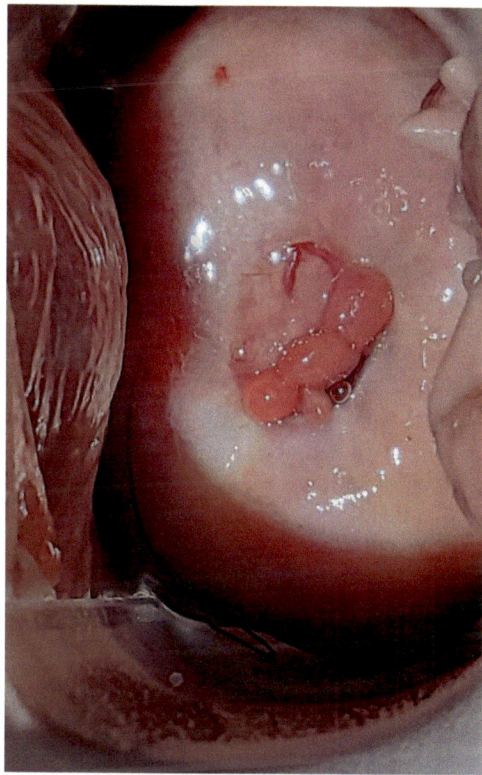

Figura 16-15. Pólipo exocervical.

de malignización que podrían rondar, según las series, entre el 2,25 por 1.000 y el 1,5 % de los casos. Cuando son sintomáticos, provocan metrorragia intermenstrual, coitorragia, leucorrea e hipermenorrea. También pueden sobreinfectarse y sufrir torsión.

Su aspecto varía dependiendo de la variedad histológica. En general, son lesiones blandas, suaves al tacto, de color variable (que oscila entre el rosa pálido y el rojo vivo). Generalmente pediculados y con una superficie regular, festoneada, granular o flamígera, surgen como resultado de hiperplasia local de la parte inferior del cuello uterino. Aun así, conviene tener presente que, en ocasiones, algunos cánceres cervicales se presentan como como una masa polipoide.

Los pólipos pequeños y rosados suelen corresponder a la variante mucinosa. Los adenomatosos suelen ser más grandes y rojizos. Cuando presentan petequias, manchas hemorrágicas, erosiones y necrosis, suelen corresponder a la variedad fibrosa, y cuando su coloración es violácea y su aspecto sésil, suelen ser angiomatosos.

Con frecuencia, experimentan fenómenos de metaplasia, y en las escasas ocasiones en que malignizan, lo hacen en forma de carcinoma de células escamosas y, más infrecuentemente, en forma de adenocarcinoma.

En general, los pólipos endocervicales son rojos, alargados y frágiles. Su tamaño oscila desde unos pocos milímetros hasta varios centímetros y, en ocasiones, llegan a protruir a través del introito. Suelen estar unidos a la mucosa endocervical, cerca del orificio cervical externo, mediante un pedículo estrecho, pero en ocasiones tienen una amplia base de implantación.

Los pólipos ectocervicales suelen ser de color rosa pálido. Redondeados o alargados, suelen tener un pedículo amplio. Surgen de las células externas (exocervicales) del cuello uterino y sangran con menor frecuencia que los pólipos endocervicales. Desde el punto de vista microscópico, suelen ser más fibrosos que los endocervicales, presentan escasas glándulas mucosas o carecen de ellas y están cubiertos de epitelio escamoso estratificado. Su diagnóstico diferencial incluye el cáncer cervical polipoideo y el resto de neoplasias benignas de las que trata el presente apartado.

Condilomas

La infección cervical por el VPH puede manifestarse de diversas formas:

- Punteado blanquecino: lesiones pequeñas, redondeadas, de color blancuzco perlado, lisas, levemente sobreelevadas y con ligero engrosamiento queratósico. Reciben la denominación de condilomas planos (*flat condiloma*). Estas lesiones se magnifican con la impregnación cervical con ácido acético al 5 %, tiñéndose levemente con la prueba de Schiller. A veces se presentan como orificios glandulares cornificados (**Fig. 16-16**).

- Mosaiciforme: área bien delimitada, de forma y dimensiones variables, sobreelevada sobre el plano rosa pálido de la mucosa exocervical. En la visión colposcópica, está compuesta por múltiples campos poligonales u ovalados, separados invariablemente por finos márgenes rojizos con capilares de calibre uniforme, no dilatados, que captan yodo de manera irregular (**Fig. 16-17**).

- Florida: proliferación blanquecina sobreelevada sobre el plano de la mucosa. De superficie mamelonada, está formada por un conglomerado de pequeñas papilas en cada una de las cuales se transparenta un capilar. Cuando se aplica ácido acético, el epitelio pavimentoso enmascara los vasos dejando en evidencia una superficie rugosa, áspera, con yodorreactividad irregular. Recibe también las denominaciones de *papilomatosis, papilas arborescentes* y *papilomas verrugosos* (**Fig. 16-18**). Tiene una versión muy sutil denominada *microflorida*.

- Queratosiforme: tiene el aspecto de un área queratósica sobreelevada sobre el plano de la mucosa. Es intensamente blanca, avascular y de bordes regulares (**Fig. 16-19**).

- Micropapilar: pequeñas proliferaciones papilares finas, múltiples y fluctuantes que, después de la aplicación del acético al 5 %, presentan un epitelio blanco hiperqueratósico periférico con un epitelio translúcido central en el que suele apreciarse un capilar. Recibe también el nombre de *condiloma velloso* o *papilomatosis en placas* (**Fig. 16-20**).

Papilomas

Son neoplasias benignas que se encuentran siempre en la porción vaginal del cuello uterino. Existen dos tipos, la proyección papilar solitaria y el condiloma, que ha sido desarrollado en el apartado previo.

No presentan síntomas característicos, por lo que con frecuencia se descubren incidentalmente en exámenes de rutina o en colposcopias. Se manifiestan habitualmente como proyecciones papilares del exterior del cuello uterino.

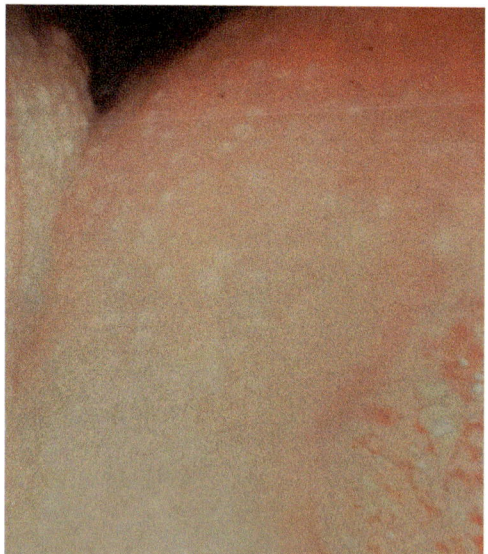

Figura 16-16. Condilomatosis cervical en forma de punteado blanquecino con áreas de cornificación en orificios glandulares.

Figura 16-17. Condilomatosis cervical en forma de mosaico.

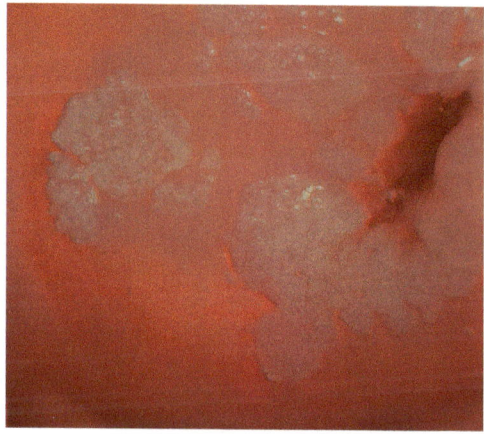

Figura 16-18. Condilomatosis cervical florida.

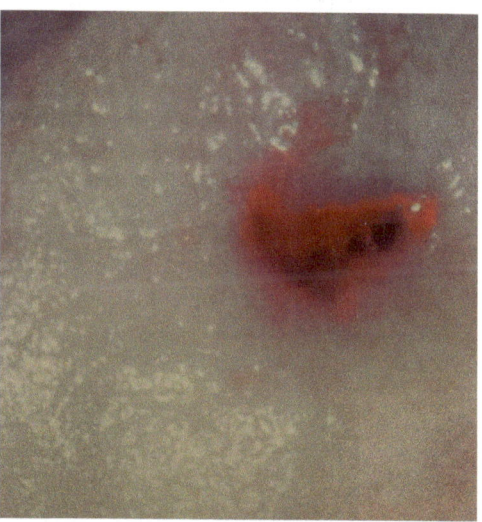

Figura 16-19. Condilomatosis cervical queratosiforme.

Miomas/fibromas

La escasa presencia de músculo liso en el estroma cervical hace posible, aunque poco frecuente, la aparición de fibromas en el cuello de útero. Son 12 veces menos frecuentes que los dependientes del cuerpo uterino.

Suelen ser lesiones únicas, sésiles, sólidas y duras, de tamaño variable y aspecto liso y carnoso. Desde el punto de vista histológico, son indistinguibles de los que dependen del cuerpo uterino.

Según su tamaño y localización cervical, pueden producir metrorragia, dolor, sensación de ocupación vaginal, obstrucción urinaria y/o rectal y distocia de tejidos blandos.

Si son pequeños o asintomáticos, no requieren tratamiento. Cuando producen síntomas, suelen extirparse, preferentemente por vía transvaginal. Su recurrencia después de la extirpación es infrecuente.

En ocasiones, los leiomiomas submucosos del cuerpo uterino pueden peduncularse y progresar a través del canal endocervical hasta dilatar el orificio cervical externo, sobresaliendo a través de

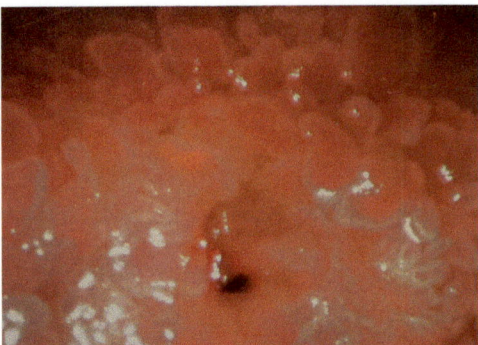

Figura 16-20. Condilomatosis cervical micropapilar.

este en forma de lesión redondeada desprovista de epitelio de revestimiento, con una superficie irregular congestionada y frecuentes sufusiones hemorrágicas o incluso áreas de necrosis.

Endometriosis

Se define como tal a la presencia de tejido endometrial en el cuello uterino. Su prevalencia es desconocida, aunque se estima que está presente como hallazgo incidental hasta en el 0,5 % de las colposcopias.

Existen varias teorías para tratar de explicar su etiología: metaplasia celómica, implante de células endometriales sobre lesiones traumáticas cervicales o propagación al cuello uterino desde un foco de endometriosis del tabique rectovaginal o de la superficie serosa de la porción supravaginal del cuello.

Su diagnóstico definitivo es histológico, evidenciando una mucosa endometrial típica en el estroma cervical, o bien en una localización subyacente al epitelio pavimentoso de superficie, que en no pocas ocasiones presenta ulceraciones.

La endometriosis cervical puede presentarse de tres formas (**Figs. 16-21** y **16-22**):

- Quística: a modo de formación redondeada semejante al quiste de Naboth, pero de coloración azulada, cuya punción deja escapar un líquido achocolatado.
- Ulcerosa: se presenta como áreas rojas, congestivas y desepitelizadas, sin flogosis periférica.

- Plana: en forma de placas rojas congestivas que durante la menstruación sufren tumefacción y sangrado. Suelen disponerse alrededor del orificio cervical externo, de forma anular.

En su diagnóstico diferencial, deben contemplarse: sufusiones hemorrágicas, hemangiomas, quistes de Naboth hemorrágicos, quistes mesonéfricos, deciduosis y ulceraciones tuberculosas, sifilíticas y tumorales.

Trastornos vasculares

Resultan infrecuentes, en este apartado se incluyen los tumores vasculares, las malformaciones arteriovenosas y, en general, todos aquellos procesos patológicos benignos que afectan a la vascularización del cérvix. En este apartado, se incluye también una entidad clásica, obsoleta como concepto, denominada *área roja no característica*. Alude a toda aquella lesión cervical desprovista de un aspecto particular, de bordes irregulares, levemente sobreelevada y friable al microtraumatismo.

Lipomas

Los tumores lipomatosos de útero constituyen una curiosidad histológica benigna de muy baja incidencia. Están conformados por una proporción diferente de tejido graso y músculo liso, por lo que pueden asentar, comportarse y evolucionar de igual forma que los leiomiomas uterinos puros. También son llamados tumores mesenquimatosos mixtos. Generalmente son un hallazgo histológico incidental posterior a una cirugía ginecológica por otro motivo, pero en algunas ocasiones son detectados al realizar una revisión a una mujer asintomática.

Miscelánea

En este apartado, se incluyen ocho entidades no categorizables dentro de la clasificación de la patología benigna del cérvix de Fluhmann.

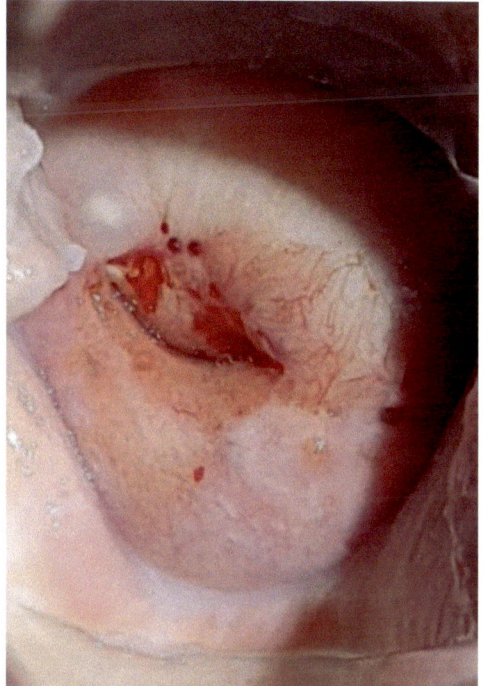

Figura 16-21. Punteado endometriósico cervical.

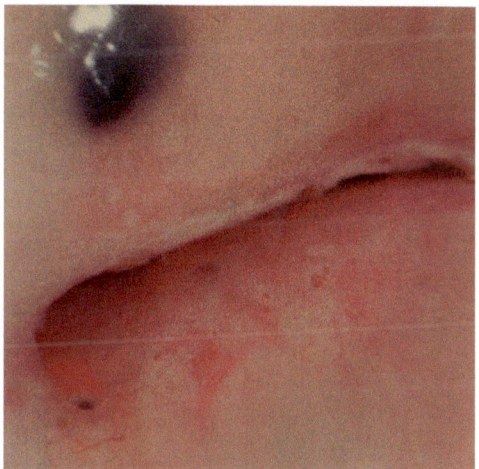

Figura 16-22. Punteado endometriósico cervical.

Ectopia y ectropión

Aunque no son en sí una lesión cervical, su reconocimiento es esencial para poder realizar un adecuado diagnóstico diferencial de las diversas anomalías cervicales, motivo por el que se exponen en este capítulo.

Ambos conceptos aluden a la presencia de un epitelio de revestimiento cilíndrico mucíparo en el exocérvix).

Para mayor precisión, se define al ectropión por la presencia exocervical de mucosa endocervical *in toto* (es decir, que comprende el epitelio de superficie, glándulas y estroma), mientras que la ectopia es la presencia anormal de epitelio de superficie en forma de pequeñas papilas arquitectónicamente semejantes a las vellosidades intestinales.

El ectropión deriva de la exposición hacia el exterior de una mucosa de localización originaria endocervical, que como consecuencia de un hecho traumático (dilatación, laceración durante el parto o por cirugía, etc.), queda expuesta hacia la vagina.

La ectopia es congénita y se produce por sustitución incompleta del epitelio mülleriano, que en un principio revestía el exocérvix y la vagina, por el epitelio urogenital. El epitelio urogenital, al emerger desde las capas profundas, forma el llamado *epitelio nativo* que en condiciones de «perfección anatómica» tapiza la vagina y el exocérvix. Cuando la ectopia interesa a una parte más o menos amplia de la vagina, toma el nombre de *adenosis*.

Es importante señalar que el epitelio mülleriano que a menudo se mantiene sobre el exocérvix, constituyendo la ectopia/adenosis, antes de ser mucíparo, puede diferenciarse en epitelio pavimentoso diferente al nativo (p. ej., no contiene glucógeno, por lo que resulta yodo-claro con la prueba de Schiller). En estos casos, recibe el nombre de *metaplasia congénita*.

La ectopia se presenta como una zona más o menos completamente periorificial que casi siempre presenta un color más rojo con respecto al área periférica que la circunda de epitelio pavimentoso (**Fig. 16-23**). Su superficie es uniforme y aterciopelada, con aspecto fino y regularmente granular y con vascularización poco evidente. Cuando se aplica acético, la superficie se torna blanca, evidenciándose apéndices esferiformes en cuyo interior se aprecia un capilar.

El ectropión (**Fig. 16-24**) se diferencia con facilidad de la ectopia por su asimetría, la superficie irregular a menudo atravesada por surcos y la presencia de papilas de tamaño irregular y aspecto menos enrojecido que la ectopia. La aplicación del acético provoca efectos similares en el entropión y la ectopia, pero en el primero, se magnifican las papilas, los surcos y los orificios glandulares de un modo más marcado que en la segunda.

Finalmente y como consideración didáctica, es importante señalar que, en los tratados de colposcopia de finales del siglo XX, causó fortuna como entidad propia un concepto hoy obsoleto: la *eversión cervical*. El término *eversión* es aplicado a aquellas zonas en las cuales la mucosa cervical está expuesta como resultado de desgarros del cérvix. Para autores como Fluhmann, «la eversión no equivale al ectropión, en tanto que este último hace referencia al prolapso de la mucosa endocervical con orificio intacto o como consecuencia de una herida».

Quistes de Naboth

Se desarrollan cuando una hendidura en el epitelio endocervical columnar se cubre de metaplasia escamosa. Tienen una apariencia translúcida, amarillenta o azulada, y su tamaño puede oscilar desde pocos milímetros a varios centímetros (**Fig. 16-25**). Son también denominados quistes de retención, mucinosos o epiteliales.

Son característicos de la edad reproductiva, y se consideran como un proceso de reparación anómalo después de un traumatismo cervical. La capa submucosa es la localización más común, y rara vez son profundos. Son tan frecuentes que se consideran una característica normal de la anatomía del cuello uterino.

Dependiendo de su tamaño y su localización, pueden ser asintomáticos o producir hematometra, sangrado uterino anormal, obstrucción en el canal del parto y compresión vesicorrectal.

Queratosis

Alude a la «mancha blanca» apreciable mediante la simple inspección del cérvix, sin necesidad de aplicar sobre él ácido acético (**Fig. 16-26**).

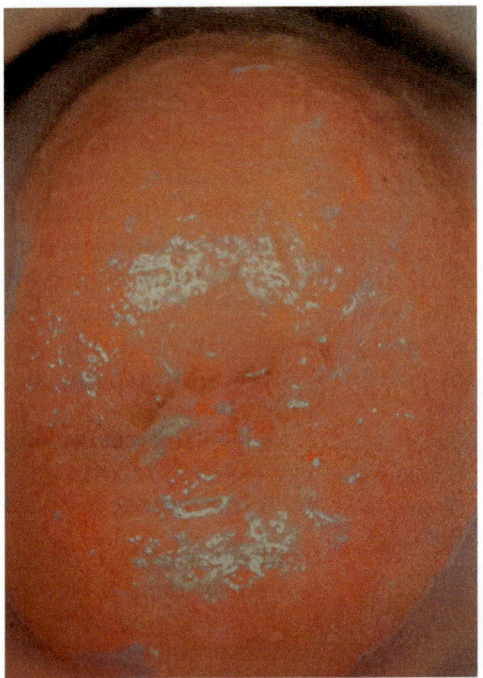

Figura 16-23. Ectopia cervical.

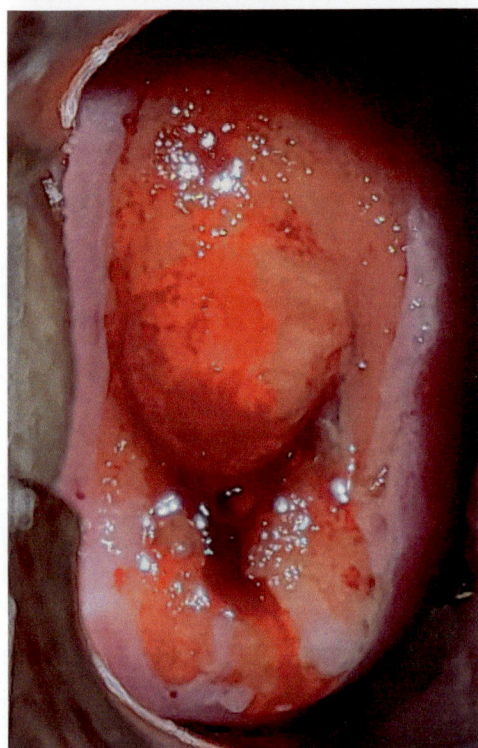

Figura 16-24. Ectropión.

De etiología no del todo conocida, se ha sugerido que en su génesis puede estar involucrada la infección cervical por diversos virus, entre los cuales se incluye el VPH. Histológicamente está caracterizada por una alteración en la maduración cervical que provoca diversos grados de queratinización, a la que podrían contribuir factores irritativos crónicos locales. El signo histológico clave para su diagnóstico es la paraqueratosis.

Puede presentar un aspecto plano o sobreelevado, y su superficie, blanquecina, es lisa o rugosa, pero siempre se encuentra desprovista de vascularización. La aplicación de acético no suele modificar su aspecto sustancialmente.

La placa queratósica tiende a descamarse con facilidad, permitiendo apreciar el estrato subyacente, caracterizado por una rica vascularización regular puntiforme.

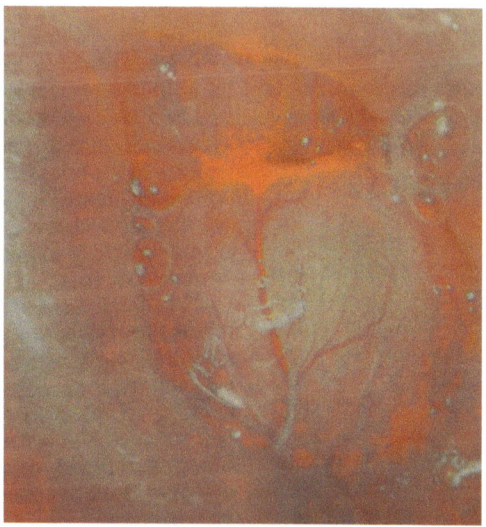

Figura 16-25. Quiste de Naboth.

Deciduosis

Representa el cuadro colposcópico más peculiar del embarazo. Alude a la presencia de una ectopia decidual, es decir, a la aparición en la zona del estroma cervical de modificaciones que pueden asimilarse a las que fisiológicamente se producen en el endometrio durante el embarazo. Puede encontrarse hasta en el 30 % de las colposcopias realizadas durante el embarazo y, cuando aparece, lo hace de modo precoz, en torno a la 12ª semana de gestación. Su aspecto depende de la profundidad del fenómeno estromal y del tipo de epitelio de revestimiento.

La deciduosis se caracteriza por la aparición de un área intensamente roja, plana o más frecuentemente sobreelevada, suprayacente a la cual puede apreciarse un epitelio pavimentoso adelgazado y una zona de transformación y epitelio glandular con papilas congestionadas, que se tornan de color blanco amarillento con la tinción con acético (**Fig. 16-27**).

Fibrosis cervical

Las lesiones cervicales derivadas de flogosis repetidas y procedimientos que dejan al des-

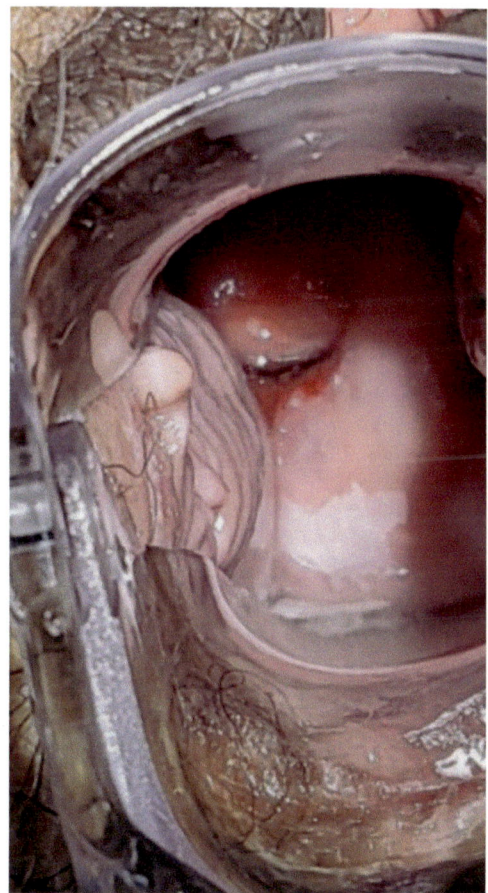

Figura 16-26. Queratosis cervical.

nudo el tejido conectivo cervical tienden a repararse, tras la eliminación del tejido necrótico, mediante un tejido de granulación que se transforma en fibrosis. Dicho proceso suele extenderse entre 6 y 12 semanas, y acaba por provocar la aparición en el cérvix de un tejido conectivo fibroso escasamente vascularizado con vasos irregulares y varicosos. El epitelio superpuesto a este tejido conectivo fibroso se encuentra pobremente vascularizado, lo que aumenta su fragilidad, facilitando la aparición de úlceras. La progresión del proceso fibrótico estenosa con frecuencia el orificio cervical externo, impidiendo la correcta visualización del canal (v. **Fig. 16-6**).

En la fibrosis posradioterapia, suelen producirse atipias vasculares difícilmente diferenciables de las existentes en un carcinoma.

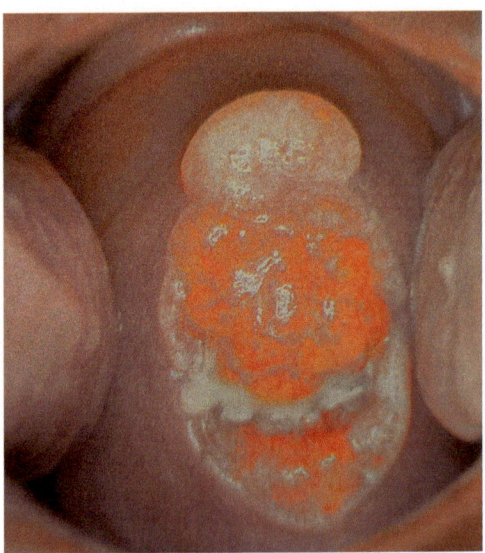

Figura 16-27. Deciduosis.

Amebiasis cervical

Por infección venérea directa, *Amoeba histolytica* puede provocar ulceración cervical de localización excéntrica (distante del orificio cervical), cubierta por tejido necrótico y que sangra con facilidad.

Colpitis enfisematosa

También denominada colpohiperplasia quística, *pneumatosis cystoides vaginae*, cervicocolpitis enfisematosa y aerogranulomatosis, es una infrecuente entidad de la que apenas se han descrito 150 casos en la literatura médica.

Vagina y cérvix presentan múltiples quistes de pequeño tamaño, similares a las lentejas, de color blanco amarillento, o azulado si se ha producido hemorragia intraquística. La mucosa que rodea a los quistes presenta un ligero edema, pero lo más característico de esta entidad es la crepitación vaginal al introducir el espéculo, derivada del contenido gaseoso de los quistes.

Se desconoce su etiología, pero su evolución es favorable, hasta la completa remisión espontánea del cuadro en semanas.

PUNTOS CLAVE

- La ubicación de la unión escamosa-cilíndrica en relación con el orificio cervical externo varía continuamente a lo largo de la vida de la mujer. Depende de factores como la edad, el momento del ciclo hormonal, el embarazo, los traumatismos del parto y otras lesiones cervicales o el uso de anticonceptivos orales y dispositivos intrauterinos, entre otros.
- Como norma general, cuanto más alejadas están las lesiones del orificio cervical, tanto más benigno es el significado que tienen.
- Los desgarros y las ulceraciones cervicales son lesiones de etiología generalmente traumática que se caracterizan por afectar al epitelio de recubrimiento cervical y su estroma subyacente. Las ulceraciones suelen afectar al estroma de un modo menos intenso que los desgarros. El concepto de erosión cervical alude al compromiso casi exclusivo del epitelio de revestimiento.

(Continúa)

PUNTOS CLAVE (*Cont.*)

- La úlcera neoplásica suele presentar superficie y bordes irregulares, corion friable, atipia vascular y hallazgos colposcópicos anormales periféricos.
- Los pólipos son las lesiones benignas cervicales más comunes. Resultan infrecuentes antes de la menarquia, son especialmente frecuentes en la edad reproductiva y, en especial, en multigrávidas.
- Los condilomas cervicales y la endometriosis son lesiones polimorfas.
- Se denomina queratosis a la «mancha blanca» apreciable en la simple inspección del cérvix, sin necesidad de aplicar sobre él ácido acético.
- La deciduosis representa el cuadro colposcópico más peculiar del embarazo. Alude a la presencia de una ectopia decidual, es decir, a la aparición en la zona del estroma cervical de modificaciones que pueden asimilarse a las que fisiológicamente se producen en el endometrio durante el embarazo.

BIBLIOGRAFÍA

Aggarwal P, Ben Amor A. Cervical ectropion. En: StatPearls. Treasure Island (FL): StatPearls Publishing; 2024.

AlJulaih GH, Puckett Y. Nabothian cyst. En: StatPearls. Treasure Island (FL): StatPearls Publishing; 2024.

Asano H, Kaneuchi M, Furuta I, Yamaya Y, Hatanaka KC, Takeda M, et al. Genital infection caused by Entamoeba histolytica confirmed by polymerase chain reaction analyses. J Obstet Gynaecol Res. 2014;40(5):1441-4.

Barber HR. An update on DES in the field of reproduction. Int J Fertil. 1986;31(2):130-44.

Chang AR. 'Erosion' of the uterine cervix; an anachronism. Aust N Z J Obstet Gynaecol. 1991;31(4):358-62.

Choudhury AP, Rashid M, Goddard R, Shah V. Pneumatosis cystoides of cervix and vagina in a patient with congestive cardiac failure. J Obstet Gynaecol. 2009;29(2):165-7.

DeWaay DJ, Syrop CH, Nygaard IE, Davis WA, Van Voorhis BJ. Natural history of uterine polyps and leiomyomata. Obstet Gynecol. 2002;100(1):3-7.

Eilber SK, Raz S. Benign cystic lesions of the vagina: a literature review. J Urol. 2003;170(3):717-22.

Fischel W. Beitraege zur morphologie der portio vaginalis utero. Arch Gynaekol. 1880;18:192-202.

Freeman-Wang T, Walker P. Colposcopy in special circumstances: pregnancy; immunocompromise, including HIV and transplants, adolescence and menopause. Best Pract Res Clin Obstet Gynaecol. 2011;25(5):653-65.

Harris LR. Cervical stenosis after conization associated with false-negative human papillomavirus-based post-treatment testing. J Low Genit Tract Dis. 2023;27(3):300-1.

Jaiman S, Gundabattula SR, Pochiraju M, Sangireddy JR. Polypoid endometriosis of the cervix: a case report and review of the literature. Arch Gynecol Obstet. 2014;289(4):915-20.

Kaliterna V, Barisic Z. Genital human papillomavirus infections. Front Biosci. 2018;23(9):1587-611.

Kulkarni RN, Durge PM. Role of socio-economic factors and cytology in cervical erosion in reproductive age group women. Indian J Med Sci. 2002;56(12):598-601.

Ljubojevic S, Skerlev M. HPV-associated diseases. Clin Dermatol. 2014;32(2):227-34.

Moramazi F, Roohipoor M, Najafian M. Association between internal cervical os stenosis and other female infertility risk factors. Midle East Feril Soc J. 2018;23(4):297-9.

Moussaoui DR, Chouhou L, Kouach J, Guelzim K, Dehayni M, Fehri HS. Endometriosis of the cervix, colposcopic aspects: a case report and review of the literature. J Gynecol Obstet Biol Reprod. 2002;31(8):775-8.

Nassif J, Nahouli H, Mourad A, Yammine R, Khoury S, Khalil A. Laparoscopic excision of an unusual presentation of a nabothian cyst: case report and review of the literature. Surg Technol Int. 2017;31:140-3.

Ortiz-de la Tabla V, Gutiérrez F. Cervicitis: etiology, diagnosis and treatment. Enferm Infecc Microbiol Clin. 2019;37(10):661-7.

Ozsaran AA, Itil IM, Sağol S. Endometrial hyperplasia co-existing with cervical polyps. Int J Gynaecol Obstet. 1999;66(2):185-6.

Pfeifer SM, Attaran M, Goldstein J, Lindheim SR, Petrozza JC, Rackow BW, et al. ASRM müllerian anomalies classification 2021. Fertil Steril. 2021;116(5):1238-52.

Rezai S, Lieberman D, Caton K, Semple S, Henderson CE. hematometra and hematocolpos, secondary to cervical canal occlusion, a case report and review of literature. Obstet Gynecol Int J. 2017;6(3):68-70.

Salazar S, Grayson K, Tsamolias H. Cervical lacerations: a review of risks. J Midwifery Womens Health. 2024;69(2):300-3.

Shroff S. Infectious vaginitis, cervicitis, and pelvic inflammatory disease. Med Clin North Am. 2023;107(2):299-315.

Torres-de la Roche LA, Becker S, Cezar C, Hermann A, Larbig A, Leicher L, et al. Pathobiology of myomatosis uteri: the underlying knowledge to support our clinical practice. Arch Gynecol Obstet. 2017;296(4):701-7.

Varras M, Hadjilira P, Polyzos D, Tsikini A, Akrivis Ch, Tsouroulas M. Clinical considerations and sonographic findings of a large nonpediculated primary cervical leiomyoma complicated by heavy vaginal haemorrhage: a case report and review of the literature. Clin Exp Obstet Gynecol. 2003;30(2-3):144-6.

Wang X, Kumar D, Seidman JD. Uterine lipoleiomyomas: a clinicopathologic study of 50 cases. Int J Gynecol Pathol. 2006;25(3):239-42.

Young RH, Scully RE. Atypical forms of microglandular hiperplasia of the cervix simulating carcinoma. A report of five cases and review of the literature. Am J Surg Pathol. 1989;13(1):50-6.

Lesiones premalignas de cérvix (neoplasia cervical intraepitelial)

17

L. Baños Cándenas

OBJETIVOS

- Conocer las distintas lesiones premalignas cervicales.
- Identificar las diferencias colposcópicas características de cada lesión.
- Reconocer los cambios colposcópicos compatibles con avance de las lesiones y tomar biopsias de las áreas más graves.
- Saber identificar la unión escamocolumnar y la zona de transformación, en esta área es donde mayores cambios celulares se encontrarán.
- Comprobar la correlación entre la citología, los hallazgos colposcópicos y los resultados histológicos.

INTRODUCCIÓN. CONCEPTO Y CLASIFICACIÓN DE LAS LESIONES INTRAEPITELIALES

El cáncer de cuello uterino (CCU) es un problema de gran importancia para la población mundial, encontrándose dentro de los tres cánceres más frecuentes entre la población femenina. La infección por el virus del papiloma humano (VPH) puede provocar neoplasia intraepitelial cervical (CIN) y CCU. Es por ello por lo que el diagnóstico precoz con la detección temprana de lesiones precursoras es de vital importancia (Castellsagué *et al.*, 2010; Derbie *et al.*, 2022; Kakotkin, *et al.*; 2023; Zhou *et al.*, 2023).

⚠ Las lesiones malignas e invasivas de cuello uterino derivan todas ellas de una lesión inicial premaligna intraepitelial. Estas lesiones vienen precedidas generalmente por una larga fase de cambios preinvasores. Esto se caracteriza por una serie de cambios progresivos de ámbito microscópico que se inician en el epitelio normal y que van modificando las células, desde atipias celulares hasta distintos grados de displasia, en función del espesor epitelial afectado.

La zona donde más lesiones se producen es en la metaplasia escamosa, la cual es el reemplazo fisiológico del epitelio cilíndrico evertido por un epitelio escamoso neoformado. Estos cambios o atipias de las células epiteliales se producen de manera ascendente desde la capa basal hasta la superficie. A mayor afectación del espesor epitelial, mayor grado de progresión de la lesión (Sellors y Sankaranarayanan, 2003; Torné, 2007).

El concepto de precursores del cáncer cervical se conoce desde finales del siglo XIX, cuando se identificaron en muestras de cánceres invasores áreas adyacentes con cambios celulares no invasivos (Sellors y Sankaranarayanan, 2003).

La terminología ha ido modificándose a lo largo de la historia hasta llegar a la nomenclatura que se utiliza en la actualidad. En 1910, surge el concepto de *cáncer incipiente* como aquella transformación celular limitada al espesor epitelial (Rubin, 1910).

En 1912, se comienza a hablar de *cáncer temprano* para hacer referencia a los cambios observados en el epitelio adyacente a un carcinoma invasor (Schottlaender y Kermauner, 1912). Pasan 20 años, hasta que, en 1932, se introdujo el término carcinoma *in situ* (CIS), referente a aquellas lesiones que abarcaban todo el espesor epitelial sin llegar a rebasar la membrana basal (Broders, 1932).

> ❗ Posteriormente, en 1953, se introduce el sistema dualista con el término de *displasia*, que hace referencia a la diferenciación entre las células del epitelio normal y el CIS. Esta displasia se clasifica en tres niveles: leve, moderada y grave. A medida que avanzan los estudios, se observa una correlación entre la progresión de las lesiones y el grado histológico. Por lo que se comienza a establecer el concepto de un proceso único continuo de cambio epitelial, desde la normalidad hasta las lesiones precursoras y, posteriormente, el cáncer invasor.

A raíz de esta idea, en 1968, se introdujo la CIN, la cual se refiere a los cambios que se producen en la zona exclusivamente del epitelio. Se dividen a su vez en tres grados: CIN 1 o displasia leve, CIN 2 o displasia moderada y CIN 3 o displasia grave (Richart, 1967).

En la década de los 80, comienzan a aparecer múltiples atipias asociadas a la infección por el VPH, lo que conlleva a simplificar la calificación en dos grados: bajo y alto grado. Las lesiones incluidas en el bajo grado eran aquellos cambios coilocíticos asociados al VPH y la CIN 1, y dentro del alto grado, se encontraban las CIN 2 y CIN 3 (Richart, 1990).

Toda esta evolución de la nomenclatura hace que se celebre un seminario en 1991, posteriormente revisado en 2001, donde se establece el sistema de Bethesda, su principal aportación es el término de *lesión intraepitelial escamosa*. A su vez, se divide en dos grados: lesión intraepitelial escamosa de bajo grado (LSIL, *low-grade squamous intraepithelial lesion*) y lesión intraepitelial escamosa de alto grado (HSIL, *high-grade squamous intraepithelial lesion*). Dentro de las lesiones de bajo grado, se incluyen los cambios condilomatosos por el VPH y la CIN 1; y dentro del alto grado, se incluyen la CIN 2 y la CIN 3 (Sellors y Sankaranarayanan, 2003).

En la **tabla 17-1**, se muestra la evolución comparativa de la nomenclatura de las lesiones.

En la **figura 17-1**, se puede ver de manera resumida los cambios celulares explicados previamente, representa la progresión de las atipias celulares en el espesor del epitelio.

> La CIN se clasifica en 1, 2 y 3, en función de la proporción afectada del espesor epitelial. A mayor grado, mayor afectación epitelial.

Tabla 17-1. Comparativa de la evolución de las nomenclaturas						
Displasia/CIS	1950	¿Infección?	Displasia leve	Displasia moderada	Displasia grave	CIS
CIN (Richard)	1970	VPH (1980)	CIN 1	CIN 2	CIN 3	
SIL (Bethesda)	1990	LSIL (bajo grado)		HSIL (alto grado)		

CIN: neoplasia intraepitelial cervical; CIS: carcinoma *in situ*; HSIL: lesión intraepitelial escamosa de alto grado; LSIL: lesión intraepitelial escamosa de bajo grado; SIL: lesiones escamosas intraepiteliales; VPH: virus del papiloma humano.

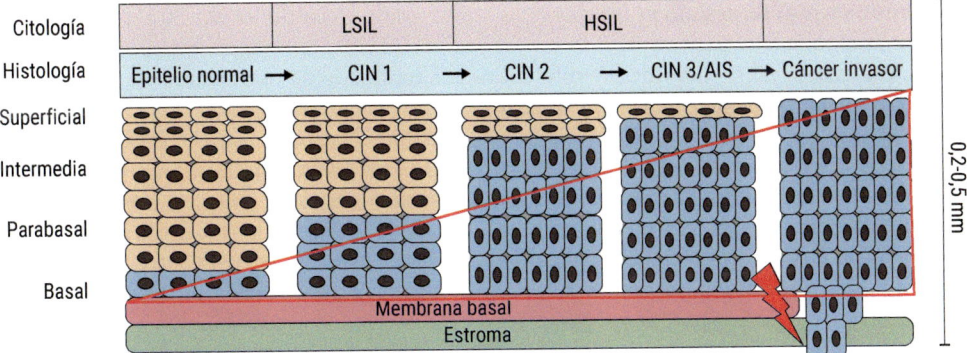

Figura 17-1. Progresión epitelial de las lesiones premalignas.
AIS: adenocarcinoma *in situ*; CIN: neoplasia intraepitelial cervical; HSIL: lesión escamosa intraepitelial de alto grado; LSIL: lesión escamosa intraepitelial de bajo grado.

> **!** A medida que aumenta la afectación del espesor epitelial se produce una progresión del grado de enfermedad. En las lesiones leves, CIN 1, se afecta la capa más cercana a la membrana basal. Progresivamente, el avance de la enfermedad se caracteriza por atipias o células indiferenciadas que aumentan en sentido ascendente hacia la superficie, como sucede en la CIN 2 y CIN 3. Finalmente ocupa todo el espesor epitelial y atraviesa la membrana basal con invasión del estroma, pasando ya a ser un carcinoma invasor.

Desde el punto de vista biológico, son estas lesiones premalignas de alto grado, la CIN 2 y la CIN 3, las que tienen más riesgo y capacidad de progresar a un cáncer invasor, por lo que será en ellas en las que se tendrá que tomar una actitud activa y realizar un tratamiento para su eliminación. No ocurre lo mismo cuando se trata de lesiones de bajo grado como la CIN 1, que ocasionalmente se trata de infecciones transitorias por el VPH con una alta tasa de aclaramiento viral y regresión espontánea (Torné, 2007).

La persistencia viral es uno de los factores más importantes para la progresión de la enfermedad. La prevalencia general del VPH es del 9 % en mujeres con cuello uterino normal, del 55 % en casos de células escamosas atípicas de significado indeterminado, del 58 y el 69 % en mujeres con LSIL y HSIL, respectivamente, y del 81 % en mujeres con CCU (Salavatiha *et al.*, 2021).

Las lesiones precancerosas del cuello uterino son cambios en las células cervicales que las hacen más propensas a convertirse en cáncer. Comprender la prevalencia y los determinantes de las lesiones precancerosas del cuello uterino entre las mujeres ayuda a tomar medidas, como los programas de vacunación, mejorar la cobertura de detección y un manejo y seguimiento estrechos, que podrían disminuir la morbilidad y mortalidad causada por el CCU (Tsehay y Afework, 2020).

Una vez que se han abordado los conceptos de CIN, se va a continuar con el aprendizaje para saber identificar las lesiones mediante su diagnóstico a través de la colposcopia.

DIAGNÓSTICO COLPOSCÓPICO DE LAS LESIONES PREMALIGNAS

La colposcopia es la herramienta diagnóstica que, utilizada ante resultados citológicos anómalos, es el método de referencia o estándar de oro para el diagnóstico de las lesiones cervicales premalignas. El estudio colposcópico ha demostrado su importancia como técnica diagnóstica en la prevención secundaria del CCU.

Mejorar la tasa de mujeres que se someten a pruebas de cribado y a estudios complementarios posteriores es un desafío incluso en población joven (Saitoh *et al.*, 2022).

A continuación, se describen los distintos hallazgos colposcópicos que caracterizan a cada tipo de lesión para saber identificar y diferenciar las lesiones de bajo grado (CIN 1) y de alto grado (CIN 2+).

No siempre los hallazgos colposcópicos son determinantes de la existencia de una lesión, a veces coexisten distintas características y es posible dudar. Por ello, es recomendable ante cualquier duda realizar una toma de biopsia dirigida, con la que se buscará la confirmación histológica. Es necesaria una curva de aprendizaje que permita un correcto conocimiento de la técnica y, como consecuencia, un aumento de los diagnósticos.

Cuando hay una citología patológica, en la mayoría de las ocasiones estará indicada la realización de una colposcopia. La citología es una técnica de cribado, por lo que, ante resultados alterados, será necesaria la confirmación diagnóstica. En función de los hallazgos colposcópicos, será necesaria la toma de biopsias dirigidas con el fin de obtener un diagnóstico histológico de confirmación.

Para el correcto diagnóstico de las lesiones cervicales, es necesaria la realización de una biopsia. Por lo general, las biopsias se toman bajo visión directa guiadas por la colposcopia en el área previamente identificada donde se encuentran cambios mayores sugestivos de alto grado. Es posible realizarlas con pinzas de sacabocados o asa de diatermia en la zona exocervical, así como mediante legrado endocervical, para aquellas lesiones ocultas en el canal.

El tamaño de la biopsia es importante, ya que debe ser suficiente, y hay que incluir tanto el epitelio superficial como el tejido conjuntivo estromal, para así poder determinar la existencia de una lesión intraepitelial o excluir la posibilidad de invasión. A pesar de que la recomendación era realizar una única toma de biopsia de tejido del área con mayores cambios donde exista más sospecha de grado lesional, estudios recientes demuestran que, con una sola toma, podría no conseguirse un diagnóstico certero hasta en un 40 % de las lesiones premalignas. Un aumento en el número de biopsias realizadas implica un aumento de la sensibilidad de la colposcopia a la hora de detectar lesiones de alto grado (Mandić *et al.*, 2021; Wentzensen *et al.*, 2017).

Una forma de incrementar la sensibilidad en la detección de lesiones premalignas, según datos del National Cancer Institute Biopsy Study, es la realización de una segunda o tercera toma de muestra en áreas con cambios colposcópicos en la zona de transformación, esto se traduce en un incremento en el diagnóstico de un 61 a un 86 o 96 %, respectivamente (Wentzensen *et al.*, 2015).

Por todo lo expuesto previamente, es importante encontrar un equilibrio entre una mayor sensibilidad diagnóstica y realizar el número de biopsias suficientes evitando realizar tomas innecesarias.

A continuación, se van a describir los cambios colposcópicos que es posible encontrar y que son sugestivos de lesiones de bajo grado, CIN 1, y lesiones de alto grado, compatibles con CIN 2 y CIN 3.

La colposcopia es la única prueba capaz de identificar y describir las características de las lesiones. A la hora de describir una lesión, hay que tener en cuenta la localización, la extensión, el tamaño y el aspecto de los bordes.

> ❗ Para la nomenclatura de los hallazgos, se utilizará la clasificación de la International Federation of Cervical Pathology and Colposcopy (IFCPC) aceptada en el congreso mundial en 2011 (**Tabla 17-2**).

A continuación, se van a definir los cambios colposcópicos haciendo referencia a algunas imágenes que ilustran este capítulo.

En la **figura 17-2**, se observa una lesión alargada de pequeño tamaño en el cuadrante

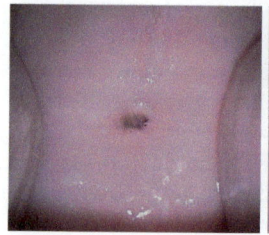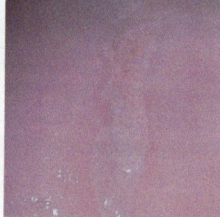

Figura 17-2. Cambios menores.

Tabla 17-2. Terminología colposcópica del cuello uterino de la IFCPC de 2011			
Evaluación general	• Adecuada o inadecuada • Visibilidad de la unión escamocolumnar Tipos de ZT 1, 2 y 3		
Hallazgos normales	Epitelio escamoso original: • Maduro • Atrófico Epitelio columnar: ectopia Epitelio escamoso metaplásico: • Quistes de Naboth • Aberturas o criptas glandulares Deciduosis del embarazo		
Hallazgos anormales	Principios generales	Ubicación de la lesión en relación con la ZT, ubicación según las agujas del reloj Tamaño de las lesiones, número de cuadrantes afectados, porcentaje de cérvix afectado	
	Grado 1 (menores)	Epitelio acetoblanco delgado Borde irregular	Mosaico y punteado fino
	Grado 2 (mayores)	Epitelio acetoblanco denso, de aparición rápida Orificios glandulares abiertos con bordes engrosados	Mosaico y punteado grueso Bordes delimitados Signo del borde interno Signo «de la cresta» o sobreelevado
	Inespecíficos	Leucoplasia (queratosisi/hiperqueratosis) Erosión Solución de Lugol, prueba de Schiller (+/–)	
Sospecha de invasión	Vasos atípicos Signos adicionales: vasos delgados, superficie irregular, lesión exofítica, necrosis, ulceración, tumoración nodular		
Miscelánea	ZT congénita, condiloma, pólipo, inflamación		Estenosis, anomalía congénita, cambios postratamiento, endometriosis

IFCP: International Federation of Cervical Pathology and Colposcopy; ZT: zona de transformación.

anterior con epitelio acetoblanco débil y punteado fino. Esta lesión ha sido estudiada a partir de una citología de bajo grado (LSIL). Los cambios observados son cambios menores, no sugestivos de alto grado con afectación del grosor epitelial y, como consecuencia, no es candidata a tratamiento escisional y sí a seguimiento. A pesar de no precisar una biopsia por no sospecha de lesión de alto grado, en este caso, hay una confirmación histológica concordante con los hallazgos colposcópicos de CIN 1.

En las siguientes imágenes, se van a ver diferentes ejemplos de cambios menores concordantes con CIN 1.

En la **figura 17-3**, se observa una lesión en el labio anterior que se extiende hasta el ángulo izquierdo del orificio cervical externo, que se caracteriza por un mosaico homogéneo y regular, con borde espiculado, con una prueba de Schiller positiva. Esta tinción con solución de Lugol reafirma las características de bajo grado de la lesión, debido a su coloración irregular, intercalando áreas más fuertes con áreas más

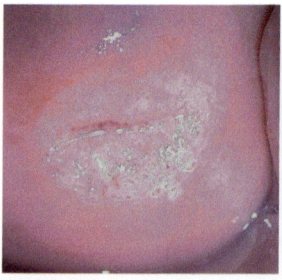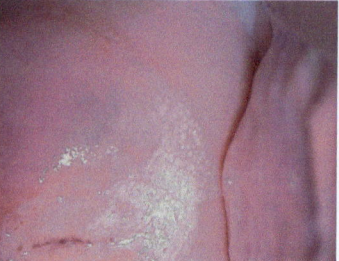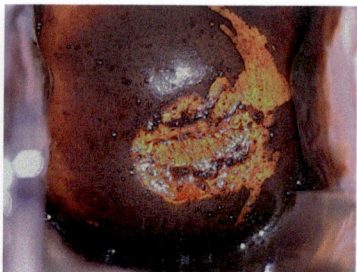

Figura 17-3. Neoplasia intraepitelial cervical de grado 1. Cambios menores.

pálidas, conocido como tinción «en caparazón de tortuga».

Una vez estudiado en profundidad la CIN 1 en el ámbito colposcópico y sus características, se pasa a describir los cambios mayores que se encuentran en la CIN 2 y CIN 3.

La **figura 17-4** corresponde a una colposcopia de una CIN 2, en ella se pueden apreciar cambios en el cuadrante posterior, se trata de un mosaico grueso, con losetas irregulares.

Otros cambios clasificados como de grado 2 o mayores, característicos de lesiones de alto grado, son los orificios glandulares dilatados y con el borde engrosado. En la **figura 17-5**, se ven estos orificios en toda la lesión.

En la **figura 17-6**, se observa el punteado grueso, más llamativo en el ángulo derecho, es un punteado irregular, con distintos tamaños y una disposición desordenada dentro del área más acetoblanca en la zona de transformación cercana al canal endocervical. Es característico de las lesiones premalignas de alto grado la aparición de las lesiones en la zona de metaplasia escamosa. Estos cambios corresponden a una CIN 2.

Continuando con cambios de grado 2, se va a ver el signo del borde interno.

En la **figura 17-7**, se ven varios signos característicos de cambios de grado 2 o mayores típicos de las lesiones de alto grado. En el labio anterior, en la zona central, entre las 10 y 12 horarias, se observa un epitelio acetoblanco denso, con un color intenso.

El epitelio acetoblanco denso contacta con un área con acetoblanco más débil, este cambio en la densidad de la tinción del epitelio hace que se aprecie un borde entre ambos, que es lo que se conoce como signo del borde interno.

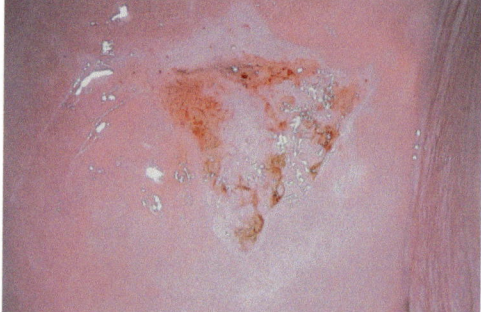

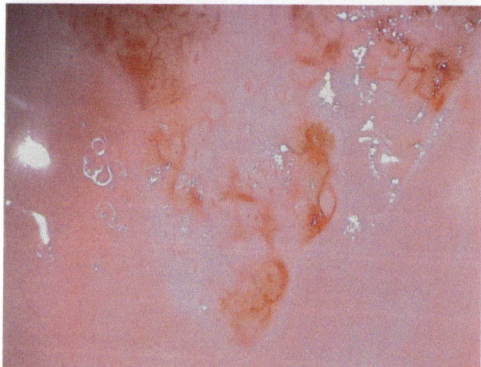

Figura 17-4. Neoplasia intraepitelial cervical de grado 2. Mosaico grueso.

Cuando se realiza la tinción con solución de Lugol, con la prueba de Schiller positiva, esta área previa acetoblanca densa se observa con una tinción de yodo pálida más intensa y brillante. En la parte más anterior y distal de la lesión, que previamente aparecía como acetoblanco débil, con la tinción con yodo, se observa una coloración más oscura, con mayor captación de yodo. Esta colposcopia corresponde a una CIN 3 y a una CIN 1.

El signo «de la cresta» es otro cambio mayor característico de las lesiones de algo grado, se

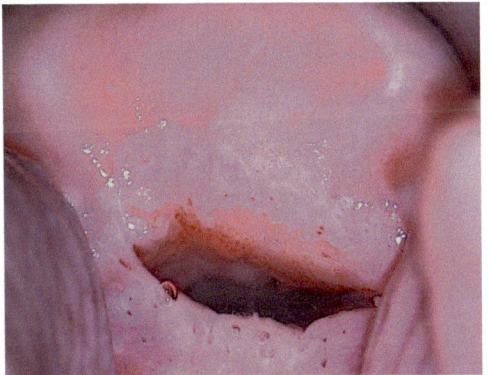

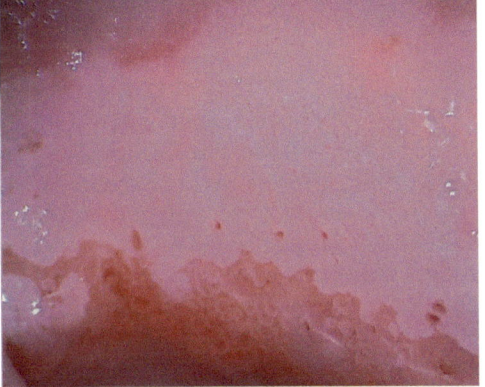

Figura 17-5. Orificios glandulares.

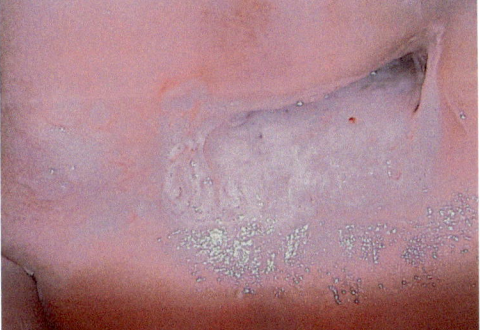

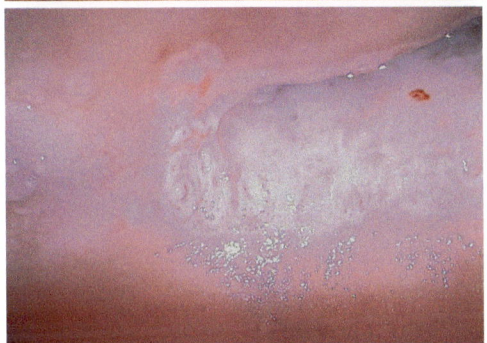

Figura 17-6. Punteado grueso.

trata de un epitelio acetoblanco denso sobreelevado. En la **figura 17-8**, se observa este cambio del signo «de la cresta», en una lesión correspondiente a una CIN 3 tras la confirmación histológica.

Como se ha podido demostrar con las imágenes y los resultados histológicos obtenidos, la colposcopia con biopsia dirigida es la técnica de elección para el correcto diagnóstico y la decisión del tratamiento adecuado de las lesiones premalignas intraepiteliales.

La colposcopia es una prueba con alta sensibilidad en la detección de lesiones precursoras, sin embargo, tiene una baja especificidad, debido a que los hallazgos colposcópicos anormales no siempre corresponden a lesiones intraepiteliales. Como ya se ha expuesto previamente, es importante una formación específica en patología del tracto genital inferior y en la técnica colposcópica.

CONFIRMACIÓN HISTOLÓGICA DE LAS LESIONES PREMALIGNAS

Es muy importante destacar la correlación de los hallazgos colposcópicos con los resultados histológicos. Ante hallazgos colposcópicos sugestivos de lesión, se enviará una muestra de dicha área a anatomía patológica. Los ginecólogos están muy familiarizados con los hallazgos e imágenes colposcópicas, sin embargo, es menos frecuente el conocimiento de la histología, por lo que es interesante conocer el aspecto de las lesiones desde el punto de vista histológico, debido a su gran relación con la naturaleza de la patología.

La terminología utilizada por la mayoría de los anatomopatólogos es la terminología de las lesiones escamosas del tracto anogenital (LAST, *lower anogenital squamous terminology*).

Esta clasificación LAST esta basada en el uso de la misma terminología en el diagnóstico histológico y citológico. Esto incluye la clasificación en dos grados: LSIL y HSIL. La clasificación LAST sustituye a la clásicamente utilizada de Richart, en la que se habla de

CIN con tres grados diferenciados, CIN 1, equivalente a LSIL, y CIN 2 o CIN 3, ambos englobados dentro la categoría de HSIL (Darragh *et al.,* 2013; Herrington, *et al.,* 2020; Torné *et al.,* 2022).

En los últimos años, diversos estudios hacen énfasis en la importancia del comportamiento de las dos categorías clásicas, CIN 2 y CIN 3, ambas dentro del mismo concepto HSIL. Por ello, se recomienda incluir el grado de CIN del cual se trata englobado dentro del diagnóstico principal de HSIL (Torné, *et al.,* 2022).

En este capítulo, se van a mostrar las imágenes histológicas que corresponden a las lesiones premalignas.

En la **figura 17-9**, se muestra una biopsia de una CIN 1. La tinción realizada es con hematoxilina y eosina. En la primera imagen, se observa, en un corte a 10 aumentos, un aumento de cromatismo nuclear en núcleos basales y atipia en el primer tercio del espesor epitelial. En la imagen contigua, se puede ver el mismo corte a 20 aumentos, observando cambios coilocíticos en estratos superiores, sin pérdida de maduración del epitelio escamoso.

En la **figura 17-10**, se ve la imagen histológica de una CIN 2. La primera imagen es una tinción de hematoxilina y eosina a 10 aumentos; en ella se observa un aumento de cromatismo nuclear en núcleos basales y atipia, en dos tercios del espesor epitelial característico de las CIN 2; y en la segunda imagen, con tinción de hematoxilina y eosina a 20 aumentos, se observa una atipia marcada y pérdida de maduración en algunas células del tercio superior del epitelio escamoso.

En esta última imagen histológica (**Fig. 17-11**), se puede ver una CIN 3. En la primera imagen a menor aumento (×10), se observa una pérdida de maduración en las células de todo el espesor epitelial, y junto a ella, una imagen redondeada correspondiente a una extensión intraglandular. Observando la misma imagen con mayor aumento (×20), se observa un incremento marcado de cromatismo nuclear y atipia en las células que abarca todo el espesor del epitelio.

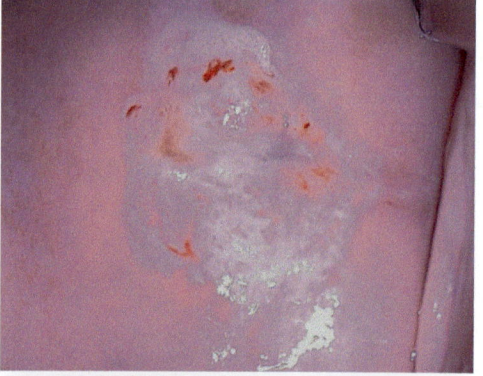

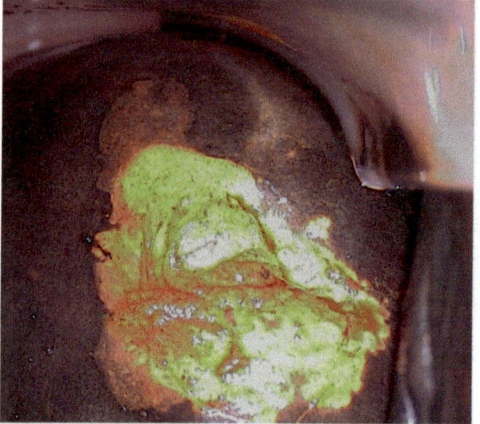

Figura 17-7. Signo del borde interno.

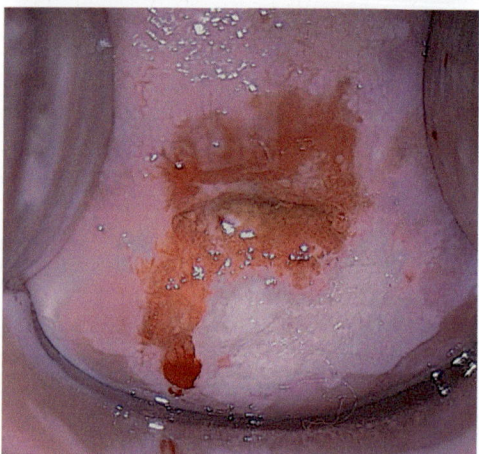

Figura 17-8. Signo «de la cresta».

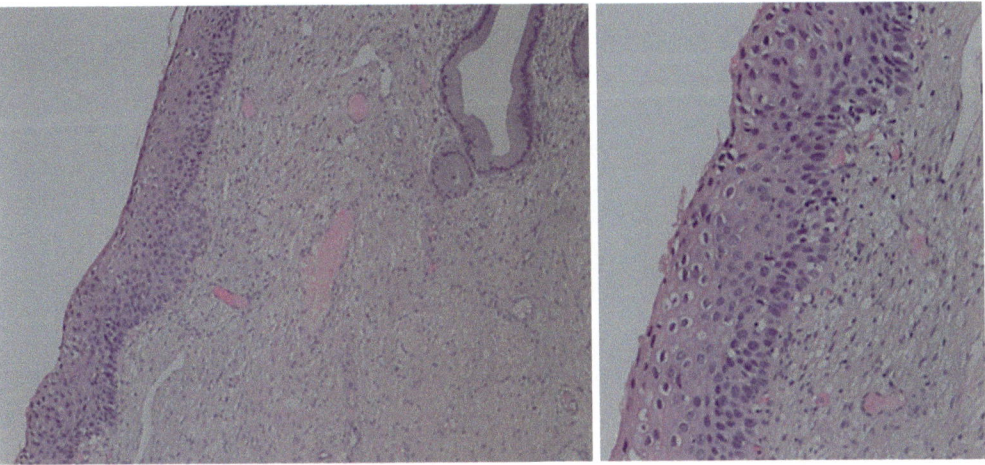

Figura 17-9. Neoplasia intraepitelial cervical de grado 1.

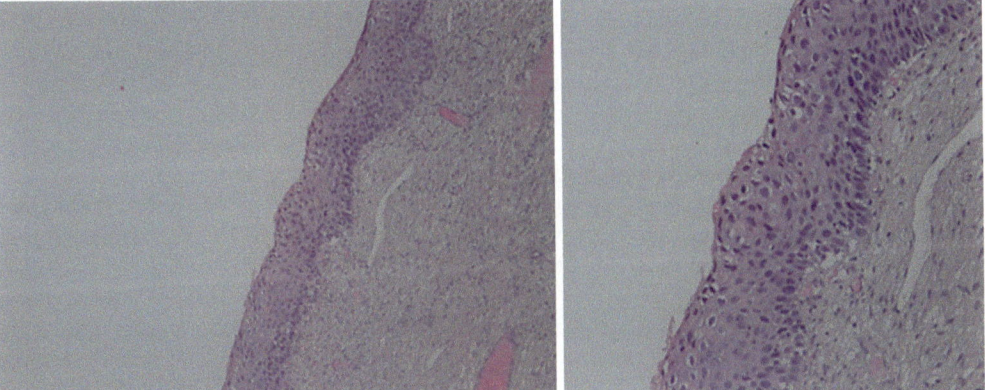

Figura 17-10. Neoplasia intraepitelial cervical de grado 2.

TRATAMIENTO

La finalidad del tratamiento es evitar la progresión y el desarrollo de un CCU. Se sabe que no todas las lesiones premalignas tienen el mismo riesgo de progresión, es por ello por lo que no se va a seguir la misma actitud en cada una de ellas. En este apartado de tratamiento, se tendrá en cuenta la última guía la Asociación Española de Patología Cervical y Colposcopia (AEPCC) de prevención secundaria del CCU.

Las lesiones de bajo grado CIN 1 van a resolverse y regresar a la normalidad de forma espontánea hasta en un 80 %. Únicamente en un 5-10 % tienen capacidad de progresión a alto grado CIN 2-3 (Bruno *et al.,* 2021).

En los últimos años, se conoce más profundamente la evolución natural y el comportamiento de las lesiones. La tendencia actual es el tratamiento en función del riesgo de progresión. En estas lesiones de bajo grado CIN 1, el riesgo de progresión va a variar en función de los resultados citológicos iniciales. Por ello, habrá que llevar distinto control en aquellas CIN 1 que vienen a partir de citologías normales con VPH positivo, células escamosas atípicas de significado indeterminado y LSIL, respecto a las que vienen precedidas de citologías HSIL, células escamosas atípicas que no excluyen una lesión intraepitelial escamosa de alto grado o células glandulares atípicas.

Cuando hay un resultado histológico de LSIL, puede ser de origen exocervical o endocervical.

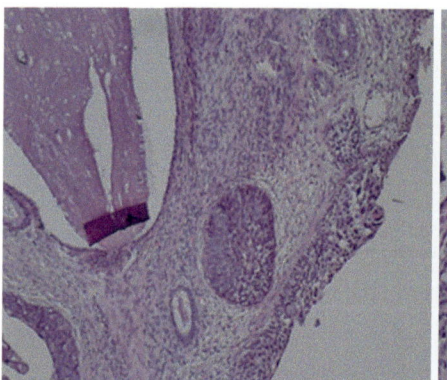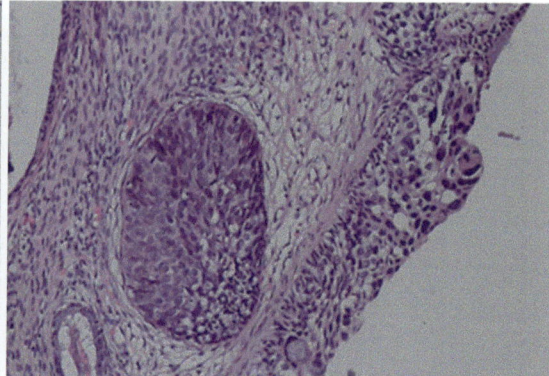

Figura 17-11. Neoplasia intraepitelial cervical de grado 3.

En las imágenes de las **figuras 17-12**, **17-13** y **17-14**, se resume el algoritmo de actitud ante los distintos resultados de biopsia LSIL/CIN 1.

En el caso de biopsia LSIL/CIN 1 de origen endocervical con citología previa de alto grado (citologías de HSIL, células escamosas atípicas que no excluyen una lesión intraepitelial escamosa de alto grado o células glandulares atípicas), el riesgo de infradiagnóstico es elevado, sumado a la complejidad del seguimiento, por lo que estaría indicado la realización de un tratamiento escisional.

Es posible encontrarse resultados histológicos de LSIL/CIN 1 en situaciones en las que se debe tener una actitud diferente, como puede ser el hallazgo en mujeres menores de 25 años o el diagnóstico durante la gestación.

En el caso de diagnóstico en mujeres menores de 25 años, se realizará el control mediante citologías anuales. En la **figura 17-15**, se puede ver el algoritmo de actuación ante estos resultados. En el caso de LSIL/CIN 1 durante la gestación, el riesgo de progresión es bajo, similar al de la población general (entre un 5 y un 10 %), por lo que es importante ante esta situación tomar una actitud conservadora (v. **Fig. 17-15**).

Ante un diagnóstico de HSIL/CIN 2+, el riesgo de progresión de enfermedad es más elevado, por ello clásicamente se ha tomado una actitud activa de tratamiento de dichas lesiones. En los últimos años, con el aumento de estudios y del conocimiento de la evolución natural de las lesiones, se ha demostrado la CIN 3 como inmediata precursora del CCU, mientras que la CIN 2 se ha definido como un grupo de comportamiento irregular con distinto riesgo de progresión o regresión espontánea en función de las características de la lesión.

El objetivo en estas pacientes es identificar aquellos casos que precisen y se beneficien de un tratamiento inmediato respecto a aquellas que, de forma minoritaria, tengan posibilidades de regresión, y bajo un control estrecho puedan tener una conducta conservadora (Saitoh *et al.*, 2022).

Ante una biopsia HSIL/CIN 2+, la opción prioritaria será el tratamiento escisional, pero en ciertas situaciones se tendrá la alternativa de un tratamiento observacional. En la **figura 17-16**, se muestra resumido mediante un algoritmo la conducta clínica ante resultados histológicos de HSIL/CIN 2+.

SEGUIMIENTO

Tras la realización del tratamiento, el objetivo del seguimiento es verificar la erradicación e identificar de forma precoz la persistencia o recurrencia de la lesión precursora.

Se considera persistente aquella lesión identificada dentro de los primeros 12 meses tras el tratamiento, y recurrencia, a aquella detectada tras los 12 meses de tratamiento. Dentro de las causas de persistencia, se asume la escisión o el tratamiento incompleto, y dentro de las recurrencias, la posibilidad de aparición de una nueva lesión.

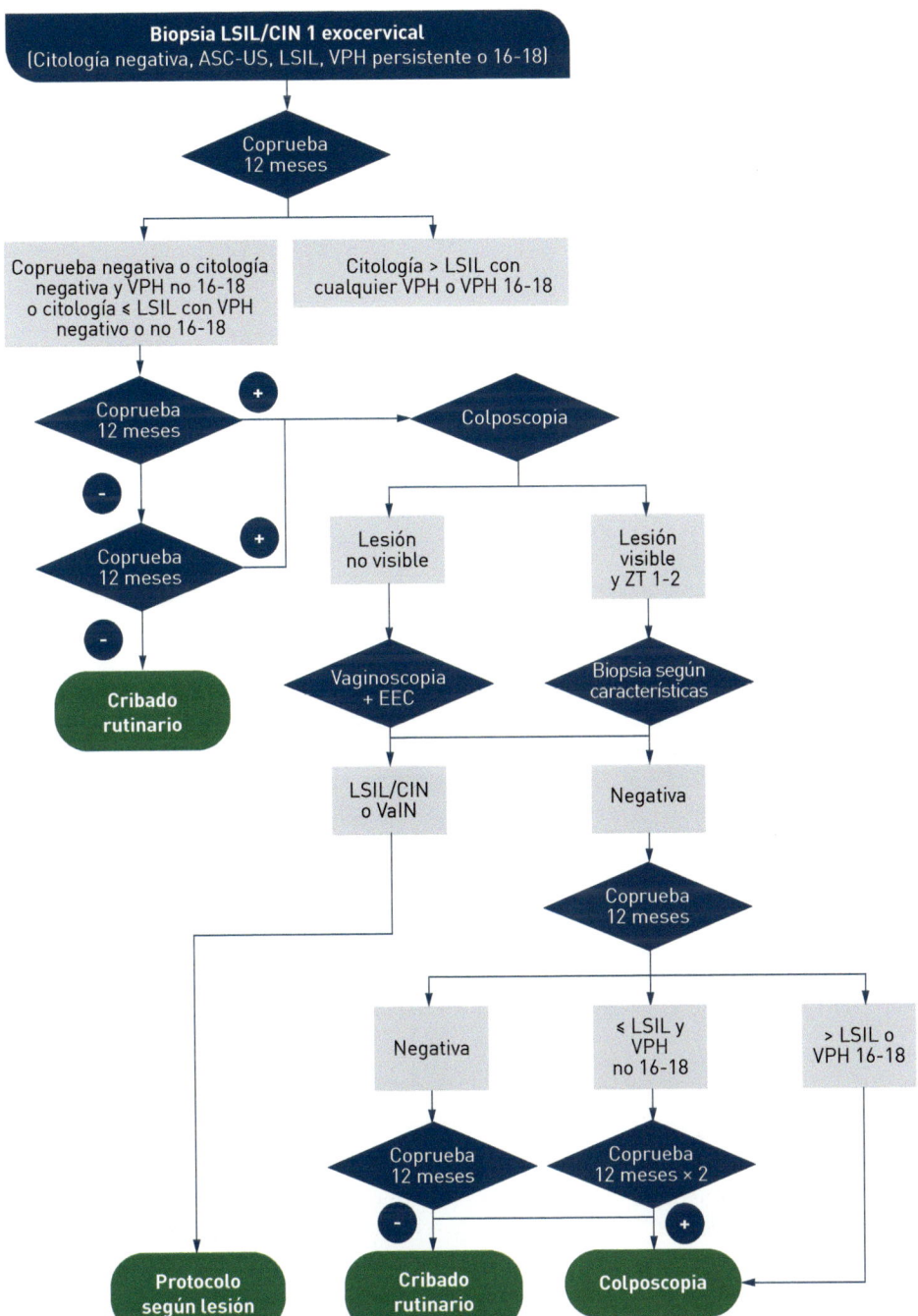

Figura 17-12. Algoritmo ante biopsia de lesión intraepitelial escamosa de bajo grado/neoplasia intraepitelial cervical de grado 1 de origen exocervical con citología previa de bajo grado (citologías normales con virus del papiloma humano positivo, células escamosas atípicas de significado indeterminado y lesión intraepitelial escamosa de bajo grado). ASC-US: células escamosas atípicas de significado indeterminado; CIN: neoplasia intraepitelial cervical; EEC: estudio endocervical; LSIL: lesión escamosa intraepitelial de bajo grado; VaIN: neoplasia intraepitelial vaginal; VPH: virus del papiloma humano; ZT: zona de transformación.

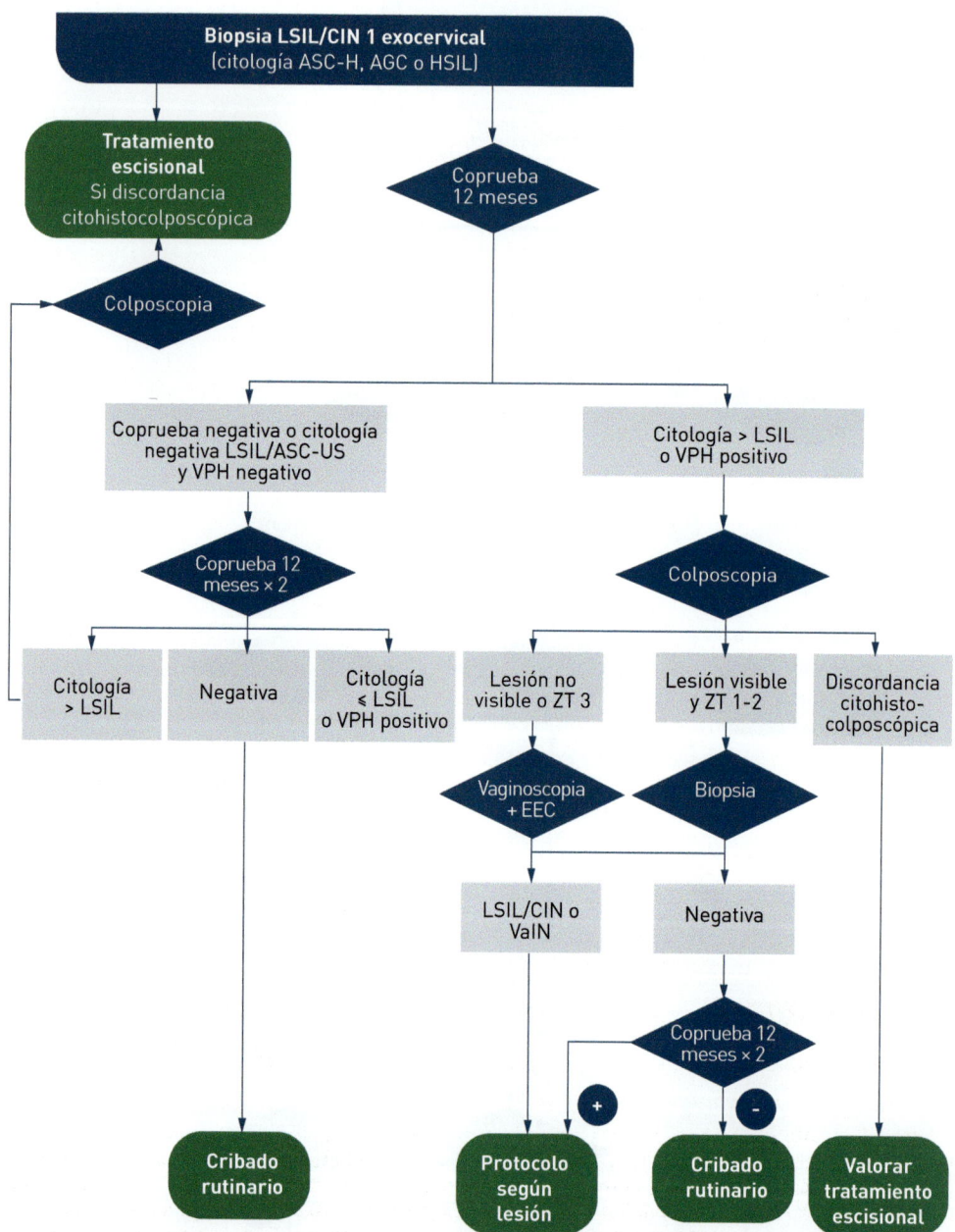

Figura 17-13. Algoritmo ante biopsia de lesión intraepitelial escamosa de bajo grado/neoplasia intraepitelial cervical de grado 1 de origen exocervical con citología previa de alto grado (citologías de lesión intraepitelial escamosa de alto grado, células escamosas atípicas que no excluyen una lesión intraepitelial escamosa de alto grado o células glandulares atípicas). AGC: células glandulares atípicas; ASC-H: células escamosas atípicas que no excluyen una lesión intraepitelial escamosa de alto grado; ASC-US: células escamosas atípicas de significado indeterminado; CIN: neoplasia intraepitelial cervical; EEC: estudio endocervical; HSIL: lesión escamosa intraepitelial de alto grado; LSIL: lesión escamosa intraepitelial de bajo grado; VaIN: neoplasia intraepitelial vaginal; VPH: virus del papiloma humano; ZT: zona de transformación.

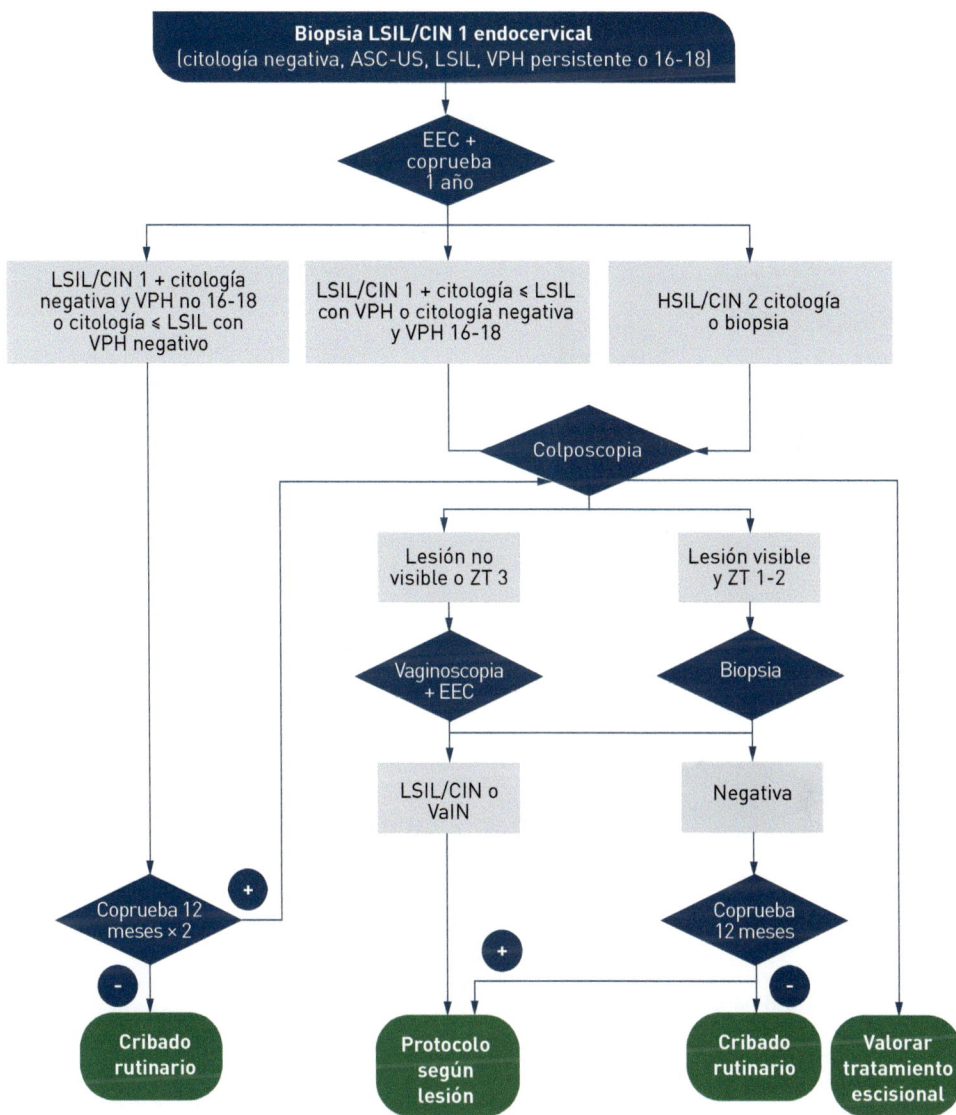

Figura 17-14. Algoritmo ante biopsia de lesión intraepitelial escamosa de bajo grado/neoplasia intraepitelial cervical de grado 1 de origen endocervical con citología previa de bajo grado (citologías normales con virus del papiloma humano positivo, células escamosas atípicas de significado indeterminado y lesión intraepitelial escamosa de bajo grado). AGC: células glandulares atípicas; ASC-US: células escamosas atípicas de significado indeterminado; CIN: neoplasia intraepitelial cervical; EEC: estudio endocervical; HSIL: lesión escamosa intraepitelial de alto grado; LSIL: lesión escamosa intraepitelial de bajo grado; VaIN: neoplasia intraepitelial vaginal; VPH: virus del papiloma humano; ZT: zona de transformación.

El riesgo de patología respecto a la población general es mayor en aquellas mujeres que han sido previamente tratadas de una lesión premaligna, así el riesgo de HSIL/CIN 2+ es aproximadamente del 5 %, y el riesgo de un CCU es de 5 a 12 veces superior en los 10-20 años posteriores al diagnóstico (Torné *et al.*, 2022).

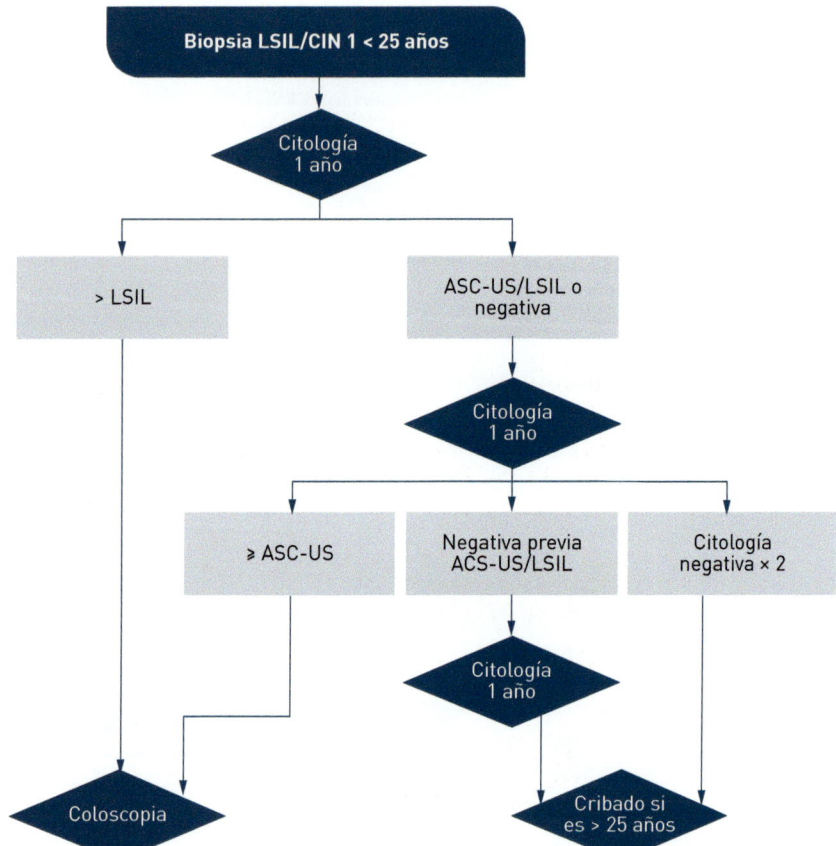

Figura 17-15. Algoritmo ante biopsia de lesión intraepitelial escamosa de bajo grado/neoplasia intraepitelial cervical de grado 1 en menores de 25 años. ASC-US: células escamosas atípicas de significado indeterminado; CIN: neoplasia intraepitelial cervical; LSIL: lesión escamosa intraepitelial de bajo grado.

 Según la última guía presentada por la AEPCC, la conducta de tratamiento y seguimiento está basada en el riesgo de enfermedad.

Por ello, aquellas mujeres con mayor riesgo de persistencia/recurrencia de lesión deberán tener un control más exhaustivo que las que tienen menor riesgo de lesiones.

Como se ha visto en el apartado anterior, la gran mayoría de pacientes con HSIL/CIN 2+ van a ser tratadas mediante tratamiento escisional. El seguimiento va a venir determinado en función del estado de los márgenes quirúrgicos. Se va a dividir el seguimiento en función de la afectación exocervical y endocervical.

Si los márgenes exocervicales son negativos o afectos, se realizará con un control a los 6 meses con coprueba. Si el margen endocervical está afecto, hay más de un margen afecto o el legrado endocervical postratamiento es positivo, se realizará el control a los 3 meses del tratamiento. Este control se realizará mediante coprueba, colposcopia y estudio endocervical. En mujeres con deseo genésico cumplido y las características previas de afectación endocervical, se tiene la opción de una terapia escisional directa. Se realizará una histerectomía postratamiento en aquellas mujeres con HSIL/CIN 2+ persistente, con deseo genésico cumplido y en las que no se puede realizar un tratamiento conservador.

En el esquema de la **figura 17-17**, se expone el seguimiento tras el tratamiento de las lesiones.

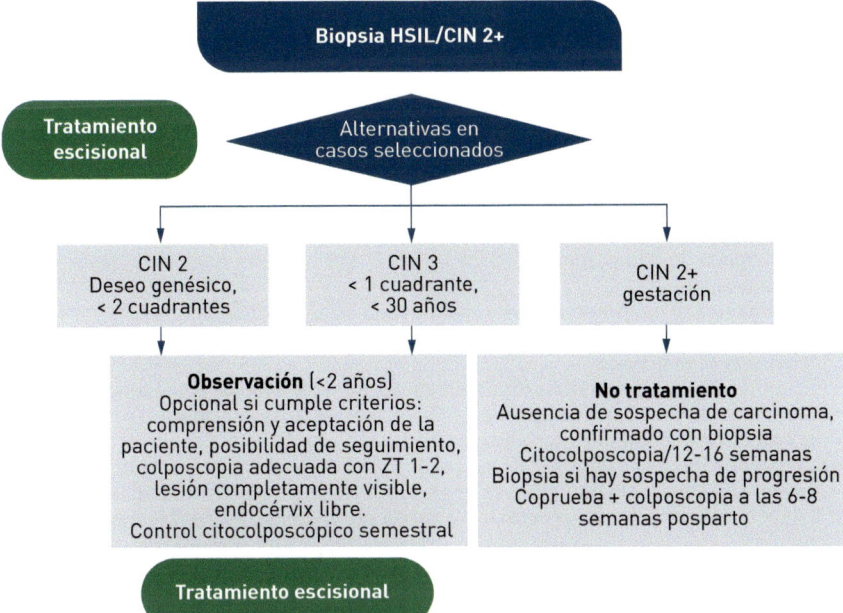

Figura 17-16. Algoritmo ante biopsia de lesión intraepitelial escamosa de alto grado/neoplasia intraepitelial cervical de grado 2+. CIN: neoplasia intraepitelial cervical; HSIL: lesión escamosa intraepitelial de alto grado; ZT: zona de transformación

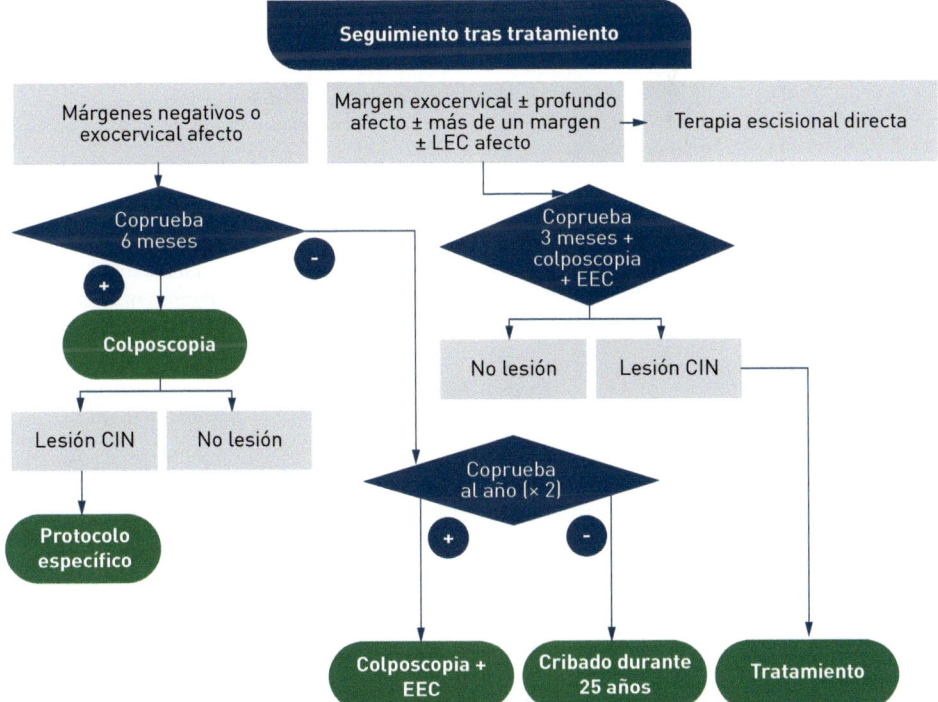

Figura 17-17. Seguimiento tras el tratamiento. CIN: neoplasia intraepitelial cervical; EEC: estudio endocervical; LEC: legrado endocervical.

PUNTOS CLAVE

- Las lesiones malignas e invasivas de cuello uterino derivan todas ellas de una lesión inicial premaligna intraepitelial. Estas lesiones vienen precedidas generalmente por una larga fase de cambios preinvasores.
- La zona donde más lesiones se producen es en la metaplasia escamosa, la cual es el reemplazo fisiológico del epitelio cilíndrico evertido por un epitelio escamoso neoformado.
- La CIN se clasifica en 1, 2 y 3, en función de la proporción afectada del espesor epitelial. A mayor grado, mayor afectación epitelial. Desde el punto de vista biológico, las lesiones premalignas de alto grado, la CIN 2 y la CIN 3, son las que tienen más riesgo y capacidad de progresión.
- La colposcopia es la herramienta diagnóstica que, utilizada ante resultados citológicos anómalos, es el método de referencia o estándar de oro para el diagnóstico de las lesiones cervicales premalignas.
- Es importante la correlación de los hallazgos colposcópicos con los resultados histológicos.
- Las lesiones de bajo grado CIN 1 y las CIN 2 (en casos seleccionados) tienen probabilidad de regresión espontánea. Por ello, es una opción aceptable el seguimiento estrecho.
- La mayoría de las pacientes con lesiones HSIL/CIN 2+ van a ser tratadas mediante tratamiento escisional. No obstante, es importante tener en cuenta que algunas lesiones CIN 2 tienen menor riesgo de progresión y, con la observación, es posible evitar el sobretratamiento.
- Tras la realización del tratamiento, el objetivo del seguimiento es verificar la erradicación e identificar de forma precoz la persistencia o recurrencia de la lesión precursora.

BIBLIOGRAFÍA

Andía D, Castro M, De la Fuente J, Hernández JJ, López JA, Martínez JC, et al. AEPCC-Guías: Guía de colposcopia. Estándares de calidad. Valencia: Asociación Española de Patología Cervical y Colposcopia; 2018.

Bornstein J, Bentley J, Bösze P, Girardi F, Haefner H, Menton M, et al. Nomenclatura de la Federación Internacional de Colposcopia y Patología Cervical: IFCPC 2011. Arch Med Actual Trac Gen Inf. 2012;4(7).

Broders AC. Carcinoma in situ contrasted with benign penetrating epithelium. JAMA. 1932;99(20):1670-4.

Bruno MT, Cassaro N, Bica F, Boemi S. Progression of CIN1/LSIL HPV persistent of the cervix: actual progression or CIN3 coexistence. Infect Dis Obstet Gynecol. 2021;2021:6627531.

Castellsagué X, San Martín M, González A, Casado MÁ. Epidemiología de las lesiones precancerosas y verrugas genitales asociadas a infección por virus del papiloma humano en España. Prog Obstet Ginecol. 2010;53(3):81-7.

Darragh TM, Colgan TJ, Thomas Cox J, Heller DS, Henry MR, Luff RD, et al.; Members of the LAST Project Work Groups. The Lower Anogenital Squamous Terminology Standardization project for HPV-associated lesions: background and consensus recommendations from the College of American Pathologists and the American Society for Colposcopy and Cervical Pathology. Int J Gynecol Pathol. 2013;32(1):76-115.

Derbie A, Amare B, Misgan E, Nibret E, Maier M, Woldeamanuel Y, et al. Histopathological profile of cervical punch biopsies and risk factors associated with high-grade cervical precancerous lesions and cancer in northwest Ethiopia. PLoS One. 2022;17(9):e0274466.

Herrington CS, Kim KR, Kong C. Tumours of the uterine cervix. En: Kuman RJ, Carcangiu ML, Herrington CS, Young RH (eds.). World Health Organization Classification of Tumours of Female Reproductive Organs. 5ª ed. Lyon: International Agency for Research on Cancer (IARC); 2020. p. 172-81.

Kakotkin VV, Semina EV, Zadorkina TG, Agapov MA. Prevention strategies and early diagnosis of cervical cancer: current state and prospects. Diagnostics. 2023;13(4):610.

Mandić A, Stevanović N, Gutic B, Maričić S, Nikin Z, Šolajić N. Histopathological correlation of cervical biopsy and tissue after excision in patients with precancerous lesions of the cervix. Arch Gynecol Obstet. 2021;304(1):223-30.

Richart RM. A modified terminology for cervical intraepithelial neoplasia. Obstet Gynecol. 1990;75(1):131-3.

Richart RM. Natural history of cervical intraepithelial neoplasia. Clin Obstet Gynecol. 1967;10(4):748-84.

Rubin IC. The pathological diagnosis of incipient carcinoma of the uterus. Am J Obstet Dis. 1910;62:668-76.

Saitoh E, Saika K, Morisada T, Aoki D. Status of cervical cancer screening among adolescents and young adults (AYA) in Japan. Int J Clin Oncol. 2022;27(3):473-80.

Salavatiha Z, Farahmand M, Shoja Z, Jalilvand S. A meta-analysis of human papillomavirus prevalence and types among Iranian women with normal cervical cytology, premalignant lesions, and cervical cancer. J Med Virol. 2021;93(8):4647-58.

Schottlaender J, Kermauner F. Zur Kenntnis des Uteruskarzinoms: Monographische Studie uber Morphologie, Entwicklung, Wachstum, nebstBeitragen zur Klinik der Erkrandung. Basilea: Karger; 1912.

Sellors JW, Sankaranarayanan R. La colposcopia y el tratamiento de la neoplasia intraepitelial cervical: manual para principiantes. Lyon: international agency for research on Cancer (IARC); 2003. p. 140.

Torné A. Aspectos clínicos de las lesiones precursoras y del cáncer de cérvix. Medicina de Familia-SEMERGEN. 2007;33(Supl 2):22-6.

Torné A, Andía D, Bruni L, Centeno C, Coronado P, Cruz Quílez J, et al. AEPCC-Guías: Prevención secundaria del cáncer de cuello del útero, 2022. Conducta clínica ante resultados anormales de las pruebas de cribado. Valencia: Asociación Española de Patología Cervical y Colposcopia; 2022.

Tsehay B, Afework M. Precancerous lesions of the cervix and its determinants among Ethiopian women: systematic review and meta-analysis. PLoS One. 2020;15(10):e0240353.

Wentzensen N, Schiffman M, Silver MI, Smith KM, Zuna RE, Mathews C, Khan MJ, Perkins RB, Smith KM, et al. ASCCP Colposcopy Standards: Risk-Based Colposcopy Practice. J Low Genit Tract Dis. 2017;21(4):230-4.

Wentzensen N, Walker JL, Gold MA, et al. Multiple biopsies and detection of cervical cancer precursors at colposcopy. J Clin Oncol. 2015;33(1):83-9.

Zhou Y, Shi X, Liu J, Zhang L. Correlation between human papillomavirus viral load and cervical lesions classification: a review of current research. Front Med. 2023;10:1111269.

Lesiones cervicales malignas

18

J. S. Jiménez López, M. Martín Cruz y S. Acosta Bejarano

 OBJETIVOS

- Comprender la historia natural, etiología y factores de riesgo del cáncer de cuello uterino.
- Identificar las características clínicas, histológicas y anatomopatológicas de las lesiones malignas cervicales.
- Conocer las principales pruebas diagnósticas y estrategias de cribado.
- Establecer las pautas de manejo de las lesiones cervicales malignas.
- Valorar la importancia de la vacunación frente al virus del papiloma humano.

INTRODUCCIÓN

El cáncer de cuello uterino es el cáncer del sistema reproductor femenino que se origina en el cuello uterino. Es la cuarta causa de cáncer en las mujeres después del de mama, pulmón y colorrectal. Supone un importante problema de salud pública mundial, que afecta principalmente a las mujeres. El 42 % de ellos serán diagnosticados en pacientes menores de 45 años (programa estadounidense de vigilancia, epidemiología y resultados finales [SEER, Surveillance, Epidemiology and End Results]); el 46 % en estadio I y el resto, locorregionalmente avanzado.

La gran mayoría de los casos de cáncer de cuello uterino se asocian con infecciones causadas por el virus del papiloma humano (VPH). La prevención de esta enfermedad depende de la detección y la inmunización de las pacientes.

Múltiples factores contribuyen, incluidas las enfermedades de transmisión sexual, la genética, la inmunidad del huésped, el tabaquismo en la mujer, así como el inicio cada vez más precoz de las relaciones sexuales, lo que va unido al hecho de llegar a tener varias parejas desde muy temprana edad.

Los programas preventivos, las mejoras en el estilo de vida, el abandono del tabaco y el tratamiento de las lesiones precancerosas pueden reducir la incidencia del cáncer de cuello uterino. Es prevenible, debido a la aplicación universal del uso de la citología para su cribado, que ha permitido la detección temprana de lesiones precancerosas, que pueden extirparse antes de que progrese a un cáncer invasivo.

Al considerarse una enfermedad social, se necesita una correcta política y asesoramiento que permita disminuir la incidencia y aumente la supervivencia de las pacientes. Para ello, se hace imprescindible:

- Su prevención mediante campañas masivas de educación y difusión de los cuidados de la salud en general, la salud sexual y reproductiva, así como campañas de vacunación.
- Diagnóstico precoz: mediante campañas de cribado (citología, detección de ácido desoxirribonucleico [ADN]/ácido ribonucleico mensajero [ARNm] y prueba del VPH).
- Un tratamiento oportuno efectivo.
- La mejora de los recursos de tratamiento, así como la investigación oncológica de esta patología.

ANATOMÍA DEL CUELLO UTERINO

En la anatomía del cuello uterino, hay que tener en cuenta:

- **La embriología:** el cuello uterino, junto con las trompas de Falopio, el cuerpo del útero y el tercio superior de la vagina, se derivan del conducto paramesonéfrico.
- **La estructura macroscópica:** el cuello uterino es la parte cilíndrica más caudal del útero y mide aproximadamente 2,5 cm de longitud. La cavidad interior del cuello uterino se llama canal cervical. El canal cervical se comunica: por arriba, con la cavidad del cuerpo del útero a través del orificio cervical interno, y por abajo, con la cavidad vaginal a través del orificio cervical externo. La parte inferior del cuello uterino se proyecta hacia la pared vaginal anterior, que lo divide en una parte supravaginal y una parte vaginal. La parte supravaginal se relaciona: anteriormente, con la vejiga; posteriormente, con la bolsa rectovaginal (que contiene los intestinos) y el recto; y a ambos lados, con el uréter y la arteria uterina (en el parametrio). El espacio entre la parte vaginal del cuello uterino y la vagina forma los fondos de saco vaginales.
- **La anatomía microscópica:** el cuello uterino está compuesto principalmente de tejido conectivo fibroelástico. Se puede dividir en endocérvix, zona de transformación cervical y exocérvix. El endocérvix está compuesto por epitelio columnar simple, que produce moco; y el exocérvix está compuesto por epitelio escamoso estratificado no queratinizado. La zona de transformación cervical o unión escamocolumnar representa la zona donde el epitelio columnar del endocérvix cambia al epitelio escamoso del exocérvix. El cáncer de cuello uterino se origina principalmente en esta región (**Fig. 18-1**).
- **La vascularización:** la vascularización arterial del cuello uterino procede de las arterias ilíacas internas, a través de las divisiones cervical y vaginal de las arterias uterinas. Las ramas cervicales de las arterias uterinas descienden por las paredes laterales del cuello uterino en posición de las 3 y las 9 horarias.
- **Los vasos linfáticos:** los vasos linfáticos del cuello uterino desembocan en los ganglios ilíacos comunes, externo e interno, obturador y parametriales.
- **Inervación:** simpática torácica y lumbar de T12-L2 (contracción y vasoconstricción); las fibras parasimpáticas sacras de S2-S4 (vasodilatación) y viscerosensoriales (sensaciones de dolor) pasan a lo largo de los nervios parasimpáticos.

EVOLUCIÓN NATURAL Y PATRÓN DE PROPAGACIÓN

La incidencia del cáncer de cuello uterino ha disminuido drásticamente en las regiones

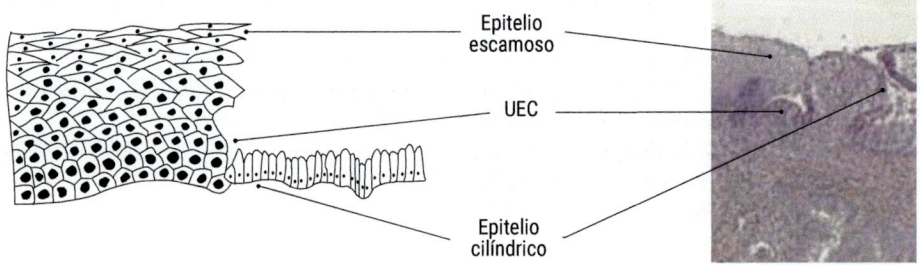

Epitelio escamoso

UEC

Epitelio cilíndrico

Figura 18-1. Unión escamocilíndrica.
Adaptada de: Introducción a la anatomía del cuello uterino. En: Sellors JW, Sankaranarayanan R, eds. La colposcopia y el tratamiento de la neoplasia intraepitelial cervical: Manual para principiantes. IARC Screening Group; 2003.
UEC: unión escamocolumnar.

donde se han implementado programas de detección. Alrededor del 70 % de la carga actual del cáncer de cuello uterino proviene de áreas socioeconómicas bajas o países en desarrollo, donde los programas de detección no están bien establecidos. La principal causa del cáncer de cuello uterino es la infección por el VPH. Las prácticas sexuales de alto riesgo son un factor de riesgo para ello.

Su fisiopatogenia en el cáncer de cuello uterino se basa en que este virus integra su ADN en las células basales de la unión columnar (en la zona de transformación del cuello uterino), y esto da como resultado la producción de proteínas (E6 y E7) que eventualmente causan displasia. La displasia del epitelio cervical también se denomina neoplasia intraepitelial cervical (CIN). Si bien la CIN puede progresar hasta convertirse en cáncer de cuello uterino, también puede producirse una regresión. Las tasas de progresión a cáncer varían en diferentes estudios. En la mayoría de las mujeres sanas, el sistema inmunitario elimina la mayor parte de la infección por VPH. El riesgo de CIN aumenta según el tipo de VPH, la duración de la infección y los factores ambientales, como el tabaquismo y la inmunosupresión de la paciente. Se estima que el VPH-16 y el VPH-18 son responsables de aproximadamente el 70 % de los casos de cáncer de cérvix.

Afortunadamente, existe la vacuna contra el VPH, que inmuniza contra varios tipos de VPH relacionados con el cáncer de cuello uterino, incluido el VPH-16 y el VPH-18. Todas las vacunas han demostrado eficacia y seguridad, especialmente en mujeres adolescentes (entre los 9 y los 13 años).

La edad media de diagnóstico del cáncer de cuello uterino es de unos 49 años. La mayoría de las mujeres que sobreviven al cáncer de cuello uterino han sido diagnosticadas en una etapa temprana o localmente avanzado. La mediana de supervivencia de las mujeres diagnosticadas con cáncer de cuello uterino metastásico o recurrente es generalmente inferior a 2 años. Las áreas más comunes de metástasis del cáncer de cuello uterino son los ganglios linfáticos, el hígado, los pulmones y los huesos.

ETIOLOGÍA

Aproximadamente el 95 % de las mujeres con cáncer de cuello uterino están infectadas con uno o más subtipos de VPH, siendo los más comunes el 16 (en el 50 % de las mujeres) y el 18 (entre el 10 y el 15 % de las mujeres).

Según el riesgo, el VPH se puede clasificar en:

- **VPH de alto riesgo (oncogénico):** tipo 16, 18, 31, 33, 35, 39, 45, 51, 52, 56, 58, 59, 68, 69 y 82.
- **VPH de bajo riesgo (no oncogénico):** tipo 6, 11, 40, 42, 43, 44, 54, 61, 72 y 81.

Sin embargo, no todas las mujeres que albergan una infección por VPH desarrollarán cáncer de cuello uterino. La mayoría de las infecciones por VPH-16 y VPH-18 son asintomáticas y desaparecen en 2 años. La presencia de infección persistente u otros cofactores asociados, como el tabaquismo o la inmunodeficiencia, tienen mayor riesgo de progresión de las lesiones hasta el desarrollo de cáncer invasivo.

Además de que los VPH-16 y VPH-18 son la etiología más frecuente, se han realizado estudios que muestran cómo la exposición al alquitrán del tabaco puede actuar sinérgicamente con la infección por VPH coexistente para causar cáncer de células escamosas del cuello uterino (cocarcinogénesis).

Otras factores que predisponen al cáncer de cuello uterino son:

- Mujeres con infecciones de transmisión sexual como (*Chlamydia*, herpes genital).
- Inicio temprano de la actividad sexual.
- Múltiples parejas sexuales o de alto riesgo.
- Mujeres inmunodeprimidas (trasplantadas, infecciones).
- Uso combinado de anticonceptivos orales y progestágenos.
- Estatus socioeconómico bajo.

EPIDEMIOLOGÍA

A continuación, se desarrollan los principales datos epidemiológicos.

Incidencia y mortalidad

Se estima que en 2020 se produjeron 604.000 nuevos casos de cáncer de cuello uterino y 342.000 muertes por esta causa en todo el mundo, y fue el cuarto cáncer más frecuente en las mujeres. El 84 % de los casos de cáncer de cuello uterino procedían de regiones con recursos limitados. En las mujeres de países en desarrollo, el cáncer cervicouterino era el segundo tipo de cáncer más frecuente y la tercera causa de mortalidad por cáncer.

Esto se debe a la llegada de las pruebas de citología, los programas de cribado y la vacunación contra el VPH en los países desarrollados, que han reducido la incidencia y la mortalidad en un 75 % en los últimos 50 años.

Histopatología

La Organización Mundial de la Salud (OMS) clasifica histológicamente los tumores epiteliales del cuello uterino en tumores escamosos; y su precursor (lesión intraepitelial escamosa) y el carcinoma de células escamosas, en queratinizantes, no queratinizantes, basaloides, verrugosos, papilares, escamosotransicionales y similares a linfoepiteliomas. Cada uno de estos tipos tiene una característica morfológica e inmunohistoquímica específica.

Las siguientes características pueden ayudar a determinar la invasividad del carcinoma de células escamosas: presencia de inflamación del estroma, reacción desmoplásica del estroma, numerosos grupos únicos o pequeños de células epiteliales altamente displásicas que se ven diferentes a las de las crestas de la red, crestas de la red alargadas y pérdida de polaridad nuclear.

Los grados histológicos son los siguientes, según su diferenciación celular: bien diferenciado, moderadamente diferenciado y poco diferenciado.

HISTORIA CLÍNICA Y EXPLORACIÓN FÍSICA

El cáncer de cuello uterino se diagnostica más frecuentemente en mujeres de 35 a 45 años.

Es fundamental realizar una historia clínica exhaustiva enfocada a conocer la presencia de factores de riesgo esenciales asociados con el cáncer de cuello uterino, como un estado de inmunosupresión, conducta sexual de alto riesgo, múltiples parejas sexuales, antecedentes de enfermedades de transmisión sexual o tabaquismo.

La mayoría de las mujeres con cáncer de cérvix precoz son asintomáticas. Sin embargo, aquellas que presentan síntomas pueden padecer:

- Sangrado poscoital.
- Sangrado intermenstrual.
- Aumento del flujo vaginal (flujo acuoso, mucoide).
- Dolor pélvico o lumbar.

En la inspección, el cuello uterino a menudo parece normal o puede haber cervicitis o erosión que sangra al tacto.

Las complicaciones tardías que resultan de la propagación del cáncer de cuello uterino incluyen:

- El cáncer, en etapas avanzadas, puede presentarse con un sangrado vaginal abundante y agudo.
- Se puede desarrollar hidronefrosis, debido a la compresión de los uréteres por un tumor.
- Edema de las extremidades inferiores que puede ocurrir debido a la compresión de las venas y los vasos linfáticos en la región pélvica por un tumor.
- Linfadenopatía, anomalías abdominales, torácicas u óseas (p. ej., dolor), debido a metástasis en estas regiones.

DIAGNÓSTICO DIFERENCIAL

Según los síntomas y la exploración física, algunos diagnósticos diferenciales de cáncer de cuello uterino que se deben tener en cuenta son:

- Cervicitis (granulomatosa).
- Vaginitis.
- Endometritis.

- Trastorno inflamatorio pélvico.
- Carcinoma de endometrio.
- Cáncer de vagina.
- Melanoma primario/enfermedad de Paget.

EVALUACIÓN DE LESIONES CERVICALES

Hay tres pruebas principales involucradas en la detección inicial del cáncer de cuello uterino: citología, prueba de VPH e inspección visual con ácido acético (IVAA). Los resultados anormales son seguidos por una evaluación colposcópica y la recolección de muestras para pruebas de biopsia, lo que confirma los resultados anormales.

Citología cervical (prueba de Papanicoláu)

La prueba de Papanicoláu se realiza obteniendo células de la unión escamocolumnar o de la zona de transformación. Las células obtenidas se examinan bajo un microscopio para buscar anomalías. Cualquier anomalía justificará una evaluación adicional. La muestra recolectada se puede preparar para citología mediante dos métodos: la prueba de Papanicoláu convencional y la preparación en capa fina a base de líquido.

La citología de medio líquido tiene las siguientes ventajas:

- Realizar pruebas complementarias (VPH y biomarcadores) en la misma muestra sin necesidad de otra visita.
- Disminuir el número de muestras insatisfactorias.
- Disminuir el tiempo de estudio microscópico.

El cribado primario mediante citología cada 3 años es el método de elección en mujeres entre los 25 y los 30-35 años. Cuando no se disponga de pruebas de detección de VPH, también se convierte en cribado primario en mujeres mayores de 30-35 años cada 3 años.

La nomenclatura utilizada es la del Sistema de Bethesda de 2014, que consta de los siguientes apartados:

- Tipo de muestra: indicar si es citología convencional o citología en medio líquido.
- Adecuación de la muestra:
  - Satisfactoria (indicar la presencia o ausencia de células endocervicales/zona de transformación y los elementos que parcialmente afecten a la calidad, como sangre o inflamación).
  - Insatisfactoria: muestra rechazada/no procesada, o procesada y examinada pero insatisfactoria para la evaluación de células epiteliales (razonar).
- Interpretación/resultados:
  - Negativo para lesiones intraepiteliales o malignidad.
  - Anomalías de células epiteliales.
  - Anomalías de células escamosas:
    - Células escamosas atípicas:
      - Atipia de significado incierto (células escamosas atípicas de significado indeterminado [ASC-US, *atypical squamous cells of undetermined significance*]).
      - Atipia, no se puede excluir la lesión escamosa intraepitelial de alto grado (HSIL, *high-grade squamous intraepithelial lesion*) (células escamosas atípicas que no excluyen una HSIL).
    - Lesión escamosa intraepitelial de bajo grado (LSIL, *low-grade squamous intraepithelial lesion*): incluye VPH/displasia leve/CIN 1.
    - HSIL: incluye displasia moderada/grave, carcinoma *in situ*; CIN 2 y CIN 3: con áreas sospechosas de invasión (si hay sospecha).
    - Carcinoma de células escamosas.
  - Anomalías de células glandulares:
    - Células glandulares atípicas:
      - Células endocervicales (no especificadas [NOS, *not otherwise specified*] o especificadas en el comentario).
      - Células endometriales (NOS o especificadas en el comentario).
      - Células glandulares (NOS o especificadas en el comentario).
    - Células glandulares con atipias a favor de neoplasia:

- ○ Células endocervicales.
- ○ Células glandulares.
- Adenocarcinoma *in situ.*
- Adenocarcinoma:
  - ○ Endocervical.
  - ○ Endometrial.
  - ○ Extrauterino.
  - ○ NOS.

Prueba del virus del papiloma humano

Esta prueba detecta cambios celulares o infecciones por VPH de alto riesgo. La muestra se recolecta del endocérvix usando una espátula cervical o un cepillo, y luego se coloca en el medio de transporte del VPH. Estas destectan la presencia de ADN o ARNm del VPH de alto riesgo. Los estudios han demostrado que las pruebas de VPH basadas en ARNm tienen una mayor especificidad que las pruebas de VPH basadas en ADN.

En un entorno de recursos limitados, se puede utilizar la autocolección de una muestra de VPH. El automuestreo se puede realizar con un tampón, un hisopo de algodón o dacrón o un citocepillo. El automuestreo es rentable, y es una de las estrategias propuestas para aumentar el número de mujeres sometidas a pruebas de detección. Las muestras recolectadas por uno mismo son tan sensibles como las muestras recolectadas por el proveedor.

Se han realizado numerosos estudios y revisiones sistemáticas con el objetivo de comparar ambas pruebas (citología frente al VPH) y determinar cuál de ellas resulta más específica y costo-efectiva.

En España, la prevalencia de VPH en mujeres entre los 35 y 65 años está en torno al 5-10 % en función de la prueba utilizada y la población estudiada.

Los estudios han demostrado mayores tasas de detección con la prueba del VPH (ADN) que con la citología (Papanicoláu), debido a su mayor sensibilidad para detectar lesiones escamosas premalignas y lesiones glandulares. Sin embargo, también se ha implicado en una mayor tasa de resultados falsos positivos y colposcopia, lo que podría conducir a un sobrediagnóstico y un sobretratamiento.

La Asociación Española de Patología Cervical y Colposcopia (AEPCC) recomienda un cribado poblacional del cáncer de cérvix en mujeres mayores de 30-35 años, se debe realizar con la prueba de VPH. Es la opción preferente (nivel de evidencia alto, recomendación fuerte a favor).

Inspección visual con ácido acético

La IVAA consiste en la aplicación de ácido acético al 5 % en el cuello uterino. Este ácido deshidrata las áreas anormales que contienen un mayor material nuclear y proteínas, volviéndose acetoblancas, mientras que las células sanas que contienen glucógeno permanecen normales. También se puede utilizar yodo de Schiller (inspección visual con solución de yodo de Lugol). En dicha inspección, las células sanas que contienen glucógeno absorben yodo y se vuelven de color marrón caoba, mientras que las áreas anormales permanecen sin teñir. Aunque tiene baja especificidad, su tasa de falsos negativos es bastante baja. Por lo tanto, la IVAA puede resultar una buena alternativa en un entorno de bajos recursos donde no existe la prueba de Papanicoláu.

En la IVAA (acético), la lesión tiene apariencia acetoblanca; y en la inspección visual con solución de yodo de Lugol, la lesión no capta dicha solución.

Colposcopia

La colposcopia consiste en la visualización ampliada del cuello uterino. Es el único procedimiento que permite identificar las lesiones cervicales intraepiteliales, conocer su localización, extensión y características y dirigir la biopsia para obtener la confirmación diagnóstica.

En un examen colposcópico, el colposcopio se enfoca en el orificio externo a una distancia de unos 20 cm. Hay que visualizar la zona de transformación antes y después de la aplicación del ácido acético, que precipita las proteínas y las áreas anormales aparecen acetoblancas. El uso de un filtro de luz verde facilita una mejor evaluación de la arquitectura vascular.

En aquellas mujeres en las que no se visualice correctamente, se aplicará yodo de Schiller, que diferencia las células más oscuras cargadas de glucógeno de las células más pálidas sin glucógeno, que son anormales.

En mujeres posmenopáusicas, la falta estrogénica puede dar lugar a lesiones colposcópicas erróneamente interpretadas por la falta de vascularización. Estas pacientes se pueden beneficiar de una terapia de estrógeno diaria de 1 a 2 semanas.

Los informes colposcópicos son los siguientes:

- Examen colposcópico satisfactorio: se visualizan el epitelio columnar, el epitelio escamoso y la unión escamocolumnar.
- Insatisfactorio: unión escamocolumnar no visualizada adecuadamente. En tal caso, se puede recolectar una muestra para biopsia mediante legrado endocervical.
- Hallazgos anormales: mosaicos, puntuaciones, áreas acetoblancas, queratosis, vasos atípicos, área de yodo negativo, área elevada, etcétera.

El siguiente paso es la **evaluación de riesgos**. Las estimaciones de riesgo se han obtenido de los estudios realizados sobre el cribado citológico y la prueba de VPH en el seguimiento a largo plazo recientemente presentados en las guías de la American Society for Colposcopy and Cervical Pathology (ASCCP).

Si el riesgo inmediato de CIN 3+ es superior al 4 %, se lleva a cabo una evaluación adicional basada en este porcentaje:

- 4-24 %: colposcopia.
- 25-59 %: tratamiento o colposcopia.
- 60-100 %: tratamiento como primera elección.

Si el riesgo de CIN 3+ inmediato es inferior al 4%, entonces se analiza el riesgo de CIN 3+ a 5 años, y se llevará a cabo una evaluación adicional basada en este riesgo:

- Menos del 0,15 %: rentabilidad en 5 años.
- Del 0,15 al 0,54 %: rentabilidad en 3 años.
- El 0,55 % o más: retorno en 1 año (**Tabla 18-1**).

CONDUCTA ANTE RESULTADOS ANORMALES DE LA PRUEBA DEL VIRUS DEL PAPILOMA HUMANO

Aunque no hay un consenso unánime sobre cuál es la mejor prueba para aumentar la especificidad del VPH (citología, genotipado parcial, tinción dual p16/Ki-67, determinación de ARNm), hasta la fecha, la citología es la prueba que dispone de mayor evidencia sobre su validez como estrategia de triaje.

La detección específica de los genotipos de VPH ha demostrado tener un valor independiente como factor asociado a riesgo de progresión a HSIL/CIN 2+. La identificación de un VPH tipo 16 supone un riesgo inmediato de HSIL/CIN 3+ suficientemente elevado como para justificar la colposcopia incluso en mujeres con citología negativa.

Conducta clínica ante una prueba del virus del papiloma humano positiva

Ante una prueba del VPH positiva, las pautas a seguir son las siguientes:

- Citología negativa:
  - No se dispone de genotipado:
    - Cribado previo (realizado en los últimos 5 años) con prueba de VPH positiva: remitir a colposcopia.
    - Cribado previo sin prueba de VPH o con prueba VPH negativa: realizar prueba de VPH en 1 año.
  - VPH positivo no 16/18: realizar coprueba en 1 año.
  - VPH positivo 16/18: remitir a colposcopia.
- Citología ASC-US/LSIL:
  - No se dispone de genotipado:
    - Cribado previo (realizado en los últimos 5 años) con prueba de VPH positiva o desconocido: remitir a colposcopia.
    - Cribado previo con prueba de VPH negativa: realizar prueba de VPH en 1 año.

Tabla 18-1. Niveles de riesgo inmediato de HSIL/CIN 3+ y correspondencia con la actuación clínica recomendada por la AEPCC

Riesgo inmediato de HSIL/CIN3+	Resultados de pruebas de cribado	Actuación clínica según umbral de riesgo
≥ 25 %	Citología HSIL o ASC-H, ACG, AIS o carcinoma (independiente de resultado de la prueba de VPH)	Colposcopia
≥ 10-25 %	VPH 16/18 y citología (triaje) ASC-US o LSIL	
≥ 5-10 %	• VPH 16/18 y citología (triaje) negativa • HPV positivo (no genotipado) y citología (triaje) ASC-US o LSIL	
≥ 0,5-5 %	• HPV positivo (no genotipado) y citología (triaje) negativa • VPH no 16/18 y citología (triaje) negativa, ASC-US o LSIL • Citología LSIL y VPH (triaje) negativo	Seguimiento con pruebas de cribado (en 1 año)
≥ 0,15-0,5 %	• Citología (cribado) negativa • Citología ASC-US y VPH (triaje) negativo	Seguimiento con pruebas de cribado (a los 3 años)
< 0,15 %	VPH (cribado) negativo	Cribado rutinario

Fuente: Torné *et al.*, 2022.
ACG: atipia de células glandulares; AEPCC: Asociación Española de Patología Cervical y Colposcopia; AIS: adenocarcinoma *in situ*; ASC-H: células escamosas atípicas que no excluyen una lesión intraepitelial escamosa de alto grado; CIN: neoplasia intraepitelial cervical; HSIL: lesión escamosa intraepitelial de alto grado; LSIL: lesión escamosa intraepitelial de bajo grado; VPH: virus del papiloma humano.

– VPH positivo no 16/18: realizar coprueba en 1 año.
– VPH positivo 16/18: remitir a colposcopia.
• Citología > LSIL: remitir a colposcopia.

CONDUCTA ANTE RESULTADOS ANORMALES DE LA CITOLOGÍA

Ante unos resultados anormales de la citología, las pautas a seguir son las siguientes.

Atipia en células escamosas de significado indeterminado

En pacientes con resultado VPH negativo, hay que realizar coprueba en 3 años.

En pacientes con resultado de ASC-US y VPH positivo, la conducta depende de si se conoce el genotipo VPH. Existen dos posibilidades:

• VPH no 16/18: realizar coprueba anual. Si hay dos copruebas seguidas negativas, remitir a cribado. Si alguna es positiva, remitir a colposcopia.
• VPH 16/18 o genotipado no disponible: remitir a colposcopia.

Atipia en células escamosas que no permite descartar lesión intraepitelial de alto grado

Presenta un mayor riesgo de tener y desarrollar una lesión de HSIL/CIN 2+ que la citología de ASC-US o LSIL y menor que la citología de HSIL. Todas ellas se deben remitir a colposcopia.

Lesión escamosa intraepitelial de bajo grado

Si hay LSIL en citología de cribado primario, remitir a colposcopia. No realizar una prueba de VPH.

Si hay LSIL en citología réflex con resultado de VPH positivo:

- Remitir a colposcopia los casos de VPH-16/18 positivos.
- Realizar una coprueba al año de los casos VPH no 16/18.

Lesión escamosa intraepitelial de alto grado

Estos casos se deben remitir a colposcopia (opción preferente).

Hay que realizar terapia escisional directa (tratamiento tras valoración colposcópica, pero sin biopsia, que permita la confirmación histológica), es un procedimiento excepcional. Para ello, se deben cumplir los siguientes requisitos:

- VPH-16 y/o VPH-18 positivo.
- Hallazgos anormales de grado 2 en la colposcopia.
- No hay posibilidad de seguimiento.

Citología de atipia de células glandulares

En caso de citología inicial de atipia de células glandulares NOS:

- La evaluación colposcópica y la biopsia dirigida descartan HSIL/CIN 2+, adenocarcinoma *in situ* o cáncer en cualquier localización: seguimiento mediante coprueba anual durante 2 años.
- Evaluación colposcópica y biopsia dirigida que confirma la lesión histológica de HSIL/CIN 2+ sin neoplasia glandular: protocolo específico.

En caso de citología inicial de células glandulares atípicas con posible neoplasia, la evaluación colposcópica y endometrial no confirma una enfermedad invasiva, es preciso realizar una escisión diagnóstica (escisión cervical tipo 3) incluyendo una muestra de endocérvix realizada después de la escisión:

- Evaluación colposcópica y endometrial que confirma una lesión: protocolo específico.
- Evaluación colposcópica y endometrial negativas: terapia escisional (conización diagnóstica).

Citología con presencia de células endometriales

Se recomiendan las siguientes pautas:

- Mujeres premenopáusicas: si la paciente está asintomática, ante la presencia de células benignas endometriales, células estromales endometriales o histiocitos, no se recomienda ninguna evaluación.
- Mujeres posmenopáusicas: se recomienda descartar una patología endometrial (nivel de evidencia moderado, recomendación fuerte a favor).
- Mujeres histerectomizadas: no se recomienda realizar ninguna evaluación.

Citología con sospecha de carcinoma escamoso

Evaluación cervical urgente mediante colposcopia y biopsias.

MANEJO

A continuación, se indica cómo debe realizarse el manejo de estas patologías.

Prevención. Vacunación contra el virus del papiloma humano

Las vacunas frente al VPH son recombinantes y están constituidas por la proteína principal de la cápside viral (proteína L1); no contienen ADN del virus.

Existen tres vacunas disponibles contra el VPH, siguiendo el orden de su comercialización en España se encuentran:

- Tetravalente: frente a los serotipos 6, 11, 16 y 18.
- Bivalente: frente a los serotipos 16 y 18.
- Nonavalente: contra los serotipos 6, 11, 16, 18, 31, 33, 45, 52 y 58. Actualmente, la vacuna nonavalente es la más recomendada por presentar un espectro más amplio.

Está recomendada la vacunación contra el VPH tanto en hombres como en mujeres. La vacunación frente al VPH en hombres puede prevenir o reducir el riesgo de enfermedades genitales, como verrugas genitales, cáncer de pene, cáncer anal y la propagación del VPH a las parejas sexuales.

Estas vacunas proporcionan excelentes tasas de seroconversión (93-100 % en mujeres y 99-100 % en hombres). Se obtienen títulos de anticuerpos más altos en personas más jóvenes. La vacuna ha demostrado un buen perfil de seguridad. Los efectos secundarios más frecuentes son locales, alrededor del sitio de la inyección. Efectos secundarios graves, como la tromboembolia venosa o los trastornos autoinmunitarios o neurológicos (como el síndrome de Guillain-Barré o la esclerosis múltiple), han sido ampliamente estudiados sin encontrarse una relación causal con la vacuna. No se recomienda en pacientes embarazadas, debido a su escasa evidencia en cuanto a la seguridad.

En adolescentes menores de 15 años, se recomienda administrar dos dosis con 6 meses de diferencia. En mayores de 15 años o personas inmunodeprimidas, están recomendadas tres dosis en: 0, 1 o 2 y 6 meses.

El momento óptimo para administrar la vacuna contra el VPH es antes del inicio sexual. El Comité Asesor de Vacunas de la Asociación Española de Pediatría (CAV-AEP) recomienda la vacunación sistemática universal frente al virus del VPH tanto a niñas como a niños, preferentemente a los 12 años, para prevenir la enfermedad oncológica relacionada con este virus. Adicionalmente, el CAV-AEP considera que las mujeres entre 13 y 26 años que no estén vacunadas deberían vacunarse.

Se han realizado algunos ensayos para demostrar el efecto de la vacunación contra el VPH en pacientes tratadas con tratamiento escisional por CIN 2. El metanálisis y la revisión sistemática de estos estudios han demostrado una menor recurrencia de neoplasia intraepitelial de cualquier grado en pacientes vacunadas que recibieron tratamiento con respecto a aquellas que no fueron vacunadas.

Tratamiento de lesiones premalignas

A continuación , se detalla cómo realizar el tratamiento de las lesiones premalignas.

Lesiones de neoplasia intraepitelial cervical 2-3

La terapia ablativa local consiste en criocirugía, fulguración/electrocoagulación y ablación con láser:

- Escisión de tejido anormal (diagnóstico/terapéutico): conización con bisturí frío, conización con láser, escisión con asa grande de la zona de transformación (LLETZ, *large loop excision of transformation zone*), procedimiento de escisión electroquirúrgica con asa.
- Cirugía: histerectomía, histerectomía con extirpación del manguito vaginal si la CIN se extiende a la pared vaginal.

La aparición en mujeres cada vez más jóvenes con deseos de paridad de lesiones preinvasoras e invasoras supone un desafío. En los últimos años, ha comenzado a ganar trascendencia la idea de emplear tratamientos conservadores o menos invasivos. El procedimiento de extirpación electroquirúrgica con asa (LEEP, *loop electrosurgical excision procedure*) consiste en la escisión quirúrgica de la lesión mediante un asa diatérmica que sirve tanto para diagnosticar como para tratar lesiones intraepiteliales.

Surgieron posteriormente modalidades que permitían la escisión completa de toda la zona de transformación cervical en una sola pieza, proceso conocido como LLETZ. Actualmente ambos acrónimos se utilizan indistintamente para el mismo procedimiento (LEEP en EE. UU. y LLETZ en Europa).

Idealmente la resección de la zona de transformación se realiza en un solo tiempo, en un solo bloque, abarcando toda la lesión con una sola asa, logrando un margen de seguridad adecuado. Al controlar la lesión bajo colposcopia, se puede evidenciar si el corte abarca toda la lesión, tanto en extensión como en profundidad (**Fig. 18-2**).

Presenta grandes ventajas y baja tasa de complicaciones, entre ellas, la más frecuente es el sangrado durante el procedimiento, que rara vez precisa tratamiento.

Estadificación de la Federación Internacional de Ginecología y Obstetricia

Una de las características más distintivas de un excelente método de estadificación es definir la extensión anatómica del tumor, diferenciar los resultados de supervivencia y guiar su manejo óptimo. Para el cáncer de cuello uterino, se usa el sistema de estadificación de la Federación Internacional de Ginecología y Obstetricia (FIGO), que se detalla a continuación.

Estadio I

Carcinoma limitado únicamente al cuello uterino, se divide según el tamaño y la invasión en:

- **IA**: carcinoma invasivo, que solo puede detectarse microscópicamente, profundidad máxima inferior a 5 mm.
  - **IA1**: invasión estromal medida a menos de 3 mm de profundidad.
  - **IA2**: invasión estromal medida igual o superior a 3 mm, pero inferior de 5 mm de profundidad.

- **IB**: carcinoma invasivo con invasión más profunda medida igual o mayor a 5 mm, es decir (será clínicamente visible):
  - **IB1**: igual o mayor de 5 mm de invasión estromal y menor de 2 cm en su mayor dimensión.
  - **IB2**: igual o mayor de 2 cm, pero menor de 4 cm en su dimensión mayor.
  - **IB3**: igual o mayor de 4 cm en su dimensión mayor.

Estadio II

El cáncer se disemina a los dos tercios superiores de la vagina o al tejido que rodea el útero:

- **IIA**: cáncer confinado a los dos tercios superiores de la vagina sin afectación del parametrio.
  - **IIA1**: menos de 4 cm.

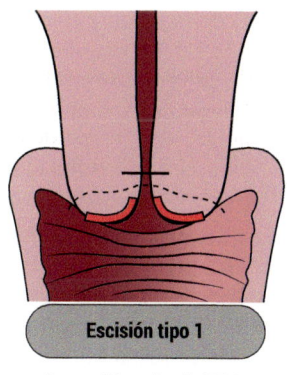

Escisión tipo 1

Resección sobre la ZT 1.
Exocervical.
Resección suficiente de
8 mm de longitud

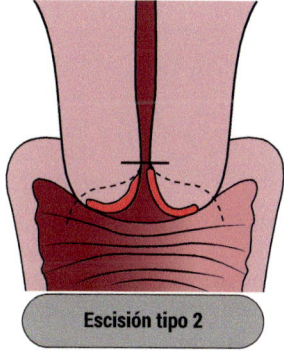

Escisión tipo 2

Resección sobre la ZT 2.
Involucra endocérvix.
UEC visible.
La longitud del espécimen
acorde al límite de la lesión

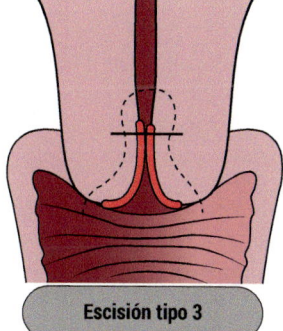

Escisión tipo 3

Resección sobre la ZT 3.
Involucra endocérvix.
UEC visible.
La longitud del espécimen
≥ 20 mm

Figura 18-2. Tipo de resecciones según la International Federation of Cervical Pathology and Colposcopy (IFCPC) (Río de Janeiro, 2011).
UEC: unión escamocolumnar; ZT: zona de transformación.

– **IIA2**: igual o mayor de 4 cm.

IIB: hay afectación parametrial, pero no hasta la pared pélvica.

Estadio III

El cáncer afecta a una, algunas o todas las siguientes áreas: el tercio inferior de la vagina, las paredes laterales de la pelvis, hidronefrosis o ganglios linfáticos pélvicos, paraaórticos o renales:

- **IIIA**: afectación del tercio inferior de la vagina sin extensión a la pared pélvica lateral.
- **IIIB**: extensión a las paredes laterales pélvicas, hidronefrosis o riñón no funcional.
- **IIIC**: afectación de los ganglios linfáticos pélvicos y paraaórticos, independientemente del tamaño y la extensión del tumor:
  – **IIIC1**: metástasis solo a los ganglios linfáticos pélvicos.
  – **IIIC2**: metástasis a ganglios linfáticos paraaórticos.

Estadio IV

Se extiende más allá de la pelvis, afecta a la vejiga, a la mucosa rectal o a otros órganos del cuerpo:

- **IVA**: propagación a los órganos pélvicos adyacentes (vejiga o recto).
- **IVB**: propagación a órganos distantes (hígado, pulmones, hueso, ganglios linfáticos lejanos).

Tratamiento del cáncer de cuello uterino

A continuación, se detallan las pautas para el tratamiento del cáncer de cuello uterino.

Cáncer de cuello uterino en estadios tempranos (IA, IB1, IB2)

Las opciones de tratamiento son las siguientes:

- **Estadio IA1 sin invasión del espacio linfovascular** (LVSI, *lymph vascular space invasion*): el tratamiento depende del estado de los márgenes:
  – Si los márgenes son negativos, no es necesario ningún tratamiento adicional; sin embargo, la histerectomía simple puede ser una alternativa aceptable si han completado su deseo genésico.
  – Pacientes con márgenes de conización positivos: se debe repetir la conización o realizar una histerectomía extrafascial. La reconización se realiza en pacientes que no han completado su deseo genésico.
- **Estadios IA1 con LVSI, IA2, IB1 y IB2**:
  – Estadio IA1 con LVSI y IA2: el tratamiento recomendado es la histerectomía radical modificada con linfadenectomía. Un procedimiento de preservación de la fertilidad (p. ej., la conización, la traquelectomía) es una alternativa posible para las pacientes que desean preservar la fertilidad en estadio IA1 y IA2.
  – Estadio IB1 y IB2: se recomienda la histerectomía radical con linfadenectomía, en lugar de una histerectomía radical modificada o una histerectomía simple más linfadenectomía (grado 2C).
  – Para aquellas que no pueden someterse a cirugía (comorbilidad o mal estado funcional), la opción preferida es la radioterapia primaria con o sin quimioterapia.

Se recomienda que reciban tratamiento adyuvante en estadios precoces cuando aparecen factores de riesgo:

- Radioterapia: cuando el tamaño del tumor es superior a 4 cm, aparece LVSI o invasión del estroma cervical profundo.
- Quimioterapia: si existen ganglios linfáticos histológicamente positivos, invasión parametrial o márgenes quirúrgicos positivos.

Cáncer de cuello uterino en estadio localmente avanzado (IB3, II, III y IVA)

El tratamiento de elección es la quimiorradioterapia, combinando cisplatino semanal con radioterapia durante 8 semanas. La radioterapia se administra mediante haz externo, aunque también se puede considerar la braquiterapia cervical para maximizar el control local. Previamente a este tratamiento, se requiere una evaluación con los siguientes propósitos:

- Evaluación de los ganglios linfáticos mediante exploración con tomografía por emisión de positrones (PET)/tomografía computarizada (TC) para determinar metástasis ganglionares y diseñar en consecuencia campos de radiación. Si la exploración con PET/TC revela afectación ganglionar paraaórtica, la confirmación de las metástasis ganglionares se realiza mediante biopsia guiada por TC, o una captación de ^{18}F-fluorodesoxiglucosa o una linfadenectomía.
- La TC/resonancia magnética sin contraste en caso de creatinina elevada/insuficiencia renal se usa para determinar la causa de la obstrucción del tracto urinario (obstrucción por tumor o por enfermedad renal intrínseca). La hidronefrosis o disfunción renal es un diagnóstico del estadio III, antes del tratamiento de quimiorradiación.

Cáncer de cuello uterino recurrente o metastásico

Tras el tratamiento del cáncer de cuello uterino en estadio inicial, se desarrollan metástasis a distancia o múltiples recidivas en un 15-61 % de los casos, normalmente en los 2 primeros años tras finalizar el tratamiento.

El cáncer de cuello uterino recurrente se presenta como enfermedad aislada en la pelvis (recurrencia locorregional) o con enfermedad que afecta a otros órganos o fuera de la pelvis. Si se sospecha una recurrencia vaginal, debe realizarse una biopsia de dicha zona para demostrar la recurrencia de la enfermedad.

Todas las pacientes con sospecha de enfermedad recurrente deben someterse a una PET/TC para evaluar la enfermedad local y a distancia.

- Manejo de la recidiva local: se recomienda la resección quirúrgica, en lugar de abordajes no quirúrgicos, si son candidatas quirúrgicas apropiadas en función de la recidiva tumoral, la edad y la comorbilidad. Sin embargo, para las pacientes con una recidiva local que no han recibido radioterapia, la radioterapia en combinación con quimioterapia es una alternativa aceptable, y es preferible en aquellas que no son candidatas quirúrgicas, siempre que no se hayan sometido previamente a radioterapia.
- Enfermedad limitada a los ganglios (paraaórticos y/o supraclaviculares): puede utilizarse quimioterapia sistémica o radioterapia.
- Enfermedad metastásica aislada (p. ej., pulmón o hígado): se prefiere la resección quirúrgica, mediante la cual es posible lograr una remisión clínica sostenida.
- Para las pacientes que tienen cáncer de cuello uterino recurrente junto con metástasis y que no son candidatas a cirugía, el tratamiento de primera línea es quimioterapia más bevacizumab. La quimioterapia preferida es un régimen basado en platino (cisplatino más paclitaxel, carboplatino más paclitaxel es una alternativa aceptable para quienes tienen enfermedad renal o tratamiento previo con cisplatino). Para aquellas que no son candidatas para la terapia combinada o aquellas en quienes el tratamiento de primera línea falla, se recomienda el tratamiento con un solo agente quimioterapéutico.

Los **factores pronósticos** más importantes que afectan a la supervivencia en el carcinoma de células escamosas de cuello uterino incluyen:

- Estadio.
- Afectación ganglionar.
- Volumen tumoral.
- Profundidad de la invasión del estroma cervical.
- LVSI.

La estadificación es el factor pronóstico más importante, seguida del estado ganglionar. Se observó que para el mismo estadio del cáncer (estadio IB o IIA), la supervivencia a 5 años después de la histerectomía y la linfadenectomía fue menor (50-74 %) en aquellas con metástasis en los ganglios linfáticos en comparación con aquellas sin metástasis en los ganglios linfáticos (88-96 %). La afectación de los ganglios paraaórticos se asocia con peores resultados.

Según la estadificación del cáncer de cuello uterino de la FIGO de 2018, se determinaron las tasas de supervivencia general a 5 años y las tasas de supervivencia libre de progresión (SLP) a 5 años de las pacientes.

Las tasas de supervivencia general a 5 años para las diferentes etapas del cáncer fueron las siguientes:

- Estadio IB1: 95,3 %.
- Estadio IB2: 95,1 %.
- Estadio IB3: 90,4 %.
- Estadio IIA1: 92,4 %.
- Estadio IIA2: 86,4 %.
- Estadio IIIC1: 81,9 %.
- Estadio IIIC2: 56,3 %.

Las tasas de SLP a 5 años fueron las siguientes:

- Estadio IB1: 94,0 %.
- Estadio IB2: 91,0 %.
- Estadio IB3: 88,5 %.
- Estadio IIA1: 91,4 %.
- Estadio IIA2: 86,4 %.
- Estadio IIIC1: 79,5 %.
- Estadio IIIC2: 43,8 %.

La supervivencia general a 5 años y la SLP a 5 años para pacientes con 1-2 ganglios linfáticos pélvicos positivos fueron del 86 y el 84 %, respectivamente. La supervivencia general a 5 años y la SLP a 5 años para pacientes con más de dos ganglios linfáticos pélvicos fueron del 73,7 y el 70,2 %, respectivamente.

Las **complicaciones** más habituales son:

- **Complicaciones directas** del cáncer de cuello uterino:
  - Hidronefrosis: debido a la infiltración del uréter que produce obstrucción urinaria.
  - Formación de fístulas: en la enfermedad localmente avanzada pueden ocurrir rectovaginales, vesicovaginales y uretrovaginales.
  - Congestión de miembros inferiores debido a la compresión de venas/vasos linfáticos.
  - Astenia, anorexia, caquexia.
- Complicaciones del tratamiento: en muchos estudios, se ha observado que la calidad de vida es mejor después de la cirugía/quimioterapia en comparación con aquellas tratadas con radioterapia o quimiorradiación. Varias complicaciones asociadas al tratamiento incluyen:
  - Disfunción ovárica: que puede resultar en infertilidad, menopausia prematura, disfunción sexual.
  - Disfunción sexual: esto incluye disminución de la lubricación y elasticidad vaginal, dificultades orgásmicas, cambios en la longitud y el calibre de la vagina, dispareunia.
  - Disfunción intestinal/de la vejiga.
  - El sangrado intraoperatorio/postoperatorio, la infección y la perforación uterina son algunas de las complicaciones asociadas con la conización. Las complicaciones tardías incluyen insuficiencia cervical y estenosis cervical.

PUNTOS CLAVE

- El cáncer de cuello uterino está fuertemente asociado con la infección por el VPH, especialmente los subtipos 16 y 18. Aproximadamente el 95 % de las mujeres con cáncer de cuello uterino están infectadas con uno o más subtipos de VPH, siendo el VPH-16 y el VPH-18 los más comunes.
- En 2020, se reportaron 604.000 nuevos casos de cáncer de cuello uterino y 342.000 muertes en todo el mundo. La mayoría de los casos ocurren en regiones con recursos limitados, donde la incidencia es mayor debido a la falta de programas de detección y vacunación.

(Continúa)

PUNTOS CLAVE

- Las principales pruebas de detección de lesiones cervicales incluyen: citología, prueba de VPH e IVAA. Los resultados anormales son seguidos por colposcopia y biopsia para confirmar el diagnóstico.
- En cuanto a la conducta a seguir ante hallazgos anormales, los tratamientos para lesiones premalignas incluyen terapias ablativas (crioterapia, fulguración, ablación con láser) y procedimientos de escisión (conización, LLETZ/LEEP). Estos procedimientos buscan eliminar las lesiones intraepiteliales y prevenir su progresión a cáncer invasivo.
- La vacunación contra el VPH es una medida preventiva crucial que ha reducido significativamente la incidencia de cáncer de cuello uterino en países desarrollados. La detección temprana mediante pruebas de cribado también ha disminuido la mortalidad.
- En lo que se refiere al tratamiento de lesiones premalignas, las lesiones CIN 2-3 se tratan con terapias ablativas o procedimientos de escisión. Para mujeres jóvenes con deseos de paridad, se prefieren tratamientos conservadores como LEEP o LLETZ, que permiten la preservación de la fertilidad.
- Los tratamientos del cáncer de cuello uterino varían según el estadio. En estadios tempranos, se consideran opciones quirúrgicas, como histerectomía y conización. En casos de cáncer localmente avanzado, se utiliza quimiorradioterapia. La enfermedad recurrente o metastásica puede requerir quimioterapia, radioterapia y cirugía, dependiendo de la localización y la extensión de la recidiva.
- Los factores pronósticos más importantes que afectan a la supervivencia incluyen el estadio del cáncer, la afectación ganglionar, el volumen tumoral y la profundidad de la invasión del estroma cervical. La supervivencia a 5 años varía considerablemente según el estadio y la afectación ganglionar.
- Las complicaciones del cáncer de cuello uterino incluyen: hidronefrosis, formación de fístulas, congestión de miembros inferiores y síntomas sistémicos, como astenia, anorexia y caquexia.
- En cuanto a las complicaciones del tratamiento, la cirugía y la quimioterapia presentan menos complicaciones en comparación con la radioterapia y la quimiorradiación. Las complicaciones comunes incluyen disfunción ovárica, disfunción sexual, disfunción intestinal y de la vejiga, y riesgos asociados con procedimientos quirúrgicos, como sangrado e infección.

BIBLIOGRAFÍA

Bhatla N, Aoki D, Sharma DN, Sankaranarayanan R. Cancer of the cervix uteri. Int J Gynaecol Obstet. 2018;143 Suppl 2:22-36.

Bhatla N, Berek JS, Cuello Fredes M, Denny LA, Grenman S, Karunaratne K, et al. Revised FIGO staging for carcinoma of the cervix uteri. Int J Gynaecol Obstet. 2019;145(1):129-35.

Bray F, Ferlay J, Soerjomataram I, Siegel RL, Torre LA, Jernal A. Global cancer statistics 2018: GLOBOCAN estimates of incidence and mortality worldwide for 36 cancers in 185 countries. CA Cancer J Clin. 2018;68(6):394-424.

Bruni L, Serrano B, Bosch X, Castellsagué X. Vacuna frente al virus del papiloma humano. Eficacia y seguridad. Enferm Infecc Microbiol Clin. 2015;33(5):342-54.

Comité Asesor de Vacunas e Inmunizaciones de la Asociación Española de Pediatría (CAV-AEP). Virus del papiloma humano: Manual de vacunas en línea de la AEP. Madrid: AEP; 2018. Disponible en: https://vacunasaep.org.

Grisaru D, Covens A, Chapman B, Shaw P, Colgan T, Murphy J, et al. Does histology influence prognosis in patients with early-stage cervical carcinoma? Cancer. 2001;92(12):2999-3004.

Hernández JJ, De la Fuente J, Ramírez M. Prevención primaria del virus del papiloma humano. Prog Obstet Ginecol. 2019;62(3):266-80.

Jain MA, Limaiem F. Cervical squamous cell carcinoma. En: StatPearls. Treasure Island (FL): StatPearls Publishing; 2024.

Monk BJ, Colombo N, Tewari KS, Dubot C, Cáceres MV, Hasegawa K, et al.; KEYNOTE-826 Investigators. First-line pembrolizumab + chemotherapy versus placebo + chemotherapy for persistent, recurrent, or metastatic cervical cancer: final overall survival results of KEYNOTE-826. J Clin Oncol. 2023;41(36):5505-11.

Moore TO, Moore AY, Carrasco D, Vander Straten M, Arany I, Au W, et al. Human papillomavirus, smoking, and cancer. J Cutan Med Surg. 2001;5(4):323-8.

Olawaiye AB, Baker TP, Washington MK, Mutch DG. The new (Version 9) American Joint Committee on Cancer tumor, node, metastasis staging for cervical cancer. CA Cancer J Clin. 2021;71:287-98.

Stanley M. Immune responses to human papillomavirus. Vaccine. 2006;24 Suppl 1:S16-22.

Sung H, Ferlay J, Siegel RL, Laversanne M, Soerjomataram I, Jemal A, et al. Global Cancer Statistics 2020: GLO-BOCAN Estimates of Incidence and Mortality Worldwide for 36 Cancers in 185 Countries. CA Cancer J Clin. 2021;71(3):209-49.

Tewari KS, Sill MW, Long HJ 3rd, Penson RT, Huang H, Ramondetta LM, et al. Improved survival with bevacizumab in advanced cervical cancer. N Engl J Med. 2014;370(8):734-43.

Torné A, Andía D, Bruni L, Centeno C, Coronado P, Cruz Quílez J, et al. AEPCC-Guías: Prevención secundaria del cáncer de cuello del útero, 2022. Conducta clínica ante resultados anormales de las pruebas de cribado. Valencia: Asociación Española de Patología Cervical y Colposcopia; 2022.

Protocolo de cribado y manejo de lesiones precancerosas cervicales

19

G. Fiol Ruiz y F. Amaya Navarro

 OBJETIVOS

- Conocer los fundamentos del cribado de cáncer de cérvix.
- Evaluar la eficacia y la eficiencia de los diferentes métodos de cribado.
- Disponer de la información actualizada de la estrategia de cribado en España.
- Reconocer las diferentes opciones de triaje y evaluar su posibilidad de implantación en la población.
- Estudiar el resultado citológico como método de triaje en el nuevo modelo de cribado.
- Valorar la actitud ante los resultados citológicos y sus pautas de estudio y seguimiento.

CRIBADO

En el año 1941, se publica en la revista *American Journal of Obstetrics and Gynecology* el artículo titulado «El valor diagnóstico de la citología vaginal en el carcinoma de útero», que firmaba el doctor Papanicoláu. En este trabajo, se señalaba que el estudio de la citología era sencillo, económico, podía utilizarse masivamente y permitía detectar el cáncer en sus inicios o en la etapa preinvasiva. Es el conocido *pap-test* o prueba de Papanicoláu, o como se denomina en nuestro medio, citología vaginal. Se abría la puerta al diagnóstico precoz de un cáncer que ocasionaba una elevada mortalidad.

Otros movimientos científicos se estaban realizando en esa época en busca de un diagnóstico precoz. Hans Hinselmann, en Alemania, desarrollaba el colposcopio, un sistema de lentes que ampliaba la visualización del cuello uterino. También, en 1928, Walter Schiller introducía una prueba con solución de Lugol, descubriendo que el epitelio escamoso diferenciado contiene glucógeno y podía colorearse en vivo con esta solución, y que, por el contrario,

el epitelio anómalo y carcinomatoso no contiene glucógeno y no toma el colorante (prueba de Schiller). Hinselmann reconoció la utilidad de esta prueba y la adoptó.

Más adelante, esta técnica se introdujo en la clínica siendo el complemento indispensable en la prevención del cáncer cervical junto con la citología.

La contribución de Papanicoláu a la salud de la mujer ha sido, y así ha continuado hasta hoy en día, el paradigma de la atención ginecológica en salud. La incorporación de esta técnica a la población con regularidad produjo una drástica reducción de las cifras de mortalidad por cáncer cervical. Desde 1940, el porcentaje de muertes en mujeres con cáncer cervical ha decrecido un 70 %, en gran parte porque muchas mujeres se han sometido a una prueba de Papanicoláu. Aunque no es infalible, esta prueba detecta el 95 % de cánceres cervicales y, lo que es más importante, los descubre en un estado en el que todavía no se ven a simple vista, por tanto, pueden ser tratados y, posiblemente, curados.

En la evolución de los estudios citológicos para este diagnóstico precoz, se describe el coilocito. Se trata de una célula epitelial escamosa redondeada u ovoide con un núcleo excéntrico y un halo paranuclear característico, que suele estar presente en lesiones precursoras del cáncer, pero también en papilomas y condilomas acuminados.

Harald Zur Hausen, científico alemán, en 1974, pudo aislar la cepa 6 del virus del papiloma humano (VPH) en verrugas humanas. En 1983, lograron aislar el VPH-16 en los tumores cervicales del cuello del útero, y un año más tarde, el del VPH-18. Así, en 1999, se publicó en el *Journal of Pathology* un artículo titulado «El virus del papiloma humano es causa necesaria de cáncer cervical invasivo en todo el mundo». Este artículo estaba firmado por un grupo multidisciplinar, entre los que se encontraban el español Xavier Bosch y la colombiana Nubia Muñoz, ambos figuras claves en la investigación y difusión de los trabajos sobre VPH.

Quedaba establecida esta relación causal que confirma que el cáncer de cuello es una enfermedad infecciosa provocada por un virus, el VPH. Así, en el año 2008 se concede a Zur Hausen el Premio Nobel de Medicina por su trabajo sobre el VPH y su relación con el cáncer cervical.

En la actualidad, ya se han descrito más de 200 genotipos distintos de VPH que se clasifican en alto riesgo, bajo riesgo y riesgo intermedio. No todos poseen capacidad oncogénica, siendo los de alto riesgo los que pueden desarrollar el cáncer, mientras que los de bajo riesgo son los implicados en el desarrollo de verrugas genitales.

El VPH se adquiere por contacto directo, principalmente a través de las relaciones sexuales. Se calcula que el 80 % de las personas con relaciones sexuales ha tenido contacto con el virus alguna vez en su vida, con una contagiosidad del 80 %, por lo que la prevalencia de la infección resulta muy elevada. La mayoría de las infecciones se adquieren en los primeros años de las relaciones, pero el 90 % se eliminan por la propia inmunidad en 1 o 2 años.

En la mujer, la prevalencia de la infección supera el 30 % antes de los 30-35 años, persistiendo el virus en un 8-10 % de las mujeres, si bien la posibilidad de adquirir nuevas infecciones se mantiene durante toda la vida con los mismos factores de riesgo, teniendo en cuenta que la inmunidad va descendiendo con la edad.

Tener el virus no significa desarrollar cáncer. El VPH es causa necesaria, pero no suficiente, para desarrollar cáncer de cuello uterino. Se requiere persistencia viral y, para ello, se precisan cofactores como la promiscuidad, el tabaco, deficiencias inmunitarias, el uso de hormonas o estados nutricionales deficientes. Además, la evolución de la enfermedad es lenta, ya que desde que se adquiere la infección hasta que se produce la displasia transcurren años, y para que se desarrolle el cáncer, han de pasar décadas.

Establecida la imprescindible participación del VPH en el desarrollo del carcinoma cervical y la posibilidad de tipaje para conocer su presencia en el cérvix, se plantea la opción de detectar el virus como medio de cribado poblacional para conocer a la población positiva y que potencialmente podría desarrollar una lesión, excluyendo a la negativa, con mínimo riesgo.

Necesidad del cribado

El objetivo fundamental del cribado es reducir la incidencia y, sobre todo, la mortalidad por cáncer de cuello uterino, identificando a las mujeres que presentan mayor predisposición a desarrollar cáncer cervical.

Con la citología convencional, se pretendía detectar lesiones precursoras que pudieran evolucionar a cáncer: células escamosas atípicas de significado indeterminado (ASC-US, *atypical squamous cells of undetermined significance*), lesiones escamosas intraepiteliales de bajo grado (LSIL, *low-grade squamous intraepithelial lesion*), lesiones escamosas intraepiteliales de alto grado (HSIL, *high-grade squamous intraepithelial lesion*), células glandulares atípicas (AGC, *atypical glandular cells*).

La incorporación del tipaje VPH en el cribado de cáncer de cérvix permite adelantarse aún más y seleccionar al grupo de mujeres positivas que podrían desarrollar la lesión y, sobre todo, excluir a las negativas por su muy remota posibilidad de presentar evolución al cáncer. Se trata de un cambio de modelo en el que se sustituye la detección de la lesión por la determinación del riesgo de desarrollar esta lesión.

Beneficios del cribado

Los principales beneficios del cribado son:

- Curación de mujeres tratadas tras la detección precoz que, en ausencia de cribado, hubieran desarrollado y/o muerto por un cáncer invasor.
- Mejora de la calidad de vida asociada a la posibilidad de realizar tratamientos menos agresivos gracias a la detección precoz.
- Beneficio psicológico de saber que el resultado negativo de la prueba de cribado ofrece un intervalo de seguridad libre de enfermedad.

Perjuicios potenciales del cribado

Las pruebas de cribado deben basarse en su sensibilidad para evitar captar a la mayor población de mujeres con lesión y reducir la tasa de falsos negativos. Este hecho puede llevar a incrementar las revisiones y el número de falsos positivos angustiando, de manera que se podría considerar innecesaria para un grupo de población sana que ha dado positivo en la prueba de cribado. Se podrían centrar estos perjuicios en los siguientes:

- Molestias físicas asociadas a la exploración, como dolor, sangrado o complicaciones derivadas del tratamiento de lesiones.
- Efectos obstétricos adversos asociados a tratamientos de lesiones precancerosas.
- Ansiedad al recibir un resultado de cribado anormal y someterse a un examen colposcópico y tratamiento posterior. Dada la elevada prevalencia del VPH en la población, la información sobre la presencia de este virus y su relación con el cáncer constituye una de las principales preocupaciones de la mujer positiva, especialmente en las primeras etapas de la implementación del modelo de cribado poblacional mediante tipaje VPH. El escaso conocimiento aún de la población sobre la epidemiología del VPH y el cambio de paradigma de citología a tipaje condiciona angustia, por la presencia de un virus que provoca cáncer y que antes no tenía. Hay que explicar que no se determinaba y que no aparece en la citología.
- Detección de una lesión intraepitelial no progresiva-sobrediagnóstico, que puede comportar tratamientos innecesarios. Cabe recordar la tasa de persistencia y regresión de las lesiones en la evolución natural de la enfermedad.
- Resultado falsamente positivo que genera ansiedad, estudios diagnósticos y tratamientos innecesarios.
- Resultado falsamente negativo en una mujer con cáncer o lesión progresiva que comporta una sensación de falsa seguridad y retrasa un posible diagnóstico y tratamiento.

Estrategias de cribado de cáncer de cérvix

En el mundo, existen principalmente tres modelos de cribado de cáncer de cérvix:

- Cribado citológico.
- Cribado mediante visualización cervical con ácido acético (VIA).
- Cribado con tipaje VPH. Autotoma.
- Ácido desoxirribonucleico (ADN).
- Ácido ribonucleico (ARN).
- Tinción dual.
- Metilación.

Cribado citológico

Clásicamente se ha establecido la secuencia de displasia leve, moderada, grave, carcinoma *in situ* y cáncer de cuello, con capacidad de evolución, estancamiento y hasta regresión en todas las fases evolutivas de la enfermedad. La citología ha salvado muchas vidas al diagnosticar estas lesiones precursoras del cáncer de cuello y facilitar los tratamientos antes de la aparición del cáncer. A medida que se fueron implementando los programas de cribado citológico, se evidenció el descenso de la incidencia de cáncer cervical. Este diagnóstico precoz ha sido el estándar de prevención de la patología cervical preneoplásica.

La prueba utilizada es la citología convencional o prueba de Papanicoláu. La sensibilidad y especificidad de la citología está sometida a una gran variabilidad individual con rangos de sensibilidad entre el 30 y el 87 % y de especificidad entre el 86 y el 100 %. Se trata de una prueba con gran variabilidad, según la técnica de la toma y la subjetividad interobservador. Además, presenta déficit en la detección precoz del adenocarcinoma endocervical. La citología en medio líquido permite obtener muestras más depuradas para su estudio, reduciendo el tiempo microscópico.

Cribado mediante visualización cervical con ácido acético

La VIA, como cribado primario, es utilizada especialmente en países de limitados recursos. A pesar de su sensibilidad y especificidad, es inferior a otras pruebas de cribado, aunque presenta la ventaja de que permite realizar un tratamiento inmediatamente después de la valoración (*see and treat*, es decir, ver y tratar). Esto evita pérdidas de seguimiento (muchas mujeres no pueden volver a la consulta) y facilita el tratamiento precoz.

Se ha descrito para esta prueba una sensibilidad del 72,3 %, incluso superior al 60 % de la citología encontrada en la misma revisión, con especificidades del 74,5 y el 97,4 %, respectivamente. Una reciente revisión concretó que el cociente de tasas combinado para la mortalidad por cáncer de cuello uterino fue de 0,68 (intervalo de confianza del 95 %: 0,56-0,81), aunque con una reducción no significativa en la incidencia de cáncer de cuello uterino. Concluyen por tanto que la detección mediante VIA puede conducir a una reducción del cáncer de cuello uterino y de la mortalidad por todas las causas a largo plazo, si bien su eficacia para prevenir el cáncer de cérvix invasivo no resulta concluyente.

Cribado con tipaje del virus del papiloma humano

La incorporación de la prueba de VPH como cribado primario supone un importante cambio de paradigma en la prevención secundaria del cáncer de cérvix. En este nuevo modelo de cribado mediante tipaje, resulta imprescindible la utilización de la citología en medio líquido, ya que permite recoger la muestra de VPH y, del mismo medio, obtener la citología para triaje o coprueba, como se verá más adelante, evitando citar a la mujer en dos ocasiones para las diferentes muestras.

Cuatro grandes estudios han definido la importancia del tipaje para detección de VPH en el cribado poblacional. POBASCAM (Holanda), ARTISTIC (Italia), NTCC (Italia) y el estudio sueco realizaron un seguimiento de 176.464 mujeres durante 6,5 años, encontrando un total de 107 cánceres cervicales y evidenciando un 60-70 % más protección con el tipaje que con la citología (incidencia de 9 frente a 36 casos/100.000).

> **!** Estos resultados confirmaron la necesidad de realizar un cambio en el modelo de cribado, implicando la importancia de determinar el VPH como diana primaria y siempre mediante una estrategia poblacional.

Las ventajas que ofrece la prueba de VPH frente a la citología para mejorar el manejo clínico de las pacientes son:

- Mayor sensibilidad: su sensibilidad es muy elevada. Prácticamente todas las mujeres con lesión cervical presentarán prueba positiva al VPH. Sin embargo, la mayor parte de las mujeres que presentan el virus no desarrollarán lesiones cervicales, lo que supone una menor especificidad. La incorporación de un tipaje poblacional como prueba de cribado, junto con la vacunación, incrementará el valor predictivo positivo, mejorando la sensibilidad de la prueba.

- Mayor valor predictivo negativo (VPN): intervalo de cribado mayor. La sensibilidad de la citología es baja, con una media del 50 %. Este hecho implica que, en cada control, puede haber un margen de falsos negativos elevado, si bien esta posibilidad se compensa con la regularidad debido a la lenta progresión de las lesiones. La mayor importancia actual de la prueba del VPH radica en su importante VPN, descartando la posibilidad de lesión en las pacientes en las que no se detecta el virus, y permitiendo espaciar los intervalos de cribado.

- Mayor objetividad y reproducibilidad: la citología resulta muy dependiente de que se realice una adecuada toma, de la fijación y el transporte, y se encuentra especialmente sujeta a cierta variabilidad interobservador.

- Más coste-efectivo: inicialmente la prueba de tipaje de VPH resulta económicamente más cara que la citología. Sin embargo, su implantación poblacional permitirá reducir costes y, al espaciar los seguimientos negativos, disminuir la presión económica global. La implementación de la vacunación y la reducción de la prevalencia del virus implicará la posibilidad de intervalos de cribado más prolongados, y la reducción de la carga de enfermedad conllevará menor gasto en tratamientos oncológicos.

- Permite la autotoma: la opción de poder realizar la toma cervical en el domicilio por la propia paciente, evitando la necesidad de acudir a un profesional, puede permitir una mayor adherencia a los programas de cribado, y así se está debatiendo en los diferentes planteamientos de salud pública.

- Incrementa la detección de adenocarcinoma: la detección precoz del adenocarcinoma endocervical constituye una de las mayores debilidades de la citología. La detección viral permite incidir con más inte-

rés en la búsqueda de la patología cervical, especialmente en los casos de colposcopia exocervical negativa.

- Requiere estrategias de triaje: al presentar la prueba de VPH una elevada sensibilidad, con menor especificidad, requiere técnicas que permitan valorar qué mujeres presentan patología preneoplásica en la prevención secundaria. Tener VPH positivo no implica lesión, solo posibilidad de presentarla o desarrollarla.

> El cribado mediante prueba de VPH es más sensible, efectivo y eficiente que la citología, reduciendo la mortalidad.

Existen muchos métodos de determinación de VPH, pero no todos se encuentran validados para el cribado primario. Se han descrito al menos 254 tipos de analíticas para el VPH con 425 variantes disponibles en el mercado. La mayoría se basan en reacción en cadena de la polimerasa (PCR) a tiempo real, amplificación de señal o detección de la presencia del ARN mensajero (ARNm) de los oncogenes E6 y E7. Un comité internacional de expertos, liderado por Meijer, concretó unos criterios de validación basados en la sensibilidad y especificidad respecto al estándar de oro (prueba de captura de híbridos 2 [HC2®, Hibrid Capture 2] VPH ADN o GP5/6. PCR-EIA). El proyecto VALGENT (validación de la prueba de fenotipado de VPH) completa estos criterios de validación. Se pretende garantizar la eficacia en detección de HSIL/neoplasias intraepiteliales cervicales (CIN) de grado 2+ y seguridad de intervalo en mujeres con resultado de la prueba negativo.

La Food and Drug Administration (FDA) ha aprobado para su uso en cribado de cáncer de cérvix cuatro pruebas: HC2®, Cervista®, Cobas®, Aptima® y Onclarity®, si bien solo Cobas® y Onclarity® disponen de aprobación para cribado primario.

La detección del VPH debe incluir solo los tipos de alto riesgo. Algunas pruebas proporcionan información sobre el genotipado parcial o completo.

Prueba de ácido desoxirribonucleico

Las secuencias de ADN viral se ponen de manifiesto al unirse con sondas diseñadas para tal efecto. En función del tipo de sonda complementaria que se use (ADN o ARN), de la existencia o no de amplificación (PCR y captura de híbridos) y de la posibilidad o no de saber los tipos concretos de VPH presentes. Cuando se trata de infecciones múltiples, las técnicas son diferentes.

Este tipo de técnicas solo detectan la presencia del VPH y no dan información acerca de si la infección está en estado latente o ha iniciado un proceso de transformación epitelial con potencial riesgo oncogénico (infección transformante). Indican infección. Las pruebas son:

- HC2®: es una prueba de hibridación de ácidos nucleicos *in vitro* con amplificación de señales que usa quimioluminiscencia de microplacas para la detección cualitativa de trece tipos de alto riesgo del ADN del VPH en especímenes cervicales. Los tipos de VPH detectados por el ensayo son los tipos de VPH de alto riesgo 16, 18, 31, 33, 35, 39, 45, 51, 52, 56, 58, 59 y 68, pero en el resultado, no se determina el tipo de VPH específico presente.
- Cervista® VPH de alto riesgo: es una prueba de diagnóstico cualitativo *in vitro* para la detección de ADN de 14 tipos de VPH de alto riesgo 16, 18, 31, 33, 35, 39, 45, 51, 52, 56, 58, 59, 66 y 68. Tampoco informa del tipo viral positivo.
- Cobas®: utiliza la amplificación del ADN diana mediante la PCR y la hibridación de ácidos nucleicos para la detección de 14 tipos de VPH de alto riesgo en un único análisis. Proporciona resultados individuales para el VPH-16 y el VPH-18, junto con un resultado agrupado simultáneo para los genotipos de alto riesgo 31, 33, 35, 39, 45, 51, 52, 56, 58, 59, 66 y 68. Este genotipado parcial permite seleccionar a las mujeres VPH-positivas a VPH-16/18 para que sean remitidas a colposcopia como método de triaje.

- Onclarity® VPH está dirigido a los oncogenes E6/E7 de ADN. Informa de resultados de seis genotipos de VPH de alto riesgo (16, 18, 31, 45, 51 y 52), con los ocho genotipos restantes de alto riesgo indicados en tres pequeños grupos: (33, 58), (35, 39, 68) y (56, 59, 66). Permite así seleccionar a mujeres que deben ser remitidas a colposcopia.

Prueba de ácido ribonucleico

Indican que el ADN del virus se ha integrado en el ADN de la célula que infecta y que se están expresando los oncogenes virales E6 y E7. Se detecta el ARNm de estos oncogenes. Indican actividad.

Debido a la discreta disminución global de la sensibilidad de la prueba de ARNm no es posible asumir que el intervalo de 5 o más años entre rondas de cribado pueda considerarse seguro, tal como ocurre con las pruebas de ADN. Se necesitan más datos de seguimiento a largo plazo para evaluar la duración de la seguridad que proporciona una prueba negativa.

Aptima® es una prueba que identifica la presencia de 14 genotipos de VPH de alto riesgo mediante el ARNm viral de los oncogenes E6 y E7 en citología en medio líquido. Aporta información individual del VPH-16 y del conjunto VPH-18/45, aunque no discrimina entre los restantes genotipos presentes.

En los estudios publicados, este método ha demostrado ser tan sensible como las pruebas que detectan ADN-VPH con una especificidad mayor, es decir, con menos falsos positivos, lo que resulta muy prometedor. Teóricamente, la detección de ARNm debería correlacionarse mejor con la transcripción activa de los oncogenes E6/E7. Aptima® cumple los criterios de Meijer para las pruebas de ADN, pero precisa evaluación a largo plazo del VPN, ya que presenta algunas limitaciones:

- No ha sido evaluado en personas vacunadas del VPH.
- Depende del número de copias presentes.
- Puede presentar falsos positivos con VPH de bajo riesgo.

La Organización Mundial de la Salud (OMS) sugiere que la detección de ARNm del VPH a través de muestras tomadas por profesionales sanitarios podría utilizarse como prueba de cribado primaria, con o sin triaje, para prevenir el cáncer de cérvix en la población de mujeres correspondiente al cribado cada 5 años.

Tinción dual

Con la prueba de la proteína p16INK4a, con tinción dual (p16 y Ki-67), se trata de identificar aquellas células que, además de presentar actividad proliferativa, determinada por la expresión de Ki-67, muestran sobreexpresión de la proteína p16. Serán esas células precisamente las que exhiban integración del material genético del VPH y, por tanto, representarán lesiones de alto grado o lesiones de bajo grado con capacidad de progresión. Mientras que las lesiones de alto grado (HSIL) presentarán siempre tinción dual, aquellas catalogadas como de bajo grado (LSIL) o ASC mostrarán positividad o negatividad, dependiendo de si se ha producido o no integración viral. Hay que recordar que no es lo mismo infección que integración, ya que la infección es reversible y la integración no. Se trata de un método de triaje y no está indicado en cribado primario.

Metilación

La metilación del ADN es un proceso por el cual se añaden grupos metilo al ADN. Esta reacción modifica la función del ADN cuando se encuentra en el gen promotor, pudiendo reprimir la transcripción de los genes.

La prueba de metilación ayuda a diferenciar las infecciones transformadoras del VPH de las no amenazantes mediante la detección de metilación en regiones promotoras que son hipermetiladas en los cánceres de cérvix. Las actuales opciones de triaje no son las ideales a la hora de estratificar riesgos. La genotipificación del VPH-16/18 carece de especificidad, lo que provoca falsos positivos, y la citología carece de

sensibilidad, lo que ocasiona omisiones en el diagnóstico de enfermedades cervicales. Esta metodología puede ser utilizada como método de triaje, pero para su incorporación al cribado precisa evidencia a largo plazo.

Autotoma

La toma convencional de citología por el clínico mediante espátula de Ayre sobre portaobjetos queda sustituida por una única toma cervicovaginal en medio líquido, del que se puede determinar tanto el VPH como la presencia o ausencia de alteraciones cervicales.

En este contexto de tipaje de VPH en medio líquido como cribado poblacional primario, se plantea la opción de que sea la propia mujer la que se pueda realizar la toma en su domicilio, facilitando la participación en el cribado.

Principales ventajas de la autotoma:

- Realización por la propia mujer.
- No requiere una infraestructura sanitaria especial.
- Reducción de la carga clínica asistencial.
- Posibilidad de incrementar la tasa de cobertura del cribado.

Inconvenientes de la autotoma:

- Resistencia de la mujer a realizarse pruebas en sus genitales por desconocimiento, miedo a la lesión genital o a no saber realizarse la prueba adecuadamente.
- Imposibilidad de triaje citológico del mismo líquido. Mediante la autotoma, solo se determina la presencia de VPH, ya que la muestra es vaginal, y no puede determinarse con rigor suficiente la presencia de células de transformación que avalen el resultado citológico adecuado. En caso de positividad de VPH en la autotoma, se precisa realizar una cita para la toma citológica por un profesional sanitario.

Para utilizar la autotoma como método de cribado primario, debe concretarse que los resultados en sensibilidad y especificidad han de resultar superponibles a la toma realizada por el clínico.

Los estudios realizados comparando ambos métodos de toma del tipaje VPH han demostrado elevada concordancia. Diferentes metanálisis se han realizado para evaluar la posibilidad de autotoma en el cribado de cáncer de cérvix.

Kelly *et al.,* en su metanálisis, que incluyó 11 estudios para detectar CIN 2+ o mayor utilizando PCR, encontraron una sensibilidad inferior para una muestra recolectada por autotoma (73,6 %) en contraste con la muestra recolectada por técnica convencional (88,1 %). Por otro lado, en su metanálisis basado en 81 estudios, Arbyn *et al.* no encontraron mayor diferencia entre la sensibilidad y especificidad de ambos tipos de muestras en pruebas de VPH al utilizar PCR.

El otro aspecto importante para el cumplimiento del cribado mediante autotoma es su aceptabilidad por parte de la mujer. El estudio ACCESS evidenció en la población japonesa una aceptabilidad favorable entre el 75,3 y el 81,3 % de las participantes, si bien un 77,8 % presentaron alguna impresión negativa como dolor, malestar y vergüenza.

En este trabajo la disposición a someterse a pruebas de detección con una muestra recogida por uno mismo fue significativamente mayor que con una muestra recogida por un médico (89,3 % frente a 49,1 %; < 0,001). La disposición a someterse a un cribado con una muestra recogida por un médico se asoció inversamente con la edad, pero mejoró si ya se había realizado una determinación previa mediante autotoma.

Un reciente metanálisis ha resaltado que el 35 % de los 139 países con recomendaciones oficiales de detección identificadas promueven el uso de la detección primaria basada en el VPH. El uso de la autotoma solo se recomienda en 17 países: en ocho de ellos, para llegar a poblaciones poco analizadas; y en nueve, como método de cribado primario. En diez países más, la autotoma se encuentra en una fase piloto. Se concluye que el uso de la autotoma para la detección primaria del VPH brinda una oportunidad clave para aumentar la cobertura, particularmente en entornos de bajos recursos.

Otra ventaja de los dispositivos de autotoma es que no requieren cadena de frío y son estables después de la recolección, lo que minimiza la infraestructura y la logística necesarias para el transporte a una instalación central de pruebas del VPH.

La pandemia de la enfermedad por coronavirus de 2019 (COVID-19) puso de manifiesto la dificultad de acceso al sistema sanitario en tiempos de aislamiento, con repercusión en los programas de cribado. La participación desde el domicilio permite compensar esta situación.

El estudio italiano NTCC evaluó un total de 14.041 mujeres aleatorizadas para cribado por el clínico, autotoma enviada desde el domicilio y autotoma recogida y entregada en farmacia. Las tasas de participación fueron del 11,9, el 21,6 y el 12 %, respectivamente. Concluyen los autores que la autotoma es muy útil en la rellamada para no respondedoras o no cribadas e incrementar el porcentaje de mujeres cribadas, siendo de menor utilidad en el cribado primario a todas las mujeres del programa.

En España, se ha evaluado el uso de la autotoma para cribado primario comparado con la toma por el clínico en su centro de salud. Destaca el trabajo de Ibáñez *et al.* que evalúan, de 1.158 mujeres aleatorizadas, a ambos grupos en proporción 1:1. La toma en su centro de salud fue realizada mediante autotoma. Más del 87 % de todas las participantes favorecieron el enfoque de autotoma domiciliaria para futuros controles de manera similar en cada grupo. Más del 80 % de las mujeres de ambos grupos optaron por recoger y devolver la autotoma en un centro de salud o farmacia y solo el 15 % eligió el método de envío por correo.

 La autotoma ha demostrado incrementar la adherencia al cribado y puede posicionarse como el método de elección en los programas poblacionales.

Nuevo modelo de cribado en España

Para que un cribado sea efectivo, ha de presentar una cobertura de al menos un 70-80 %. En

España, el estudio Afrodita reportó al menos un 30 % de mujeres que no se habían realizado una citología. Otros estudios han evidenciado que el 60-70 % de las mujeres diagnosticadas de cáncer cervical no se habían realizado ninguna prueba de cribado en los 10 años previos al diagnóstico.

En España, se calcula alrededor de 2 millones de mujeres VPH-positivas. La mayoría no desarrollarán lesiones cervicales, aunque la incidencia en el año 2022 en España fue de 1.957 cánceres, con una mortalidad cifrada en 814 mujeres. Aproximadamente se estiman medio millón de citologías alteradas y unas 150.000 consideradas como falsos negativos, dada la baja sensibilidad de esta prueba. Se necesitan métodos de cribado más sensibles que permitan concretar a las pacientes de riesgo.

Teniendo en cuenta los cuatro estudios que demostraron la reducción de mortalidad cuando el cribado se realiza mediante tipaje frente a la toma de citología convencional (POBASCAM [Holanda], ARTISTIC [Italia], NTCC [Italia] y el estudio sueco), y al aval de toda la literatura médica al respecto, la Unión Europea publica la *European Guidelines for Quality Assurance in Cervical Cancer Screening*, e insta a sus estados miembros a cambiar el cribado citológico por un cribado poblacional mediante tipaje VPH. En España, con la Orden de la Secretaría de Comercio y Bienestar (del Ministerio de Sanidad, Consumo y Bienestar Social) 480/2019, de 26 de abril, se modifican los anexos I, III y VI del Real Decreto 1030/2006, de 15 de septiembre, en el que se definía el cribado de cáncer de cérvix.

> ❗ Se establece el cribado cada 3 años entre los 25 y 65 años; debe sustituirse por una citología cada 3 años entre los 25 y 34 años; y una prueba de VPH entre los 35 y 65 años cada 5 años.

Según estas directrices, se define que, para el año 2024, ha de comenzarse el programa de cribado poblacional en todo el territorio nacional y que para el año 2029 debe llegar a la cobertura del 100 % en toda España. Algunas comunidades comenzaron sus programas de cribado poblacional, siendo el País Vasco el primero en instaurar este programa centralizado.

Concretar las edades de cribado constituye motivo de discusión. La incorporación de la vacunación sistemática frente al VPH supone un cambio de paradigma al reducir la carga de enfermedad en la población. Las primeras cohortes vacunadas ya han alcanzado la edad de cribado planteándose la posibilidad de ampliar los intervalos de cribado en estas mujeres con potencialmente menor riesgo. En este sentido, países con gran tradición de vacunación, que ya presentan una elevada cobertura poblacional, han modificado su estrategia de cribado con determinación de VPH cada 5 años desde los 25 hasta los 74 años.

El comienzo del cribado a los 25 años viene determinado por la muy reducida incidencia de cáncer cervical a esas edades. Además, debido a la elevada incidencia de infección por VPH antes de los 30-35 años, con tasas de aclaramiento del 90 %, determinar el VPH a esas edades conllevaría una elevada tasa de consultas, colposcopias e incluso biopsias y conizaciones, por infecciones y lesiones que en muchos casos van a desaparecer en edades posteriores, elevando la presión asistencial, el sobrediagnóstico y la angustia de las mujeres positivas de manera innecesaria.

Realizando una revisión de las recomendaciones actuales, según la evidencia científica y teniendo en cuenta las indicaciones de las sociedades científicas y los organismos internacionales, se plantea modificar la edad de cribado en función del estado vacunal, retrasando el inicio del cribado a los 30 años mediante el tipaje de VPH en caso de mujeres con pauta de vacunación completa.

En general, parece haberse consensuado mantener el modelo de cribado mediante citología cada 3 años de los 25 a los 34 años, según las comunidades autónomas, en todos los casos hasta que las cohortes vacunadas vayan aumentando y el programa de cribado se encuentre ya establecido.

Este cambio de paradigma de cribado citológico a tipaje de VPH ya va a resultar complicado, y no parece oportuno establecer aún más criterios de diferenciación que compliquen la instauración del programa.

La finalización del cribado se ha concretado a los 65 años, si bien algunos países lo han prolongado hasta los 70-74 años. La posibilidad de lesión en mujeres mayores de 65 años y cribados previos negativos es seis veces inferior a las que no se han realizado cribado previo. Este límite queda establecido siempre que el cribado haya sido realizado adecuadamente y resulte negativo durante los últimos 10 años. En las mujeres con edad de finalizar el cribado y un cribado previo inadecuado, se recomienda realizar una prueba de VPH y una coprueba a los 5 años.

Países como Canadá han evaluado la rentabilidad de la prueba primaria del VPH en la detección del cáncer de cuello uterino en el denominado estudio HPV FOCAL. En este trabajo, han evaluado a 19.009 mujeres entre 25 y 65 años, comparando el cribado mediante tipaje en medio líquido y citología en caso de VPH positivo frente a citología convencional.

En el primer caso, se evidenciaron costos generales más bajos con mayor detección de lesiones CIN2+, lo que resultó en un coste medio más bajo por CIN 2+ detectada (7.551 dólares canadienses) que en el grupo de citología. Los resultados apoyan que la prueba primaria del VPH cada 4 años produce resultados similares a las pruebas basadas en citología cada 2 años para la detección del cáncer de cuello uterino a un menor coste.

Tras la incorporación del cribado poblacional mediante tipaje en nuestro medio, se precisa una mayor concreción en las actuaciones diagnósticas en las pacientes VPH-positivas, especialmente para determinados grupos. En la *Guía de Prevención Secundaria del Cáncer de Cuello de Útero 2022. Conducta clínica ante resultados anormales de las pruebas de cribado*, publicada por la Asociación Española de Patología Cervical y Colposcopia (AEPCC), se comentan y establecen todos los aspectos sobre cribado primario en población general y en diferentes grupos especiales:

• Mujeres con patología preneoplásica cervical previa: excepción a este límite superior de salida del programa de cribado es la mujer con patología preneoplásica previa, que precisa continuar su cribado al menos 20-25 años tras el tratamiento, ya que se trata de un perfil de mujer de mayor riesgo de recidiva y progresión.

• Mujeres histerectomizadas: en el caso de mujeres histerectomizadas por patología benigna, no está indicado el mantenimiento del protocolo de cribado, ya que la incidencia de cáncer de vagina es excepcional en estas pacientes. Si la histerectomía ha sido realizada por un proceso oncológico no dependiente del VPH, el protocolo de actuación dependerá del seguimiento propuesto para esta neoplasia, pero no se mantendrá en el procedimiento de cribado. Las mujeres histerectomizadas por lesión cervical seguirán la pauta ya comentada para mujeres tratadas con lesiones preneoplásicas cervicales.

• Mujeres con inmunodepresión: las mujeres inmunodeprimidas constituyen un grupo especialmente susceptible para la adquisición y persistencia del VPH, con diferencias claras según el tipo de inmunodepresión.

La infección por virus de la inmunodeficiencia humana acompaña frecuentemente a la persistencia del VPH y presenta mayor riesgo de desarrollar lesiones precursoras e incluso cáncer cervical. La AEPCC recomienda una coprueba trienal a partir de los 30 años en mujeres con CD4 > 200 células/μL o con tratamiento antirretroviral activo y coprueba anual si los CD4 < 200 células/μL o no reciben tratamiento antirretroviral.

• Para mujeres inmunodeprimidas por otras causas, las recomendaciones pueden variar, ya que no existe clara evidencia por la diversidad de patologías y de estados de inmunodepresión. La AEPCC propone que las mujeres con trasplante de órganos sólidos, trasplante de células madre hematopoyéticas, enfermedad inflamatoria intestinal en tratamiento inmunosupresor, lupus eritematoso sistémico o artritis reumatoide sean cribadas según las recomendaciones descritas para las mujeres con infección por virus de la inmunodeficiencia humana por su mayor riesgo de desarrollar cáncer cervical. Para las mujeres con enfermedad inflamatoria intestinal, artritis reumatoide o diabetes tipo 1 sin tratamiento inmunosupresor deben seguirse las pautas generales de cribado.

- Mujeres sintomáticas: las mujeres que presentan sintomatología, como sangrado cervical, coitorragia o sospecha clínica de posible cáncer cervical, deben ser evaluadas y no incluirse en el programa de cribado.

- Mujeres gestantes: las mujeres citadas para cribado poblacional que se encuentren embarazadas seguirán el mismo protocolo que la mujer no gestante.

Vacunación y cribado. Estudios de coste-efectividad

La implementación de la vacunación sistemática en el calendario trata de conseguir una drástica reducción de la infección por VPH. Tras más de 10 años de vacunación, ya se han reportado resultados en descenso de lesiones preneoplásicas e incluso ausencia de cáncer en mujeres *naïves* (vírgenes) vacunadas. Este nuevo escenario plantea la posibilidad de suprimir el cribado por reducir su eficiencia ante el escaso número de mujeres que podrían adquirir la infección tras la inmunización vacunal.

Diversos estudios han evaluado esta actuación. En España, el documento del Ministerio de Sanidad «Eficiencia y sostenibilidad del cribado de cáncer de cérvix en el Sistema Nacional de Salud» realiza una exhaustiva revisión para evaluar la mejor estrategia de cribado. Esta publicación se ha tomado como base para el desarrollo de los protocolos de actuación de las diferentes comunidades autónomas en el desarrollo de su modelo de cribado poblacional.

En este informe, se analizan los costes, las ratios de coste-efectividad a medio-largo plazo de diferentes estrategias de cribado, incluyendo las estrategias oportunistas y las estrategias poblacionales, y las ratios de coste-efectividad en los diferentes escenarios de cribado y vacunación. El informe tiene en cuenta los costes directos no sanitarios además de los costes directos sanitarios derivados del tratamiento de las lesiones encontradas. Estima

que la implementación de un cribado poblacional organizado con la prueba de detección del VPH puede suponer un gasto mayor los primeros años, pero a medio-largo plazo, este aumento de costes se equilibra al considerar que la prueba del VPH permitirá alargar los intervalos de cribado y que reducirá el número de procedimientos diagnósticos y tratamientos.

Las principales conclusiones que se derivan de este informe son:

- Los resultados indican que la detección de ADN del VPH como prueba primaria con una frecuencia cada 5 años es más coste-efectiva que el cribado citológico realizado cada 3 años.

- Según la edad de inicio del cribado, si el cribado se inicia a la edad de 25 años, en las mujeres no vacunadas, se obtienen mayores beneficios y es más coste-efectivo si el cribado se extiende hasta los 70 años, cambiando de un cribado citológico a un cribado basado en la prueba del VPH a los 35 años.

- Una estrategia de prevención basada en la vacunación frente al VPH de niñas preadolescentes combinado con un cribado poblacional organizado mediante la detección del VPH como prueba primaria cada 5 años es la estrategia más efectiva y coste-efectiva en España.

- El modelo estima mayor efectividad y eficiencia si se establecen protocolos diferenciados para mujeres vacunadas y no vacunadas. Se plantea esta diferencia como horizonte cuando se consiga una alta tasa de vacunación en la población, valorándose, como en otros países, retrasar el inicio del cribado a los 30-35 años mediante tipaje.

En la **figura 19-1**, se presentan los resultados del análisis de coste-efectividad, mostrando la frontera de eficiencia de las intervenciones coste-efectivas y aquellas llamadas dominadas. Las estrategias situadas en esta frontera se consideran razonablemente eficientes en la prevención del cáncer de cérvix, mientras aquellas que se sitúan por debajo (dominadas) necesitarían una justificación satisfactoria para su inversión

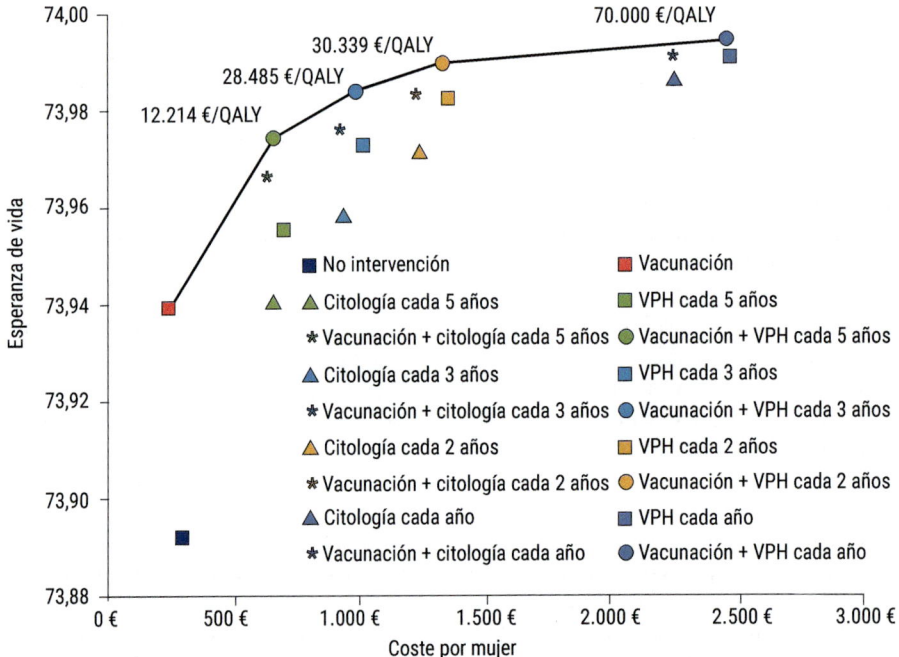

Figura 19-1. Coste por mujer y esperanza de vida para las diferentes estrategias de cribado entre los 25 y 65 años. Se asume una cobertura del 70 %. Adaptada de: Díaz Sanchís M, *et al.*, 2016. QALY: años de vida ajustados por calidad; VPH: virus del papiloma humano.

a ese precio. Se observa que todas las estrategias de cribado citológico, ya sean solas o en combinación con la vacunación frente el VPH, se encuentran dominadas por la vacunación más el cribado con VPH. La vacunación sola proporciona un ligero ahorro de costes comparada con la no intervención asumiendo un coste de 31 euros por dosis y una cobertura del 70 %.

Como beneficio adicional, se ha publicado que la vacunación se asoció a mayores tasas de cribado.

Países como Australia, con elevado índice de vacunación y baja tasa de cáncer cervical, también ha valorado la supresión del cribado, concluyendo en sus predicciones que no puede prescindirse del cribado para alcanzar las reducciones requeridas. Hay que añadir que las vacunas no pueden ofrecer una protección del 100 % frente al cáncer de cuello de útero, aunque supere el 95 %.

Hacia la eliminación del cáncer de cérvix en el mundo. Estrategia 90-70-90 de la Organización Mundial de la Salud

Todas estas propuestas y estrategias se encuentran encaminadas a la eliminación del cáncer cervical. La prevención primaria y secundaria permiten aunar esfuerzos para la erradicación de la enfermedad. La OMS reconoce al cáncer de cérvix como un problema de salud pública y se plantea el objetivo de alcanzar la cifra de cuatro casos por 100.000 mujeres/año, por lo que ha establecido la denominada *estrategia 90-70-90,* que debería cumplirse en 2030:

- El 90 % de niñas completamente vacunadas antes de los 15 años.
- El 70 % de las mujeres cribadas con un prueba de alta sensibilidad antes de los 35 años y otra vez antes de los 45 años.

- El 90 % de las mujeres identificadas con enfermedad cervical tratadas (el 90 % de las mujeres con lesiones precancerosas y el 90 % de las mujeres con lesiones invasoras).

En este contexto, países con alta implantación de la vacunación ya han calculado que, mediante la vacunación y el cribado para 2035, podrían anunciar la eliminación del cáncer de cérvix por reducir su incidencia por debajo de 4/100.000, evitando en este período 2.006 cánceres y salvando 587 vidas.

En la misma línea, Canadá también ha fijado el año 2040 para alcanzar las cifras que permitan anunciar que el cáncer de cérvix se ha eliminado.

Desterrar el cáncer de cuello está cerca y en las manos de los profesionales sanitarios. Se hace necesario mantener y potenciar un cribado poblacional, con amplia cobertura, mediante una prueba de alta sensibilidad. La combinación de prevención primaria mediante vacunación y el cribado poblacional con la prueba de VPH ofrece esta posibilidad, aunque el diagnóstico, tratamiento y seguimiento de las lesiones de alto grado y del cáncer de cuello aún han de mantenerse en la actividad profesional.

 La estrategia 90-70-90 de la OMS pretende eliminar el cáncer de cérvix en el mundo. Se precisa la combinación de vacunación y cribado para conseguirlo.

MANEJO DE LAS LESIONES PRECANCEROSAS CERVICALES

A continuación, se explican los métodos de triaje y el protocolo de actuación ante un resultado anormal citológico.

Métodos de triaje

Tras el cribado mediante citología, si la mujer es menor de 35 años, o con tipaje de VPH, en caso de tener 35 a 65 años, se precisan estrategias que permitan seleccionar a las mujeres

que, siendo positivas a alguna de estas pruebas, requieran un mayor control o seguimiento.

La actuación siempre se ha dirigido al tratamiento de la lesión, y así continúa siendo. La incorporación del tipaje de VPH supone un cambio de paradigma en el cribado de cáncer de cérvix al valorar el riesgo de lesión, anticipándose a la aparición de la lesión precursora e identificando a aquellas mujeres que podrían desarrollarla, o mejor, permitiendo excluir y reducir el cribado a aquellas que, al ser negativas, apenas tienen riesgo de desarrollar la lesión en los próximos años.

La posibilidad inmediata de lesión de alto riesgo con prueba de VPH negativo se cifra en < 0,15 %, permitiendo espaciar los seguimientos en este grupo. Esta prueba negativa presenta un elevado valor predictivo, que se incrementa con el número de pruebas negativas en el seguimiento del cribado. La cohorte del Kaiser Permanente, sobre 990.013 mujeres del Norte de California evidenció que tras dos pruebas negativas, el riesgo se reduce en un 60 % más, y en otro 60 % tras tres pruebas negativas.

Tener una prueba positiva no implica el desarrollo de lesión, sino solo posibilidad de que ocurra. Sin embargo, se carece de herramientas que permitan seleccionar a aquellas mujeres que van a desarrollar una lesión. Se precisan opciones para intentar seleccionar a las pacientes con mayor riesgo para centrarse en ellas y evitar el sobrediagnóstico y el sobretratamiento de las que pueden presentar lesión con más probabilidad. Con esta intención, se realizan pruebas de triaje en aquellas mujeres VPH-positivas, y así remitir a colposcopia directa a las de más riesgo de HSIL.

 Se modifica el concepto anterior de «igual actitud ante igual lesión» por «igual manejo ante igual riesgo».

A continuación, se detallan las técnicas de triaje que actualmente se podrían utilizar tras la prueba de VPH positivo.

- **Genotipado 16/18.** La carga de enfermedad no es igual para todos los genotipos virales.

Según las cifras de la International Agency for Research on Cancer (IARC), la contribución del VPH-16 al cáncer dependiente del VPH es del 62,4 %, y la del VPH-18, del 15,3 %, muy superior al resto de los genotipos de VPH de alto riesgo.

Diferentes estudios han evaluado y confirmado la necesidad de diferenciar los genotipos 16/18 como mayor factor de riesgo de desarrollo de lesión CIN 3+.

El estudio ATHENA, sobre 47.208 mujeres mayores de 21 años, evidenció que el riesgo de desarrollar CIN 3+ era en 1 de cada 4 mujeres con VPH-16, 1 de cada 9 para las infectadas por VPH-18 y de 1 de cada 19 para aquellas en las que se detectaba otro de los 12 genotipos estudiados.

Se ha evaluado también la trascendencia del genotipado extendido mediante la determinación individual de los genotipos más prevalentes de alto riesgo. Los resultados arrojan que para VPH-16/18 se precisa cribar a 5.000 mujeres por caso prevenido, mientras que para los tipos 35, 39, 56, 59, 66 y 68 se necesita cribar a 220.000 mujeres y realizar 17.000 colposcopias.

Teniendo en cuenta estos resultados, la mayor parte de los estudios determinan la importancia de remitir a colposcopia a las mujeres positivas a VPH-16/18, aunque la citología resulte dentro de la normalidad.

- **ARNm E6/E7.** Como se ha comentado anteriormente, la prueba mediante ARN informa de actividad viral, frente al ADN que indica presencia del virus. Por ello, se ha planteado su uso como prueba de cribado primaria y triaje para seleccionar pacientes de riesgo.

  Existe gran heterogeneidad en sensibilidad y especificidad entre los diferentes estudios. Parece evidenciarse una menor sensibilidad para esta prueba frente a la de ADN para ser utilizada como triaje, y además, no hay resultados concluyentes que confieran una especificidad significativamente superior, por lo que deben valorarse aún los criterios de coste-efectividad para su implementación.

- **Tinción dual p16/Ki-67.** La tinción dual para p16/Ki-67 es una técnica aprobada por la FDA para triaje tras la determinación positiva del VPH.

  Una revisión de 38 estudios reflejó que la sensibilidad para la detección de CIN 3+ resultó similar a la prueba de ADN, pero con una especificidad sustancialmente superior, lo que permite catalogar a esta técnica como válida para ser utilizada en el triaje.

- **Metilación.** La detección de hipermetilación en regiones promotoras constituye una de las pruebas más prometedoras en la evaluación de la transformación celular provocada por el VPH. Se ha reseñado que esta prueba es más sensible para conocer la progresión a CIN 3+ que el genotipado VPH-16/18, aunque en la actualidad resulta una técnica de coste elevado y difícil de implantar como estrategia de triaje, especialmente en países de bajos recursos.

- **Citología.** Hasta la fecha, se realizaba una citología como método de cribado primario para determinar la actitud clínica en función de la negatividad o positividad a lesión cervical y el tipo de lesión diagnosticada.

La detección de VPH condiciona un cambio de paradigma en la práctica clínica en la que se determina el grupo de riesgo, adelantándose en muchos casos a la aparición de la lesión cervical. La actuación se centra en controlar a las mujeres con más riesgo de desarrollar CIN 2+, aunque se precise conocer la presencia y el tipo de lesión para proceder a su diagnóstico y tratamiento.

Así, cualquier programa de cribado de cáncer de cérvix debe concretar qué mujeres han de ser remitidas a colposcopia y valorar si es preciso biopsiar y, en su caso, tratar mediante conización, siempre descartando la presencia de cáncer invasor para su derivación hacia la unidad de ginecología oncológica.

La citología réflex permite obtener resultados de VPH y de citología del mismo medio líquido. De este modo se establece la posibilidad de estudiar la citología tras un resultado positivo a VPH sin necesidad de volver a citar a la paciente, mejorando la eficiencia.

Disponer de ambas pruebas en la evaluación de la mujer aporta mayor información al clínico de la unidad de tracto genital inferior, al poder conocer el genotipado y la presencia y tipo de lesión cervical para orientar su actitud.

Hasta la fecha, prácticamente todas las alteraciones citológicas eran remitidas para el estudio colposcópico. El conocimiento del genotipo VPH permite concretar con mayor eficiencia qué mujeres han de ser evaluadas mediante colposcopia y determinar la importancia de la lesión en función del resultado del estudio de VPH previo.

La categorización de riesgo que tiene en cuenta los resultados combinados de genotipado parcial y la citología ha demostrado ser la mejor herramienta para determinar la actitud clínica.

Los resultados del ARTISTIC, en Manchester (Inglaterra), evidenciaron una tasa acumulada a los 10 años para riesgo de CIN 3+ para mujeres VPH-16/18 del 19,4 % con lesión de bajo grado citológica y del 10,7 % con citología previa normal. Para el resto de los tipos, se cifran resultados del 7,3 y 3,2 %, respectivamente, apoyando la importancia del triaje combinado entre citología y VPH-16/18.

Gori *et al.* evalúan diferentes estrategias (citología positiva o VPH-16, citología positiva, VPH-16 y VPH-16 o no 16 con citología de alto grado). Evidencian que la técnica más sensible para la detección de CIN 3+ con menor número de colposcopias es remitir para estudio a las mujeres VPH-16 y a las que presentan VPH no 16 con lesión de alto grado citológica.

La AEPCC, basándose en la guía de la American Society for Colposcopy and Cervical Pathology (ASCCP), establece la estratificación de riesgo de acuerdo con el genotipado parcial y el resultado citológico y determina la actitud a seguir en cada caso (**Tabla 19-1**).

Teniendo en cuenta el riesgo, la citología y el VPH previo, la AEPCC propone un algoritmo de conducta clínica ante la prueba positiva de cribado primario mediante VPH que sirve de modelo para la actuación que se implementa en los protocolos de las diferentes comunidades autónomas en España (**Fig. 19-2**).

En el modelo de cribado la negatividad del VPH permite espaciar los intervalos de seguimiento a 5 años.
La detección de VPH-16/18 condiciona la realización de colposcopia.
La citología puede realizarse desde el mismo medio líquido de la toma de VPH y determina la actitud a tomar.

Protocolo de actuación ante un resultado anormal citológico

Las indicaciones de colposcopia vienen determinadas por la positividad a VPH-16/18, independientemente del resultado citológico de triaje, y por lesiones citológicas de alto grado o persistencia de lesiones de bajo grado.

Tras el estudio colposcópico, el protocolo básico a seguir sería principalmente:

- No evidencia lesión o zona de transformación tipo 3: un estudio endocervical y vaginoscopia.
- Lesión visible y zona de transformación tipo 1 y 2: biopsia dirigida y vaginoscopia.
- En caso de que no haya evidencia de lesión y zona de transformación visible con citología normal, ASC-US o LSIL, podrá realizarse un seguimiento según el protocolo específico.

La implementación del cribado mediante tipaje ha relegado la posibilidad de lesión citológica tras el estudio o cribado primario a las menores de 35 años y a los casos en que se realice la citología fuera del cribado poblacional.

Células escamosas atípicas de significado indeterminado

La citología ASC-US de triaje tras VPH positivo debe manejarse de manera similar a la lesión LSIL. El riesgo a 5 años de HSIL/CIN 3+ en mujeres con citología ASC-US y VPH-16/18 es del 13 %. Este mismo riesgo en mujeres con VPH no 16/18 es del 4 %.

Tabla 19-1. Estratificación de riesgo de acuerdo con el genotipado parcial y el resultado citológico, actitud a seguir

Riesgo inmediato de HSIL/CIN3+	Resultados de pruebas de cribado	Actuación clínica según umbral de riesgo
≥ 25 %	Citología HSIL o ASC-H, ACG, AIS o carcinoma (independientemente de resultado de la prueba de VPH)	Colposcopia
≥ 10-25 %	VPH-16/18 y citología (triaje) ASC-US o LSIL	
≥ 5-10 %	• VPH-16/18 y citología (triaje) negatvia • VPH positivo (no genotipado) y citología (triaje) ASC-US o LSIL	
≥ 0,5-5 %	• VPH positivo (no genotipado) y citología (triaje) negativa • VPH no 16/18 y citología (triaje) negativa, ASC-US o LSIL • Citología LSIL y VPH (triaje) negativo	Seguimiento con pruebas de cribado (en 1 año)
≥ 0,15-0,5 %	• Citología (cribado) negativa • Citología ASC-US y VPH (triaje) negativo	Seguimiento con pruebas de cribado (a los 3 años)
< 0,15 %	VPH (cribado) negativo	Cribado rutinario

Adaptada de: Torné *et al.*, 2022.
ACG: células glandulares atípicas; AIS: adenocarcinoma *in situ*; ASC-H: células escamosas atípicas que no excluyen una lesión intraepitelial escamosa de alto grado; ASC-US: células escamosas atípicas de significado indeterminado; CIN: neoplasia cervical intraepitelial; HSIL: lesión escamosa intraepitelial de alto grado; LSIL: lesión escamosa intraepitelial de bajo grado; TGI: tracto genital inferior; VPH: virus del papiloma humano.

Ante un VPH positivo con citología de triaje ASC-US (**Fig. 19-3**), se realizará colposcopia en caso de:

- VPH-16/18 siguiendo el protocolo:
  - Con colposcopia positiva, realizar un estudio y actuar según sea el resultado.
  - Si la colposcopia es negativa: coprueba al año.
- VPH no 16/18 y citología ASC-US: realizar coprueba al año.

En caso de ASC-US citológico primario, debe realizarse la prueba de VPH:

- Si es VPH negativa: coprueba a los 3 años.
- Si es VPH positiva:
  - Para VPH-16/18: colposcopia.
  - Para VPH no 16/18: coprueba al año.

Lesión escamosa intraepitelial de bajo grado

La lesión LSIL se asocia a VPH positivo en el 80 % de los casos. Con VPH positivo 16/18, presenta un riesgo inmediato de HSIL/CIN 3+ del 11 %, mientras que con genotipos no 16/18, el riesgo se cifra en el 3,7 %. El riesgo inmediato de HSIL/CIN 3+ con VPH negativo es del 2,1 %.

Por este motivo, para determinar la actitud clínica será determinante la presencia de VPH en estudios previos (v. **Fig. 19-3**):

- Con VPH+ para tipos 16/18: realizar colposcopia, estudio y actuación según resultado.
- Si se trata de VPH no 16/18 o VPH con coprueba negativa en los últimos 5 años, puede realizarse la coprueba al año.

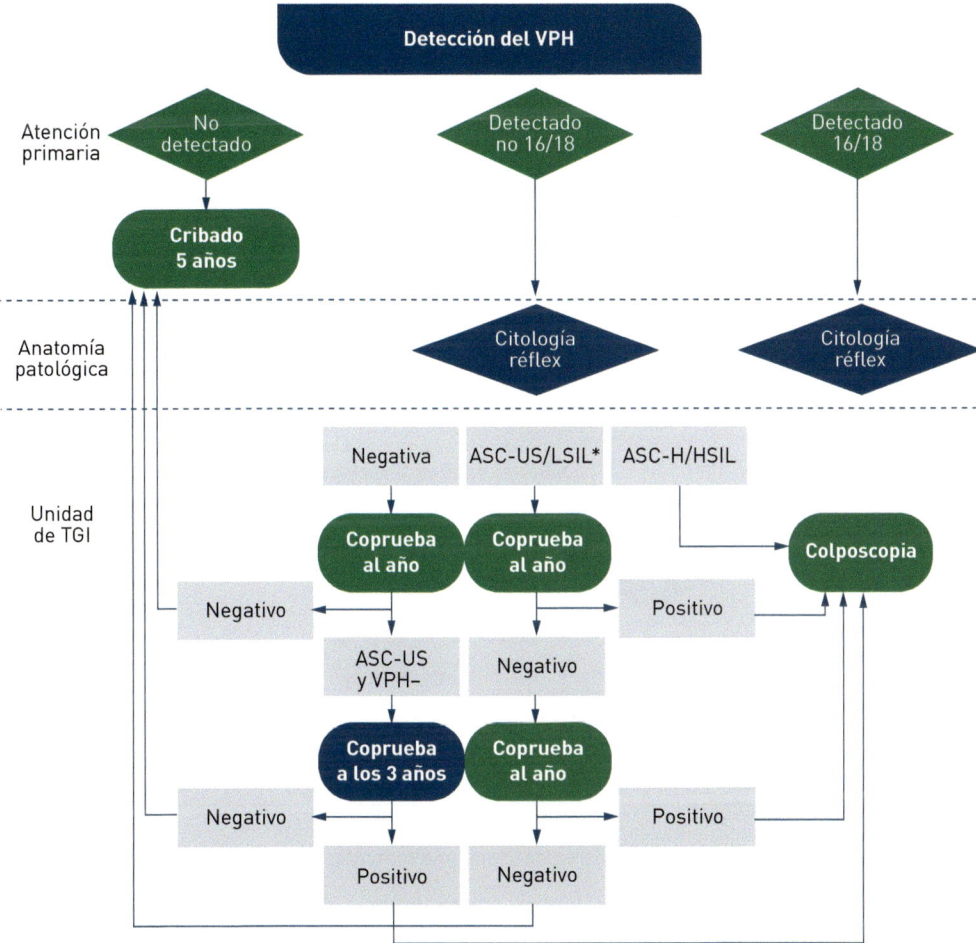

Figura 19-2. Algoritmo de conducta clínica ante la prueba positiva de cribado primario mediante virus del papiloma humano. Propuesta del Grupo Andaluz para el Estudio y Prevención de la Infección por el Virus del Papiloma Humano (GAEPI-VPH). Basado en el protocolo cedido por la Asociación Española de Patología Cervical y Colposcopia (AEPCC). ASC-H: células escamosas atípicas que no excluyen una lesión intraepitelial escamosa de alto grado; ASC-US: células escamosas atípicas de significado inde-terminado; HSIL: lesión escamosa intraepitelial de alto grado; LSIL: lesión escamosa intraepitelial de bajo grado; TGI: tracto genital inferior; VPH: virus del papiloma humano.

Las mujeres con citología réflex LSIL sin prueba de VPH deben remitirse a colposcopia. Sin embargo, si se dispone de una prueba de VPH negativa realizada en los últimos 5 años, se recomienda control con coprueba en 1 año.

Lesión escamosa intraepitelial de alto grado

En el caso de citología HSIL, tras tipaje posi-tivo, debe realizarse colposcopia y biopsia, ya que la confirmación histológica alcanza el 30 % de los casos con un riesgo inmediato de HSIL/CIN 3+ del 49 %, y a los 5 años del 50-54 %. Aunque la negatividad del virus presenta un riesgo inmediato de esta lesión cifrado en el 26 %, el riesgo de cáncer cervical no difiere entre ambos casos, con un 4,5 % y un 4,3 %, respectivamente.

La biopsia determinará la actitud a seguir en función del protocolo específico. En aquellos casos en los que el resultado sea negativo, debe

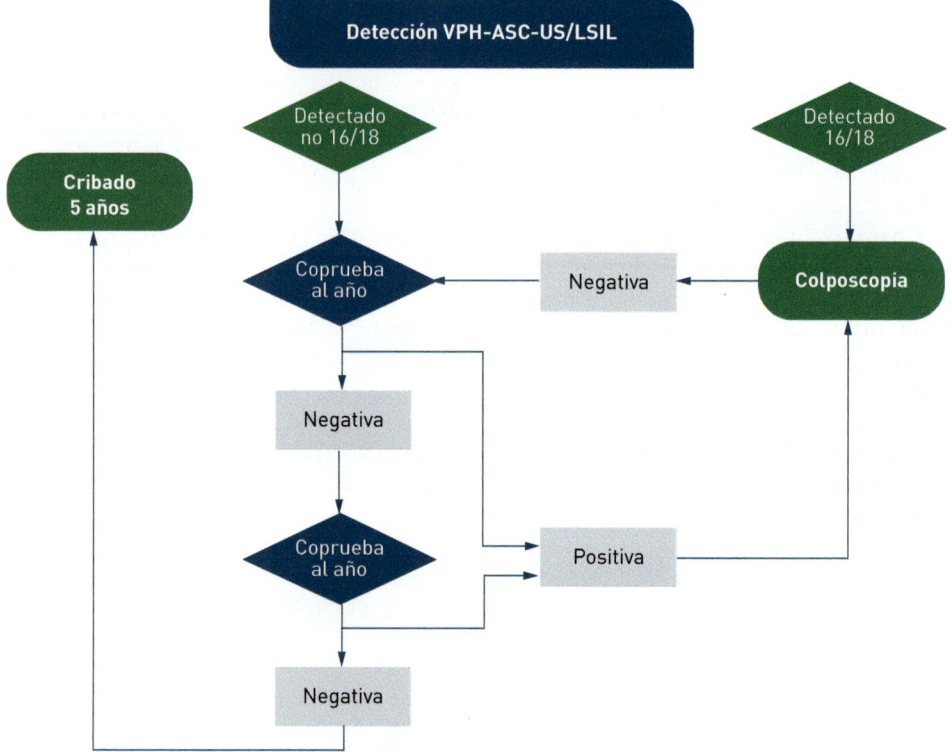

Figura 19-3. Conducta ante un virus del papiloma humano positivo en cribado primario con citología de triaje de células escamosas atípicas de significado indeterminado o lesión escamosa intraepitelial de bajo grado. ASC-US: células escamosas atípicas de significado indeterminado; LSIL: lesión escamosa intraepitelial de bajo grado; VPH: virus del papiloma humano.

revisarse la citología, la histología y la colposcopia. En caso de no evidenciar cambios respecto a los resultados de estas pruebas, se realizará una coprueba anual durante 2 años.

Se han propuesto situaciones en las que excepcionalmente podría realizarse terapia escisional directa, sin biopsia confirmatoria. Para ello, han de darse las siguientes condiciones:

- VPH-16/18 positivo.
- Colposcopia: cambios de grado 2.
- No hay posibilidad de seguimiento.

Células escamosas atípicas que no excluyen una lesión intraepitelial escamosa de alto grado

Una citología que informa de atipia escamosa que no permite descartar una lesión de alto grado requiere de colposcopia y biopsia para determinar la presencia de lesión cervical. El riesgo de presentar HSIL/CIN 3+ tras tipaje positivo en cribado primario resulta del 26-50 %, superior a ASC-US y LSIL, aunque inferior a HSIL.

Al igual que se ha comentado para la citología HSIL, en caso de negatividad de la biopsia, se ha de revisar el estudio y se realiza el seguimiento anual con coprueba durante 2 años, con un riesgo de HSIL/CIN 3+ que desciende en este caso al 2,4 %.

Atipia de células glandulares

La ACG es un diagnóstico poco frecuente que obliga a valorar si existen alteraciones endocervicales o se trata de células endometriales patológicas que aparecen tras la toma vaginocervical. Este hecho constituye un reto diagnóstico que no se debe pasar por alto en la evaluación.

En el informe citológico, debe reseñarse si la atipia glandular descrita puede deberse a alteración endometrial, endocervical o no especificada. Esta citología puede asociarse tanto a patología benigna como a maligna. Los casos que se informan de ACG con posible neoplasia son los que tienen mayor riesgo de lesión intraepitelial o invasora, con mayor presencia de lesiones cervicales escamosas de cualquier grado, especialmente HSIL/CIN 3+.

En el abordaje de estas pacientes, se ha de valorar su edad. En mujeres menores de 35 años, hay que descartar principalmente HSIL/CIN 2+, mientras que en las de mayor edad, hay que descartar una alteración glandular, si bien con frecuencia ambas lesiones pueden coexistir. En este sentido, se trata de lesiones en las que hay que incidir en la búsqueda de adenocarcinoma *in situ* o incluso adenocarcinoma invasor.

La citología ACG también puede asociarse a carcinomas no relacionados con el VPH. Por lo tanto, ante una citología con ACG, una prueba VPH negativa no excluye totalmente la posible existencia de una lesión invasora.

En el algoritmo diagnóstico, hay que diferenciar la actuación ante las dos diferentes opciones del resultado del informe citológico (**Fig. 19-4**):

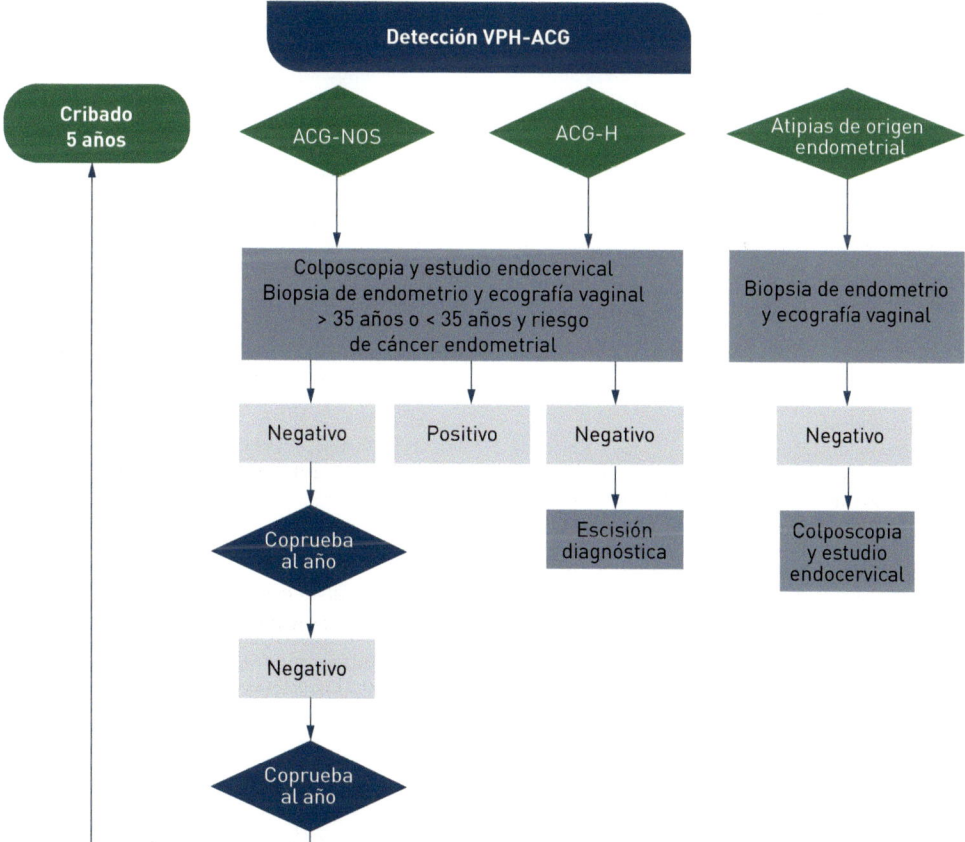

Figura 19-4. Conducta ante un resultado de virus del papiloma humano positivo en cribado primario con citología de triaje de células glandulares atípicas. ACG: células glandulares atípicas; H: posible neoplasia; NOS: no especificada; VPH: virus del papiloma humano.

- Citología ACG no especificada: colposcopia y biopsia:
  - Si aparece una lesión, se realiza un seguimiento específico según protocolo.
  - Si es negativa, se practica una coprueba anual durante 2 años.
- Citología ACG con posible neoplasia: colposcopia y biopsia:
  - Si aparece una lesión, se realiza un seguimiento específico según protocolo.
  - Si es negativa, se practica una escisión diagnóstica incluyendo una muestra de endocérvix.

En ambos casos, debe incluirse en el estudio durante la consulta: la ecografía transvaginal para la evaluación del endometrio y la biopsia endometrial en caso de sospecha de patología. El estudio endocervical es preceptivo siempre ante el diagnóstico ACG.

PUNTOS CLAVE

- El VPH es muy prevalente antes de los 30-35 años. El 90 % de las infecciones se eliminan en 1 o 2 años, por lo que no está indicado realizar el cribado mediante tipaje antes de esa edad.
- La detección del VPH como cribado primario ha demostrado reducir la incidencia de cáncer de cérvix.
- Ante un resultado de cribado positivo a VPH, puede realizarse la citología en medio líquido de la misma toma.
- En el modelo actual, se plantea la actitud basada en el riesgo inmediato de HSIL/carcinoma: «el mismo riesgo, la misma actitud».
- El VPH-16/18 se remite a colposcopia independientemente del resultado citológico.

BIBLIOGRAFÍA

Arbyn M, Simon M, Peeters E, Xu L, Meijer CJLM, Berkhof J, et al. 2020 list of human papillomavirus assays suitable for primary cervical cancer screening. Clin Microb Infect. 2021;2(8):1083-95

Arbyn M, Smith SB, Temin S, Sultana F, Castle P. Detecting cervical precancer and reaching underscreened women by using HPV testing on self-samples: updated meta-analyses. BMJ. 2018;363:k4823.

Bruni L, Albero G, Serrano B, Mena M, Collado JJ, Gómez D, et al. Human Papillomavirus and Related Diseases in Spain. Summary Report. ICO/IARC Information Centre on HPV and Cancer; 2021.

Castle PE, Stoler MH, Wright TC Jr, Sharma A, Wright TL, Behrens CM. Performance of carcinogenic human papillomavirus (HPV) testing and HPV16 or HPV18 genotyping for cervical cáncer screening of women aged 25 years and older: a subanalysis of the ATHENA study. Lancet Oncol. 2011;12(90):880-90.

Díaz Sanchís M, De Sanjosé Llongueras S. Eficiencia y sostenibilidad del cribado de cáncer de cérvix en el Sistema Nacional de Salud: Informe de Evaluación de Tecnologías Sanitarias. Barcelona: Agència de Qualitat i Avaluació Sanitàries de Catalunya. Departament de Salut. Generalitat de Catalunya. Madrid: Ministerio de Sanidad, Servicios Sociales e Igualdad; 2016.

Fontham ETH, Wolf AMD, Church TR, Etzioni R, Flowers CR, Herzig A, et al. Cervical cancer screening for individuals at average risk: 2020 guideline update from the American Cancer Society. CA Cancer J Clin. 2020;70(5):321-46.

Fujita M, Nagashima K, Shimazu M, Suzuki M, Tauchi I, Sakuma M, et al. Acceptability of self-sampling human papillomavirus test for cervical cancer screening in Japan: a questionnaire survey in the ACCESS trial. PLoS One. 2023;18(6):e0286909.

Global strategy to accelerate the elimination of cervical cancer as a public health problem. Ginebra: World Health Organization; 2020.

Gori S, Battagello J, Gustinucci D, Campari C, Zorzi M, Frayle H, et al. Clinical relevance of partial HPV16/18 genotyping in stratifying HPV-positive women attending routine cervical cancer screening: a population-based cohort study. BJOG. 2021;128(8):1353-62.

Gottschlich A, Van Niekerk D, Smith LW, Gondara L, Melnikow J, Cook DA, et al. Assessing 10-year safety of a single negative HPV test for cervical cancer screening: evidence from FOCAL-DECADE cohort. Cancer Epidemiol Biomarkers Prev. 2021;30(1):22-9.

Ibáñez R, Roura E, Acera A, Andújar M, Pavón MÀ, Bruni L, et al. HPV self-sampling among cervical cancer screening users in Spain: a randomized clinical trial of on-site training to increase the acceptability. Prev Med. 2023;173:107571.

International Agency for Research on Cancer. (IARC) Working Group on the Evaluation of Cancer-Preventive Interventions. Cervical cancer screening. IARC Handbooks of Cancer Prevention. Lyon: IARC; 2022.

Kaiser Permanente, sobre 990.013 mujeres del Norte de California evidenció que tras dos test negativos el riesgo se reduce en un 60 % más y en otro 60 % tras tres test negativos.

Kelly H, Mayaud P, Segondy M, Pant Pai N, Peeling RW. A systematic review and meta-analysis of studies evaluating the performance of point-of-care tests for human papillomavirus screening. Sex Transm Infect. 2017;93(S4):S36-45.

Ministerio de Sanidad, Consumo y Bienestar Social. Orden SCB/480/2019, de 26 de abril, por la que se modifican los anexos I, III y VI del Real Decreto 1030/2006, de 15 de septiembre, por el que se establece la cartera de servicios comunes del Sistema nacional de Salud y el procedimiento para su actualización. BOE. 2019;101:43018-28.

Papanicolau GN, Traut, H. The diagnostic value of vaginal smears in carcinoma of the uterus. Am J Obstet Gynecol, 1941. 1997;121(3):211-24.

Perkins RB, Guido RS, Castle PE, Chelmow D, Einstein MH, García F, et al.; 2019 ASCCP Risk-Based Management Consensus Guidelines Committee. 2019 ASCCP Risk-Based Management Consensus Guidelines for Abnormal Cervical Cancer Screening Tests and Cancer Precursors. J Low Genit Tract Dis. 2020;24(2):102-31.

Ronco G, Dillner J, Elfström KM, Tunesi S, Snijders PJF, Arbyn M, et al.; International HPV screening working group. Efficacy of HPV-based screening for prevention of invasive cervical cáncer: follow-up of four European randomised controlled trials. Lancet. 2014;383(9916):524-32.

Torné A, Andía D, Bruni L, Centeno C, Coronado P, Cruz Quílez J, et al. AEPCC-Guías: Prevención secundaria del cáncer de cuello del útero, 2022. Conducta clínica ante resultados anormales de las pruebas de cribado. Valencia: Asociación Española de Patología Cervical y Colposcopia; 2022.

Wright TC, Stoler MH, Behrens CM, Sharma A, Zhang G, Wright TL. Primary cervical cancer screening with human papillomavirus: end of study results from the ATHENA study using HPV as the first-line screening test. Gynecol Oncol. 2015;136(2):189-97.

Fundamentos terapéuticos del cáncer de cérvix

20

M. Lozano Sánchez

OBJETIVOS

- Conocer un breve desarrollo histórico del tratamiento del cáncer de cérvix.
- Saber cuál es la evolución natural del cáncer de cérvix.
- Aprender la estadificación del cáncer de cérvix, las recomendaciones generales en el tratamiento quirúrgico, la histopatología y la gradación.
- Valorar el manejo de los distintos tratamientos ajustados a cada estadio, las alternativas al tratamiento quirúrgico, los tratamientos adyuvantes tras la cirugía y los tratamientos de preservación de la fertilidad.
- Analizar los aspectos fundamentales del tratamiento de la enfermedad recurrente o metastásica, el seguimiento tras el tratamiento y las perspectivas futuras.
- Estudiar el cáncer de cérvix y el embarazo.

EVOLUCIÓN HISTÓRICA DEL TRATAMIENTO DEL CÁNCER DE CÉRVIX

Para entender el conocimiento actual sí que resulta muy interesante, si no imprescindible, conocer el desarrollo histórico del tratamiento de una enfermedad. De hecho, nunca se trata de un asunto cerrado, sino que los avances actuales en el conocimiento van provocando los cambios del paradigma de tratamiento. Hoy día, se trata de forma diferente la cirugía del cáncer de cérvix que hace 3 años, y muy diferente de hace 15 o 20 años.

De hecho, el caso de la cirugía del cáncer de cérvix es bastante singular, pues como se verá más adelante, la incorporación de la radioterapia arrojó mucho mejores resultados en el tratamiento de las pacientes, por lo que la cirugía quedó relegada, recuperándose posteriormente.

A continuación, se puede ver el resumen de los **hitos históricos más destacados** en el conocimiento y tratamiento del cáncer de cérvix.

Wilhelm A. Freund, en 1878, realizó la primera histerectomía por cáncer de cérvix, alcanzando una mortalidad del 70 %. Su técnica se limitaba a extirpar el útero y a resecar los ganglios pélvicos sospechosos de infiltración tumoral. La vía de abordaje era vaginal; sin embargo, tras sus pobres resultados, modificó la técnica abordando el cáncer por doble vía, vaginal y abdominal.

John G. Clark publicó, en 1895, un trabajo sobre su experiencia en histerectomías más radicales para el cáncer de cérvix, tras percatarse de la propagación del cáncer cervical a los tejidos y ganglios linfáticos más allá de los límites de escisión de la histerectomía estándar. Se estableció así el primer procedimiento quirúrgico radical abdominal para tratar el cáncer de cuello uterino. Es por ello por lo que muchos autores de la época consideraron a Clark como el descubridor de la histerectomía radical. Clark considera que su operación tiene tres pasos que la diferencian de las empleadas hasta el momento:

- La introducción de sondas en los uréteres mediante guía digital con disección del uréter hasta su entrada en la vejiga.
- La ligadura de la parte superior del ligamento ancho, incluyendo los redondos y las arterias ováricas cerca de la pared pélvica y disecando la arteria uterina en su salida de la hipogástrica.
- La resección de una porción mucho mayor de vagina.

Friedrich Schauta, más tarde, en 1902, desarrolló la técnica de la histerectomía radical completa vía vaginal e informó sobre 564 casos con una tasa de mortalidad del 10,8 % y una tasa de curación del 39,7 % a los 5 años. La mortalidad intraoperatoria fue del 9,8 %, y la mayoría de las pacientes fallecieron por peritonitis y sepsis. Schauta fue mentor de Ernst Wertheim y el pionero de la cirugía vaginal radical. A pesar de ello, su técnica fue casi olvidada, y el procedimiento quirúrgico de su alumno Wertheim se hizo más popular y sigue siéndolo, incluso hoy en día (**Fig. 20-1**).

Ernst Wertheim, durante su formación, trabajó como asistente de Schauta. Se desarrolló una intensa rivalidad entre ambos con respecto a la vía del abordaje quirúrgico en el cáncer de cérvix, en cuanto a si debía tratarse con cirugía vaginal o abdominal. En 1897, Wertheim ganó su independencia cuando fue nombrado jefe de un reconocido hospital de Viena y, en 1898, llevó a cabo su primera histerectomía abdominal de extensión completa. En 1911, Wertheim publicó su monografía de 500 intervenciones, donde profundizó en aspectos concretos de su técnica y la describió de forma minuciosa. La tasa de resecabilidad la situaba en un 50 %, una tasa de mortalidad del 18,6 % y una tasa de curación a los 5 años del 42,4 %. Wertheim desarrolló, describió y estableció la técnica definitiva de la histerectomía abdominal radical que aún continúa vigente. Su método era más eficaz que la técnica vaginal de Schauta y fue por ello por lo que la operación de Wertheim alcanzó una gran popularidad (**Fig. 20-2**).

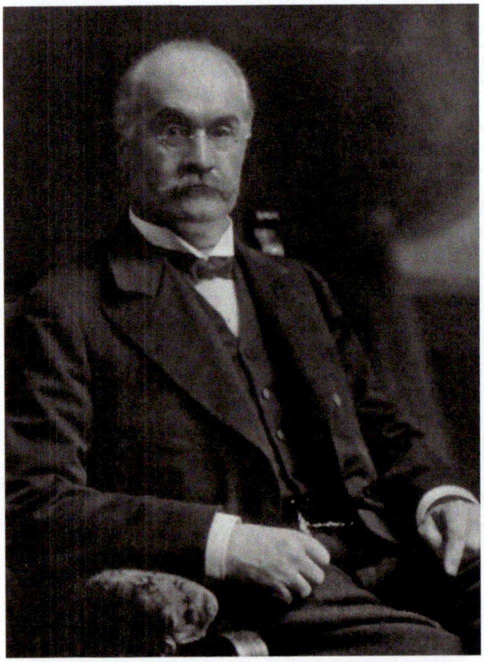

Figura 20-1. Profesor Friedrich Schauta. Desarrolló la técnica de la histerectomía radical completa vía vaginal.

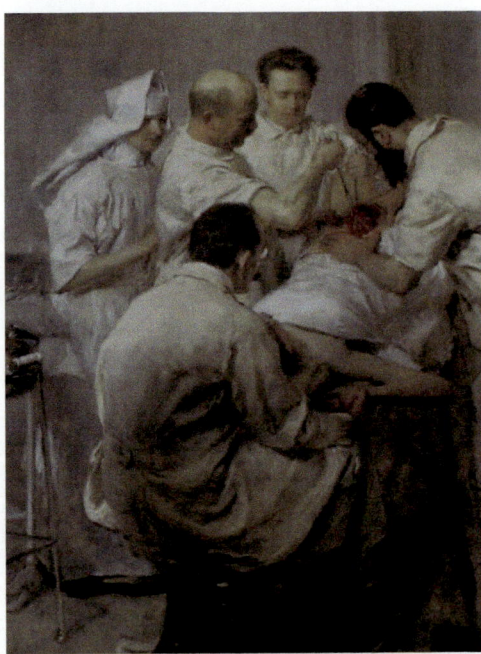

Figura 20-2. Profesor Ernst Wertheim. Desarrolló, describió y estableció la técnica definitiva de la histerectomía abdominal radical que aún continúa vigente.

El cambio de paradigma de la radioterapia sucedió en 1898, cuando los esposos Curie descubrieron la acción terapéutica del radio y, paralelamente, un grupo de físicos y médicos comenzaron a utilizar la radioterapia en el cáncer de cérvix. Se obtuvieron unos resultados espectaculares en comparación con la cirugía de Wertheim, con una mortalidad terapéutica prácticamente nula, por lo que la terapia con radio ganaba la batalla a la cirugía (en aquel momento) (**Fig. 20-3**).

La cirugía del cáncer de cérvix es un raro ejemplo de una actividad abandonada por los médicos por la aplicación de la radioterapia al inicio del siglo xx y que fue posteriormente reinstaurada en la práctica clínica.

En 1930, el problema de las resistencias a la radiación y la recurrencia del cáncer en pacientes previamente tratadas con radioterapia llevó a Joe Vincent Meigs a reconsiderar y revaluar el papel de la cirugía. Basándose en los trabajos de Bonney, en los que se observaba que la afectación linfática disminuía la supervivencia a la mitad, y en los de Taussig, en los que se concluía que los estadios con invasión linfática no

eran curativos con la radioterapia como tratamiento único, Meigs apostó por modernizar y actualizar la intervención de Wertheim. Meigs seleccionó a las enfermas, debiendo tener un buen estado general y encontrarse en estadios I y II, además de utilizar profilaxis antibiótica en el postoperatorio. Su técnica combinaba la linfadenectomía pélvica de rutina con el procedimiento estándar de Wertheim y, en 1944, publicó un artículo que restableció el abordaje quirúrgico para el tratamiento del carcinoma cervical.

Meigs no encontró mortalidad relacionada con la cirugía en su serie de 47 pacientes y observó ganglios linfáticos positivos en el 17 %. Su serie inicial se extendió para incluir 100 pacientes, y la tasa de mortalidad se mantuvo el 0 %, con tasas de supervivencia del 75 % a 5 años, resultados que superaron a los de la radioterapia. Además, observó que la supervivencia de las pacientes con ganglios positivos fue del 26 %, datos muy superiores a los obtenidos por radioterapia. Sin embargo, observaba una serie de complicaciones postoperatorias: la fístula ureteral y la atonía vesical.

Desde 1951, año en que comenzó a realizarse la intervención de Wertheim-Meigs de forma reglada, hasta la actualidad, los principios quirúrgicos de esta intervención solo han sufrido modificaciones menores a lo largo de los años, y siguen siendo la base del abordaje quirúrgico utilizado por los oncólogos ginecológicos hoy en día (**Fig. 20-4**).

La escuela japonesa de Okabayashi, Kobayashi y Yabuki hizo una gran aportación a la clásica cirugía radical, describiendo una cirugía en la que, por primera vez, se trataba de reducir la morbilidad asociada a las lesiones nerviosas que hasta ahora iban inherentes a la cirugía. En 1921, Okabayashi describió la separación de la hoja posterior del ligamento vesicouterino, permitiendo independizar completamente la vejiga y el uréter de las caras laterales del cérvix y la vagina. Posteriormente, Kobayashi identificó los principios para la preservación de la disfunción vesical durante la cirugía. Este autor apostó por la preservación de los nervios esplácnicos individualizando, en el ligamento cardinal, el paquete vascular del paquete ner-

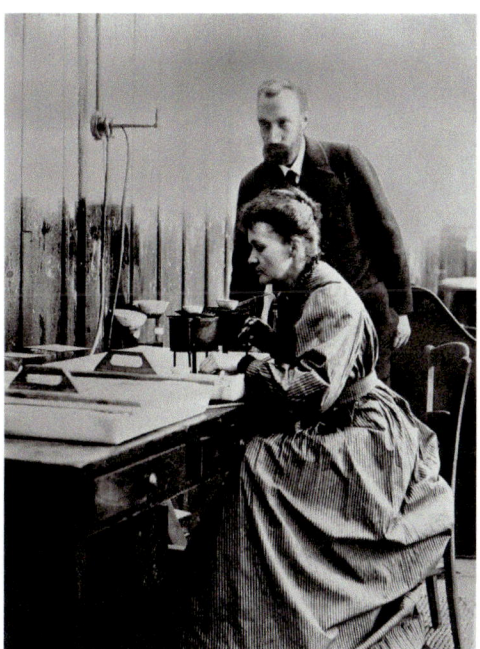

Figura 20-3. Pierre y Marie Curie. Comenzaron a utilizar la radioterapia en el cáncer de cérvix.

vioso durante la resección de los parametrios. Yabuki propuso una nueva terminología de la disección parametrial y preservó las fibras nerviosas vesicales en una disección cuidadosa del ligamento vesicouterino.

La reducción del daño a la paciente y el concepto de cirugía mínimamente invasiva incitaron la búsqueda de nuevas vías de abordaje. La escuela francesa de Dargent en los años 80 modificó la clásica cirugía vaginal de Schauta para permitir un abordaje combinado vaginal y laparoscópico mediante la denominada histerectomía radical vaginal asistida por laparoscopia o de Celio-Schauta. Con esta técnica, se mejoraba el dolor y la recuperación de la paciente, pero no se controlaba bien la preservación nerviosa.

 La radioterapia supuso un cambio de paradigma, con unos resultados espectaculares y mortalidad prácticamente nula. Sin embargo, posteriormente habrá de recuperarse la cirugía como estándar de tratamiento para el cáncer de cérvix .
Daniel Dargent es la figura más revolucionaria de la segunda mitad del siglo XX, incorporando la cirugía mínimamente invasiva, la laparoscopia, al tratamiento del cáncer de cérvix.

EVOLUCIÓN NATURAL DEL CÁNCER DE CÉRVIX

El conocimiento del desarrollo tumoral secuencial del cáncer de cérvix va a ayudar a una aproximación a las distintas estrategias terapéuticas según el estadio evolutivo de la enfermedad.

Oncogénesis viral del virus del papiloma humano

La mayoría de los casos de cáncer de cuello uterino están relacionados con la infección por el virus del papiloma humano (VPH), un grupo de virus que se transmiten a través del contacto sexual. La infección por VPH es muy

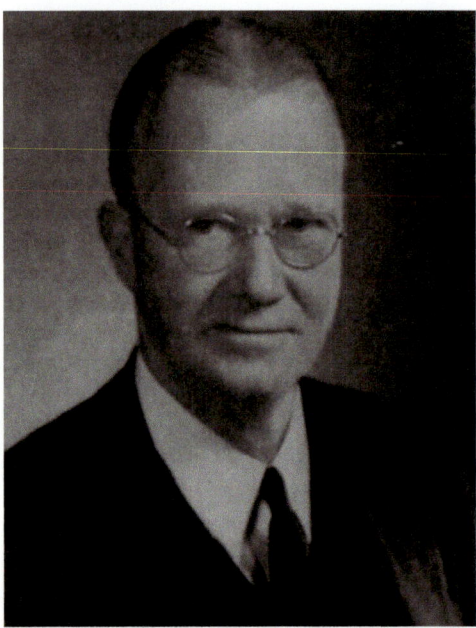

Figura 20-4. Doctor Joe Vincent Meigs. Intervenciones base del abordaje quirúrgico utilizado por los oncólogos ginecológicos hoy día.

común y, en la mayoría de los casos, el sistema inmunitario puede eliminarla. La infección por VPH está considerada hoy día la enfermedad de transmisión sexual más frecuente en el mundo (**Fig. 20-5**).

En capítulos anteriores de este libro, se ha explicado la secuencia de infección por VPH, la persistencia viral y los cambios epiteliales displásicos o lesiones precancerosas del cuello del útero. En este capítulo, se desarrollará más en profundidad la transformación de estas lesiones precancerosas al carcinoma infiltrante.

Los factores sexuales tienen un rol consistente y dominante en la etiología del cáncer de cuello uterino, implicando al VPH como principal agente causal. La responsabilidad directa del VPH en la génesis del cambio neoplásico se apoya en evidencia epidemiológica, clínica y de laboratorio; sin embargo, no es el factor único ni imprescindible.

El riesgo de infección por VPH, a lo largo de la vida, es muy alto (50-80 %), mientras que la prevalencia de lesiones neoplásicas significativas es notablemente menor (2 % o menos). Muchas infecciones virales son transitorias,

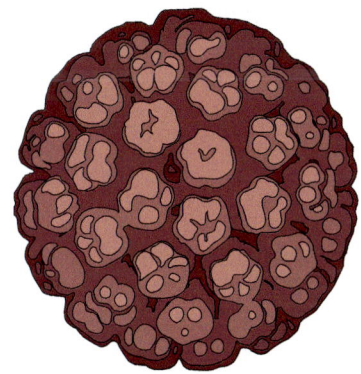

Figura 20-5. Imagen del virus del papiloma humano.

latentes o simplemente desaparecen, pero en una minoría de casos, la infección persiste: ¿respuesta inmunitaria permisiva?, ¿influencia de cofactores? Algunas de estas mujeres con infección persistente y con tipos virales de alto riesgo desarrollan lesiones epiteliales de alto grado, algunas de las cuales desarrollarán en el futuro un carcinoma infiltrante de cérvix.

El VPH tiene genes tempranos o E (E1 a E7), que controlan la replicación y expresión genética viral, y genes tardíos o L (L1 y L2) que determinan las proteínas de la cubierta proteica del virus. Existe otra región genética cuya secuencia de nucleótidos no codifica ninguna proteína (LCR o NCR), pero posee funciones de regulación de la expresión de los genes virales.

Los productos de los genes tempranos E6 y E7 (considerados oncogenes) juegan un rol clave en la carcinogénesis, lo que se ha establecido porque, al analizar células infectadas por VPH, que presentan integración del ácido desoxirribonucleico viral al genoma de las células tumorales, esta integración lleva a la disrupción de varios genes virales, preservándose la acción de E6 y E7, que son transcritos en forma activa; por otra parte, las proteínas E6 y E7 son capaces de inducir transformación celular *in vitro*, confirmándose su rol oncogénico; y finalmente, estudios bioquímicos han demostrado que las proteínas E6 y E7 son capaces de formar complejos estables con proteínas celulares, como p53 y pRb, inactivando su actividad supresora tumoral. La principal característica supresora de tumor de p53 es su capacidad de proteger el genoma celular induciendo apoptosis, mientras que pRb tiene un rol clave en el control del ciclo celular en la transición entre fases G1/S.

Durante la fase inicial de infección, el VPH existe como un episoma nuclear, pero la integración del VPH de alto riesgo al ácido desoxirribonucleico del genoma huésped es un paso importante en la progresión neoplásica del cérvix. La integración causa deleción o alteración del gen regulador viral E2, mientras retiene un segmento variable que incluye a los genes E6 y E7, lo cual origina el incremento de la expresión de los oncogenes virales. Las células que contienen al virus integrado adquieren ventajas de crecimiento sobre las que contienen episomas virales, lo cual provoca su expansión clonal. Estas células tienen inestabilidad genómica, lo que conduce a la progresión de la malignización.

ESTADIFICACIÓN DE LA FEDERACIÓN INTERNACIONAL DE GINECOLOGÍA Y OBSTETRICIA DE CÁNCER DE CÉRVIX

La mayoría de los casos y muertes por cáncer de cérvix (85 y 90 %, respectivamente) se producen en países en vías de desarrollo, donde a menudo los recursos médicos para la prevención, el diagnóstico y terapéuticos son limitados respecto al primer mundo.

El cáncer infiltrante de cérvix se disemina por varios mecanismos:

- Extensión de forma directa a los tejidos vecinos del parametrio, la vagina, el útero y los órganos pélvicos, como la vejiga y el recto.
- Extensión por vía linfática a los ganglios linfáticos del parametrio, fosa obturatriz, ilíacos externos, internos ilíacos comunes y paraaórticos.
- Extensión por vía hematógena dando metástasis a hígado, pulmón y hueso (esta vía es casi siempre de forma tardía en casos muy evolucionados).

El cáncer de cérvix fue el primero que estadifico la Federación Internacional de Ginecología y Obstetricia (FIGO) en el año 1958.

En el año 2018, el Gynecologic Oncology Committee de la FIGO revisó la estadificación para permitir la opción de incluir hallazgos clínicos, radiológicos y anatomopatológicos disponibles (**Tabla 20-1**).

En caso de dudas, se asignará el estadio menor.

Los estudios de imagen e histológicos pueden ser aportados con respecto al tamaño tumoral y la extensión.

> **!** Los principales cambios introducidos en la clasificación de 2018 fueron:
> - No considerar más la superficie horizontal de la lesión.
> - El tamaño tumoral se divide en IB1 ≥ 2; IB2 > 2 ≥ 4; IB3 > 4.
> - La positividad de los ganglios linfáticos confiere un mal pronóstico, asignando estos casos a estadio IIIC (IIIC1 para ganglios pélvicos y IIIC2 para ganglios paraaórticos). Las micrometástasis se incluyen en el estadio IIIC.
> - Esta clasificación FIGO del cáncer de cérvix se alinea más con la última clasificación clínica de tumor, afectación ganglionar (*nodes*) y metástasis a distancia (TNM).

Recomendaciones generales en el tratamiento del cáncer de cérvix

En el tratamiento del cáncer de cérvix, se recomienda:

- La centralización de los casos en hospitales con alto nivel de especialización y acumulación de número de casos.
- La planificación del tratamiento se hará en equipos multidisciplinarios.
- Las pacientes deberán ser adecuadamente informadas acerca de los tratamientos, las alternativas, los riesgos y los beneficios de las diferentes opciones.
- Se recomienda la inclusión de pacientes para ensayos clínicos.
- El examen pélvico, la colposcopia y las biopsias son imprescindibles en el diagnóstico de cáncer de cérvix.

- La resonancia magnética (RM) de pelvis es obligada para ver el tamaño máximo y la extensión de la enfermedad en la pelvis. También debe ser considerada la ecografía transvaginal/transrectal en manos expertas.
- La cistoscopia y rectoscopia sistemática no se consideran en estadios iniciales.
- El estudio ganglionar es obligado en estadios iniciales abordados por cirugía, excepto en estadios IA1 y IA2 sin afectación del espacio linfovascular (AELV).
- En estadios localmente avanzados o en estadios precoces con sospecha de afectación ganglionar están recomendadas las técnicas de imagen como la tomografía por emisión de positrones (PET). En caso de que no esté disponible, se puede sustituir por tomografía computarizada (TC) de tórax, abdomen y pelvis.
- La PET-TC está indicada antes de un tratamiento radical con quimiorradioterapia.
- Puede considerarse la linfadenectomía paraaórtica hasta la zona de la arteria mesentérica inferior en estadios localmente avanzados, sin evidencia de afectación ganglionar en los estudios de imagen.

Histopatología

Es esencial tener la confirmación de biopsia de todos los cánceres de cérvix. Los tipos histológicos, descritos por la Organización Mundial de la Salud (OMS) en su reunión de 2014, de los tumores de los órganos reproductores femeninos son:

- Carcinomas escamosos (queratinizante, no queratinizante, papilar, basaloide, verrucoso, escamo transicional, tipo linfoepitelioma [*linfoepitelioma-like*]).
- Adenocarcinoma (endocervical, mucinoso, villoglandular, endometrioide).
- Adenocarcinoma de células claras.
- Carcinoma seroso.
- Carcinoma adenoescamoso.
- Carcinoma de células vidriosas (*glassy cell carcinoma*).

Tabla 20-1. Gynecologic Oncology Committee de la FIGO, 2018

TNM	Estadio FIGO	Descripción
Tx		El tumor primario no puede ser evaluado
T0		Sin evidencia de tumor primario
T1	I	El carcinoma está estrictamente confinado al cuello del útero. Se desestima la extensión al cuerpo uterino
T1a	IA	Carcinoma infiltrante que solo puede ser diagnosticado microscópicamente con profundidad de infiltración < 5 mm
T1a1	IA1	Infiltración estromal en profundidad < 3 mm
T1a2	IA2	Infiltración estromal en profundidad ≥ 3 mm y < 5 mm
T1b	IB	Infiltración estromal en profundidad ≥ 5 mm, lesión limitada al cuello del útero
T1b1	IB1	Infiltración estromal en profundidad ≥ 5 mm y < 2 cm en la máxima dimensión
T1b2	IB2	Infiltración estromal en profundidad ≥ 2 cm y < 4 cm en la máxima dimensión
T1b3	IB3	Infiltración estromal en profundidad ≥ 4 cm en la máxima dimensión
T2	II	El carcinoma se extiende más allá del útero, pero no más allá del tercio inferior de la vagina o la pared pélvica
T2a	IIA	Infiltración limitada a los ⅔ superiores de la vagina sin afectación parametrial
T2a1	IIA1	Carcinoma infiltrante < 4 cm en la máxima dimensión
T2a2	IIA2	Carcinoma infiltrante ≥ 4 cm en la máxima dimensión
T2b	IIB	Infiltración parametrial sin llegar a la pared pélvica
T3	III	El carcinoma afecta al tercio inferior de la vagina y/o se extiende a la pared pélvica y/o causa hidronefrosis o riñón no funcionante y/o afecta a ganglios pélvicos y/o paraaórticos
T3a	IIIA	El carcinoma afecta al tercio inferior de la vagina, sin extensión a la pared pélvica
T3b	IIIB	El carcinoma se extiende a la pared pélvica y/o causa hidronefrosis o riñón no funcionante
T3c	IIIC	El carcinoma afecta a ganglios pélvicos y/o paraaórticos independientemente del tamaño tumoral
T3c1	IIIC1	Afectación solo de ganglios pélvicos
T3c2	IIIC2	Afectación de ganglios paraaórticos
T4	IV	El carcinoma se extiende más allá de la pelvis verdadera o ha infiltrado (comprobación por biopsia) la mucosa de la vejiga o el recto
	IVA	Extensión a órganos pélvicos vecinos
	IVB	Extensión a órganos a distancia

FIGO: Federación Internacional de Ginecología y Obstetricia; TNM: tumor, afectación ganglionar (*nodes*) y metástasis a distancia.

- Carcinoma adenoide quístico.
- Carcinoma adenoide basal.
- Carcinoma de células pequeñas.
- Carcinoma indiferenciado.

Gradación

El grado (G) tumoral debe ser establecido por algún método, pero no modifica el estadio:

- Gx: el grado no puede ser establecido.
- G1: bien diferenciado.
- G2: moderadamente diferenciado
- G3: pobremente diferenciado.

MANEJO QUIRÚRGICO DEL CÁNCER DE CÉRVIX

La cirugía es el método de tratamiento preferido en los estadios iniciales, salvo contraindicación por estado de salud o anestésica. En estadios avanzados, la base del tratamiento es la radioterapia, por lo general con asociación de quimioterapia.

La cirugía para el cáncer de cérvix puede ser: conización, histerectomía total simple o histerectomía radical, en función del estadio de la enfermedad.

Manejo del cáncer de cérvix por estadios

A continuación, se indican las pautas de manejo del cáncer de cérvix por estadios.

Manejo del estadio IA1

El diagnóstico estará basado en una pieza de conización examinada por un anatomopatólogo experto, la pieza debe ir correctamente orientada. Se debe informar acerca de la profundidad de la invasión y del estado de los márgenes (**Fig. 20-6**).

El manejo va a depender de la edad, los deseos de fertilidad, el tipo histológico y la presencia o ausencia de AELV.

En los casos con márgenes positivos (excepto la lesión de bajo grado), se puede considerar repetir la conización.

La estadificación ganglionar no está indicada en estadio IA1 sin AELV, pero puede considerarse en casos con AELV. La biopsia selectiva del ganglio centinela (BSGC) es adecuada en estos casos.

La conización con margen libre puede considerarse tratamiento adecuado. La histerectomía, traquelectomía o parametrectomía en estos estadios son considerados como sobretratamientos.

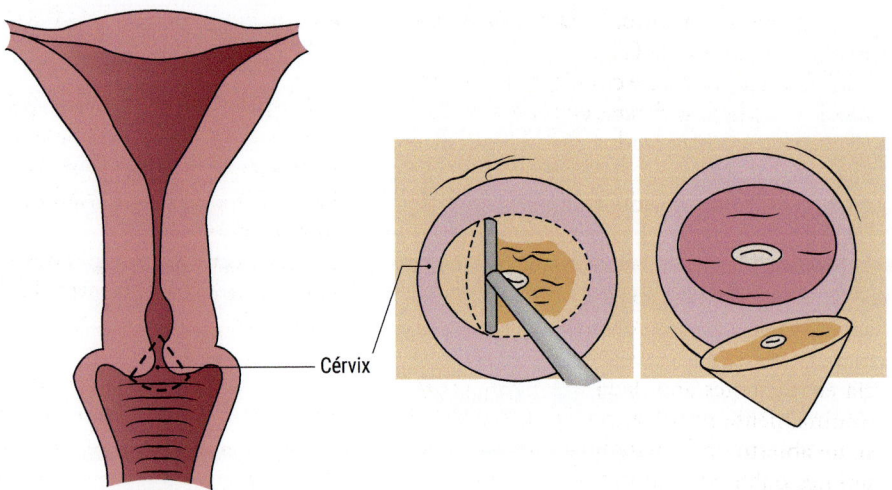

Cérvix

Figura 20-6. Conización de cérvix.

En las pacientes con histología de adeno-carcinoma y deseo genésico cumplido, puede considerarse la histerectomía simple.

Manejo del estadio IA2

La conización con márgenes libres o la histe-rectomía simple son tratamientos adecuados.

La resección de los parametrios no está indi-cada.

Puede considerarse el estudio ganglionar con BSGC en pacientes sin AELV, y es obligatoria en casos de AELV.

A las pacientes con histología de adenocar-cinoma y deseo genésico cumplido, se les debe ofrecer la histerectomía simple.

Manejo de los estadios IB1, IB2, IIA1

Como medida general, debe intentarse evitar la asociación de cirugía y radioterapia, por la frecuencia de complicaciones en la asociación de ambos procedimientos.

Tratamiento quirúrgico (pacientes con ganglios negativos en los estudios de imagen)

La histerectomía radical realizada por un gine-cólogo oncólogo experimentado es la opción preferida de tratamiento. El abordaje ideal es mediante laparotomía (**Fig. 20-7**).

El abordaje mediante cirugía mínimamente invasiva puede considerarse en tumores < 2 cm en centros experimentados con alto volumen de tratamientos y con medidas de protección del tumor, como sellado del mismo con *flap* vaginal.

Los resultados del ensayo clínico Laparos-copic Approach to Cervical Cancer (LACC) liderado por el doctor Pedro Ramírez arrojaron mayor tasa de recidivas y menor superviven-cia en pacientes abordadas mediante cirugía mínimamente invasiva, por lo que el debate sigue abierto en la actualidad. Trabajos pos-teriores publicados en tumores de hasta 2 cm han comunicado idénticos resultados adversos,

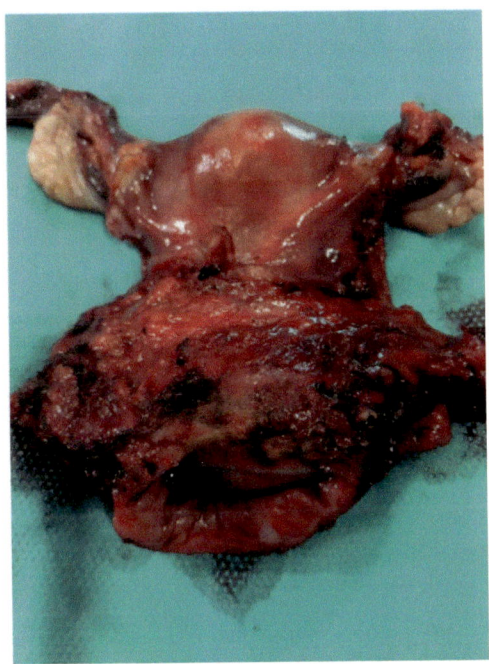

Figura 20-7. Pieza de histerectomía radical.

por los que este abordaje debe ser ofrecido a las pacientes en casos muy seleccionados, infor-mando de estos hallazgos:

- El estudio ganglionar pélvico debe ser el primer gesto quirúrgico, y puede hacerse mediante técnica de BSGC. La técnica pre-ferida es la inyección del colorante verde de indocianina. Como alternativa, se puede uti-lizar azul de metileno asociado a radioco-loide (**Fig. 20-8**).
- El ganglio centinela de ambas pelvis debe ser analizado intraoperatoriamente mediante congelación. Cualquier ganglio sospechoso ha de ser también enviado para estudio intraoperatorio.
- Si se detecta algún ganglio positivo durante el estudio intraoperatorio, la linfadenec-tomía pélvica y la histerectomía deben ser abortadas, ya que la paciente será candidata a un tratamiento con radioterapia y qui-mioterapia. La linfadenectomía paraaórtica hasta la zona de la arteria mesentérica infe-rior puede ser considerada a efectos de esta-dificación.

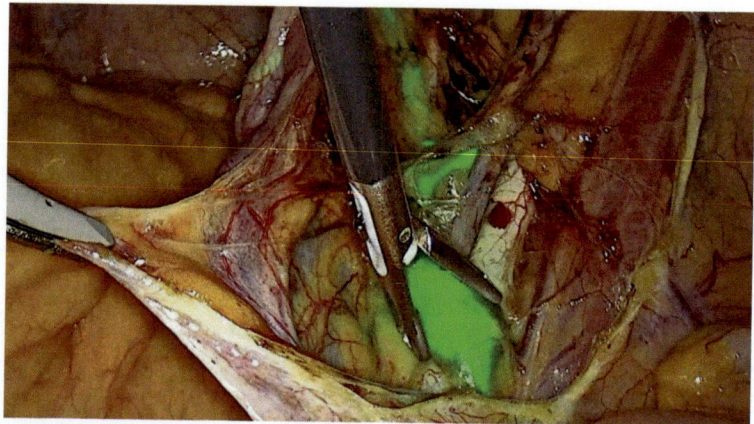

Figura 20-8. Biopsia selectiva de ganglio centinela usando la técnica con inyección de colorante verde de indocianina.

- Si el estudio ganglionar mediante BSGC es negativo de forma bilateral, deberá procederse a una linfadenectomía pélvica sistemática como procedimiento estándar de estadificación ganglionar.
- Si no hay detección de ganglio centinela en algún lado de la pelvis, se realizará una linfadenectomía sistemática que incluya la fosa obturatriz, los territorios ilíacos externos, los internos, los comunes y los presacros.
- Después del examen intraoperatorio, cualquier ganglio centinela será sometido a proceso de ultraestadificación.
- El tipo o extensión de la histerectomía radical dependerá de los factores de riesgo, como el tamaño tumoral, la invasión estromal y la AELV, que categorizan a las pacientes como de bajo, intermedio o alto riesgo. Se recomienda la utilización de la clasificación de 2017 de Querleu-Morrow.
- El estudio ganglionar debe ser el primer gesto quirúrgico de la histerectomía radical. El examen intraoperatorio determinará si se continúa con la cirugía o se aborta la misma estudiando los ganglios paraaórticos para diseñar los campos de radioterapia (Tabla 20-2).
- La preservación ovárica puede ser considerada en pacientes en edad reproductiva con histología de carcinoma escamoso, adenocarcinomas relacionados con VPH, y no

debe ser considerada en adenocarcinomas no relacionados con VPH. Debe realizarse salpingectomía si los ovarios van a ser preservados, y pueden considerarse maniobras de transposición ovárica, por si la paciente necesitara radiación de campo pélvico tras la cirugía.

Alternativas de tratamiento a la cirugía

El tratamiento alternativo a la cirugía es la radioquimioterapia con braquiterapia radical.

La quimioterapia con intención neoadyuvante antes de la cirugía no se contempla como opción de tratamiento.

Tratamiento adyuvante tras la cirugía radical

Puede considerarse la radioterapia con intención adyuvante en pacientes con riesgo intermedio (combinación de tamaño tumoral, profundidad de invasión estromal, AELV). Asimismo, si se ha practicado una correcta histerectomía radical, la observación también es correcta.

Se contemplará tratamiento adyuvante con radioquimioterapia en pacientes con alto riesgo: ganglios positivos en la estadificación (macrometástasis pN1; micrometástasis pN1 (mi), márgenes comprometidos, afectación parametrial.

Tabla 20-2. Tipos de radicalidad quirúrgica

Tipo Querleu-Morrow	Paracérvix o parametrio lateral	Parametrio ventral	Parametrio dorsal
Tipo A. Histerectomía radical limitada	Resección del paracérvix medial al uréter sin movilización de este de su lecho, pero lateral al cérvix	Mínima escisión	Mínima escisión
Tipo B1. Resección del paracérvix en la zona del túnel del uréter	Movilización lateral del uréter y resección del paracérvix en la zona de su túnel	Escisión parcial del ligamento vesicouterino	Resección parcial del tabique rectovaginal y uterosacro
Tipo B2	Idéntica a la B1 con linfadenectomía paracervical sin resección de estructuras vasculares/nerviosas	Resección parcial del ligamento vesicouterino	Resección parcial de tabique rectovaginal y uterosacro
Tipo C1. Sección del paracérvix en su unión con el sistema vascular de la ilíaca interna (preservación nerviosa)	Movilización completa del uréter y lateralización del mismo, con sección del paracérvix en la zona de vasos ilíacos internos, respetando la porción caudal	Escisión del ligamento vesicouterino en la vejiga. Parte proximal del ligamento vesicovaginal. Preservación de la inervación vesical	Exéresis hasta la zona del recto. Disección y preservación del nervio hipogástrico
Tipo C2. Sección del paracérvix en su unión con el sistema vascular de la ilíaca interna (no hay preservación nerviosa)	Movilización completa del uréter y sección del paracérvix en la zona de los vasos ilíacos, incluyendo la porción caudal	Escisión hasta la zona vesical, sacrificando la inervación vesical	Exéresis hasta la zona del sacro, sacrificando el nervio hipogástrico
Tipo D. Extensión de la resección lateral	Resección hasta la pared pélvica, incluyendo la resección de los vasos ilíacos internos y/o las estructuras de pared	Escisión hasta la vejiga. No aplicable en caso de exenteración	Escisión hasta el sacro. No aplicable en caso de exenteración

Tratamientos de preservación de la fertilidad

Es una alternativa en pacientes jóvenes, con deseo gestacional, con tamaño tumoral < 2 cm, histología escamosa o adenocarcinoma relacionado con VPH.

Estos tratamientos serán realizados en centros y por profesionales expertos. No se recomendará en histologías «raras», como tumores neuroendocrinos, carcinosarcomas o tumores no relacionados con VPH.

La condición de ganglios negativos es imprescindible en cualquier estrategia de preservación de la fertilidad. Por tanto, el estudio ganglionar intraoperatorio, bien mediante BSGC o mediante linfadenectomía, será siempre el primer paso de la intervención. Cualquier ganglio sospechoso será analizado; en caso de no identificación del ganglio centinela en alguna de las hemipelvis, se realizará una linfadenectomía pélvica sistemática de dicha región.

Cabe recordar que el estudio ganglionar no es necesario en estadios IA1 sin AELV.

En caso de obtener en el estudio intraoperatorio algún ganglio positivo, la intervención será abortada, ya que el tratamiento de la paciente será con radioquimioterapia + braquiterapia. Puede realizarse con fines de estadificación una linfadenectomía paraaórtica hasta la zona de la arteria mesentérica inferior.

El objetivo de la resección es obtener un espécimen con margen libre de tumor, preservando la porción superior del cérvix, preferiblemente con estudio intraoperatorio.

La conización y la traquelectomía simple son de elección en estadios IA1 y IA2.

La conización y la traquelectomía simple son adecuadas en estadios IB1 sin AELV. La traquelectomía radical también es una opción.

La traquelectomía radical se practicará en estadios IB1 con AELV. Se colocará un cerclaje permanente al finalizar la traquelectomía (simple o radical).

Las técnicas de preservación de la fertilidad en pacientes con tumores > 2 cm tienen mayores tasas de recurrencias y no se considerarán como un estándar de tratamiento.

Se ha descrito la utilización de quimioterapia con intención neoadyuvante en pacientes con tumores > 2 cm seguidos de traquelectomía radical. En estos casos, se realizará siempre el estudio ganglionar antes del inicio de la quimioterapia para asegurar que la paciente tiene ganglios negativos.

No es necesario realizar histerectomía en los casos de preservación de la fertilidad una vez cumplido el deseo reproductivo.

Carcinoma infiltrante diagnosticado en una pieza de histerectomía simple

Hay que realizar en todos los casos un estudio de imagen con las mismas recomendaciones que en caso de pacientes no operadas.

Manejo de pacientes en estadio IA1 y IA2

En pacientes en estadio IA1 y IA2 sin AELV, con márgenes libres en la pieza de histerectomía, no se necesita más tratamiento. En pacientes IA2 con AELV, se realizará un estudio ganglionar (no se puede realizar BSGC al no haber útero).

Manejo de pacientes en estadio IB1 con márgenes libres sin tumor residual

Está recomendado el estudio ganglionar. En caso de ganglios positivos, está recomendado el tratamiento con radioterapia y quimioterapia, y puede considerarse con fines de estadificación una linfadenectomía paraaórtica hasta la zona de la arteria mesentérica inferior.

Manejo de pacientes con estadio > IB2, márgenes positivos y/o tumor residual (incluyendo enfermedad gangliolar)

En las pacientes con márgenes libres sin evidencia de tumor residual (incluyendo enfermedad ganglionar), está recomendada la quimiorradioterapia para evitar futuras cirugías.

En casos de tumor residual (incluyendo la enfermedad ganglionar) o márgenes comprometidos, se realizará tratamiento con quimiorradioterapia con/sin braquiterapia.

En pacientes con evidencia de ganglios pélvicos positivos y paraaórticos negativos, puede considerarse una linfadenectomía paraaórtica hasta la zona de la arteria mesentérica inferior.

Manejo de estadios localmente avanzados IB3 hasta IVA

La radioterapia radical con quimioterapia concurrente es el tratamiento de elección.

La braquiterapia guiada por imagen es una parte esencial del tratamiento. Si no se dispone de braquiterapia, la paciente será referida a donde tenga disponibilidad.

Tratamiento de la enfermedad recurrente o metastásica

El tratamiento de la recurrencia debe ser siempre abordado en comités multidisciplinarios que incluyan ginecólogos oncólogos, radioterapeutas, oncólogos médicos, radiólogos, anatomopatólogos, urólogos, cirujanos colorrectales y cirujanos plásticos, así como especialistas en cuidados paliativos.

La recurrencia deber ser biopsiada siempre si es posible.

Las pacientes oligometastásicas pueden ser consideradas para tratamientos radicales con intención curativa.

Las pacientes con recurrencias multifocales, con afectación extensa de la pared pélvica, no son candidatas a tratamientos radicales con intención curativa.

A continuación, se detallan las diferentes formas de recurrencia:

- **Recurrencia locorregional centropélvica después de cirugía radical primaria.** El tratamiento es la quimiorradioterapia concurrente asociada a braquiterapia adaptada guiada por imagen (IGABT, *image-guided adaptive brachytherapy*) en pacientes *naïves* (vírgenes o no tratadas) para radioterapia.
- **Recurrencia locorregional con afectación de la pared pélvica después de cirugía radical primaria.** La mejor opción de tratamiento es la quimiorradioterapia concurrente en pacientes *naïve* para radioterapia. Cuando la radioterapia no es una opción, puede considerarse la cirugía pélvica extendida con intención de resección R0, incluyendo técnicas de resección endopélvica con extensión lateral si es necesario. Si no es posible asegurar márgenes libres, pueden barajarse opciones de radioterapia intraoperatoria o IGABT.
- **Recurrencia locorregional pélvica central o en la pared pélvica después de radioterapia.** La exenteración pélvica es una opción siempre que no exista afectación ganglionar extrapélvica o peritoneal. Puede considerarse la reirradiación con IGABT para recidivas centrales en pacientes seleccionadas. En pacientes con afectación de la pared pélvica, pueden considerarse cirugía pélvica extendida con intención R0, incluyendo técnicas de resección endopélvica con extensión lateral. Las pacientes que no son candidatas a cirugía extensa serán tratadas con quimioterapia sistémica.
- **Recurrencia oligometastásica.** La recurrencia paraaórtica, mediastínica o periclavicular en campos no radiados previamente puede ser tratada con radioterapia de haz externo, con o sin quimioterapia asociada. El beneficio terapéutico de la cirugía de citorreducción o *debulking* ganglionar no está claro. El manejo de la enfermedad oligometastásica visceral (pulmón, hígado, etc.) será discutido en un comité multidisciplinario.
- **Recurrencia a distancia y enfermedad metastásica.** La quimioterapia basada en platino ± bevacizumab es recomendable en pacientes *naïve* en quimioterapia. Los regímenes preferidos son carboplatino o cisplatino + paclitaxel. El añadir o no bevacizumab se basará en medir la posible toxicidad gastrointestinal. Las pacientes que progresen tras una primera línea basada en platino serán candidatas a tratamiento con agentes anti-PD1 independiente del estatus PD-L1 del tumor. Es recomendable incluir a este grupo de pacientes en ensayos clínicos.

Seguimiento tras el tratamiento

El objetivo del seguimiento es la detección de las recaídas cuando son susceptibles de tratamiento potencialmente curativo. Las estrategias de seguimiento serán individualizadas en función del riesgo de cada paciente. Se adiestrará a las pacientes en los síntomas de alarma que puedan indicar una recaída. Las pruebas de imagen (ultrasonidos, RM, TC, PET-TC) se usarán preferiblemente en pacientes sintomáticas.

El 30 % de las pacientes con cáncer de cérvix presentará una recaída. La mayoría de las recurrencias, el 75 %, se producen en los 2 primeros años después del tratamiento, preferiblemente en la zona pélvica y ganglionar paraaórtica. Las metástasis a distancia representan ⅓ de las recidivas y suelen producirse en la zona ganglionar (supraclavicular) y en las viscerales (pulmonares y óseas preferentemente).

Propuesta de protocolo de seguimiento de la Sociedad Española de Ginecología y Obstetricia (SEGO):

- Exploración física: abdominal y vaginal, examen de áreas ganglionares inguinales y supraclaviculares.
- Citología de cúpula vaginal y determinación de VPH (su positividad puede predecir la recidiva).
- Radiografía de tórax.
- Otras pruebas específicas (TC, PET-TC R, MNs) solo en casos de sospecha.
- La periodicidad es la siguiente:
  - Primeros 2 años: cuatrimestral.
  - Hasta 5 años: semestral.
  - Posteriormente: anual.

Cáncer de cérvix y embarazo

Toda paciente embarazada con diagnóstico de cáncer de cérvix será evaluada por un equipo especializado y multidisciplinar de ginecología oncológica.

Este equipo multidisciplinario recomendará un plan de tratamiento de acuerdo con las intenciones de la paciente, estadio del tumor y edad gestacional en el momento del diagnóstico. Los principios del tratamiento son dos: la seguridad oncológica de la paciente y la supervivencia del feto sin secuelas.

La confirmación histológica es obligatoria bien mediante colposcopia y biopsia dirigida o mediante una pequeña conización, preferentemente en el primer trimestre.

Las pruebas de imagen estarán basadas en ecografía, preferentemente realizadas por un experto, y RM pélvica (no se deben usar contrastes basados en gadolinio). Se puede realizar TC de tórax con protección abdominal, y se evitará el uso del PET-TC.

En cuanto al **manejo oncológico**, la sospecha de afectación ganglionar deberá ser confirmada histológicamente, por su significado pronóstico y el impacto en el manejo de la gestación. Se considerará el abordaje mínimamente invasivo hasta la semana 14-16. El concepto de biopsia del

ganglio centinela con verde de indocianina es aún experimental.

Se demorará el tratamiento oncológico hasta la viabilidad fetal, preferentemente en la semana 34. Se realizará el tratamiento inmediatamente después del parto (cesárea).

Perspectivas futuras

En recientes investigaciones, varios trabajos están demostrando que la histerectomía simple puede tener los mismos resultados en cuanto a recaídas pélvicas en estadios iniciales del cáncer de cérvix (tumores < 2 cm, con infiltración estromal de < 10 mm, sin AELV).

Así se demuestra en el ConCerv, un ensayo prospectivo de cirugía conservadora en cáncer inicial de cérvix de bajo riesgo. Estudian 100 pacientes, con una media de seguimiento de 36,6 meses. Mostró una tasa de recurrencia del 3,5 %. Los criterios de inclusión fueron estadios IA2-IB1 de la clasificación de la FIGO de 2009 de cáncer de cérvix, carcinoma de células escamosas (cualquier grado), adenocarcinoma (grados 1-2), tamaño tumoral < 2 cm, no aAELV, profundidad de infiltración < 10 mm, estudio de imagen negativo para metástasis, conización con márgenes negativos. Concluye el ensayo que este grupo seleccionado de pacientes puede ser tratado con cirugía conservadora (histerectomía simple en lugar de histerectomía radical), con similares resultados en cuanto a recidivas y menos efectos secundarios debidos a la radicalidad quirúrgica.

El otro gran trabajo en este sentido es el SHAPE Trial, que publica sus conclusiones en *New England of Medicine* en febrero de 2024. Este es un ensayo internacional, aleatorizado, que incluye histologías escamosas, adenocarcinomas o adenoescamosas, estadios IA2-IB1 de la clasificación de la FIGO de 2009 de cáncer de cérvix, con tamaño tumoral < 2 cm, profundidad de la invasión estromal < 10 mm en la muestra obtenida en el procedimiento de extirpación electroquirúrgica con asa de diatermia o la conización de cérvix o por RM, mostrando una infiltración del estroma cervical < 50 %, cualquier grado histológico, sin evidencia de metástasis ganglionar en el estudio de imagen. La infiltración del espacio linfovascular no fue un criterio de exclusión como en el ConCerv Trial. Las pacientes fueron aleatorizadas a histerectomía simple o histerectomía radical. Ambos procedimientos incluían el estudio ganglionar, bien mediante linfadenectomía pélvica o mediante BSGC (realizada esta última preferentemente por vía laparoscópica).

El resultado primario a medir fue la recurrencia en el área pélvica en 3 años de seguimiento. Un total de 700 pacientes fueron seleccionadas para el estudio (350 en cada grupo, en 130 centros de 12 países desde 2012 hasta 2019).

Hubo 11 recurrencias pélvicas en el grupo de pacientes con histerectomía simple y 10 recurrencias en pacientes con histerectomía radical, con una media de seguimiento de 4,5 y 4,6 años, respectivamente. El porcentaje de recurrencias tras 3 años de seguimiento fue del 2,52 % en el grupo de histerectomía simple y del 2,17 % en el grupo de histerectomía radical. La diferencia fue por tanto del 0,35 %.

Las conclusiones del estudio fueron que la histerectomía simple no fue inferior a la histerectomía radical con respecto a la recurrencia pélvica a los 3 años. La histerectomía simple además se asoció a menos efectos adversos en el ámbito urológico.

PUNTOS CLAVE

- El cáncer de cérvix es la consecuencia de la evolución de lesiones en el epitelio cervical provocadas, en la mayoría de los casos, por una infección evolucionada por el VPH. La evolución natural de esta infección es larga y existe la oportunidad de detectar lesiones premalignas que evitan la evolución de la enfermedad.
- Desde el siglo XIX, se conocen las vías de crecimiento y diseminación del cáncer de cérvix, y que el tratamiento quirúrgico debía incluir el tejido pericervical y la extirpación de los ganglios linfáticos de la pelvis.
- La aparición de la radioterapia cambió el paradigma de tratamiento del cáncer de cérvix, debido a su buen resultado y nula mortalidad, recuperándose posteriormente el tratamiento quirúrgico como opción preferida en estadios iniciales.
- El manejo de las pacientes con cáncer de cérvix debe hacerse en comités multidisciplinarios que agrupen a todos los profesionales que participan en el diagnóstico y tratamiento del cáncer como ginecólogos, anatomopatólogos, radiólogos, oncólogos médicos y de radioterapia, y en casos necesarios, urólogos y cirujanos digestivos.
- La exploración clínica, la colposcopia y la biopsia son elementos fundamentales del diagnóstico, a ser posible, a cargo de personal cualificado y entrenado en procesos oncoginecológicos.
- Las pruebas de imagen deben incluir de forma obligada la RM de pelvis para medir el tamaño de la enfermedad, así como la infiltración de tejidos periféricos y ganglios linfáticos. La PET-TC será necesaria en la valoración de estadios avanzados antes del tratamiento radical con quimiorradioterapia, así como en la valoración de las recidivas de la enfermedad después del tratamiento primario.
- En los estadios iniciales de la enfermedad, será muy importante valorar la edad de la paciente, sus deseos reproductivos, el tipo histológico y la AELV, a la hora de diseñar tratamientos de preservación de la fertilidad.
- La tendencia actual a medida que se avanza en el conocimiento de la enfermedad es reducir la radicalidad quirúrgica en la paciente, disminuyendo por tanto las complicaciones, siempre garantizando la seguridad de esta.
- En estadios localmente avanzados (> IB2-IIA) o con diseminación ganglionar o a distancia, la radioterapia radical con quimioterapia concurrente es el tratamiento de elección.

BIBLIOGRAFÍA

Arriagada R. Oncogénesis viral: VPH y cáncer cervicouterino. Medwave. 2006.

Bhatla N, Aoki D, Sharma DN, Sankaranarayanan R. Cancer of the cervix uteri: 2021 update Int J Gynecol Obstet. 2021;155(Suppl 1):28-44.

Bhatla N, Aoki D, Sharma DN, Sankaranarayanan R. Cancer of the cervix uteri. En: Neerja B, Denny L (eds.). FIGO Cancer Report 2018. Intern J Gynecol Ostetr. 2018;143(2).

Cibula D, Raspollini MR, Planchamp F, Centeno C, Chargari C, Felix A, et al. ESGO/ESTRO/ESP Guidelines for the management of patients with cervical cancer - Update 2023. Virchows Arch. 2023;482(6):935-66.

Cibula D, Raspollini MR, Planchamp F, Centeno C, Chargari C, Felix A, et al. ESGO/ESTRO/ESP Guidelines for the management of patients with cervical cancer - Update 2023. Int J Gynecol Cancer. 2023;33(5):649-66.

Dursun P, Gultekin M, Ayhan A. The history of radical hysterectomy. J Low Genit Tract Dis. 2011;15(3):235-45.

Ferrier C, Pellevoizin R, Touboul C, Boudy AS, Wohrer H, Guerini C, et al. Back to the future: Schauta-Amreich radical vaginal hysterectomy assisted by laparoscopy with sentinel lymph node biopsy for early-stage cervical cancer. J Minim Invasive Gynecol. 2021;28(1):131-6.

Meigs JV. Carcinoma of the cervix. The Wertheim operation. Surg Gynecol Obstet. 1944;78:195-8.

Okabayashi H. Radicalabdominal hysterectomy for cancer of the cervix uteri. Surg Gynecol Obstet. 1921;33:335-41.

Oncoguía SEGO: Cáncer de cuello uterino. Guías de práctica clínica en cáncer ginecológico y mamario. Madrid: Sociedad Española de Ginecología y Obstetricia; 2018.

Piver MS, Rutledge F, Smith JP. Five classes of extended hysterectomy for women with cervical cancer. Obstet Gynecol. 1974:44(2):265-72.

Plante M, Kwon JS, Ferguson S, Samouëlian V, Ferron G, Maulard A, et al.; CX.5 SHAPE investigators; CX.5 SHAPE Investigators. Simple versus radical hysterectomy in women with low-risk cervical cancer. N Engl J Med. 2024;390(9):819-29.

Querleu D, Leblanc E, Castelain B. Laparoscopic lymphadenectomy in the staging of early carcinoma of the cervix. Am J Obstet Gynecol. 1991;164(2):579-81.

Querleu D, Morrow CP. Classification of radical hysterectomy. Lancet Oncol. 2008;9(3):297-303.

Ramírez PT. When less is more - The importance of patient selection. N Engl J Med. 2024;390(9):861-2.

Ramírez PT, Frumovitz M, Pareja R, López A, Vieira M, Ribeiro R, et al. Minimally invasive versus abdominal radical hysterectomy for cervical cancer. N Engl J Med. 2018;379(20):1895-904.

Schmeler KM, Pareja R, López Blanco A, Fregnani JH, Lopes A, Perrotta M, et al. ConCerv: a prospective trial of conservative surgery for low-risk early-stage cervical cancer. Int J Gynecol Cancer. 2021;31(10):1317-25.

Wertheim E. The extended abdominal operation for carcinoma uteri (based on 500 operative cases). Am J Obs Dis Women Child. 1912;66:169-232.

Yabuki Y, Asamoto A, Hoshiba T, Nishimoto H, Kitamura S. Dissection of the cardinal ligament in radical hysteretomy for cervical cancer with emphasis on the latheral ligament. Am J Obstet Gynecol. 1991;164 (1 Pt 1):7-14.

Índice analítico

Los números de página seguidos de *f* o de *t* indican figura o tabla, respectivamente.